Die größten
Gesundheitsirrtümer
aufgedeckt!

Die größten **Gesundheitsirrtümer** aufgedeckt!

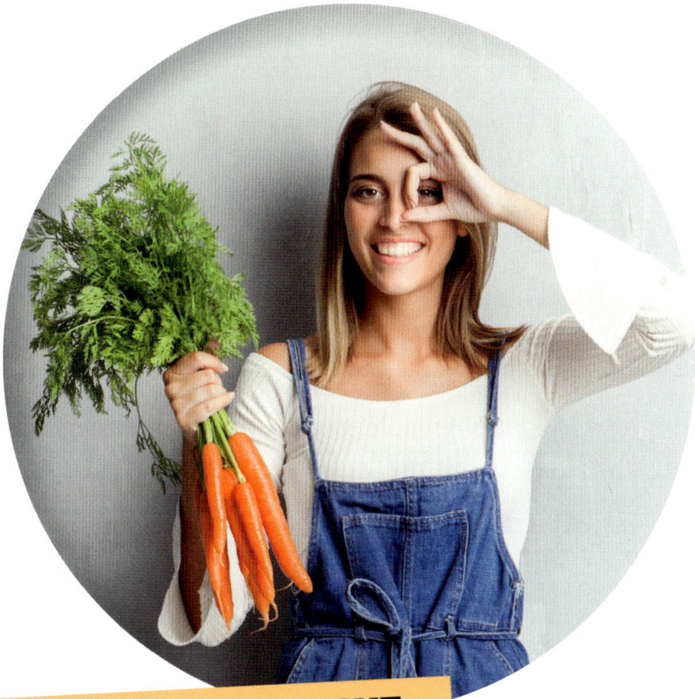

WAS STIMMT, WAS NICHT...

Behauptungen zur Gesundheit unter die Lupe genommen

Reader's Digest

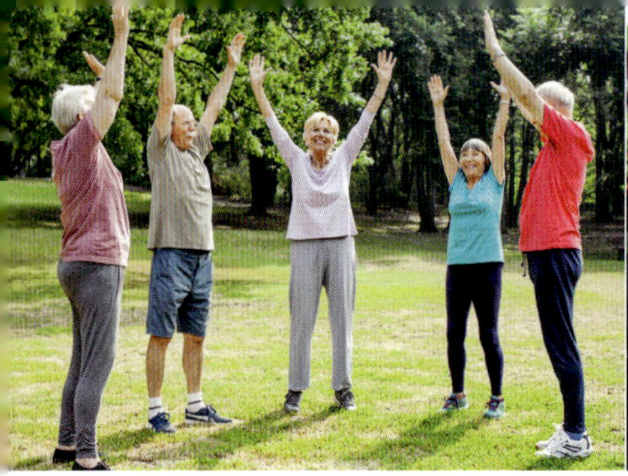
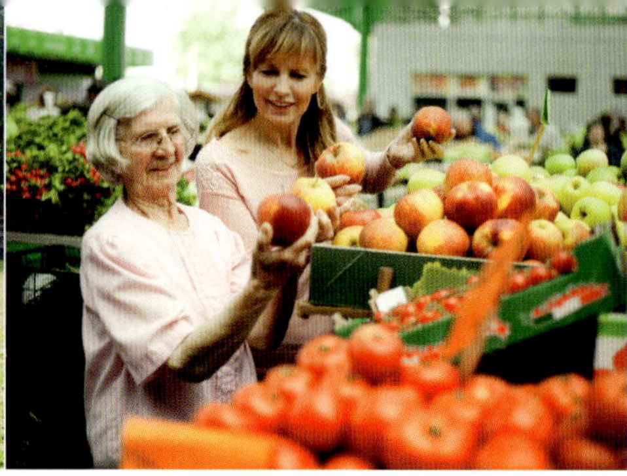
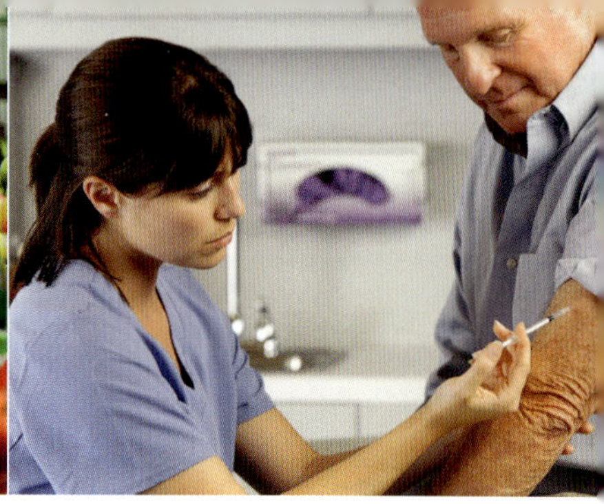

Inhalt

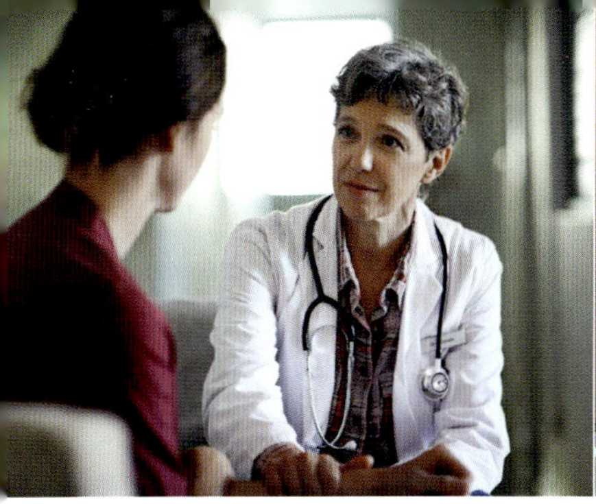
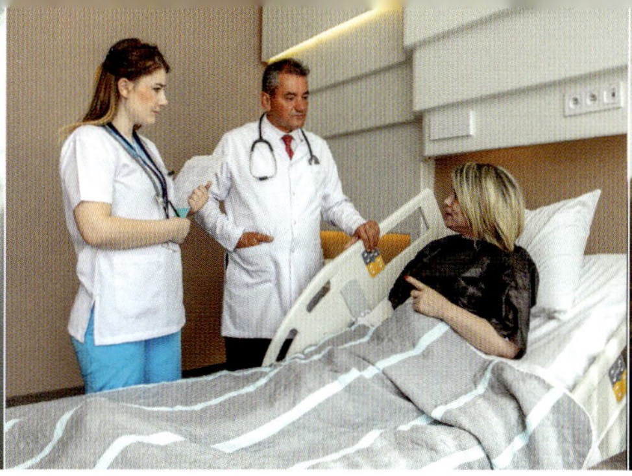
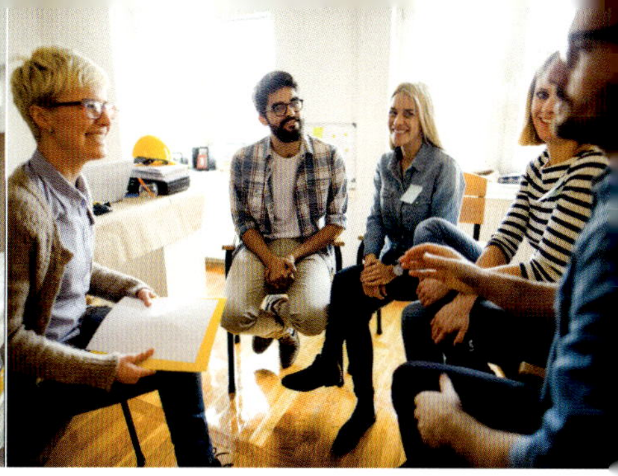

Über dieses Buch

Unsere Gesundheit und das Wohlergehen unserer Lieben liegen uns allen am Herzen. Kein Wunder also, dass Meldungen über aufsehenerregende medizinische Erfolge oder Gesundheitsschäden durch Medikamente auf großes Interesse stoßen. Keine Zeitschrift, keine Tageszeitung, kein Buchhandel, kein Fernsehprogramm und auch kein Internet-Forum ohne medizinische Themen im weitesten Sinne.

In diesem Buch finden Sie mehr als 150 Behauptungen zu Gesundheitsthemen, die man oft hört oder liest.

Manche dieser Informationen sind korrekt, manche fragwürdig und manche falsch. Doch wie erkennt man das? Hier möchte dieses Buch helfend zur Seite stehen. In sechs Teilen behandelt es mehr als 150 Behauptungen zu Gesundheitsthemen, die man oft hört oder liest, und klopft sie auf ihren Wahrheitsgehalt ab. Dabei wird ein weites Gebiet abgedeckt, von Lebensführung und Umwelt über Ernährung, Gesundheitsvorsorge, Diagnostik und Therapie bis zu körperlichen Beschwerden und seelischen Leiden.

Manche der behaupteten Aussagen stellten sich bei der Recherche als durchaus korrekt heraus und wurden als „Richtig“ gekennzeichnet. Manchmal enthalten sie zwar einen wahren Kern, wirken aber nur unter bestimmten Bedingungen; sie bekamen ein „Richtig, aber …“. Nach den gleichen Maßstäben wurden kritisch zu wertende Aussagen mit „Falsch“ oder mit „Falsch, aber …“ beurteilt – diese Gesundheitsirrtümer sollte man unbedingt kennen, denn sie sind im besten Fall sinnlos, im schlechtesten können sie vielerlei Schaden anrichten.

Vielfalt der Behauptungen

Jeder von uns ist mit bestimmten Ansichten zu gesundheitlichen Fragen aufgewachsen. Bereits in der Kindheit hörten wir Ratschläge wie diese von Eltern und Großeltern: Dass man an Wunden viel Luft und Licht lassen sollte (falsch), und dass man mit vollem Magen nicht schwimmen sollte (ebenfalls falsch).

Manche dieser Überzeugungen hatten einst durchaus ihre Berechtigung, sind aber heute überholt – etwa, dass Schwangere für zwei essen sollten oder dass man auf Obst kein Wasser trinken sollte. Dann gibt es Mythen, Aberglauben und Vorurteile, die im-

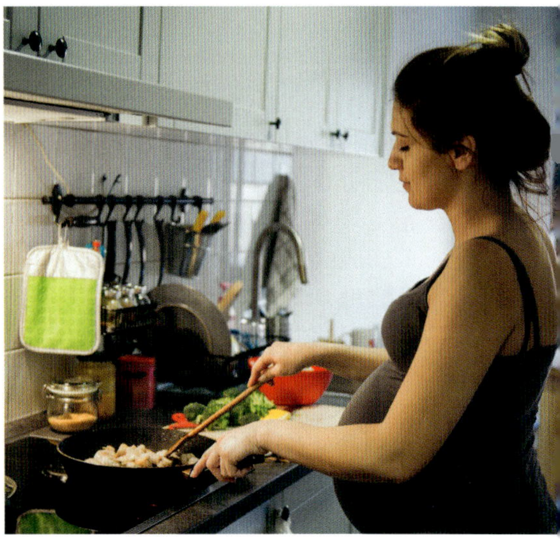

mer schon falsch waren, aber dennoch von Generation zu Generation weitergetragen wurden – teils bis heute. Etwa, dass man von Bleistiftminen eine Bleivergiftung bekommt oder dass ein verschluckter Kirschkern eine Blinddarmentzündung verursachen kann. Manche Überzeugungen halten sich auch, obwohl sie ausdrücklich von der Wissenschaft widerlegt wurden. So meinen viele, Echinacea-Präparate stärken das Immunsystem. Und es sind schon Menschen erfroren, weil sie glaubten, Alkohol wärme den Körper.

Andere Ratschläge spiegeln uraltes Erfahrungswissen wider. Es ist ein spannendes Unterfangen, diese traditionellen Hausmittel mit heutigem medizinischen Wissen zu bewerten. So ist zum Beispiel richtig, dass Wadenwickel das Fieber senken oder dass man bei Erkältungskrankheiten Hühnerbrühe zu sich nehmen soll. Andere alte Ratschläge, die sich ebenfalls als richtig erweisen, sind richtig aus einem anderen Grund als gedacht. So verursacht zwar Zucker nicht Diabetes, wohl aber kann Übergewicht zu Diabetes führen, und Naschkatzen sind daher durchaus gefährdet.

Neue Mythen

Es entstehen auch immer wieder neue Mythen, die aus Themen erwachsen, die man früher nicht kannte. Lässt sich Cellulite erfolgreich behandeln? Schadet Bleaching den Zähnen? Zerstören Mikrowellenherde die Nährstoffe? Beugt das Lykopin in Tomaten wirklich Prostatakrebs vor? Ist dunkle Schokolade gesünder als helle?

Viele Menschen haben eine Meinung zu diesen Fragen. Jeder kennt das: Freunde und Verwandte warten mit Gesundheitstipps oder Warnungen auf, und man weiß nicht, was man davon halten soll. Manche dieser Tipps mögen auf persönlichen Erfahrungen beruhen, doch manchmal stammen sie auch von Geschäftemachern, die – gern im Internet oder in Büchern, die zu Bestsellern werden – windige Versprechungen in die Welt setzen und für ihre Heilmittel oder Therapien werben.

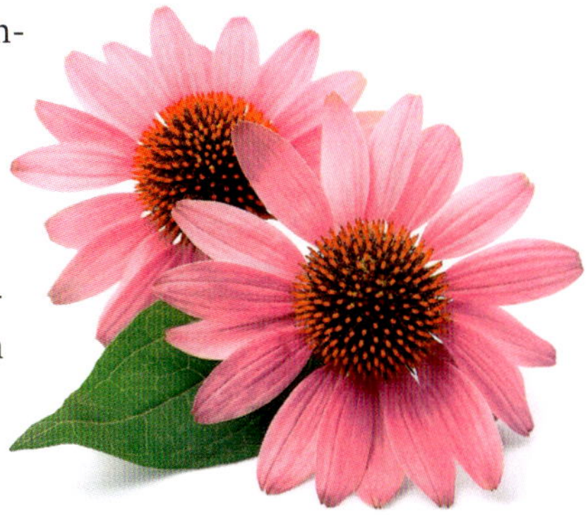

Gefährliche Irrtümer

Information und Desinformation liegen auf dem Gebiet der Gesundheit nahe beieinander. Und das birgt Risiken, denn medizinische Falschinformationen können im schlimmsten Fall sogar krank machen. Zum Beispiel sind Vitamine durchaus gesund und lebensnotwendig, aber nur in der richtigen Dosierung – wer zu viel des vermeintlich Guten tut, kann seinen Körper schädigen. Und wer sich und seine Kinder nicht impfen lässt, weil er Horrorgeschichten über Impfschäden gehört hat, riskiert schwere, manchmal tödlich verlaufende Krankheiten.

Evidenzbasierte Medizin

Die Grundlage für die Urteile, auf denen dieses Buch beruht, ist die evidenzbasierte Medizin. Diese hat den Anspruch, dass nur Therapien und Arzneimittel angewendet werden, deren Wirksamkeit wissenschaftlich überprüft und bestätigt wurde. Eigentlich sollte das eine Selbstverständlichkeit sein – wer will schon mit unwirksamen Mitteln behandelt werden? Das gilt auch für Hausmittel und Methoden der Naturheilkunde.

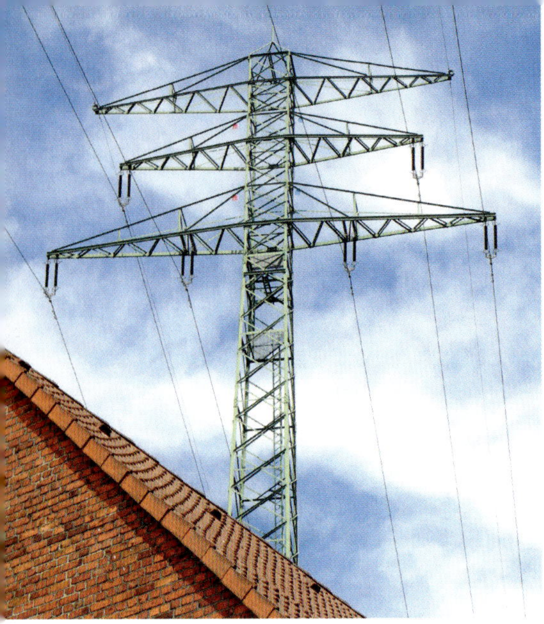

Entweder sie funktionieren – dann sind sie Medizin. Oder sie funktionieren nicht – dann sind sie sinnlos, unter Umständen sogar schädlich. Und selbst wer alternativen Verfahren zugeneigt ist, darf nie vergessen, dass die moderne Medizin atemraubende Fortschritte aufzuweisen hat. Unser Wissen und unsere Therapiemöglichkeiten sind in den letzten Jahrzehnten dank neuer Verfahren, Geräte und Medikamente geradezu explodiert.

Fachzeitschriften

Die Urteile, die sich in diesem Buch als „Richtig“ oder „Falsch“ niederschlagen, basieren auf möglichst aktuellen Originalquellen, also Fachbüchern aus jüngster Zeit sowie Studien, über die in wissenschaftlichen Fachzeitschriften berichtet wird. Das bedeutet: Vor der Veröffentlichung der Ergebnisse einer Studie prüfen unabhängige Gutachter – Fachleute auf dem jeweiligen Gebiet – den Text. Sie kontrollieren, ob die Studie mit methodischen Fehlern behaftet war, ob wichtige Gesichtspunkte fehlen oder falsche Schlüsse gezogen werden. Erst wenn sie den Artikel freigegeben haben, wird er veröffentlicht.

Studien sind der Schlüssel zu wissenschaftlichen Informationen. Sie prüfen, ob bestimmte Verfahren und Heilmittel tatsächlich nützlich und ungefährlich und ob sie besser sind als ältere Therapien. Oder sie untersuchen, ob der Verdacht einer Gesundheitsschädlichkeit zutrifft oder nicht. So meinen etwa manche Menschen, Handystrahlung oder sogenannter Elektrosmog verursachten Beschwerden unterschiedlichster Art oder gar Krebs. Solche oft geäußerten Meinungen mindern die Lebensqualität, weil sie Angst erzeugen. Deshalb hat es zahllose wissenschaftliche Untersuchungen zu dem Thema gegeben – allerdings hat keine die Befürchtungen der Menschen bestätigt.

Medizinische Studien

Die Art der Durchführung der Studie hängt von der jeweiligen Fragestellung ab. Bei epidemiologischen Studien etwa untersucht man in einer möglichst großen Personengruppe das Vorkommen einer bestimmten Krankheit. Dann versucht man, die möglichen Ursachen zu ermitteln, und prüft, ob es zweifelsfreie Verbindungen zwischen Ursache und Krankheit gibt. So kam vor Jahren der Verdacht auf, Brustimplantate führten zu Brustkrebs. Die Fragestellung lautete nun: Tritt Brustkrebs bei Frauen mit Implantat häufiger auf als bei Frauen ohne Implantat?

Mehrere Studien beobachteten daraufhin über Jahre hinweg Abertausende Frauen aller Altersstufen und Bevölkerungsschichten mit Implantat. Dann verglichen sie die Zahl der Brustkrebsfälle mit der Brustkrebsrate von Frauen ohne Implantat. Das Ergebnis: Die Brustkrebsrate war bei beiden Gruppen gleich. Die Implantate waren also nicht die Ursache für Krebserkrankungen.

Fallen und Fehlerquellen

Allerdings gibt es bei Studien dieser Art Fallgruben. Findet man etwa einen Zusammenhang zwischen Faktor A und Krankheit B, so könnte tatsächlich A die Ursache von B sein.

Es könnte aber auch sein, dass ein Faktor C die gemeinsame Ursache von A und B ist. So sind Vegetarier und Veganer zwar durchaus gesünder als Fleischesser, aber das liegt nicht unbedingt an ihrem Fleischverzicht. Studien zeigen, dass beide Gruppen insgesamt gesundheitsbewusster leben, seltener rauchen, weniger Alkohol trinken, sich mehr bewegen und auch schlanker sind als der Durchschnitt. Diese Unterschiede muss eine Studie berücksichtigen, wenn sie den Einfluss des Fleischverzehrs auf die Gesundheit messen will.

Manchmal allerdings erweist es sich auch, dass man mit seiner Ansicht einem gängigen Gesundheitsirrtum erlegen ist – etwa dem, dass Ananas die Fettverbrennung ankurbelt.

Besonders bei Einflussfaktoren wie Rauchen, Übergewicht und Bewegungsmangel ist es schwierig, die Ursache z. B. einer Herz-Kreislauf-Erkrankung herauszufinden, selbst mit ausgefeilten statistischen Methoden. Kein Wunder also, dass bisweilen Studien zu unterschiedlichen Ergebnissen kommen.

Das Doppelblind-Verfahren

Eine zweite Art von Studien sind klinische Interventionsstudien. Sie werden zum Beispiel angewendet, um die Wirksamkeit eines neuen Medikaments oder Therapieverfahrens zu testen. Die Fragestellung dabei ist stets: Ist das neue Medikament oder Verfahren überhaupt wirksam? Und ist es wirksamer und nebenwirkungsärmer als bisher verwendete? Um zu Ergebnissen zu kommen, werden Kranke nach dem Zufallsprinzip in drei Gruppen aufgeteilt. Die erste Gruppe erhält ein neues Medikament oder eine neue Therapie, die zweite wird herkömmlich behandelt, die dritte Gruppe bekommt ein (wirkstoffloses) Placebo-Medikament oder eine Scheinbehandlung.

Goldstandard dabei ist das Doppelblind-Verfahren: Weder die Patienten noch die Ärzte wissen, zu welcher Gruppe jemand gehört. So werden Fehler durch unbewusste Beeinflussung vermieden. Erst bei der Auswertung zeigt sich dann, ob die Neuheit tatsächlich Vorteile bietet.

Der Überblick: Metastudien

Um in diesem Buch die Zuverlässigkeit der Urteile „Richtig“ oder „Falsch“ zu gewährleisten, wurden, wo möglich, Übersichtsstudien herangezogen und zitiert. Diese Übersichtsstudien, auch Metastudien genannt, ermitteln aus den Einzelstudien zu einem Thema die aktuelle Forschungslage.

Eine solche aktuelle Forschungslage bestätigt in manchen Fällen, was man als medizinischer Laie bereits vermutet hat – etwa, dass schlechte Zähne das Herz schädigen können. Manchmal allerdings erweist es sich auch, dass man mit seiner Ansicht einem gängigen Gesundheitsirrtum erlegen ist – etwa dem, dass Ananas die Fettverbrennung ankurbelt.

Es ist das Anliegen dieses Buches, zu solchen und vielen weiteren Gesundheitsthemen zuverlässige Informationen zu liefern.

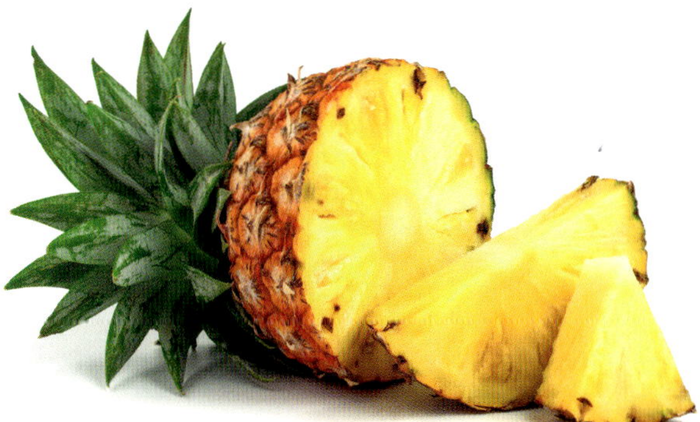

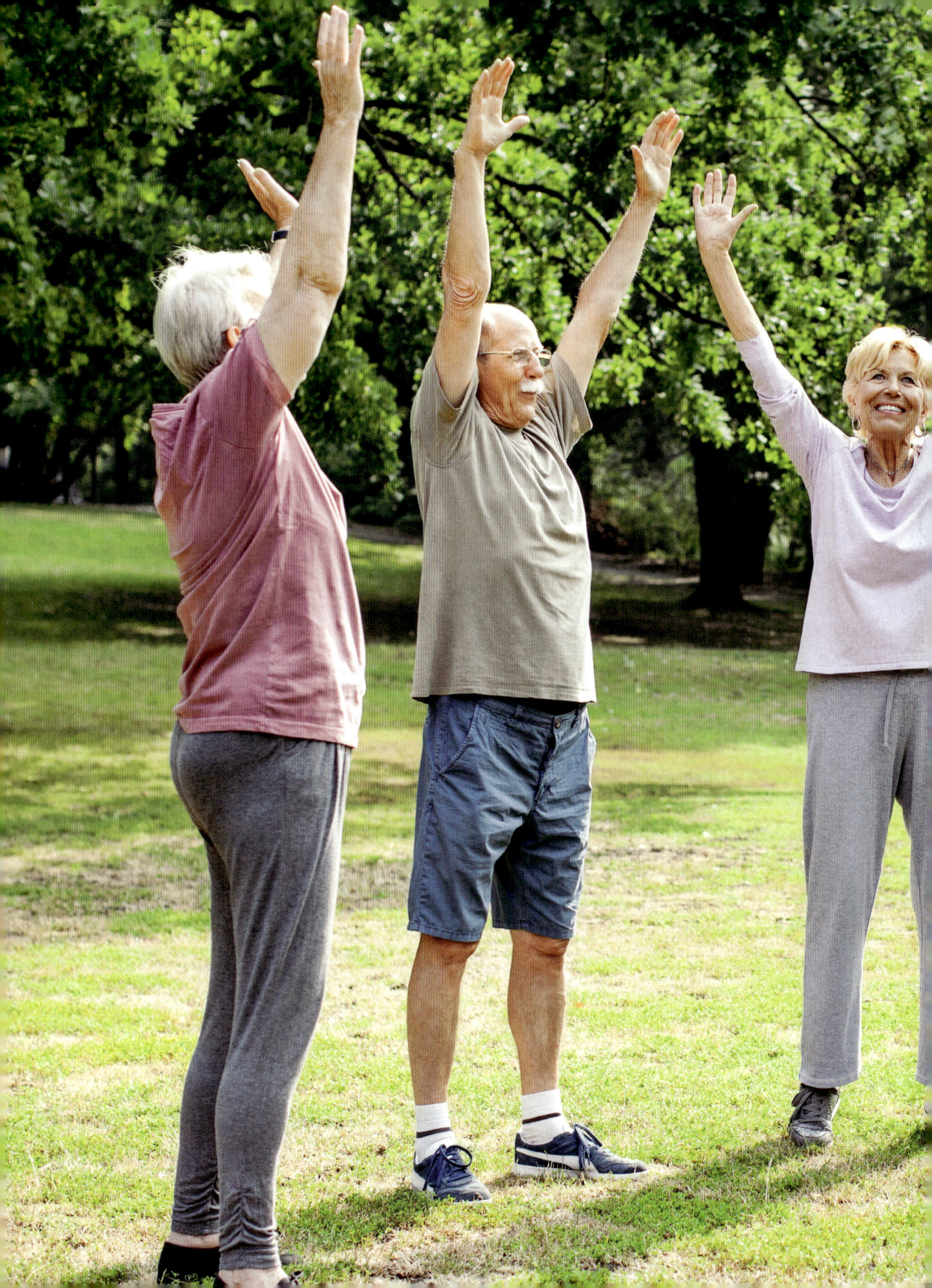

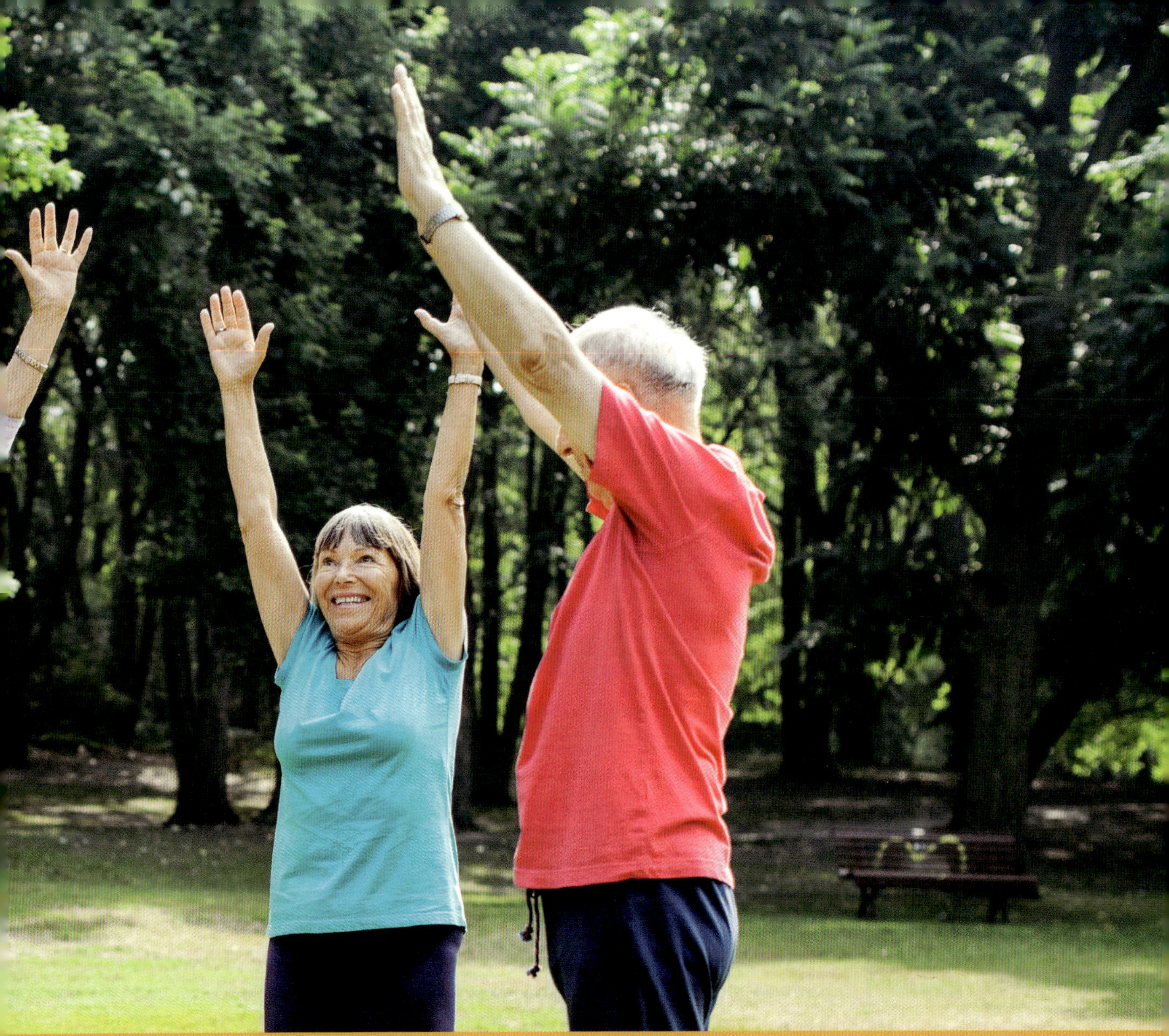

Gesund leben

Es gibt sowohl traditionelle als auch neuzeitliche Volksweisheiten, wie man dafür sorgt, in Harmonie und Sicherheit zu leben. Einigen dieser Ratschläge sollte man folgen, anderen nicht. Hier finden Sie Entscheidungshilfen.

FALSCH

Der BMI ist der zuverlässigste Hinweis auf Gesundheitsrisiken

Der Body-Mass-Index gibt an, ob man dünn, normalgewichtig oder dick ist. Diese Klassifizierung wird in vielen Studien und von Krankenkassen verwendet, auch wenn sich allein anhand der BMI-Formel das individuelle Gesundheitsrisiko nur abschätzen lässt.

Begriffserklärung: Der Body-Mass-Index bedeutet Körpermassen-(Gewichts)-Index. Die Waist-to-Height-Ratio wiederum besagt: Verhältnis von Taille zur Größe.

Die Zeiten sind vorbei, als eine Waage nur das Körpergewicht anzeigte. Moderne Waagen sind kleine Elektronikwunder, die man mit Alter, Geschlecht und Größe füttert und die dann – außer dem Gewicht – diverse Körperwerte anzeigen, z. B. den Fettanteil, vor allem aber den Body-Mass-Index (BMI).

Der BMI errechnet sich aus dem Verhältnis des Körpergewichts zur Körpergröße, indem man das Körpergewicht durch das Quadrat der Größe teilt. Ein 90 kg schwerer Mensch von 1,83 m Größe käme demnach auf folgenden Wert: 90 ÷ 1,83 x 1,83. Er hätte also einen BMI von 26,9.

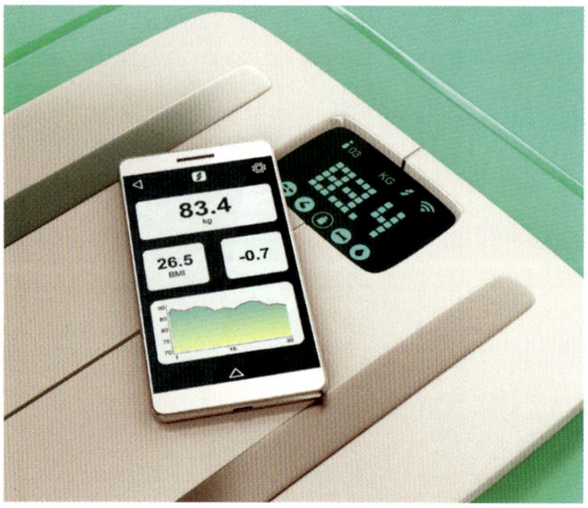

Eine solche „smart scale" (schlaue Waage) zeigt nicht nur Gewicht und BMI an, sondern auch, wie viel man zu- oder abgenommen hat – samt einer Verlaufskurve.

Die Einteilung der WHO

Wie man sieht, besteht der BMI aus einer genauen Zahl. Aus ihr lässt sich ablesen, ob man normalgewichtig, übergewichtig oder untergewichtig ist. Diese Einteilung stammt von der WHO, der Weltgesundheitsorganisation. Sie bezeichnet einen BMI zwischen 18,5 und 24,9 als Normalgewicht. Werte zwischen 25 und 29,9 zählen als Übergewicht, und bei 30 und mehr spricht man von Adipositas, also krankhafter Fettleibigkeit.

Da es zwischen Männern und Frauen Unterschiede im Körperbau (z. B. im Fettanteil) gibt, werden für die drei Gruppen jeweils Unter- und Oberwerte angegeben. Die Deutsche Gesellschaft für Ernährung (DGE) sieht für Männer einen BMI-Wert zwischen 20 und 25 als Normalgewicht an, für Frauen einen zwischen 19 und 24.

Die Erfindung des BMI

Die Formel wurde bereits im 19. Jahrhundert von dem Belgier Adolphe Quetelet entwickelt, und zwar lediglich für statistische Vergleiche zwischen verschiedenen Bevölkerungsgruppen. Ab Mitte des 20. Jahrhunderts nutzten Lebensversicherer in den USA dann den Index, um etwaige Gesundheitsrisiken durch Übergewicht abzuschätzen.

Indikator für Gesundheit?

Seit etwa 1980 nutzt auch die WHO den BMI, um Gesundheitsrisiken zu definieren. Seither galt es als besonders gesund und für ein langes Leben förderlich, normalgewichtig zu sein. Doch schon seit einigen Jahren deuten Untersuchungen an, dass Patienten mit Herzinfarkt, Krebs oder schweren Infektionen bessere Chancen hatten, wenn sie mehr Gewichtsreserven besaßen – womit natürlich nicht Adipositas gemeint ist, die stets erhebliche Gesundheitsrisiken birgt.

Forscher aus Kopenhagen wollten Genaueres wissen. In einer Langzeitstudie beobachteten sie von 1976 bis 2013 insgesamt 120 000 Dänen. Sie vermerkten, wie oft jeder Teilnehmer krank war, wie sich die Körpermaße entwickelten und wie lange er lebte. Zudem fragten sie nach Rauchen, Alkohol, Bewegung und Einkommen. Es zeigte sich, dass der optimale BMI-Wert, also der mit den geringsten Gesundheitsrisiken, anstieg: um das Jahr 1977 betrug er 23,7, um 1993 war er auf 24,6 angestiegen und zwischen den Jahren 2003 und 2013 sogar auf 27. Der WHO-Wert für das Normalgewicht, so der Leiter der Studie, Prof. Nordestgaard, sollte angepasst werden. Das Normalgewicht der WHO müsse keineswegs das ideale Gewicht für ein langes, gesundes Leben sein.

Ein hohes Körpergewicht (und damit ein hoher BMI) kann auch von viel Muskelmasse herrühren.

Hinzu kommt: Ein hohes Körpergewicht und damit ein hoher BMI kann auch von viel Muskelmasse herrühren, z. B. bei einem Schwerathleten. Außerdem weiß man heute, dass die Lebenserwartung vor allem davon abhängt, wo im Körper sich das Fett ablagert. Und das geben andere Berechnungsmethoden zuverlässiger an, vor allem die Waist-to-Height-Ratio (WHtR).

Die Waist-to-Height-Ratio (WHtR)

Die WHtR bezeichnet das Verhältnis von Taillenumfang zu Körpergröße (u ÷ l). Forscher der Universität München untersuchten acht Jahre lang 11 000 Probanden und stellten fest, dass die WHtR Gesundheitsrisiken genauer bewertet als der BMI. Denn die WHtR bezieht das Bauchfett in die Berechnung ein, und es ist genau dieses „Viszeralfett“, das Auskunft über Gesundheitsrisiken wie z. B. Herz-Kreislauf-Krankheiten gibt.

Ein Beispiel: Wenn ein Mann von 185 cm Größe einen Bauchumfang von 100 cm hat, so beträgt seine WHtR 0,54. Da außerdem das Alter zu berücksichtigen ist, bedeutet dieser Wert – WHtR höher als 0,5 – für einen Mann unter 40 Jahren ein gesteigertes Risiko für Herz-Kreislauf-Krankheiten. Für einen Mann über 50 Jahre würde bei diesen Körpermaßen das erhöhte Gesundheitsrisiko erst bei einem WHtR von 0,6 beginnen. Ein älterer Mensch darf also mehr „Bauch“ haben. Für Frauen gelten leicht abweichende Grenzwerte, weil bei ihnen das Körperfett anders verteilt ist.

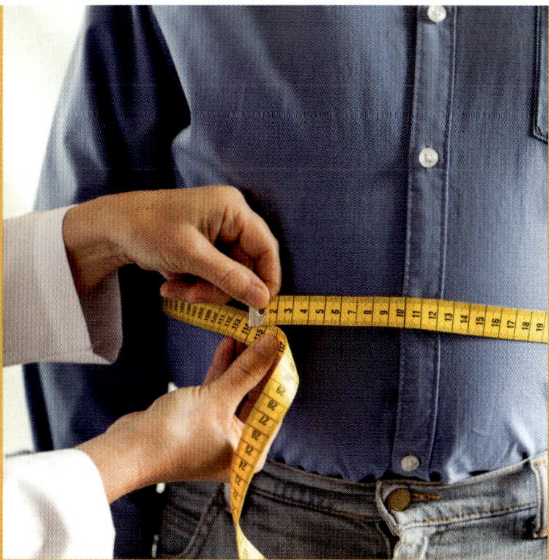

Das Viszeralfett wurde im Laufe der Entwicklung des Menschen von einer Energiereserve zum Gesundheitsrisiko, denn heute ist es ein sichtbares Zeichen für Überernährung und mangelnde Bewegung.

RICHTIG

Es ist nie zu spät, mit dem Sporttreiben anzufangen

Dass Bewegung gesund ist, weiß man. Doch wer noch nie Sport getrieben hat, mag sich die Frage stellen, ob es Sinn hat, als Untrainierter überhaupt damit zu beginnen. Es hat Sinn! Wenn keine gesundheitlichen Hindernisse bestehen, kann Sport sogar einen Anti-Aging-Effekt haben.

Wer heute durch Wald oder Park spaziert, trifft mit hoher Wahrscheinlichkeit auf Menschen mittleren Alters, die nicht besonders durchtrainiert aussehen und trotzdem tapfer ihr Laufpensum absolvieren. Und man fragt sich: Ist es gesund, sich als Untrainierter solchen Strapazen auszusetzen?

Sport-Bonus

Sport ist nicht nur gut für den Körper – er fördert auch menschliche Kontakte. Wer in einen Sportverein eintritt oder an einem Charity-Lauf teilnimmt, lernt Gleichgesinnte kennen. Das steigert die Lebensfreude.

Die Antwort ist eindeutig: Es ist nie zu spät, etwas für seine Fitness zu tun, vorausgesetzt, man hat mit seinem Arzt gesprochen. Ärztlicher Rat ist vor allem nötig für Menschen mit Herz-, Gelenk- und Nervenerkrankungen sowie mit Bluthochdruck. Hat der Arzt grünes Licht gegeben, kann Sport Gutes bewirken. Das zeigen Studien recht eindeutig.

So teilten Forscher der Universität von Texas in Dallas eine Gruppe von 61 Frauen und Männern zwischen 48 und 58 Jahren in zwei Fraktionen. Die Probanden waren gesund, aber körperlich inaktiv. Die eine Gruppe ging dreimal wöchentlich zum Yoga, die andere absolvierte fast täglich ein Fitnessprogramm, zunächst moderat mit Fahrradfahren und Walking. Im dritten Monat setzte ein strafferes Training ein, z. B. per Fahrrad-Ergometer oder Laufen im Freien.

Nach zwei Jahren zeigten sich deutliche Unterschiede zwischen den Gruppen, wie die Forscher im April 2018 im Fachblatt *Circulation* darlegten. Sie diagnostizierten bei der Fitnessgruppe eine deutlich erhöhte maximale Sauerstoffaufnahme und einen elastischeren Herzmuskel, während die Yogagruppe keine Veränderungen aufwies.

Verschiedene Trainingsarten

Um herauszufinden, welche Art von Training die günstigste ist für Menschen, die zuvor nie Sport getrieben hatten, führten der Kardiologe Dr. Christian Werner vom Universitätsklinikum des Saarlands und Prof. Ulrich Laufs vom Universitätsklinikum Leipzig eine Studie durch. Im Dezember 2018 veröffentlichten sie die Ergebnisse in der Zeitschrift *European Heart Journal.*

Die Herzforscher teilten 124 gesunde, aber wenig aktive Probanden zwischen 30 und 60 Jahren in vier Gruppen ein. Die erste Gruppe behielt ihren geruhsamen Lebensstil bei. Die zweite Gruppe führte dreimal wöchentlich ein Ausdauertraining durch, das aus je 45 Minuten Walken oder Laufen bestand. Die dritte Gruppe absolvierte – ebenfalls dreimal in der Woche – ein Intervall-Ausdauertraining: vier Minuten intensiv (Fahrrad-Ergometer), drei Minuten lockere Belastung, vier Minuten Erholung; das Ganze mit vier Wiederholungen. Die Teilnehmer der vierten Gruppe fanden sich dreimal die Woche à 45 Minuten zum Krafttraining an acht Geräten im Fitnessstudio ein.

Nach sechs Monaten hatten sich die für die Immunabwehr zuständigen Blutzellen bei den Ausdauer-Trainingsgruppen deutlich vermehrt, bei der Krafttrainingsgruppe nicht.

Nach sechs Monaten war die maximale Sauerstoffaufnahme bei allen Trainingsgruppen angestiegen. Der Spiegel der für die Immunabwehr zuständigen Blutzellen hatte sich bei der zweiten und dritten Gruppe erhöht, nicht aber bei der Krafttrainingsgruppe.

Der Anti-Aging-Effekt

Die Forscher wollten nun wissen, ob die körperliche Fitness auch einen Anti-Aging-Effekt bewirken würde. Das kann man durch Untersuchung der Telomere feststellen, das sind bestimmte Bereiche im Zellkern, die normalerweise das Erbgut – die Chromosomen – schützen. Doch bei jeder Zellteilung, also mit zunehmendem Alter des Menschen, werden die Telomere kürzer und büßen allmählich ihre Schutzwirkung ein. Die Zelle verliert ihre Funktionstüchtigkeit und stirbt schließlich. Allerdings kann die Zelle auch einen Stoff bilden, der die Verkürzung der Telomere bremsen und diese sogar wieder verlängern kann: die Telomerase. Aus diesem Grund ist die Telomerase-Aktivität ein guter Indikator für den Anti-Aging-Effekt, und sie lässt sich anhand einer Blutprobe leicht bestimmen.

Optimal: Ausdauertraining

Die Ergebnisse dieser Untersuchungen waren überraschend. Es zeigte sich, dass nur Ausdauertraining gegen das Altern wirkte. Die Telomerase-Aktivität war in der Krafttrainingsgruppe kaum anders als in der Bewegungsmuffel-Fraktion.

Das Fazit der Forscher: Das Krafttraining bewirkt für das Anti-Aging praktisch nichts. Ein Ausdauertraining ist also deutlich nützlicher, wenn man das Altern noch ein wenig hinauszögern möchte.

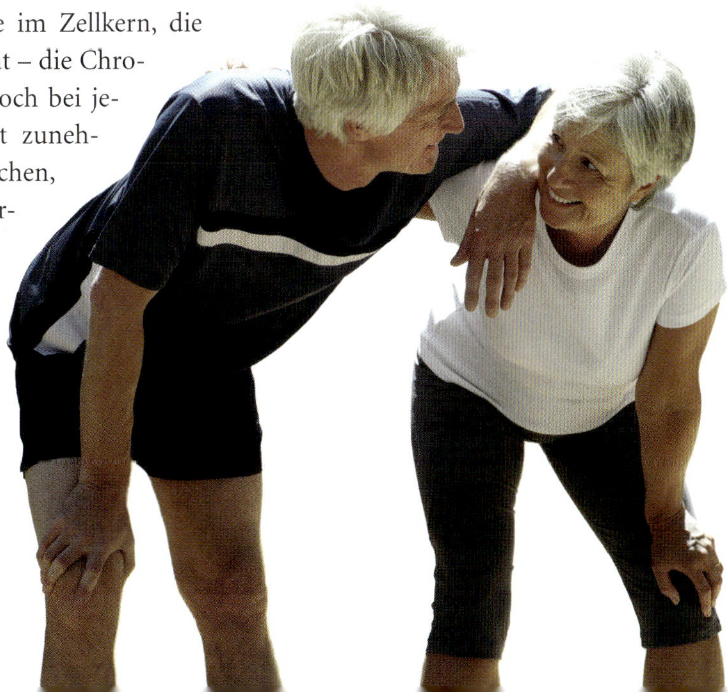

Zu zweit oder in der Gruppe macht Sport einfach mehr Spaß. Wenn der Laufpartner bereits wartet, fällt es leichter, sich aufzuraffen.

FALSCH

Schnarchen stört den Schlaf, ist aber eigentlich harmlos

Das nächtliche Sägen hat schon so manches Paar bewogen, in getrennten Schlafzimmern zu übernachten. Doch auch die Gesundheitsgefahren sind nicht zu unterschätzen – einerseits für den Schnarcher selbst, aber auch für den im geruhsamen Schlaf gestörten Partner.

Schnarchen ist fast schon ein Volksleiden. Etwa jeder zweite Mann und jede vierte Frau im Alter zwischen 30 und 60 geben im Schlaf mehr oder weniger laute Geräusche von sich. Mit dem Alter nimmt das Schnarchen sogar noch zu: Bei den über 60-Jährigen ist fast jeder Deutsche betroffen, und auch die Frauen haben dann kräftig zugelegt. Jedes zehnte Kind schnarcht schon.

Das Geräusch entsteht meist beim Schlafen in Rückenlage mit weit geöffnetem Mund. Dann können Gaumensegel und Zäpfchen im Luftstrom flattern, weil im Schlaf die Muskelspannung abnimmt. Zu den weiteren Faktoren, die das Schnarchen verursachen oder aber begünstigen, gehören Übergewicht, Alkohol vor dem Zubettgehen und Schlaf- oder Beruhigungsmittel.

Das Schnarchverhalten kann individuell stark variieren. Manche schnarchen nur bei Schnupfen. Andere mit ständig verstopfter Nase, etwa wegen Allergien oder Entzündungen, schnarchen oft. Auch die nächtlichen Liegegewohnheiten spielen eine Rolle.

Müde, abgespannt und nervös

Nicht nur den Partner stört der Lärm. Der Schnarchende selbst ist ebenfalls betroffen, obwohl er es vielleicht gar nicht weiß. Das Schnarchen stört den Schlafzyklus, also den Phasenwechsel zwischen traumlosem Tiefschlaf und Traumschlaf. Die Folge: Der

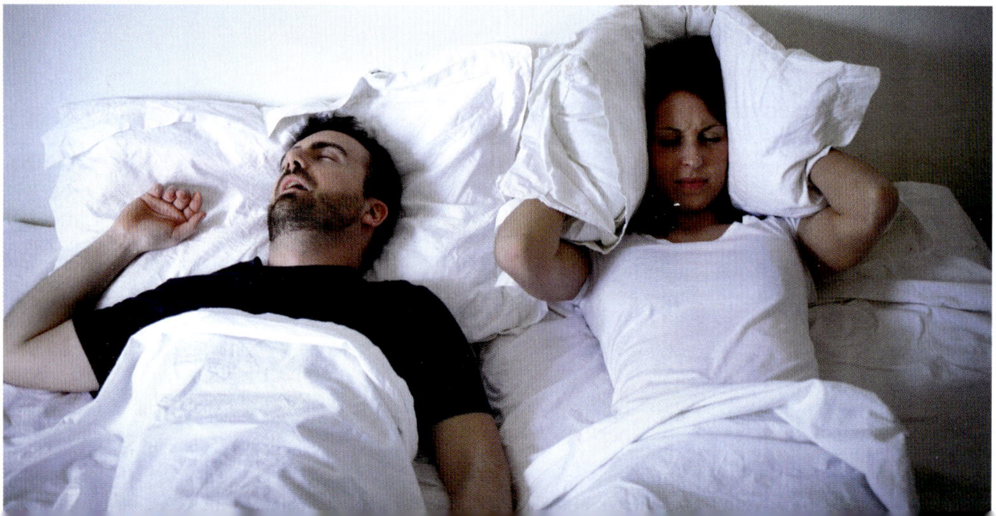

Schnarchen kann bis zu 90 dB Lautstärke erreichen, so laut wie ein Presslufthammer.

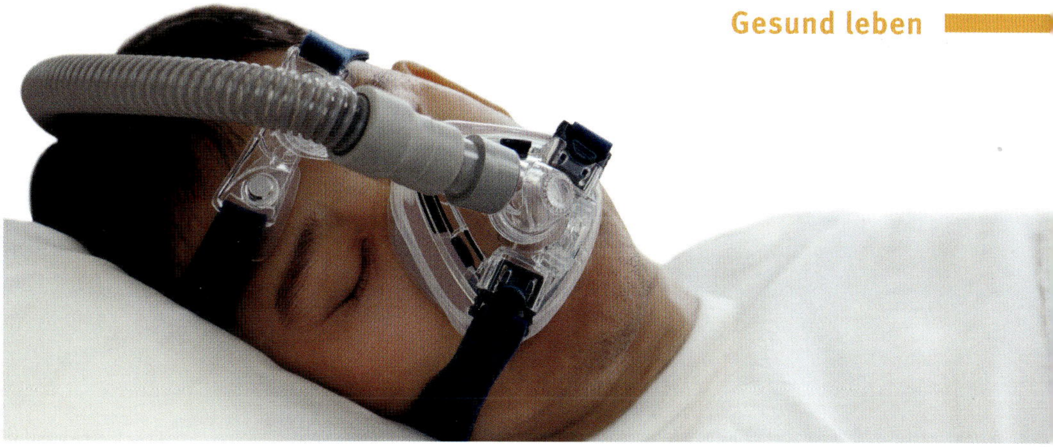

Eine Atemmaske für Apnoe-Patienten erzeugt erhöhten Luftdruck und verhindert so das Verschließen der Atemwege.

Schlaf ist keine Erholung, man ist morgens müde, abgespannt und nervös.

Richtig gefährlich kann es werden, wenn nachts die Atmung aussetzt, weil aufgrund von erschlaffenden Muskeln das Stützgewebe die Atemwege verschließt. Zwar sind kurzzeitige Atemstillstände, die einige Male pro Nacht auftreten, normal. Wenn sie aber pro Nacht mehrere hundert Mal auftreten, können sie großen Schaden anrichten. Man nennt diesen Zustand Schlafapnoe.

Risikofaktor Schlafapnoe

Bei Apnoikern halten die Atemstillstandsphasen jeweils viele Sekunden an – nach Messungen in Schlaflabors zwischen zehn und über 60 Sekunden. Der Partner erkennt eine Schlafapnoe daran, dass das Schnarchen aussetzt und dann nach einer Zeit der Stille plötzlich mit einem lauten Schnaufer wieder einsetzt.

Meist denkt der Betroffene, er habe durchgeschlafen. Aber nach dem Aufstehen hat er Kopfschmerzen, Mundtrockenheit oder Schwindelanfälle. Am Tag ist er müde, antriebslos, zeigt Konzentrations- sowie Gedächtnisstörungen und fällt eventuell sogar des Öfteren in Sekundenschlaf.

Erstickungsgefahr besteht bei Apnoe nicht. Doch auf den Sauerstoffmangel reagiert der Körper mit Alarmzuständen: schnellem Herzschlag und Ausschütten von Stresshormonen. Passiert das öfter, geht der regelmäßige Sauerstoffmangel an Herz und Hirn nicht spurlos vorüber. Bluthochdruck, Herz-Kreislauf-Leiden, Hirnschäden, Herzinfarkte oder Schlaganfälle sind typische Folgeleiden. US-amerikanische Untersuchungen, über die im Juni 2013 in der Fachzeitschrift *Lancet* berichtet wurde, weisen auch auf einen Zusammenhang zwischen Apnoe und Diabetes Typ 2 hin.

Die besten Maßnahmen gegen Schnarchen sind Abnehmen und kein Alkohol vor dem Schlafengehen. Manche HNO-Ärzte schlagen auch mechanische Hilfsmittel vor (z. B. Vorhofplatte, Gaumenspange oder Unterkiefer-Protrusionsschiene), die den Atemweg freihalten sollen. Andere Apnoe-Patienten tragen nachts eine Atemmaske.

Der Partner erkennt Schlafapnoe daran, dass das Schnarchen unvermittelt völlig aussetzt und dann nach einiger Zeit der Stille plötzlich mit einem lauten Schnaufer wieder einsetzt.

Eine weitere Maßnahme ist die Stimulation des für die Zungenmuskulatur zuständigen Hypoglossusnervs. Dafür wird ein „Zungenschrittmacher“ unterhalb des Schlüsselbeins implantiert, dessen Impulse einen gleichmäßigen Atemrhythmus erzeugen.

Begriffserklärung:
Das Wort Apnoe in Schlafapnoe stammt von dem griechischen Begriff *ápnoia* (Nicht-Atmung) ab. Ausgesprochen wird es ap-no-e.

FALSCH

Dauertelefonieren mit dem Handy verursacht Hirntumoren

Das Handy oder Smartphone ist aus dem Alltag nicht wegzudenken. Es hat sogar schon Leben gerettet, weil man damit rasch Hilfe herbeirufen kann. Zwar hört man immer wieder Stimmen, die das Gerät für Hirntumoren verantwortlich machen; aber Beweise dafür gibt es nicht.

Begriffserklärung:
Der Begriff Handy ist eine deutsche Wortprägung. In englischsprachigen Ländern kennt man ihn nicht. Dort sagt man meist *mobile phone* oder *cell phone* (Funkzellen-Telefon, USA).

Handys strahlen Funkwellen aus, und diese hochfrequenten Wellen sind es, die manche Menschen zu der Annahme verleiten, sie könnten Krebs auslösen. Doch die Signale sind sehr schwach: Ihre Leistung darf maximal zwei Watt betragen – weit weniger, als eine Taschenlampe als Licht ausstrahlt.

Krebsstatistik

Seit vielen Jahren werden Handys weltweit extrem häufig genutzt. Bestünde tatsächlich eine Krebsgefahr, müsste man daher eine deutliche Steigerung der Krebsraten vor allem in betroffenen Körperteilen (etwa am oder im Kopf) beobachten. Doch die bisher verzeichneten Krebsraten sprechen nicht dafür. Die weitaus meisten Tumoren, das zeigt die vom Robert- Koch-Institut regelmäßig herausgegebene Studie „Epidemiologie von Krebserkrankungen“, können auf längst bekannte Ursachen zurückgeführt werden.

Seit der weltweiten Nutzung des Handys konnte keine Steigerung der Krebsraten beobachtet werden.

Zwar werden Mobiltelefone von der Internationalen Krebsforschungsagentur IARC als „möglicherweise krebserregend“ eingestuft, aber das ist eher als Vorsichtsmaßnahme zu bewerten. Auch in Bezug auf Vieltelefonierer sind die Befunde nicht eindeutig, und selbst nach diesen Studien mit unklaren Ergebnissen bestehe für Normalnutzer keine Gefahr. Übrigens steht die IARC-Kategorie „möglicherweise krebserregend“ noch hinter der Kategorie „vermutlich krebserregend“, in der sich rotes Fleisch und Schichtarbeit finden.

Das Problem: Man kann bei solchen Fragen ein Restrisiko praktisch nie ausschließen, und sei es noch so klein. Man kennt aber genug Krebsrisiken, die um viele Größenordnungen höher sind.

Über 1,5 Mio. Testpersonen

In den letzten zehn Jahren wurden die Auswirkungen der Mobilfunknutzung weltweit in über 1500 Studien an mehr als 1,5 Mio. Menschen untersucht. Aber nirgends kam ein eindeutiger Zusammenhang von Krebs beim Menschen und der Handynutzung zutage. „Wir haben keinen Nachweis, dass die Smartphone-Nutzung bei Einhaltung der internationalen Grenzwerte (für hochfre-

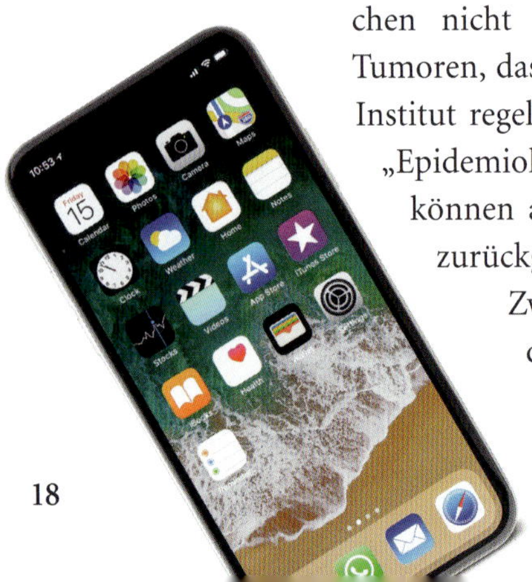

quente elektromagnetische Felder) Krebs verursachen könnte", resümiert das Bundesamt für Strahlenschutz (BfS).

Und das Deutsche Krebsforschungsinstitut in Heidelberg schrieb im Februar 2018: „Die Mehrzahl der weltweiten Beobachtungsstudien bei Handynutzern hat keine Hinweise auf ein erhöhtes Krebsrisiko erbracht." Und das, obwohl die Forscher besonders auf Tumoren an exponierten Stellen achteten, also Gehirn, Augen, Kopf-Hals-Region und Hoden sowie auf Leukämie.

Minimale Gewebeerwärmung

Einig sind sich Forscher darin, dass Handystrahlung das Gewebe erwärmt. Denn Handys arbeiten mit Mikrowellen. Die Wellen bringen Wassermoleküle zum Schwingen, und diese schwingenden Moleküle heizen ihre Umgebung auf. Doch die maximal zwei Watt, die ein Handy erzeugt, erwärmen die Haut beim Telefonieren höchstens um ein Zehntel Grad – ein Sonnenbad heizt die Haut um ein Vielfaches auf.

Keine Schäden am Erbgut

Außerdem ist es höchst unwahrscheinlich, dass die Frequenzen Schäden am Erbgut oder in den Körperzellen anrichten können, die zu Krebs führen. Denn dazu müssten sie „ionisieren", also z. B. genug Energie haben, um Moleküle zu zerlegen oder Elektronen aus Atomen herauszulösen. Doch das schafft selbst Infrarotstrahlung (Wärmestrahlung) nicht, die deutlich höhere Frequenzen hat. Erst das noch weit höherfrequente ultraviolette Licht und erst recht Röntgenstrahlen können Erbgutschäden anrichten.

Und der Mobilfunkstandard 5G?

Mit höchster Wahrscheinlichkeit wird die Unbedenklichkeit auch für den zukünftigen Mobilfunkstandard 5G gelten.

Noch gibt es allerdings keine belastbaren Studien. 5G arbeitet zwar mit etwas höheren Frequenzen als die bisherigen Handys, doch dafür kann diese Strahlung aus physikalischen Gründen nicht weit in den Körper eindringen – sie kommt kaum bis unter die Haut. Jedenfalls gibt es bisher nicht den geringsten Anlass zu Befürchtungen.

Rat für Ängstliche

Das Bundesamt für Strahlenschutz hält einige Tipps für Besorgte bereit. So soll man z. B. das Handy so oft wie möglich in den Flugmodus bringen (dann strahlt es nicht). Zudem ist die Strahlenbelastung deutlich geringer, wenn man das Gerät nicht direkt am Körper trägt.

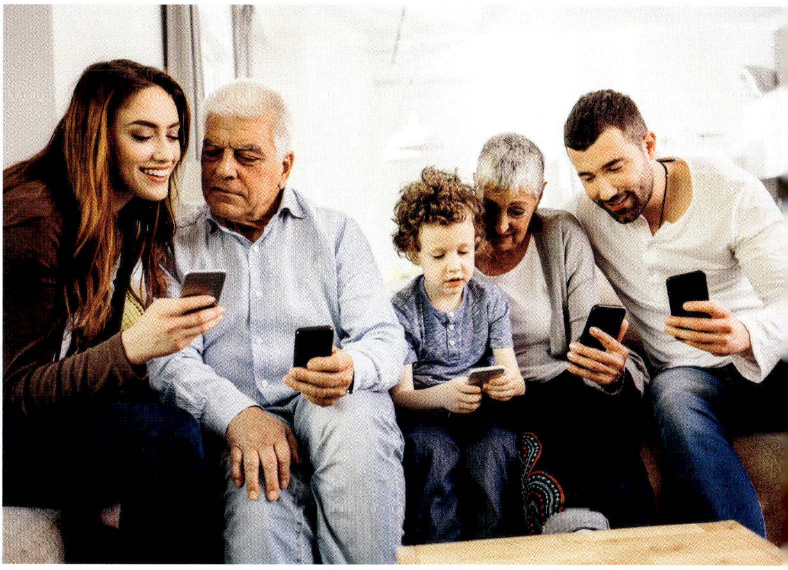

Ob Bilder, Filme oder Musik, ob online Einkaufen oder Einchecken: Das Smartphone ist für alle Generationen nützlich und unterhaltsam.

FALSCH

Geradesitzen ist gesund für den Rücken

Es ist ja so bequem, sich auf dem Sofa herumzurekeln. Aber wir haben doch noch die Mahnungen im Ohr: „Sitz gerade, das ist besser für den Rücken." Das sehen Rückenforscher heute allerdings etwas differenzierter.

Eigentlich ist der Mensch nicht fürs Sitzen geschaffen. Jahrhunderttausende waren wir meistens zu Fuß unterwegs, auf der Suche nach Futter oder – schneller noch –, um nicht selbst Futter zu werden. Und diese Lebensweise hat den menschlichen Körper geprägt.

Heute sitzen wir nahezu den ganzen Tag – vor dem Computer, vor dem Fernseher, beim Essen, in Auto oder Bahn.

Heute sitzen wir jedoch nahezu den ganzen Tag – vor dem Computer, vor dem Fernseher, beim Essen, in Auto oder Bahn. Die Folge: Rückenprobleme wurden zu einer Volkskrankheit. Beinahe jeder dritte Erwachsene in Deutschland leidet öfter oder gar dauerhaft an Rückenschmerzen. Wirbelsäulen- und Rückenprobleme sind für ein Viertel aller Arbeitsunfähigkeitstage verantwortlich.

Das Problem für den Rücken ist jedoch weniger das viele Sitzen an sich: Vor allem sitzen wir falsch. Seit langen Zeiten nämlich wird jungen Menschen gepredigt, man müsse gerade stehen und sitzen, so unbequem das auch sein möge. Das gehöre sich so und sei darüber hinaus gesund.

Rückenmuskeln und Wirbelsäule

An sich sei der Rat, möglichst gerade zu sitzen, ja auf den ersten Blick sinnvoll, erklärt Prof. Bernd Kladny, seit 2018 Generalsekretär der Deutschen Gesellschaft für Orthopädie und Unfallchirurgie. Man passt dabei seinen Rücken der natürlichen S-Form der Wirbelsäule an. Um diese Sitzstellung halten zu können, müssen die Rückenmuskeln ununterbrochen arbeiten. Doch bei den meisten Menschen sind diese Muskeln nicht

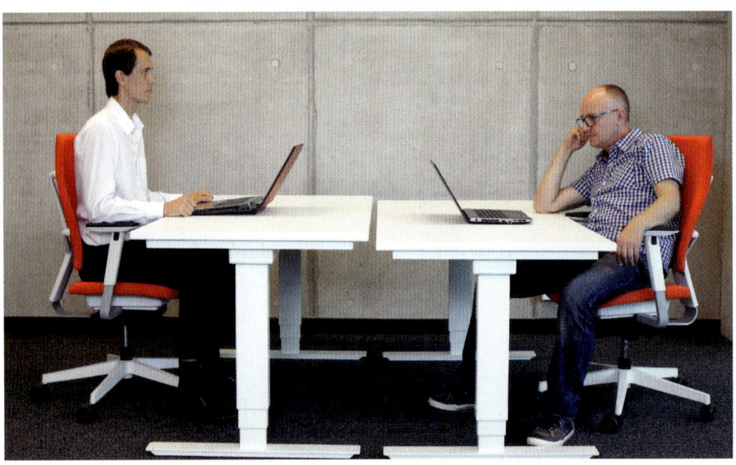

Bequemes Sitzen entlastet den Rücken effektiver als aufrechtes, auch wenn es ungewohnt aussieht.

ausreichend kräftig dafür. Werden dann Rücken- und Nackenmuskeln zu stark angespannt, sind Verkrampfungen, Spannungen und Schmerzen die Folge.

Forscher der San Francisco State University ließen in einer Studie 87 Studenten zunächst eine Zeitlang aufrecht vor dem Computer sitzen und dabei den Kopf nur nach links und rechts drehen. Als sie ihn danach nach vorn und hinten neigen sollten, gaben 92 % der Probanden an, das nun nicht mehr so gut zu können.

Im zweiten Teil der Studie mussten dann 125 Studenten 30 Sekunden lang in vorgebeugter Haltung verharren. Prompt berichteten praktisch alle von Schmerzen in Kopf, Nacken und Augenpartie. Solche Probleme stellen sich zum Beispiel ein, wenn man allzu lange auf den Laptop, vor allem aber auf das Handy starrt.

Suche nach optimalem Sitzen

Eine Forschergruppe der schottischen Universität Aberdeen nutzte ein bildgebendes medizinisches Verfahren, um Wirbel und Bandscheiben beim Sitzen zu untersuchen. Dazu beobachteten sie Probanden in drei Sitzpositionen: vorgebeugt mit einem Winkel unter 70 Grad zwischen Sitzfläche und Oberkörper, aufrecht mit 90-Grad-Winkel sowie bequem zurückgelehnt mit einem Winkel von 135 Grad. Vorgebeugtes und ebenso aufrechtes Sitzen belastete und beanspruchte Wirbel und Bandscheiben am stärksten. Die lässige Sitzposition hingegen entlastete Wirbel, Bandscheiben, Rückenmuskulatur und Sehnen.

Eine bequeme Sitzposition entlastete Wirbel, Bandscheiben, Rückenmuskeln und Sehnen.

Außerdem tut dem Rücken ein häufiger Wechsel der Sitzposition gut. Wenn man hin und wieder das Gewicht verlagert, bleiben Muskeln und Wirbel beweglich. Man sollte sich zwischendurch strecken, vor- und zurücklehnen, einen Buckel machen oder einfach in nachlässiger Haltung sitzen.

Man kann auch vorbeugend etwas tun: Überhaupt nicht zu lange ununterbrochen sitzen. Wer häufig aufsteht, Arme und Beine ausschüttelt, kurz treppauf und wieder treppab läuft, hat schon einiges für einen schmerzfreien Rücken getan.

Schonhaltung ade

In der weitaus meisten Zahl der Fälle, wissen Orthopäden, sind Rückenschmerzen keine Krankheit. Es handelt sich um ein Symptom für ein gestörtes Zusammenspiel von Wirbelsäule und Muskeln durch falsches Sitzen, bisweilen auch bedingt durch Stress. Die meisten Patienten versuchen, die Schmerzen in solchen Fällen durch eine Schonhaltung zu minimieren. Das ist bei einem akuten Hexenschuss kurzzeitig auch sinnvoll. Aber bei chronischen Schmerzen raten Orthopäden, anders als früher, von Schonung ab, solange keine ernste Rückenkrankheit vorliegt. Eher ist regelmäßige Bewegung wichtig. Es ist ratsam, damit anzufangen, bevor der Körper Warnsignale in Form von Schmerzen sendet.

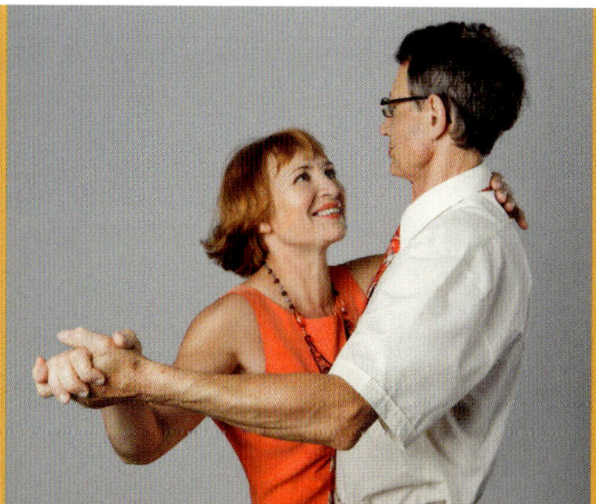

Tango statt Fango – Tanzen entspannt, baut Stress ab und stärkt den Rücken.

RICHTIG

Toilettensitze sind oft weniger keimbelastet als Arbeitsplatten

Jeder Küchenbesitzer legt Wert darauf, dass die Arbeitsplatte sorgfältig gewischt wird. Doch das bringt nicht viel: Putzschwämme und -lappen, die in der Küche verwendet werden, sind wahre Keimschleudern. Dagegen ist der Toilettensitz geradezu ein Hort der Hygiene.

Über die Sauberkeit von Küchenarbeitsplatten sagt der Hygieniker Prof. Markus Egert von der Hochschule Furtwangen: „Nirgendwo sonst in der Wohnung lauern so viele – auch schädliche – Keime wie hier."

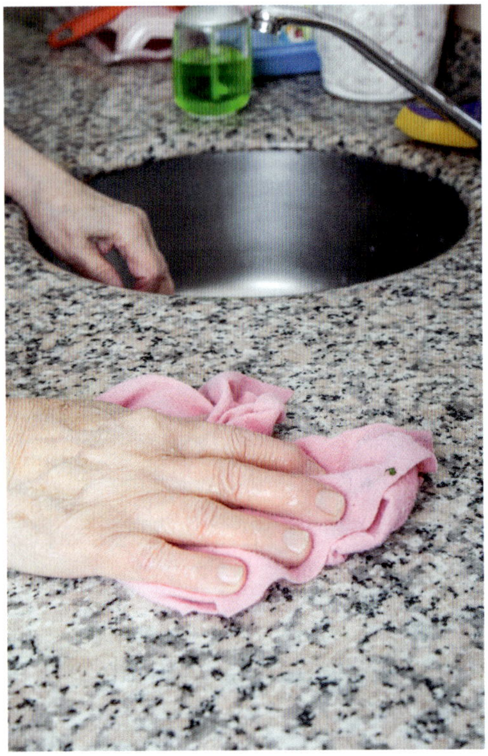

Eine geschliffene Granitarbeitsplatte könnte perfekt hygienisch und keimfrei sein. Doch das Problem ist der Lappen, mit dem ständig Lebensmittelreste weggewischt werden.

Tatsächlich haben Wissenschaftler von Universitäten in North Carolina und Colorado vor einigen Jahren die Keimbelastung US-amerikanischer Haushalte untersucht. Die Forscher nahmen Proben in 40 Häusern, und zwar in jedem Haus an neun Stellen. Das Resultat, das sie im Jahr 2013 in der Online-Fachzeitschrift *PLOS ONE* veröffentlichten, ist erschreckend: Sie stießen auf mehr als 7000 Bakterienarten.

Bunte Gefahr: Putzschwämme

Amerikaner sind bekannt für ihre Bakterienfurcht und ihren Hang zum Desinfizieren. So ist es gut möglich, dass eine ähnliche Studie in Deutschland noch höhere Keimbelastungen gefunden hätte.

Prof. Egert hatte vor allem Putzschwämme im Verdacht, Bakterienschleudern zu sein. Und wirklich: Eine 2017 gemeinsam mit Kollegen in der Fachzeitschrift *Science Report* veröffentlichte Untersuchung zeigte, dass sich in Schwämmen 54 Mrd. Bakterien pro Kubikzentimeter befanden, darunter Kolibakterien aus dem Darm und andere Keime. Eine derartige Konzentration verschiedener Keimarten, von denen einige für

Menschen gefährlich sein können, so der Forscher, findet man sonst nur in Stuhlproben.

Lebensmittel als Verursacher

Es ist kein Wunder, dass zahllose Mikroorganismen zwischen Herd und Spüle gedeihen. Vor allem Nahrungsmittel bringen Bakterien und Schimmelpilze in die Küche, z. B. Gemüse, Kartoffeln mit anhaftender Erde, Eier mit Hühnerkot auf der Schale, Früchte aus fernen Ländern, Salatsprossen, Fleisch, Milch, Joghurt, Brot und Kräuter.

Mit den Hinterlassenschaften all dieser Lebensmittel kommt der Schwamm oder der Lappen in Berührung. Und dieser bietet ein optimales Biotop: Fast immer ist er feucht, und die aufgewischten Nahrungsreste bieten vielfältiges Bakterienfutter.

Hygiene in Küche und Klo

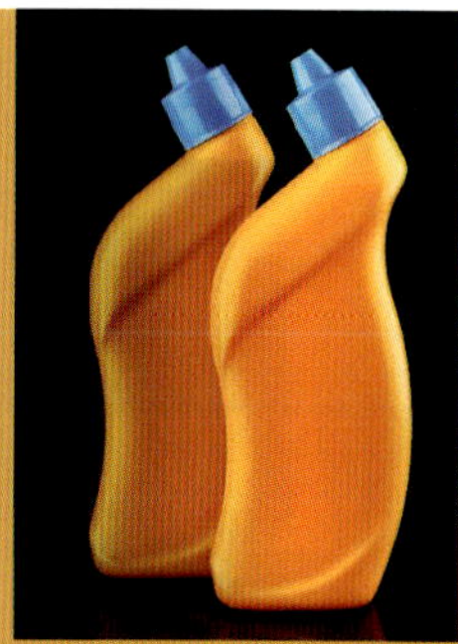

Es nützt nichts, Lappen und Schwämme unter dem Wasserhahn auszuwaschen oder in die Mikrowelle zu legen. Einige Keime überleben immer, sind danach stressfester und vermehren sich umso ungehemmter. Die beste Lösung: Lappen mit der Kochwäsche in die Waschmaschine geben und Schwämme nach einer Woche entsorgen. Als Putzmittel zum Wischen von Oberflächen in Küche und Toilette genügt ein Universalreiniger; bei hartnäckigem Schmutz und kratzfesten Flächen nimmt man am besten Scheuermilch.

Der saubere Toilettensitz

Anders der Toilettensitz. Der Mikrobiologe Prof. Gerba von der Universität Arizona, der die Übertragungswege von Krankheitskeimen im Haushalt untersuchte, fand heraus, dass die Keimkonzentration auf Toilettensitzen im Durchschnitt 200-mal geringer ist als auf einem Schneidbrett in der Küche. Dabei enthält der Darminhalt Myriaden an potenziell gesundheitsschädlichen Bakterien und Fäkalstoffen. Doch entscheidend ist, dass der Toilettensitz in aller Regel gar nicht direkt mit Kot in Berührung kommt, sondern nur mit einigermaßen sauberer Haut.

Der Toilettensitz kommt in der Regel gar nicht mit dem Darminhalt in Berührung, der Myriaden an Darmbakterien enthält, sondern nur mit einigermaßen sauberer Haut.

Tatsächlich findet man auf dem Sitz vor allem Hautbakterien. Und selbst wenn bei dieser Gelegenheit einige Darmbakterien auf die Haut gelangen, so dringen sie nicht durch die Haut in den Körper ein. Ohnehin können sich diese Keime auf der glatten, weitgehend porenfreien Oberfläche des Toilettensitzes nur kurzfristig halten. Nichtsdestoweniger sollte der Sitz regelmäßig mit einem Universalreiniger gewischt werden.

Eine weitere Maßnahme, die der Hygiene im ganzen Raum dient: Man schließe den Deckel vor dem Spülen. Denn wenn man während des Spülvorgangs den Deckel geöffnet lässt, werden die Darmbakterien und Fäkalstoffe hochgerissen und auf dem Toilettensitz, im ganzen Raum und auf den Handtüchern verteilt.

Und allemal gilt: „Nach dem Klo und vor dem Essen Hände waschen nicht vergessen!“

Mit vollem Magen soll man nicht schwimmen

FALSCH

Wer kennt sie nicht, die alarmierende Mahnung: „Geh nicht mit vollem Bauch ins Wasser! Der Körper braucht das Blut jetzt erst einmal für die Verdauung." Doch Mediziner haben den Sachverhalt schon vor Jahrzehnten akribisch unter die Lupe genommen und Entwarnung gegeben.

Die Sonne scheint warm, die See lockt. Nach dem Essen wollen die Kinder gleich wieder in die Fluten, um sich abzukühlen. Wie oft verweigern dann fürsorgliche Eltern die Erlaubnis! Man müsse auf jeden Fall erst eine halbe Stunde warten. Und so sitzt die Familie schlecht gelaunt herum, bis die quälende Wartezeit vorbei ist.

Krämpfe, Seitenstechen …

Medizinische Bedenken scheinen die Behauptung zu unterstützen: Der Verdauungsprozess belaste den Körper. Wenn man dann schwimme, seien Magenbeschwerden, Muskelkrämpfe und Seitenstechen die Folge, was im Wasser gefährlich werden könne.

Sicherlich nicht falsch, wenn man sich gerade ausführlich durch ein Festmahl gekämpft hat. Aber ist die übliche Strandkost von Kindern – Pommes frites, Hamburger, Pizza, Eis – ebenso bedenklich?

Tests mit vollem Magen

Im Jahr 1968 untersuchten US-amerikanische Forscher Leistung und Wohlbefinden von Schwimmern, die nach einer reichlichen Mahlzeit zu einer 200-Meter-Strecke antreten sollten. Der Zeitabstand zum Essen war zuerst 30 Minuten, dann 60 Minuten, 90 Minuten sowie schließlich 3 Stunden. Bei keinem der Durchgänge zeigte sich ein Unterschied in der Schwimmleistung, auch gab es keine Gesundheitsprobleme.

Allerdings klagten einige Studienteilnehmer nach dem 30-Minuten-Durchgang über leichte Übelkeit. Stimmt die Sache mit dem Blut für die Verdauung etwa doch? Magenärzte winken ab. Der Körper hat genug Blut, um Verdauung und Muskelversorgung zugleich zu leisten. Zudem bleibt das Essen eine bis sechs Stunden im Magen.

Natürlich drückt das Wasser auf einen vollen Bauch, aber davon ertrinkt man nicht. Höchstens könnte jemandem bei Überbeanspruchung übel werden, vor allem Kindern.

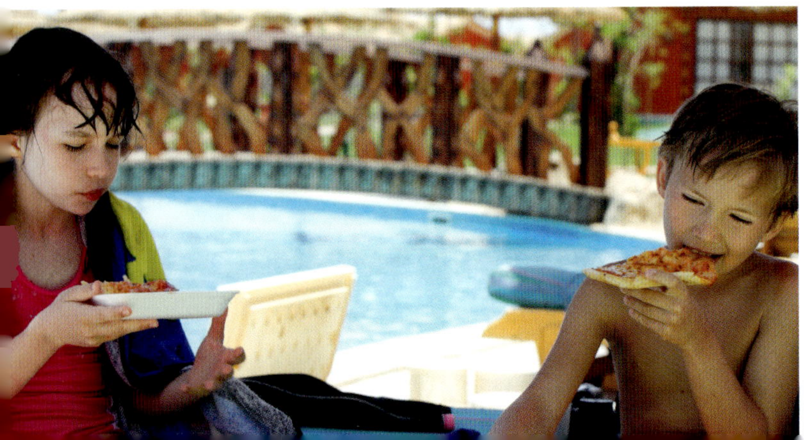

Im Wasser herumzutollen macht einen mächtigen Appetit.

Falsch, aber ...

Der Schlaf vor Mitternacht ist der gesündeste

Schlafen müssen wir alle, daran gibt es nichts zu rütteln. Doch kommt es tatsächlich darauf an, um welche Uhrzeit man zu Bett geht? Schlafforscher sehen das differenzierter und sagen deshalb Jein – wichtig sei es in erster Linie, auf seinen Körper zu hören.

Unser biologisches Leben wird vor allem durch den Wechsel zwischen Wachsein und Schlaf bestimmt. Somnologen (Schlafforscher) fanden heraus, dass der Durchschnittsdeutsche pro Tag 492 Minuten schläft. Etwa ein Drittel unserer Gesamtlebenszeit verschlummern wir.

Der Körper nutzt diese Ruhephase für Reparaturen und Regenerationsprozesse. Vor allem das Gehirn scheint diese Zeit intensiv zu nutzen, um am Gedächtnis zu arbeiten, Informationen zu sortieren und unwichtige Daten auszusondern. Schlafentzug führt nach einiger Zeit zu körperlichen Beschwerden, häufigem Sekundenschlaf und psychischen Problemen.

Doch jeder Mensch ist anders, und entsprechend unterschiedlich sind die Schlafgewohnheiten. Auch haben Frauen ein höheres Schlafbedürfnis als Männer, etwa 20 Minuten länger pro Nacht.

Eulen und Lerchen

„Eulen" sind abends lange leistungsfähig, gehen daher gern spät ins Bett. Dafür schlafen sie morgens mit Vorliebe lange und gelten meist als Morgenmuffel. „Lerchen" dagegen gehen sozusagen mit den Hühnern zu Bett, sind morgens aber früh wach und gleich recht munter.

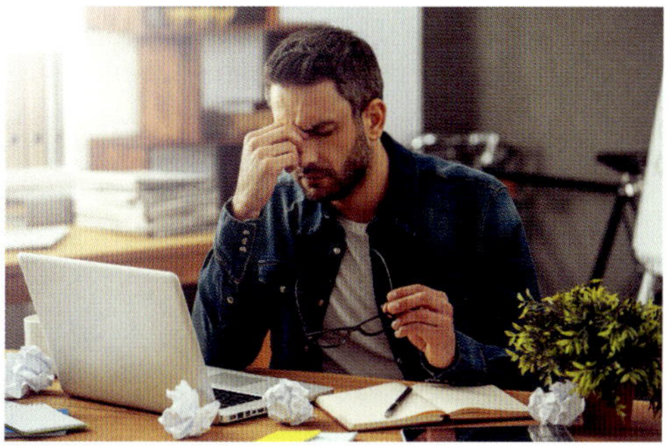

Bei chronischem Schlafmangel leidet die Konzentration erheblich.

Dieser Unterschied ist genetisch verankert. Wer dagegen angeht, tut sich nichts Gutes. Für drei Viertel aller Deutschen sind die üblichen Aufstehzeiten zwischen sechs und sieben Uhr eigentlich zu früh.

Abgesehen von äußeren Notwendigkeiten hängt es somit vom Typ ab, wann man am besten schlafen geht. Bei Eulen kann das auch gern nach Mitternacht sein. Viel wichtiger, so betonen Schlafforscher, sei ausreichend langer Schlaf. Ratsam ist es auch, so weit wie moglich einen regelmäßigen Einschlaf- und Aufwachrhythmus einzuhalten.

Bleaching schädigt die Zähne

FALSCH

Weiße Zähne wünscht sich heute ein jeder. Für den, der seine natürlichen Zähne besitzt, bietet sich als Methode zum Aufhellen das Bleaching an, das Bleichen. Wird es von Fachkundigen durchgeführt – also vom Zahnarzt oder seiner Assistentin –, leiden die Zähne dabei nicht.

Begriffserklärung:
Der englische Begriff *bleaching* bedeutet Bleichen.

Von den Titelseiten aller Illustrierten leuchtet es uns entgegen: das Hollywoodgebiss. Ob Grafiker nachgeholfen haben oder ob das Weiß echt ist, macht keinen Unterschied: Strahlend weiße Zähne sind heute das Schönheitsideal.

Ursachen von Verfärbungen

Vor allem sind weiße Zähne ein Zeichen von Jugend. Denn mit dem Alter verfärben sich die Zähne ins Gelbliche, weil der Zahnschmelz dünner wird und das darunter liegende gelbliche Dentin durchscheint. Zudem verfärben Kaffee, Nikotin und Rotwein sowie manche Mundspülmittel und Medikamente die Zähne, entweder durch Beläge oder durch Einlagerung in den Zahnschmelz.

Das kostet Bleaching

Die gesetzlichen Krankenkassen bezahlen das Bleaching nicht. Für das In-Office-Bleaching muss man mit 300 bis 600 Euro rechnen, für das Power-Bleaching mit 700 bis 800 Euro. Home-Bleaching mit Schiene kostet 250 bis 400 Euro.

Sofern es sich um Beläge handelt, lassen sich diese mit polierenden Zahnpasten ganz gut wegputzen. Allerdings sollte man solche Pasten nur einmal pro Woche anwenden, denn sie enthalten Schleifmittel, die den Zahnschmelz angreifen. Besser ist es, mindestens einmal jährlich eine professionelle Zahnreinigung vornehmen zu lassen. Sie hellt die Zähne auf, weil dabei Zahnbelag (Plaque) entfernt wird und die Zähne poliert werden.

Home-Bleaching

Hilft das alles nicht, können chemische Mittel zum Einsatz kommen. Man kann Pasten oder Bleichstreifen (Bleaching Strips) in der Drogerie kaufen oder per Internet besorgen. Allerdings ist die Bleichwirkung gering. Die zweite Möglichkeit: Man lässt sich vom Zahnarzt eine passende Schiene anfertigen. Sie trägt das verdünnte Bleichmittel und wird auf die Zähne aufgesetzt. Dauer der Behandlung: zwei bis sechs Wochen.

In-Office-Bleaching

Wirksamer ist es, das Bleaching in der Zahnarztpraxis vornehmen zu lassen (In-Office-Bleaching). Ohnehin muss der Zahnarzt zuvor den Zustand von Zähnen und Zahnfleisch überprüfen und, wenn nötig, die Mundhöhle sanieren. Auch eine professionelle Zahnreinigung zuvor ist unerlässlich, denn die Bleichmittel wirken nur bei sauberen Zähnen zuverlässig.

Das Bleaching dauert etwa zwei bis drei Stunden. Zuerst setzt der Zahnarzt oder eine speziell geschulte Assistentin eine Art Gummiklammer ein, welche die Lippen zurückschiebt, sodass Zähne und Zahnfleisch frei liegen. Dann schützt er (oder sie) das Zahnfleisch mittels einer Paste. Anschließend wird das Bleichmittel auf die vorderen Zähne aufgetragen. Die Backenzähne bleiben unbehandelt. Die Bleichmittel enthalten Peroxid-Verbindungen, vor allem Wasserstoffperoxid und Natriumperborat. Das sind Oxidationsmittel, die im Mund sogenannten aktiven Sauerstoff freisetzen, der die in den Zahn eingelagerten farbigen Moleküle zerstört und damit entfärbt – ähnlich wie das Bleichmittel im Waschpulver Flecken in der Kleidung entfärbt.

Harter Zahnschmelz

Gebleicht wird nur der Zahnschmelz, nicht das Dentin. Dem Zahnschmelz können die Bleichstoffe chemisch nichts anhaben – er ist ja auch die härteste Substanz überhaupt in unserem Körper. Zahnschmelz besteht weitgehend (zu 95 %) aus der anorganischen Verbindung Hydroxylapatit, die Kalzium, Phosphor und Sauerstoff enthält.

Das Mittel muss etwa eine halbe Stunde einwirken. Währenddessen sollte der Patient das Bleichmittel nicht mit der Zunge berühren, weil es ein Brennen verursacht, das Stunden anhält, auch wenn es keinen Schaden anrichtet. Soll der Bleichprozess besonders gründlich sein, kann man mit ultraviolettem Licht nachhelfen; dieser Prozess wird als Power-Bleaching bezeichnet.

Welches Ergebnis kann nun erzielt werden? Das hängt von der Ausgangsfarbe der Zähne ab. Sind die Zähne schon von Natur aus ziemlich hell, wird der Effekt geringer sein. Bei recht dunkler Ausgangsfarbe ist der Aufhellungseffekt deutlicher. Meist rechnet man mit einer Aufhellung um zwei bis drei Stufen. Was Zahnfarbenstufen sind, lässt man sich vom Zahnarzt an Modellen zeigen.

Die Behandlung macht die Zähne zeitweise etwas anfälliger gegen chemische oder mechanische Angriffe. Vor allem gegen Säure können sie in manchen Fällen empfindlich geworden sein, doch dieses Problem verschwindet innerhalb weniger Tage. Zudem kann der Zahnarzt den Zahnschmelz durch Auftragen von Fluoridpaste härten.

Nach dem Bleaching

Da künstliche Zähne (Kronen) und Füllungen (Inlays) nicht mitgebleicht werden, kann es nach der Behandlung Farbunterschiede zu den natürlichen Zähnen geben. In diesen Fällen sollte der Zahnersatz ausgetauscht werden. Diese möglicherweise anfallenden Kosten müssen zuvor mitbedacht werden.

Wie lange der Bleicheffekt anhält, hängt von den Ess- und Trinkgewohnheiten ab. Was ursprünglich zur Verfärbung geführt hat, z. B. Kaffee, Tee oder Rotwein, lässt die Zähne wieder nachdunkeln. Auch das Rauchen ist ein Feind weißer Zähne. Im Durchschnitt kann man mit zwei Jahren rechnen, bis nachgebleicht werden sollte.

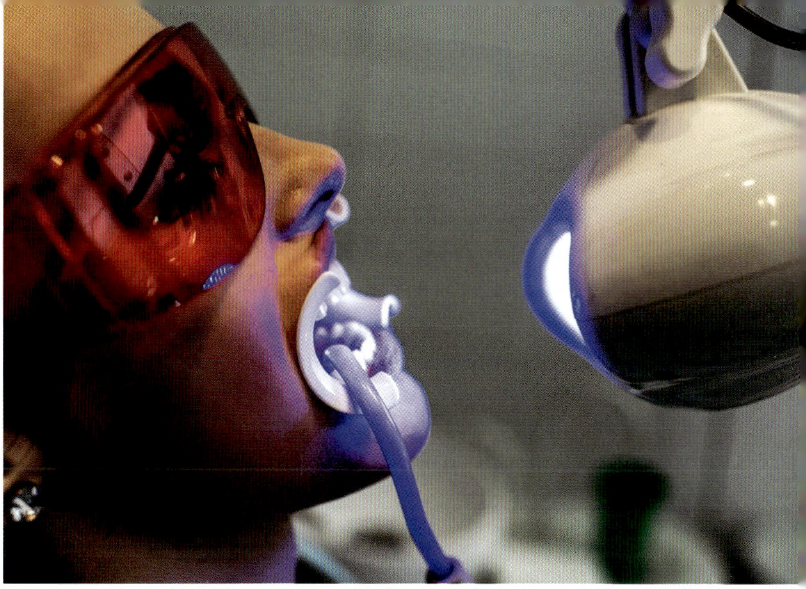

Beim sogenannten Power-Bleaching wird mit ultraviolettem Licht eine besonders intensive Bleichwirkung erzielt.

Wie beeinflusst Gewicht das Krankheitsrisiko?

Wer dick ist, hat ein höheres Krankheitsrisiko und stirbt eher als Schlanke, hieß es lange Zeit. Doch neuere Studien zeigen, dass die Verhältnisse viel komplizierter sind.

Der Widerspruch in der Studienlage zu dieser Frage ist seit 1999 unter dem Begriff Adipositas-Paradox bekannt. Seine Ursache ist noch offen, und es gibt zahlreiche einander widerstreitende Ergebnisse dazu. Beispielsweise werden Zweifel an der Aussagekraft der Studien geäußert. Bei einer großen Gruppe von Menschen gibt es viele Störgrößen, die man kennen mag, deren Einfluss aber kaum abschätzbar ist. Besonders bei Kranken ist das Gewicht nur bedingt aussagekräftig. Ein krasses Beispiel: Raucher mit Lungenkrebs sind meist hager, haben aber ein hohes Sterberisiko.

Bei Kranken ist das Gewicht nur bedingt aussagekräftig.

Risikofaktor Über- und Untergewicht

Eine 2018 in der Fachzeitschrift „European Heart Journal“ veröffentlichte Studie schottischer Forscher verglich bei fast 300 000 Europäern den BMI (Gewicht in kg geteilt durch Größe x Größe in m) mit der Zahl von Herz-Kreislauf-Erkrankungen. Am geringsten war die Morbidität bei Personen mit einem BMI von 22 bis 23. Eine Abweichung nach oben oder unten um fünf Einheiten stellte ein deutlich erhöhtes Risiko dar. Sowohl zu viel als auch zu wenig Gewicht war somit ungünstig.

› Andere Studien kamen zu widerstreitenden Ergebnissen. In einer Auswertung von insgesamt 43 Analysen, die das Deutsche Ärzteblatt 2009 veröffentlichte, war zu lesen, dass die Gesamtmortalität bei Übergewicht (BMI 25–29,9) im Vergleich zu Normalgewichtigen nicht erhöht sei. Übergewicht berge für manche Erkrankungen ein erhöhtes, für andere ein niedrigeres oder unverändertes Risiko. Untersucht wurden unter anderem Herzinsuffizienz, koronare Herzkrankheit, arterielle Hypertonie (Bluthochdruck), Diabetes Typ 2 und chronisches Nierenversagen. Lediglich Adipositas (ein BMI von

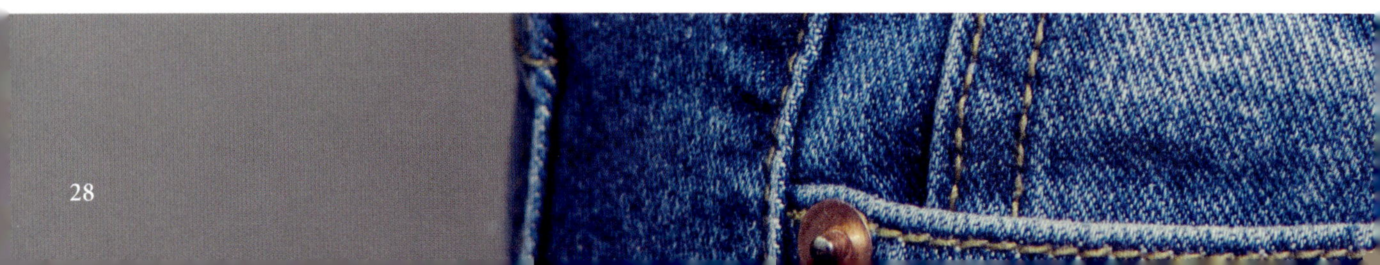

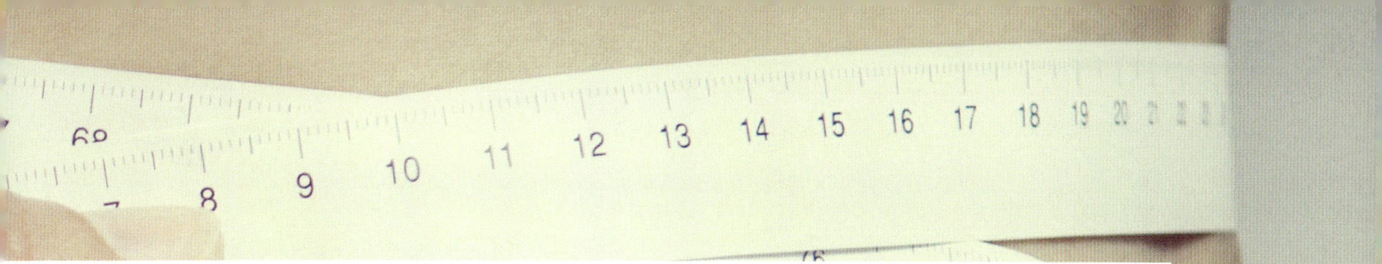

Prozentsatz adipöser Erwachsener in Deutschland überdurchschnittlich hoch

Statistisch gesehen war 2015 in den 30 Mitgliedsländern der OECD jeder fünfte Erwachsene (19,5 %) adipös, also stark übergewichtig mit einem BMI von 30 und höher. Auch in der Schweiz und Österreich stieg der Prozentsatz der Fettleibigen von 2000 bis 2015 unverkennbar an. Doch in Deutschland hatte sich der Prozentsatz Adipöser 2015 praktisch verdoppelt.

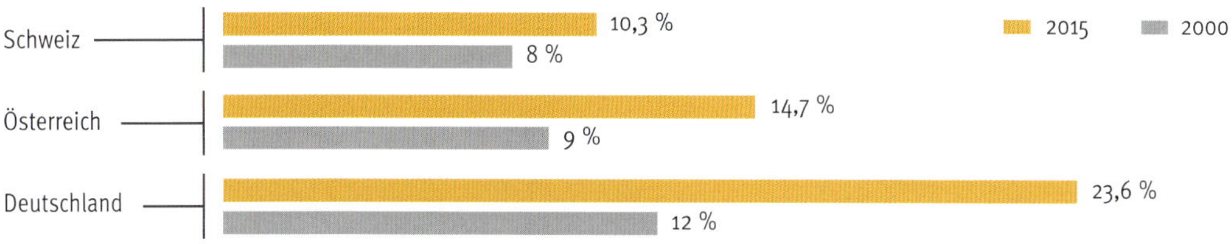

Quelle: OECD (2017)

30 und darüber) sei für die meisten untersuchten Krankheiten risikoreich.

› Dazu passt eine Aussage des britischen Kardiologen Eric Holdroyd. Er beobachtete 2017, dass Übergewichtige bei einer perkutanen Koronarintervention (Erweiterung der Herzkranzgefäße mithilfe eines Katheters) gegenüber Normalgewichtigen ein um 30 % geringeres Sterberisiko aufwiesen.

› Ist es also letztlich doch bekömmlicher, etwas mehr „Speck auf den Rippen" zu haben? „Dem Diktat des Normalgewichts, das seit Jahrzehnten gilt, sollten wir uns nicht unterwerfen", kommentiert die Hamburger Gesundheitswissenschaftlerin Prof. Ingrid Mühlhauser vom Netzwerk evidenzbasierte Medizin mit Blick auf solche Ergebnisse.

Bessere Chancen für Füllige bei Krebs?

Bei Leiden wie Krebs und Infektionskrankheiten, die mit Abmagerung und Schwäche einhergehen, mögen etwas fülligere Menschen tatsächlich bessere Chancen haben. Entscheidend ist dabei die Verteilung im Körper: In Bauch und Leber ist Fett weit schädlicher als etwa an Po oder Beinen.

› Denkbar ist aber auch, dass die prall gefüllten Fettzellen biochemische Reaktionen beeinflussen, z. B. das Immunsystem alarmieren und so die Widerstandskraft erhöhen. Zudem spricht einiges dafür, dass Übergewichtige, die Diabetes oder ein Herz-Kreislauf-Leiden entwickeln, dies als „Warnschuss" empfinden und ihren Lebensstil ändern. Plötzlich legen sie Wert auf Abnehmen, mehr Bewegung und eine gesündere Ernährung.

Aus dem Handbuch der Statistik

- Morbidität nennt man die Erkrankungsrate innerhalb einer Population, das statistische Risiko, eine bestimmte Krankheit zu bekommen.
- Mortalität hingegen ist die Sterberate innerhalb einer Population, das statistische Risiko, Opfer einer bestimmten Krankheit zu werden.

RICHTIG

Rauchen ist eine der größten Gesundheitsgefahren überhaupt

Die Nikotinabhängigkeit ist nach Meinung der Ärzte die gefährlichste Sucht, die wir kennen. Trotz abschreckender Warnungen und Bilder rauchen in Deutschland ungefähr 20 Mio. Menschen. Und etwa 120 000 sterben pro Jahr daran, meist durch Lungenkrebs.

Rauchen bedeutet Genuss – sagen die Raucher. Aber die Wahrheit ist: Rauchen ist die am weitesten verbreitete Methode, sich gezielt zu vergiften. Denn der Rauch enthält mehr als 5300 teils sehr giftige Stoffe, die sich zunächst im Atemtrakt und dann im ganzen Körper verteilen. Das gilt ebenso für „leichte" Zigaretten wie auch für Produkte aus „naturbelassenem" Tabak.

Manche dieser Chemikalien vergiften das Blut, etwa Kohlenmonoxid und Blausäure. Andere behindern die Selbstreinigung der Atemwege und wirken schleimhautreizend, etwa Teer, Ammoniak und Stickoxide, während Nikotin ein Nervengift ist. Zudem hat das Deutsche Krebsforschungszentrum (DKFZ) Nikotin aufgrund zahlreicher Studien als krebserregend eingestuft.

Rauchen in Zahlen

Etwa 29 % der deutschen Bevölkerung rauchen, davon ein Drittel gelegentlich, ein Viertel täglich mehr als zehn Zigaretten und ein Fünftel täglich mehr als 20 Zigaretten. Das zeigt eine 2018 veröffentlichte Statistik der Bundeszentrale für gesundheitliche Aufklärung (BZgA), die auf eine Studie von 2015 zurückgeht. In der Schweiz sind 27,1 % der Bevölkerung Raucher, in Österreich 24,3 %. Großen Einfluss auf das Rauchverhalten hat die Bildung: 42 % der Deutschen ohne Schulabschluss rauchen, bei Haupt- und Realschulabsolventen sind es 32,7 %, bei Abiturienten 20 %.

Immerhin gibt es Hoffnung. Seit Jahren sinkt die Zahl der Raucher. Die Raucherentwöhnungs-Hotline der BZgA verzeichnet immer mehr Anrufe, und fast jeder dritte Anrufer ist jünger als 20 Jahre. Zu den effektivsten Maßnahmen gegen das Rauchen zählt das Deutsche Krebsforschungszentrum (DKFZ) weitgehende Rauchverbote.

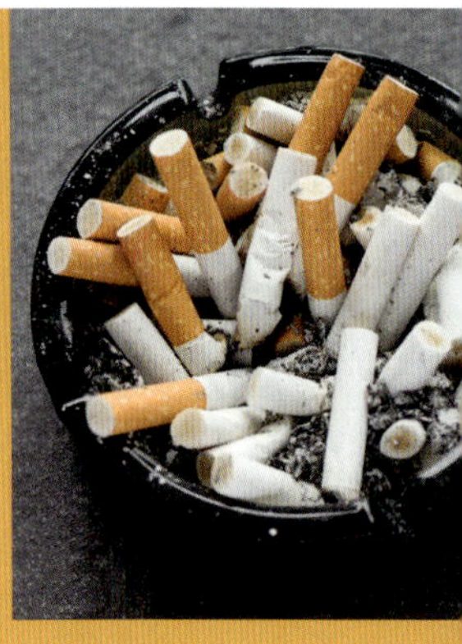

Dieser Trick kann helfen, sich das Rauchen abzugewöhnen: Den Aschenbecher selten ausleeren.

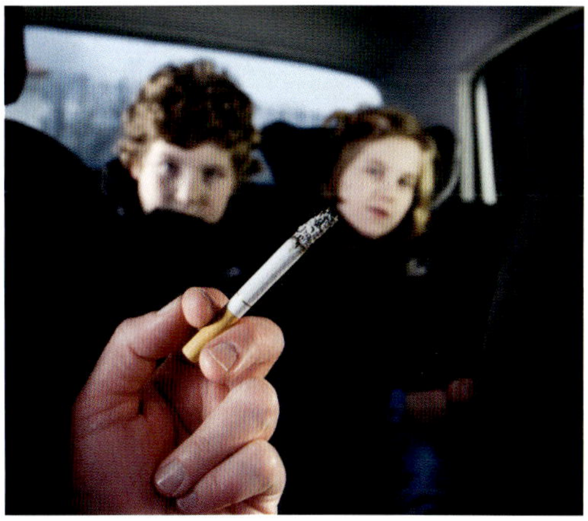

Zu den schutzlosesten Passivrauchern gehören Kinder. Trotzdem ist das Rauchen im Auto in Deutschland und der Schweiz erlaubt. In Österreich ist es verboten, wenn Personen unter 18 Jahren mitfahren.

Krebserregend sind außerdem mindestens 69 weitere Stoffe im Rauch, etwa polyzyklische aromatische Kohlenwasserstoffe, Benzol, Nitrosamine, Formaldehyd, Arsen, Teer und radioaktives Polonium. Andere sind erbgutverändernd, z. B. Acrolein. Auch strömt mit dem Rauch Feinstaub in die Lunge, der seinerseits Schwermetalle wie Quecksilber, Chrom und Kadmium sowie radioaktive Gase mitreißt. Zigarettenpapier enthält ebenfalls Schadstoffe, doch die Menge ist nicht vergleichbar mit denen im Tabak.

Raucherkrankheiten

Auf diese Giftbelastung reagiert der Körper. Die Leiden, die mit dem Rauchen zusammenhängen, sind vielfältig, wie Hunderte von Studien belegen. Dazu zählen nicht nur, wie erwartbar, Asthma und Lungenentzündungen. Eine Studie der American Cancer Society, in der zwölf Krebsarten an Organen sowie Leukämie untersucht wurden, zeigte 2015, dass im Durchschnitt fast die Hälfte (48,5 %) aller Krebsursachen im Rauchen bestand. Bei manchen Krebsarten waren es prozentual mehr (vor allem Lungenkrebs), bei manchen weniger (Darmkrebs). Rauchen trägt auch zu Herz-Kreislauf-Erkrankungen bei, warnt das DKFZ. Dazu zählen koronare Herzkrankheit, periphere arterielle Verschlusskrankheit („Raucherbein"), Herzinfarkt und Schlaganfall. Selbst Gelegenheitsraucher leben gefährlich. Schon eine einzige Zigarette pro Tag steigere das Risiko.

Das geschieht auf mehreren Wegen. Bestandteile des Rauchs schädigen das Endothel, die Auskleidung der Blutgefäße, und verändern die Zusammensetzung der Blutfette. Zudem verklebt Rauchen die Blutplättchen, was die Bildung von Blutgerinnseln fördert. Und schließlich verengt Nikotin die Blutgefäße, was den Blutdruck steigert.

Selbst Gelegenheitsraucher leben gefährlich. Schon eine Zigarette pro Tag steigert das Krankheitsrisiko deutlich.

Raucher schädigen aber nicht nur sich selbst. Auch Passivraucher leben gefährlich, besonders Kinder mit ihrem zarten Organismus. Zu dem Restqualm, den ein Raucher ausatmet, addiert sich der Nebenstromrauch, den die im Aschenbecher abgelegte Zigarette produziert. Dort laufen teilweise andere chemische Reaktionen ab als beim Ziehen. Aber dennoch ist der Nebenstromrauch nicht weniger giftig. Vor allem krebserzeugende und erbgutverändernde Stoffe sind reichlich enthalten.

Richtig, aber ...

E-Zigaretten sind weniger gefährlich als das Tabakrauchen

Die elektrische Zigarette gilt als akzeptable Alternative zum Rauchen. In der Tat produziert sie weniger Giftstoffe, darunter allerdings das krebserregende Nervengift Nikotin. Sogar der harmlos aussehende Dampf enthält Nikotin. Deshalb ist die E-Zigarette auch für Passivraucher schädlich.

In Tabakläden sind sie mittlerweile unübersehbar: Regale mit einer Fülle von länglichen Geräten, manche metallisch glänzend, manche schön bunt. Diese E-Zigaretten enthalten keinen Tabak; vielmehr werden sie mit sogenannten Liquids befüllt, die derselbe Tabakladen in großer Vielfalt unter Namen wie „Melon Cooldown" oder „Red Frost Liquid" anbietet.

Seit das Tabakrauchen vielerorts verboten ist, greifen immer mehr Raucher zur E-Zigarette. Die Geräte enthalten einen Behälter für das Liquid, ein Gemisch aus Nikotin, Aromastoffen in einem Lösungsmittel, meist Glyzerin und/oder 1,2-Propandiol (früher Propylenglykol genannt) und Wasser. Durch ein dünnes Röhrchen ist dieser Liquidbehälter mit einem Verdampferkopf verbunden und speist diesen mit der Flüssigkeit. Zieht der Benutzer am Mundstück wie an einer Zigarette, erwärmen Heizspiralen den Verdampferkopf. Sie verwandeln das Liquid in einen Nebel, den der Nutzer mit der Atemluft einsaugt. Das Gerät wird von einer aufladbaren Batterie gespeist.

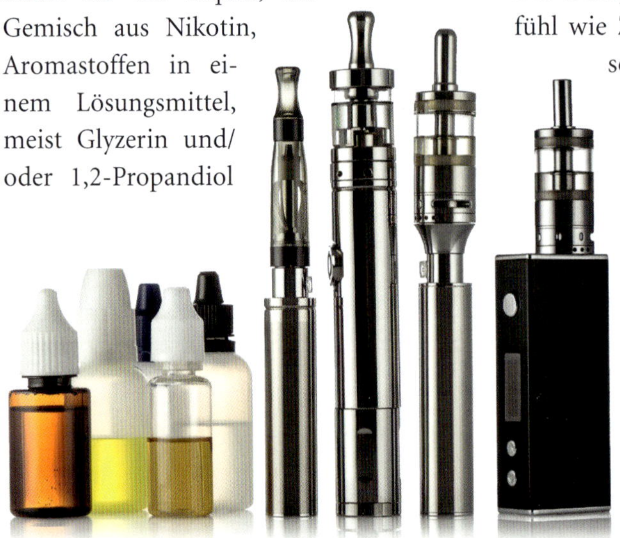

Den Herstellern ist es gelungen, die E-Zigarette zu einem Lifestyle-Produkt zu machen. Man muss sich allerdings informieren, wo man rauchen darf und wo nicht.

Gesetzliche Regelungen

Der Dampf erzeugt ein ähnliches Mundgefühl wie Zigarettenrauch, und das Nikotin sorgt für die anregende Wirkung. Die Nikotinkonzentration muss entsprechend der Tabakerzeugnisverordnung in Milligramm pro Milliliter Liquid (mg/ml) angeben werden und darf in der EU und der Schweiz 20 mg/ml nicht überschreiten.

Die verwendeten Aromastoffe sowie Glyzerin und 1,2-Propandiol sind als Lebensmittelzusatzstoffe zugelassen. Aber Experten warnen dennoch vor

Gesundheitsgefahren. Denn inhaliert, also in den empfindlichen Lungenbläschen, wirken diese Substanzen anders als im Magen.

Das Problem: Nikotin

Langzeitstudien zu Gesundheitsschäden gibt es natürlich noch nicht. Gleichwohl ist unbestritten, dass die Geräte weit weniger Giftstoffe abgeben als Tabak-Zigaretten. Allerdings hat es der zentrale Bestandteil des Liquids in sich: das Nikotin, das ja gerade die zigarettenähnliche Wirkung auslösen soll. Das Deutsche Krebsforschungszentrum (DKFZ) warnt: Nikotin sei ein besonders giftiger Stoff. Auch für Passivraucher, zumal Kinder, stelle der nikotinreiche Dampf der E-Zigarette eine mögliche Gefahr dar.

Namentlich die Erkenntnisse amerikanischer Forscher geben Anlass zu Besorgnis. So hat eine Gruppe um den Mediziner Hyun-Wook Lee von der New York University Mäuse für zwölf Wochen täglich drei Stunden dem E-Zigarettendampf ausgesetzt. Das entspricht der Belastung eines mäßigen E-Zigarettenrauchers in zehn Jahren. In Organen der Mäuse fanden sich gefährliche Stoffe, die beim Abbau des Nikotins entstanden waren, darunter Substanzen, welche die Erbgut-Reparaturmechanismen der Zellen hemmen.

Abschied vom Tabak möglich

E-Zigaretten haben also ein Janusgesicht. Manchen Rauchern ermöglichen sie den Abschied vom Tabak. Das zeigt eine Studie, die britische Forscher 2018 vorstellten. Ihre Testpersonen waren Raucher, die sich an eine Rauchstoppklinik gewandt hatten. Eine Gruppe erhielt eine der üblichen Nikotinersatztherapien, z. B. Pflaster oder Inhalator, der anderen gab man einen Starterpack aus E-Zigarette und Liquid. Alle sollten an Therapiesitzungen teilnehmen. Nach 52 Wochen wurde der Stand der Tabakabstinenz geprüft. 18 % der E-Zigarettengruppe waren vom Tabakrauchen abgekommen gegenüber knapp 10 % der Ersatztherapiegruppe. Anders sah es mit der Nikotinabhängigkeit aus: 80 % der Tabakabstinenten aus der E-Zigarettengruppe blieben auch nach einem Jahr noch bei den E-Zigaretten, aber nur 9 % der Abstinenten der Ersatztherapiegruppe nutzten noch ihre Ersatzprodukte.

Die Aromastoffe im Liquid sind als Lebensmittelzusatzstoffe zugelassen. Doch inhaliert, also in den empfindlichen Lungenbläschen, wirken diese Substanzen anders als im Magen.

Die Shisha

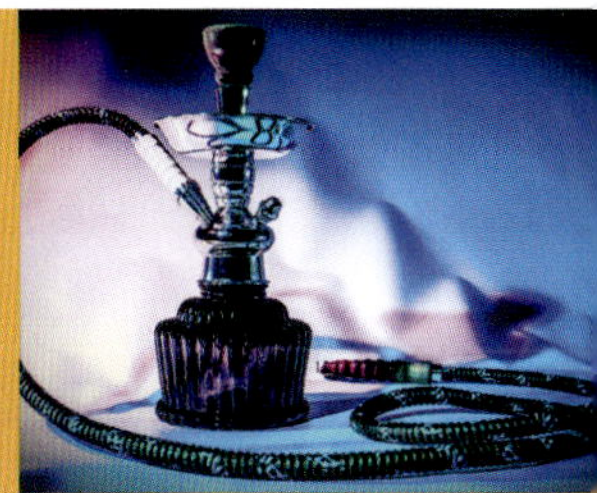

Die Shisha oder Wasserpfeife wurde etwa im 15. Jahrhundert im Orient erfunden. Sie trägt einen Kopf mit Tabak, der über glühender Kohle erhitzt wird. Der Rauch wird zur Kühlung in einen Wasserbehälter hinunter geleitet und dann durch einen Schlauch eingesaugt. Dabei blubbert das Wasser.

Das Shisha-Rauchen ist im Trend. Ein Drittel der 12- bis 17-Jährigen in Deutschland hat es schon einmal probiert. Da der Rauch trotz der Wasserpassage ähnliche Schadstoffe enthält wie der Zigarettenrauch, ist er auch ebenso gesundheitsschädlich. Nicht zuletzt stellt das entstehende Kohlenmonoxid eine ernste Gefahr dar.

Falsch, aber ...

Die LEDs in Flachbildschirmen und Monitoren schaden den Augen

Die Augen sind unser Fenster zur Welt. Sie versagen auch nicht, wenn wir stundenlang auf einen Bildschirm starren, der durch Leuchtdioden (LEDs) erhellt wird. Trotzdem ist Vorsicht gegenüber LED-Licht geboten.

Die Sorge um die Augen kommt nicht von ungefähr. Wer lange im dunklen Zimmer fernsieht, spürt seine Augen. Nicht besser geht es dem Sachbearbeiter, der viele Stunden lang am Bildschirm Zahlen oder Texte bearbeiten muss. Dann werden die Augen trocken, beginnen zu jucken oder zu brennen, man scheut helles Licht und sieht bisweilen unscharf. Diese Beschwerden haben sogar einen Namen: Büro-Augen-Syndrom.

Das ist eine normale Reaktion, denn entwicklungsgeschichtlich sehen wir ganz anders: mit umherschweifendem Blick, bei dem sich die Augäpfel bewegen. Weil wir von Natur aus einmal in die Nähe, einmal in die Ferne schauen, werden die Muskeln gefordert, die im Auge die Scharfeinstellung der Linse bewirken. Und häufiges Blinzeln hält die Hornhaut immer angenehm feucht.

Die Folge des eigentlich unnatürlichen stundenlangen Starrens auf einen Fleck mit seltenem Blinzeln ist die Ermüdung der Augen. Doch bisher hielt man das Büro-Augen-Syndrom für das einzige Risiko und fürchtete keinen bleibenden Schaden – bis im Jahr 2018 in den USA der Verdacht auftauchte, der Blaulicht-Anteil in den Leuchtdioden (LEDs) von Flachbildschirmen und Monitoren könnte sich negativ auf das Sehvermögen auswirken und sogar zur Erblindung führen.

Stundenlanges Fernsehen kann die Augen ermüden. Doch weder ein Flachbildschirm noch ein Computer-Monitor bergen ein Risiko für die Sehkraft.

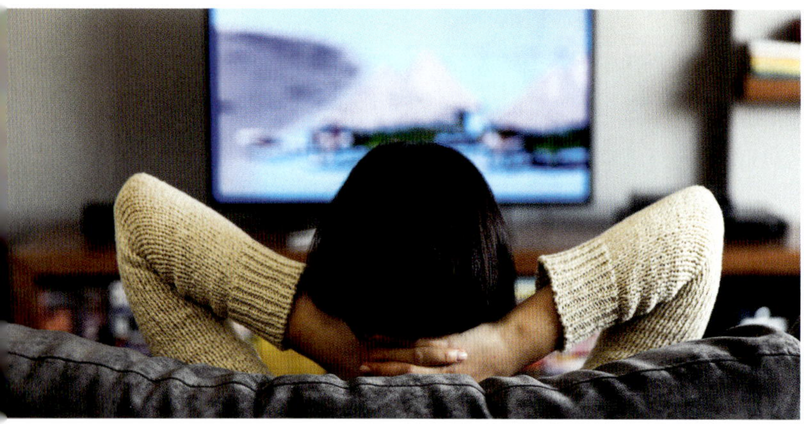

Gefahr durch das Blaulicht?

Anders als in früher gebräuchlichen Röhrenfernsehern wird das Licht in modernen Flachbildschirmen, Computer-Monitoren und Smartphone-Displays von Leuchtdioden erzeugt. Das sind winzige Kristalle, die bei Stromfluss sichtbares Licht erzeugen, je nach Zusammensetzung des Kristalls farbiges oder – in Mischung – weißes Licht. Daher ist auch im weißen Licht von LEDs stets ein Anteil an blauem Licht enthalten.

Nun veröffentlichten Forscher der University of Toledo, Ohio, im Jahr 2018 in der Zeitschrift *Scientific Reports* einen aufsehenerregenden Bericht, in dem sie warnten, das Blaulicht in Monitoren könne eine Makuladegeneration und damit eine allmähliche Erblindung verursachen. In der Tat weiß man seit einigen Jahren, dass blaues Licht für die Augen gefährlich ist. Anders als ultraviolettes Licht trifft es ungehindert auf die Netzhaut und kann dort die für das Sehen unverzichtbare Substanz Retinal in Giftstoffe umwandeln, die Sehzellen abtöten. Zwar schützt das mit Vitamin E verwandte Tocopherol die Augen, doch seine Aktivität nimmt mit dem Alter ab.

Unter Wissenschaftlern kam es zu einer äußerst kontroversen Diskussion. Fachleute der US-amerikanischen Akademie für Augenheilkunde widersprachen den Forschern aus Toledo entschieden, mit der Begründung, die Lichtmenge aus Bildschirmen und Smartphone-Displays sei viel geringer als die in jener Studie untersuchte und könne deshalb auch keinen Schaden anrichten. Entwarnung gaben schließlich auch Forscher vom wissenschaftlichen Komitee der EU.

LEDs in der Wohnung

Anders sind die weißen LEDs in der Wohnungsbeleuchtung zu beurteilen. Sie strahlen weit intensiveres Licht ab als Bildschirme. Forscher der Université Pierre et Marie Curie in Paris untersuchten im Jahr 2016 die Wirkung unterschiedlicher Lichtarten auf die Augen von Ratten. Die Ergebnisse deuten auf Netzhautschädigungen durch den Blaulicht-Anteil von weißen LEDs bei normaler häuslicher Leuchtstärke hin.

Man weiß seit einigen Jahren, dass blaues Licht für die Augen gefährlich ist. Doch die Blaulichtmenge aus Bildschirmen, Monitoren und Smartphones ist zu gering, um Schaden anzurichten.

Bisher gibt es zu diesem Thema noch keine Untersuchungen am Menschen. Immerhin ist es ratsam, die Augen vor hellem LED-Licht zu schützen und nicht direkt in eine LED-Lampe zu schauen. Das gilt besonders für kaltweißes Licht, das einen hohen Blaulicht-Anteil enthält.

Schlechter einschlafen mit Blaulicht

Der blaue Lichtanteil in Displays schadet zwar den Augen nicht, doch kann er das Einschlafen stören. Denn Blaulicht unterdrückt die Bildung des Hormons Melatonin, das unseren Tag-Nacht-Rhythmus beeinflusst. Forscher der Harvard Medical School haben laut einem Bericht von 2018 gemessen, dass blaues Licht doppelt so stark auf die Melatoninbildung einwirkt wie z. B. grünes Licht und den Tag-Nacht-Rhythmus auch doppelt so stark verschiebt. Also am besten die Geräte abends rechtzeitig abschalten.

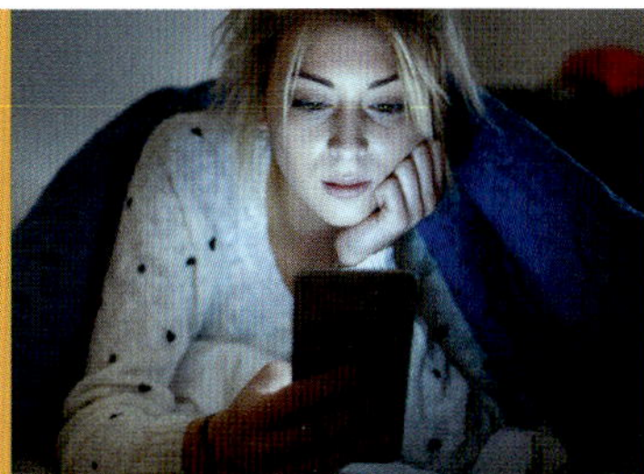

Nicht ratsam: Noch kurz vor der Schlafenszeit Botschaften auszutauschen.

Falsch, aber …

Fasten tut dem Organismus gut

Manche Übergewichtige versuchen, durch Nahrungsverzicht schlanker zu werden. Und sie hoffen, gleichzeitig etwas für die Gesundheit zu tun. Ärzte allerdings sind dem langfristigen Fasten gegenüber skeptisch. Besser beurteilen sie das kurzfristige Fasten in festen Abständen, das Intervallfasten.

Fasten ist ein alter Brauch. Meist hatte er religiöse Gründe: Man wollte durch Verzicht Buße für Sünden tun. Heute dagegen geht es eher um die Gewichtsreduktion und die Gesundheit, die durch Nahrungsverzicht gefördert werden soll (Heilfasten).

Dafür wurden zahlreiche Fastenmethoden entwickelt. Sie bestehen darin, für Wochen auf die meisten Lebensmittel zu verzichten; meist sind das Fleisch, Kohlenhydrate und generell feste Nahrung. Stattdessen stehen andere, kalorienarme Produkte auf dem radikal reduzierten Speiseplan, z.B. Säfte, Gemüsebrühe oder Tee.

Was die DGE sagt

Ist Fasten nun der Königsweg zum Abnehmen und einem gesünderen Leben, wie es so oft propagiert wird? Die Deutsche Gesellschaft für Ernährung (DGE) rät vom Fasten eher ab und sieht auch das Heilfasten und seine Heilsversprechen kritisch. Denn Fasten birgt durchaus Gesundheitsrisiken. Typische Nebenwirkungen des Fastens sind Herz- und Kreislaufprobleme, Kopfschmerzen, Gichtschübe, Gallenkoliken und Schwindelanfälle. Die DGE sieht das Fasten zur Gewichtsreduktion nicht zuletzt deshalb kritisch, weil sich danach mit Sicherheit der gefürchtete Jo-Jo-Effekt einstellt: Der Körper begrüßt das Ende der Hungerzeit und lagert nun, als Vorsorge für offenbar zukünftig zu erwartende schlechte Zeiten, zusätzliches Fett ein.

Fasten ist für den Körper ein Alarmsignal: Er schaltet auf ein Notprogramm um, den Hungerstoffwechsel.

Der Hungerstoffwechsel

Fasten empfindet der Körper als Alarmsignal und schaltet auf ein Notprogramm, den Hungerstoffwechsel. Er senkt den Blutdruck und weicht auf andere Stoffwechselwege aus: Er verbrennt Fett statt – wie er sollte – Zucker. Dabei bildet er zunehmend Ketonkörper, wie sie in ähnlicher Weise bei einem Diabetesanfall entstehen. Bei einer solchen lebensgefährlichen Ketoazidose übersäuert der Organismus; es entsteht Azeton, das den Urin braun färbt. Zudem entwickelt der Fastende einen penetranten Körpergeruch.

Eine weitere Folge des Hungers: Der Körper baut Muskelmasse ab. Das hat nicht selten Herzprobleme zur Folge: Der Abbau des Herzmuskels kann Herzrhythmusstörungen bis hin zum lebensbedrohenden Kammerflimmern auslösen. Auch der Abbau der Fettpolster durch Fastenkuren kann gefährlich werden. Denn im Fett hat der Körper im Laufe der Zeit zahlreiche fettlösliche Umweltgifte eingelagert, die die Leber nicht abbauen konnte – insbesondere chlororganische Verbindungen wie DDT, Dioxin oder polychlorierte Biphenyle aus Plastik. Diese gelangen dann, wie u. a. kanadische und koreanische Forscher ermittelten, ins Blut und können großen Schaden anrichten. Deshalb muss bei jeder Art von Gewichtsreduktion viel getrunken werden.

Nie ohne Arzt

Wer sich trotzdem von einer Fastenkur Gutes erhofft, sollte sie nur unter ärztlicher Begleitung durchführen. Einem Gesunden wird der Arzt Vitamin- und Mineralstoffe empfehlen, um Mangelerscheinungen vorzubeugen. In vielen anderen Fällen wird er dringend vom Fasten abraten: Tabu ist es vor allem für Diabetiker, Schwangere, Stillende, Krebskranke sowie für Patienten mit Depressionen, Ess- und Immunstörungen.

Andererseits ist es möglich, dass Menschen mit Autoimmunkrankheiten vom Fasten profitieren. Während des Nahrungsentzugs und der damit einhergehenden Fettverbrennung entstehen Stoffe, welche die Inflammasome blockieren – das sind Teile des Immunsystems, die Entzündungsreaktionen auslösen. Auf diesem Gebiet muss noch weiter geforscht werden.

Das Intervallfasten

Einen besseren Ruf als Fasten genießt heute das sogenannte Intervallfasten. Dabei verzichtet man in der Regel tageweise auf jede Nahrung außer Wasser oder Tee, ernährt sich in der übrigen Zeit aber normal. Es gibt diverse Arten, etwa die 5:2-Methode (5 Tage pro Woche normal essen, 2 Tage fasten). Gedacht ist dies als Langzeitprojekt.

Das Intervallfasten hat sich in zahlreichen Tierstudien als sinnvoll erwiesen. Es kann das Wachstum von Krebszellen reduzieren und die Überlebenswahrscheinlichkeit nach schweren Operationen erhöhen. Ärzte der Berliner Charité haben 2018 festgestellt, dass bei Krebspatientinnen das Kurzzeitfasten (etwa zweieinhalb Tage nur Wasser und Gemüsebrühe) die Wirksamkeit und Verträglichkeit einer Chemotherapie deutlich verbesserte. Zudem scheinen die Fastentage den Selbstreinigungsprozess des Körpers zu fördern, bei dem unnötige Zellen und Zellbestandteile abgebaut werden.

Ebenfalls 2018 wurde im Deutschen Krebsforschungszentrum (DKFZ) ermittelt, dass der Gewichtsverlust beim Intervallfasten dem einer ausgewogenen Reduktionsdiät entspricht. Wer also Gewicht verlieren möchte, hat die Wahl.

Klare Gemüsesuppe trägt mit ihrem Wasser-, Mineralien- und Vitamingehalt dazu bei, beim Fasten Mangelerscheinungen vorzubeugen.

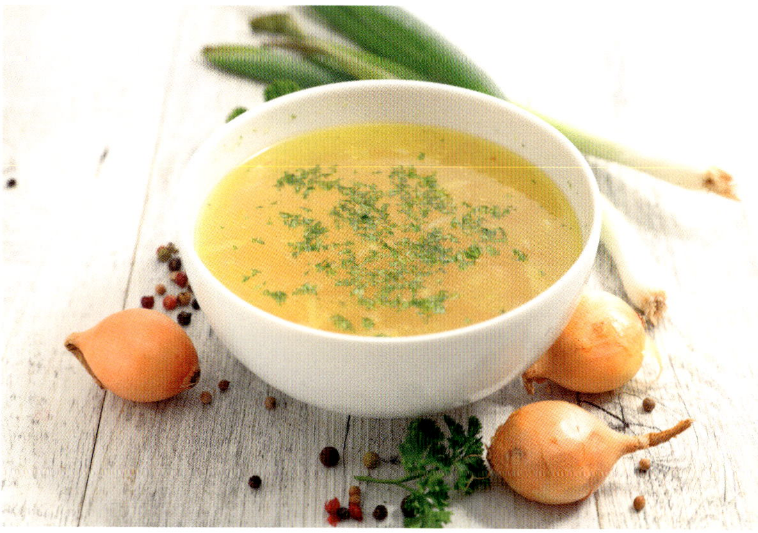

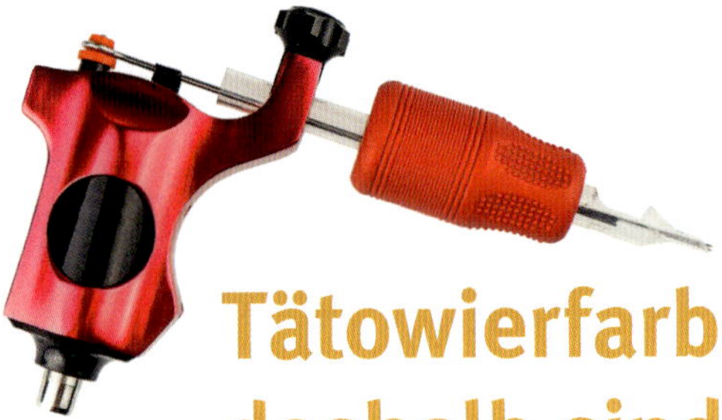

Tätowierfarben sind sicher, deshalb sind sie erlaubt

FALSCH

Mehr als 90 % aller Tätowierten halten die Farben für unbedenklich, stellte das Bundesinstitut für Risikobewertung (BfR) fest. Doch Tests zeigen, dass auch die zulässigen Farben problematische Stoffe enthalten.

Begriffserklärung:
Das englische Wort *tattoo,* das auch bei uns häufig für das Tätowieren gebraucht wird, leitet sich von dem polynesischen Begriff *tatau* her.

Der Oberarm ist mit bunten Blüten geschmückt, am Hals leuchtet ein Totenkopf, und die Wade ziert ein rosaroter Fisch, garniert mit chinesischen Lettern. Solche Anblicke sind nicht selten. Eine Umfrage der Datenbank Statista ergab 2017, dass 25 % der Deutschen mindestens ein Tattoo tragen.

Die Gefahr, sich eine Hepatitis zuzuziehen, ist in gut geführten Studios in Mitteleuropa gering. Größer ist das Risiko durch die verwendeten Farbstoffe. Die Zeitschrift *Ökotest* hat 2012 einige Farben getestet und darin bedenkliche Inhaltsstoffe entdeckt, darunter Konservierungsstoffe wie Benzylisothiazolinon sowie hochallergene Schwermetalle wie Nickel und krebserregende polyzyklische aromatische Kohlenwasserstoffe (PAK), Nitrosamine und Formaldehyd.

Zwar gibt es seit 2009 eine Liste verbotener Chemikalien, aber auch die zulässigen können gefährlich werden. Dr. Steffen Schubert vom Informationsverbund Dermatologischer Kliniken warnt: „Tattoos können schwere Kontaktallergien auslösen.“ Manche der Farbpigmente seien gar nicht für die Anwendung am Menschen gedacht, sondern z. B. für Autolacke oder als Druckerfarbe.

Besonders riskant sind Farben, die im Internet angeboten werden. *Ökotest* gab im April 2018 eine Produktwarnung heraus, da man in solchen Farben Arsen, Blei, Kadmium und andere krebserregende oder erbgutverändernde Stoffe entdeckt hatte.

Zudem konnten Forscher des BfR nachweisen, dass sich Nanopartikel aus den Farben im Körper ausbreiten und zum Teil in den Lymphknoten anreichern. Was sie dort anrichten können, muss noch erforscht werden – aber unbedenklich klingt das nicht.

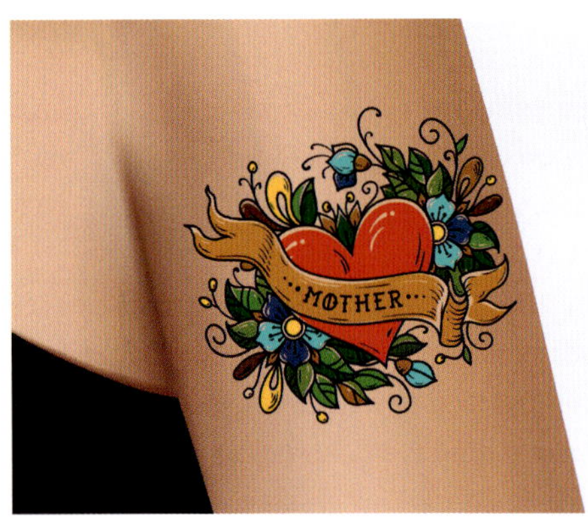

Die Attraktivität der kleinen Kunstwerke sollte nicht darüber hinwegtäuschen, dass bunte Tattoos ein Risiko bergen.

RICHTIG

Luftbefeuchter können ein Gesundheitsrisiko darstellen

Rote Augen, kratzender Hals, triefende Nase: Im Winter kann die trockene Heizungsluft quälend sein. Da helfen Luftbefeuchter. Doch man muss sie mit Sorgfalt betreiben, sonst schicken sie Keime in die Raumluft.

Der Mensch ist ein empfindliches Wesen. Am wohlsten fühlen wir uns bei Raumtemperaturen zwischen 18 und 23 °C und einer Luftfeuchtigkeit von 40 bis 60 %. Eine zu niedrige Luftfeuchtigkeit reizt Schleimhäute und Augen. Außerdem können durch die geschädigten Schleimhäute Bakterien und Viren leichter eindringen und Erkrankungen der Atemwege und der Augen verursachen.

Natürlich kann man der Luft zusätzliches Wasser zuführen, etwa mit Zimmerpflanzen oder Zimmerspringbrunnen. Doch beliebt sind auch Luftbefeuchter, die Wasserdampf oder feinen Nebel erzeugen.

Verschiedene Funktionsweisen

Die elektrisch betriebenen Luftbefeuchter gibt es in zwei Grundtypen:

- Verdampfer, die das eingefüllte Wasser zum Sieden bringen
- Vernebler (Zerstäuber), die mittels Ultraschall oder Druckpumpe einen Nebel aus feinsten Tröpfchen erzeugen.

Ärzte sehen die Vernebler eher kritisch. Forscher der Universität Duisburg-Essen fanden 2012 beim Untersuchen diverser Verneblermodelle, dass manche die Raumluft mit bis zu 100 000 Bakterien pro Kubikmeter anreicherten – normale Stadtluft enthält etwa hundert Bakterien pro Kubikmeter. Vernebler können auch Endotoxine in die Luft abgeben, das sind Giftstoffe, die sich im Wasser aus Sporen und Keimen bilden. Außerdem werden Verunreinigungen durch die Ultraschallwellen „zerbröselt“ und können – ebenso wie die Keime – mit dem Wassernebel tief in die Lungenbläschen eindringen. Dagegen sind Verdampfer dank der hohen, keimtötenden Wassertemperaturen recht sicher. Sie brauchen aber viel Strom.

Verdampfer sind dank der hohen, keimtötenden Wassertemperaturen vergleichsweise sicher.

Manche Luftbefeuchtermodelle enthalten keimtötende Vorrichtungen. So werden z. B. die Verdunsterflächen mit feinstverteiltem (kolloidalem) Silber belegt, oder Silberstäbe im Wasser töten die Keime ab. Es gibt auch bakterientötende Chemikalien, die man ins Wasser geben kann. Aber diese werden dann ebenfalls in die Luft abgegeben und eingeatmet.

Um auf der sicheren Seite zu sein, muss peinlich genau befolgt werden, was der Hersteller zum Filterwechsel bzw. zur allgemeinen Wartung sagt, etwa zum Wasserwechsel.

FALSCH

Schwangere müssen für zwei essen

Natürlich soll der noch ungeborene Mensch wachsen und gedeihen. Dafür benötigt die werdende Mutter hochwertige Nahrungsmittel – aber keine große Menge. Im Gegenteil: Übergewicht kann zum Risiko werden.

Manchmal wird Schwangeren immer noch geraten: „Essen Sie so viel Sie möchten, schließlich essen Sie für zwei.“ Doch das ist falsch, selbst wenn die werdende Mutter zwischendurch Heißhunger entwickelt. Das beweist nicht zuletzt eine 2017 im *British Medical Journal* veröffentlichte Studie. Darin wurden 36 Untersuchungen an insgesamt 12 000 Schwangeren verglichen. Dabei zeigte sich, dass eine zu starke Gewichtszunahme während der Schwangerschaft eine Fülle von Gefahren für Mutter und Kind birgt. Dazu zählt z. B. Schwangerschaftsdiabetes (Gestationsdiabetes), bei dem die Frau einen ungewöhnlich hohen Blutzuckerspiegel hat, was unter Umständen zu Komplikationen bei der Geburt führen kann.

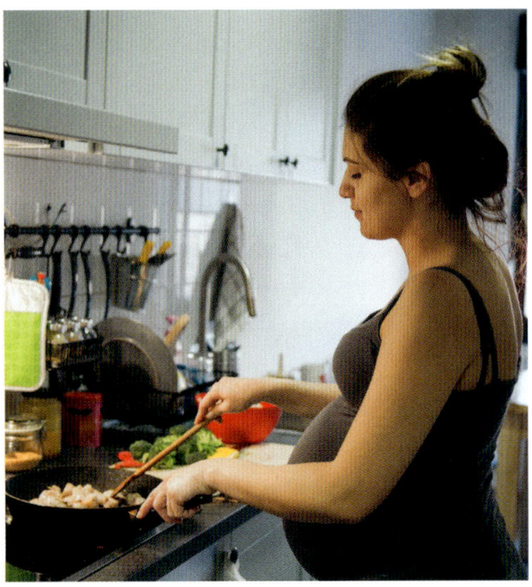

Schwangere müssen keine großen Mengen essen, dafür aber gut überlegen, was sie zu sich nehmen.

Gefährlich ist auch Schwangerschaftsbluthochdruck (Präeklampsie), denn er kann Schäden an den Blutgefäßen des Mutterkuchens verursachen, über die das Ungeborene mit Nährstoffen versorgt wird. Zudem haben zu rasch zunehmende Mütter oft auffällig große Kinder, was wiederum zu Komplikationen bei der Geburt führen kann. Bei diesen Kindern besteht später ein erhöhtes Risiko, ebenfalls übergewichtig zu werden.

Normalgewicht anstreben

Grundsätzlich ist Übergewicht ein Risiko bei der Schwangerschaft. In Deutschland ist etwa ein Drittel aller Frauen im gebärfähigen Alter davon betroffen. Besser ist es daher, schon vor der Schwangerschaft Normalgewicht anzustreben.

Aus armen Ländern und früheren Zeiten kennen wir Bilder unterernährter Mütter, deren Brüste kaum genug Milch zum Stillen ihres Kindes hatten. Aber hierzulande und heute kann eine Frau dem Ungeborenen auch dann genügend Nährstoffe zur Verfügung stellen, wenn sie sich nicht anders als vor der Schwangerschaft ernährt.

Im vierten Schwangerschaftsmonat steigt der Energiebedarf moderat um etwa 300 kcal pro Tag an – ein Käsebrot zusätzlich. Als normale Gewichtszunahme während der Schwangerschaft gilt: 13–18 kg bei untergewichtigen Frauen, 10–15 kg bei normalgewichtigen und 6–9 kg bei übergewichtigen.

Verstärkt benötigte Nährstoffe

Wichtiger als die Nahrungsmenge sind bestimmte Nährstoffe, die der mütterliche und der kindliche Körper nun verstärkt benötigen. Ein Mangel an Folsäure, einem Vitamin aus dem B-Komplex, ist während der Schwangerschaft besonders riskant, denn es ist unverzichtbar für die Embyonalentwicklung. Hier sind Ergänzungsmittel nötig, da die Zufuhr aus Eiern und Gemüse meist nicht ausreicht. Für das Knochenwachstum braucht das Kind Kalzium.

Schwangere leiden oft unter Eisenmangel, aber gerade dieses Metall ist wichtig für die Blutbildung. Jod, Vitamine und andere Mineralien benötigt der Körper ebenfalls verstärkt. Die Einnahme von Nahrungsergänzungsmitteln sollte mit dem Arzt besprochen werden. Besonders bei veganer Ernährung sind Ergänzungspräparate ratsam, etwa für Eisen, Vitamin B12 und Zink.

Was essen, was nicht

Das Netzwerk Gesund ins Leben empfiehlt werdenden Müttern, reichlich Gemüse, Obst und Vollkornprodukte sowie genügend kalorienfreie Getränke zu sich zu nehmen. Wasser ist jetzt besonders wichtig. Es wird für den Kreislauf des Kindes, die Plazenta und das Fruchtwasser benötigt. Tierische Nahrungsmittel wie Milch und andere Molkereiprodukte sowie fettarmes Fleisch, Eier und fettreiche Meeresfische sind in Maßen zu empfehlen. Wer keinen Fisch mag, kann Kapseln mit Omega-3-Fettsäuren schlucken. Süßigkeiten und tierische Fette sollten eher sparsam verzehrt werden.

Wer keinen Fisch mag, kann als Ersatz Kapseln mit Omega-3-Fettsäuren zu sich nehmen.

Auf Rohmilch vom Bauernhof und Rohmilchkäse sowie rohes Fleisch, rohen Fisch und rohe Eier müssen Schwangere verzichten. Es besteht das Risiko gefährlicher Infektionen. Tabu sind deshalb Beef Tatar, Sushi, Zabaione und Tiramisu.

Kostet jedes Kind einen Zahn?

Dank guter Ernährungslage muss sich der mütterliche Körper in heutiger Zeit eigentlich nicht an den Zähnen vergreifen, um das Kind mit genügend Mineralstoffen zu versorgen. Umso erstaunlicher, dass eine 2018 erschienene Studie an über 34 000 Frauen in 14 europäischen Ländern und Israel zeigte, dass die Geburt eines Kindes überdurchschnittlich häufig zu Zahnverlusten führte.

Ursache mag die Hormonveränderung im Körper der Mutter sein. Zahnärzte wissen, dass in der Schwangerschaft das Risiko von Zahnfleischerkrankungen erhöht ist. Sie raten ihren Patientinnen deshalb, möglichst schon vor einer Schwangerschaft das Gebiss kontrollieren und, wenn nötig, sanieren zu lassen sowie während der Schwangerschaft auf gute Mundhygiene zu achten. Dies kommt auch dem Neugeborenen zugute, das nicht gleich mit Bakterien aus der Mundhöhle der Mutter konfrontiert wird.

FALSCH

Während der Stillzeit kann eine Frau nicht schwanger werden

Stillen ist für Mutter und Kind gut. Aber als Verhütungsmittel wirkt es nicht zuverlässig, obwohl eine Volksweisheit besagt, dass eine Frau, die stillt, nicht empfängnisbereit ist. Man wundert sich, warum es früher nicht aufgefallen ist, dass es trotz Stillens immer wieder zu Schwangerschaften kam.

Die Produktion von Milch ist für den mütterlichen Körper eine recht starke Belastung. Immerhin trinkt ein Neugeborenes täglich 700 – 800 ml. Die Milch enthält außer Wasser Milchzucker, Fett, Eiweißstoffe und nicht zuletzt wichtige Spurenelemente.

Das alles muss der Körper der Mutter zur Verfügung stellen. Eine Schwangerschaft in dieser Zeit wäre eine hohe Belastung – insbesondere in den Frühzeiten der Menschheit, als Nahrung meist knapp und nur unregelmäßig verfügbar war. Die Natur hat aber vorgesorgt und schont die Mutter. Während sie stillt, unterdrücken Hormone den Eisprung und damit eine mögliche Schwangerschaft. Vor allem das in der Hirnanhangdrüse gebildete Hormon Prolaktin ist hier wirksam. Es regt einerseits die Milchbildung an, aber gleichzeitig hemmt es die Hormone, die den Eisprung und die Reifung der Eizellen steuern: das luteinisierende Hormon LH und das Follikel stimulierende

Menstruationsmythen

Mit der Monatsblutung ist seit Jahrtausenden viel Aberglaube verbunden. Etwa, dass das Blut infektiös sei, weil in der Frau Absterbeprozesse stattgefunden hätten. In Wahrheit ist es normales Blut mit Schleimhautresten.

Auch mit dem Lauf des Mondes hat die Menstruation nichts zu tun: Die Zykluslänge variiert je nach Frau zwischen 25 und 35 Tagen, unabhängig vom Mond. Dass eine Befruchtung während dieser Zeit ausgeschlossen ist, stimmt auch nicht: Schwanger werden kann eine Frau in seltenen Fällen auch bei Geschlechtsverkehr während der Regel, denn manchmal kann der Eisprung unregelmäßig auftreten.

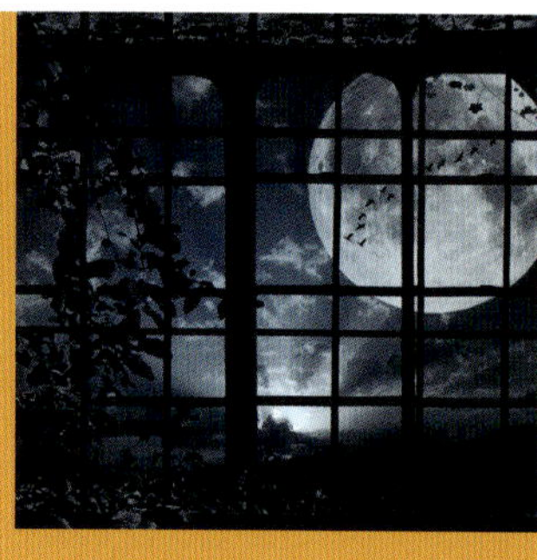

Der Mondlauf hat mit der Monatsblutung nichts zu tun, auch wenn beide Zyklen ungefähr übereinzustimmen scheinen.

Hormon SH. Stillt die Mutter aber nicht oder nicht mehr, setzt einige Wochen nach der Geburt wieder die Menstruation ein.

Das klingt also nach einer perfekten Verhütungsmethode – abgesehen davon, dass mütterlicher Schlafmangel die Lust auf Geschlechtsverkehr sowieso dämpft.

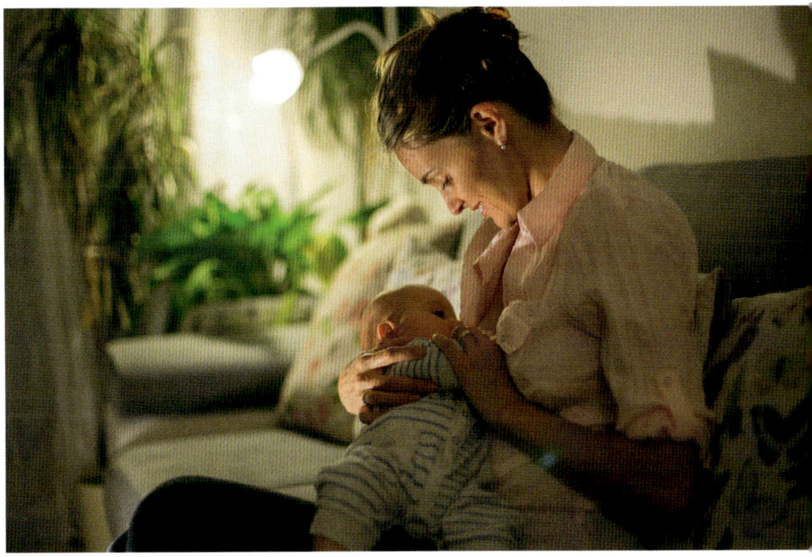

Stillen ist für die Mutter und ihr Kind ein schönes Erlebnis, das Körper und Seele der beiden guttut.

Die Laktations-Amenorrhö

Diese sogenannte Laktations-Amenorrhö (Abkürzung LAM) kann mehrere Monate bis zu zwei Jahren anhalten. Als „Verhütungsmethode" funktioniert sie im Prinzip gut, das haben Studien in Drittweltländern gezeigt. Mit etwa 98 % Zuverlässigkeit ist sie mit anderen Verhütungsmethoden vergleichbar – solange gewisse Voraussetzungen stimmen. Die Zuverlässigkeit ist nur gegeben, wenn das Kind wirklich oft und rund um die Uhr gestillt wird, sobald es schreit.

Schon relativ kurze Stillpausen – etwa wenn das Baby nachts durchschläft oder andere Nahrung zugefüttert wird – stellen die Fruchtbarkeit wieder her. Außerdem sinkt die Zuverlässigkeit dieser Verhütungsmethode nach einigen Monaten deutlich. Und schließlich kann schon vor der ersten Menstruation nach dem Stillen ein Eisprung stattfinden. Dann ist eine Befruchtung zwar wenig wahrscheinlich, aber nicht vollkommen ausgeschlossen.

Die Zuverlässigkeit der „Verhütungsmethode Stillen" ist nur gegeben, wenn bestimmte Voraussetzungen stimmen. Außerdem sinkt die Zuverlässigkeit nach einigen Monaten deutlich.

Heutzutage kein großes Problem

Andererseits ist es – anders als früher – heutzutage normalerweise kein Gesundheitsproblem, wenn eine Frau während der Stillzeit schwanger wird. Bei ausgewogener Ernährung und ausreichend Ruhe kann der Körper beide Belastungen verkraften. Untersuchungen zeigten, dass Kinder, die während einer Stillperiode ihrer Mutter empfangen wurden, ebenso gesund und gut entwickelt sind wie die von nicht stillenden Müttern.

Lästiger ist, dass aufgrund der Hormonumstellung während einer erneuten Schwangerschaft die Brustwarzen wund werden und das Stillen Schmerzen bereitet. Deshalb ziehen es viele Frauen vor, dann abzustillen. Manchmal verändert sich durch die Schwangerschaft auch der Geschmack der Muttermilch, sodass Stillkinder sie ablehnen.

Aber es gibt Frauen, die selbst nach der Geburt eines weiteren Kindes das erste weiter stillen – die Milch reicht auch bei diesem „Tandemstillen" für beide Kinder.

RICHTIG

Die meisten Mode-Diäten sind wirkungslos und ungesund

Es gibt einen ziemlich sicheren Weg, um nicht nachhaltig abzunehmen: eine Diät machen. Wer dagegen wirklich Pfunde abbauen will oder muss, sollte um den Diät-Hype einen großen Bogen machen und eine von Ärzten empfohlene, ausgewogene Reduktionsdiät in Angriff nehmen.

Wir werden heute von Diät-Programmen geradezu überflutet: Atkins-Diät, Blutgruppen-Diät, Trennkost, Mittelmeerdiät, Low-carb, Low-fat, Paleo-Diät, Punkte-Diät, Ananas-Diät, Hollywood-Diät …

Statistisch gesehen kein Erfolg

Doch allein diese Vielfalt immer neuer Diät-Moden beweist schon: Keine funktioniert dauerhaft. Im Jahr 2012 hat eine Umfrage der Deutschen Gesellschaft für Ernährung (DGE) ergeben, dass nur 27 % der 939 befragten Frauen mit Diäterfahrung ein Jahr nach der Diät leichter waren als vor der Diät. Hingegen hatten 73 % kein Gewicht verloren oder sogar zugenommen. „80 bis 90 Prozent aller Programme zur Gewichtsreduktion bringen keinen Erfolg", resümierte Prof. Helmut Heseker, der Präsident der DGE.

Die moderne Diätindustrie ist der einzige Wirtschaftszweig, der Milliarden umsetzt, weil seine Produkte nicht wirken und nicht halten, was sie versprechen.

Noch deutlicher zeigte es im Jahr 2015 eine britische Studie mit 177 000 stark übergewichtigen Probanden: Nach neun Jahren Abnehmbemühungen hatten von tausend Teilnehmern nur acht Frauen und fünf Männer das Normalgewicht erreicht.

Die Diätindustrie verschweigt diese Tatsache natürlich gern, denn mit immer neuen Abnehmprogrammen, Spezial-Nahrungsmitteln und -drinks, Abnehmpillen, Kuren und Büchern lässt sich viel Geld verdienen. Das Versagen der beworbenen Diäten ist geradezu das Geschäftsmodell. Die Diätindustrie, so drückt es der Ernährungswissenschaftler und Kritiker des Diät-Hypes Uwe Knop aus, sei der einzige Wirtschaftszweig, der Milliarden umsetzt, weil seine Produkte nicht wirken und nicht halten, was sie versprechen. Die Menschen, die quasi gegen ihren Körper kämpfen, müssen es büßen.

Hungerperiode für den Körper

Die Natur hat Diäten nicht vorgesehen. Unser Körper interpretiert sie daher als Nahrungsmangelzeit – aus gutem Grund, denn die gab es im Laufe der menschlichen Entwicklung häufig. Und nur wer sie gesund überlebte, hatte Nachkommen.

Die Folge: Der Körper schaltet den Stoffwechsel auf „Sparflamme". Und er verstärkt das Hungergefühl, sobald wieder Nahrung verfügbar ist, also nach der Diät. Und zwar so lange, bis man noch etwas zusätzliches Fett gespeichert hat. Auf eine Hungersnot könnten ja noch weitere folgen! Das ist der berüchtigte Jo-Jo-Effekt. Die Ursache sind die Fettzellen: Sie werden zwar bei Nahrungsmangel geleert, aber nicht abgebaut, sondern sobald wie möglich neu gefüllt.

Mono-Diäten in der Kritik

Es ist dabei ziemlich gleichgültig, welcher Art die Diät ist: ob man viel, wenig oder gar keine Kohlenhydrate, viel, wenig oder gar kein Fett oder viel, wenig oder gar kein Eiweiß oder einen der Schlankheitsdrinks zu sich nimmt – das Ergebnis ist, wie viele Studien zeigen, praktisch immer dasselbe, nämlich gleich Null.

Besonders den sogenannten Mono-Diäten stehen Ärzte sehr kritisch gegenüber. Das sind Diätformen, bei denen die Abnehmwilligen tagelang nur ein einziges Nahrungsmittel zu sich nehmen – seien es Eier oder Ananas, literweise Gemüsesäfte oder eine „Baby-Diät" aus Milch und Banane. Denn eine solche Ernährung führt fast zwangsläufig zum Mangel an Mineralstoffen und Vitaminen. Die gute Nachricht: Viele Diätler halten eine so einseitige Ernährung sowieso nicht lange durch.

Besonders gefährlich ist der Verzicht auf Eiweiß. Er führt nämlich dazu, dass der Körper verstärkt Muskelmasse statt Fett abbaut. Dabei verliert man zwar tatsächlich Gewicht, aber vor allem der Herzmuskel kann eine solche Behandlung sehr übelnehmen und mit Herzrhythmusstörungen oder Schlimmerem reagieren. Zudem verbraucht Muskelmasse viele Kalorien. Deshalb: Hat man weniger Muskeln, wird das Abnehmen noch schwieriger.

Heißhunger-Attacken

Eine typische Begleiterscheinung bei einseitigen Diäten sind Anfälle von Heißhunger. Sie sind die Antwort des Körpers auf mangelnde Nährstoff- oder Energiezufuhr. Diese Attacken, die in regelrechte Fressorgien ausarten können, gefährden jede Diät. Die Folge ist oft, dass der Betroffene aufgibt – und sich als Versager fühlt.

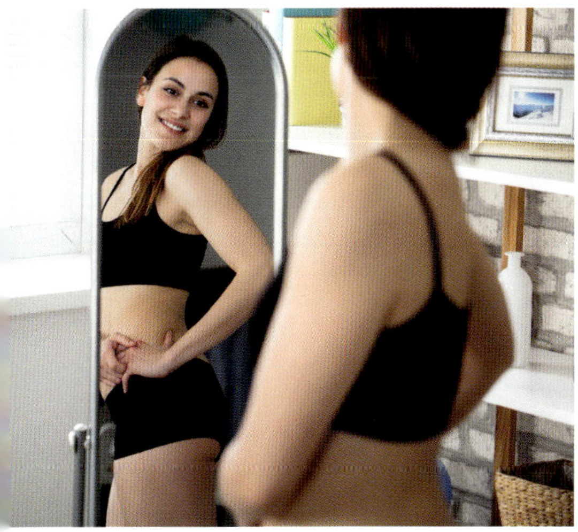

Jeder wünscht sich eine schlanke Figur. Doch die meisten Diäten, vor allem die sogenannten Mono-Diäten, helfen nicht, das ersehnte Ziel zu erreichen. Oft schaden sie sogar.

Aggressiv durch Glukosemangel

Das Abnehmen hat auch soziale Folgen. Insbesondere kohlenhydratarme Diäten senken den Blutzuckerspiegel, also die im Blut vorhandene Konzentration an Glukose. Eine Gruppe von Forschern der Florida State

University hat bestätigt, was vermutlich viele wussten: Solch ein Glukosemangel macht Ehestreitigkeiten aggressiver. Schon der Volksmund weiß ja, dass mit satten Leuten besser zu verhandeln ist. Es kann auch eine Partnerschaft stark belasten, wenn nur ein Partner Diät macht und eventuell den anderen missioniert (oder gar kurz hält). Da sind Ehekonflikte vorprogrammiert.

Der bessere Weg

Erfolgversprechend und unschädlich ist allein eine Reduktion der Gesamtkalorienzahl: Also weniger essen, aber das auf Dauer. Doch auch eine solche sinnvolle Diät sollte man nur nach ärztlicher Konsultation angehen.

Besser sind regelmäßige Nahrungsbeschränkungen, weil sie dauerhaft das Gewicht verringern.

Im Jahr 2014 haben US-amerikanische Forscher die Ansicht vertreten, dass das Essverhalten in modernen Gesellschaften – drei Mahlzeiten plus Snacks – aus evolutionärer Sicht unnormal sei. Besser seien regelmäßige Nahrungsbeschränkungen, weil sie dauerhaft das Gewicht verringern, Gesundheitsindikatoren verbessern und Reparaturprozesse im Körper anstoßen.

Das Problem ist nur: Fast alle Diäten versagen letztlich, wenn man sie nicht langfristig durchhält. Aber sollte man wirklich bei jeder Mahlzeit an die nötige Kalorienreduktion denken und immer den Begriff „Verzicht" im Hinterkopf haben?

Dagegen hilft nur eine dauerhafte Umstellung des Verhaltens, indem man etwa Wasser statt zuckerhaltiger Säfte trinkt, nicht abends beim Fernsehen nascht (man hat dann keine Kontrolle über die Menge), sich von allzu kalorienreichen Speisen, Fertiggerichten und Süßigkeiten fernhält und sich mehr bewegt. Ein täglicher Spaziergang in flottem Tempo – damit ist auf Dauer schon viel gewonnen.

Eine Hoffnung für Diät-Enttäuschte gibt es: Der Mensch ist bekanntlich ein Gewohnheitstier, und wenn sich der neue und sinnvollere Lebensstil erst einmal eingeschliffen hat, fällt alles viel leichter.

Crash-Diäten

Große Hoffnung setzen Übergewichtige, die schon viele Diäten erfolglos ausprobiert haben, in Blitz- oder Crash-Diäten. Die Werbung dafür verspricht Erfolge bis zu einem Kilogramm Gewichtsabnahme pro Tag, und die Diätdauer liegt zwischen einem Tag und höchstens einer Woche.

Typisch dafür ist eine stark reduzierte Ernährung mit wenig Kohlenhydraten. Da darf man z. B. nur Gemüsesäfte trinken oder nimmt täglich nur 600 kcal zu sich. Zudem wird Sport vorgeschrieben.

Tatsächlich zeigt die Waage anfangs deutlich weniger an. Doch das liegt nicht an verschwindenden Fettpolstern. Vielmehr leert der Körper seine Glykogenspeicher in den Muskeln, wobei Wasser entsteht, das den Körper verlässt. Das macht den raschen Gewichtsverlust aus, der vom Körper alsbald wieder ausgeglichen wird: Die Pfunde sind wieder da, weil sie nie weg waren.

FALSCH

Die Haare wachsen nach dem Schneiden kräftiger nach

Manchmal beruhen falsche Schlussfolgerungen auf richtigen Beobachtungen. So wie hier: Abgeschnittene Haare sehen an der Schnittstelle dick aus – das bedeutet aber nicht, dass sie auch üppiger nachwachsen.

Ob lang oder kurz, lockig oder glatt, blond, braun, schwarz oder rot – Haarfarbe und Frisur tragen dazu bei, uns zu kennzeichnen. Sie verraten viel von uns: Geschlecht, Alter, Gesundheitszustand sowie unsere Ansichten über die Welt – man denke nur an Blondinenwitze, langhaarige Künstler, Irokesenschnitt und die Pilzköpfe der Beatles.

Deshalb ist es verständlich, wenn männliche Jugendliche in der Pubertät versuchen, den ersten Flaum durch Rasieren zu einem Bart zu befördern, der Reife ausstrahlt.

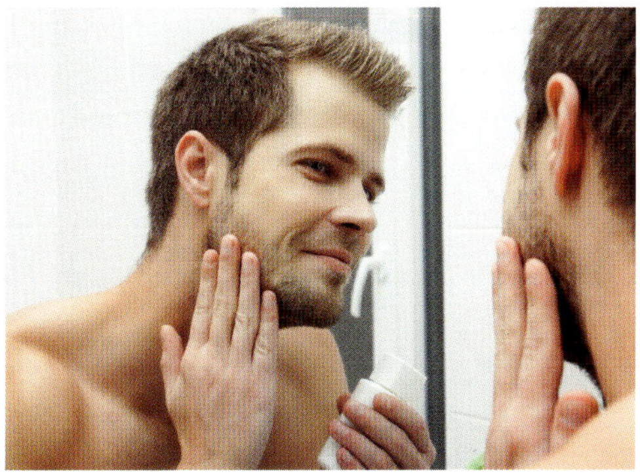

Das dicke Aussehen der Bartstoppeln trügt. Sie wachsen genauso nach, als wenn sie nicht abgeschnitten worden wären.

Haare – tote Keratinfäden

Doch so zäh der Glaube auch ist, dass Rasieren und Schneiden die Haare dicker und kräftiger macht sowie das Haarwachstum steigert – der Glaube ist ein Mythos und in zahlreichen Studien längst widerlegt.

Die Begründung ist recht einfach. Haare sind Fäden aus dem Eiweißstoff Keratin, die in den Haarwurzeln in der Haut gebildet werden. Es handelt sich also um tote Zellen. Zum Glück, denn sonst müsste der Friseur vor dem Haareschneiden eine Narkose verabreichen. Die Haarfarbe stammt von eingelagerten Pigmenten, dem schwarzbraunen Eumelanin und dem rotgoldenen Phäomelanin. Je nach Mischung kommen die unterschiedlichen Haarfarben zustande.

Für die Haarwurzeln spielt es keine Rolle, ob die Haare abgeschnitten werden oder nicht. Deshalb lässt sich das Haarwachstum auch nicht durch Schneiden fördern. Es ist nur von der Durchblutung der Haut und der Nährstoffverfügbarkeit an der Wurzel sowie von den Genen abhängig.

Dennoch hat der Mythos eine Grundlage. Werden lange Haare abgeschnitten, scheint das einzelne Haar ohne die strapazierten, dünn gewordenen Spitzen kräftiger zu sein. Und nach dem Rasieren sehen die steil stehenden Stoppeln an der Schnittstelle dicker aus als vorher.

Mikroplastik macht uns krank

Falsch, aber …

In die Entsorgung von Plastik wird viel Mühe und Geld investiert. Doch es gibt überall in unserer Umwelt winzige Kunststoffpartikel, die sich kaum beseitigen lassen. Das klingt besorgniserregend – doch bisher existieren keine Hinweise auf Gesundheitsgefahren für den Menschen.

Kunststoffe finden wir in Haushaltsgeräten, im Auto, in Kleidung, Möbeln und anderen Dingen des täglichen Gebrauchs. All das landet irgendwann auf dem Müll und wird recycelt oder verbrannt.

Anders ist es mit dem Mikroplastik, das sind Plastikteilchen, die zwischen 0,1 µm (1 Mikrometer = 1 Tausendstel Millimeter) und 5 mm groß sind. Dazu zählen etwa der Abrieb von Autoreifen sowie Fasern aus Synthetiktextilien wie Fleece. In Zahnpasta, Duschgels und Kosmetikprodukten können sie als zartes Schleifmittel oder zum Verbessern des Glanzes enthalten sein, obwohl einige Hersteller inzwischen die Mikroplastikteile durch natürliche Materialien ersetzen. Die Plastikpartikel erreichen mit dem Regenwasserabfluss der Straßen oder mit dem (gereinigten) Abwasser der Kläranlagen, die die kleinsten dieser Partikel nicht herausfiltern können, die Flüsse und damit das Meer.

Belastung der Meere

Neben diesem sogenannten primären Mikroplastik gibt es das sekundäre Mikroplastik, das im Meer selbst entsteht, meist durch Zerfall größerer Plastikteile. Bei solchen größeren Teilen handelt es sich z. B. um Plastikflaschen und -tüten, Fangnetze aus Kunststoff und Verpackungsreste, die sich durch Sonnenlicht und Wellenschlag in feinste Teilchen auflösen. Vor allem in Asien und Afrika gelangen Massen an Plastikmüll durch Flüsse ins Meer. So ist der chinesische Jangtse der am stärksten mit Plastikteilen belastete Fluss weltweit – er spült pro Jahr 17 Mio. Tonnen Plastikmüll ins Meer.

Mikroplastik hat sich inzwischen über die gesamte Erde ausgebreitet. Es gibt weder Böden noch Flüsse, Seen, Gletscher oder

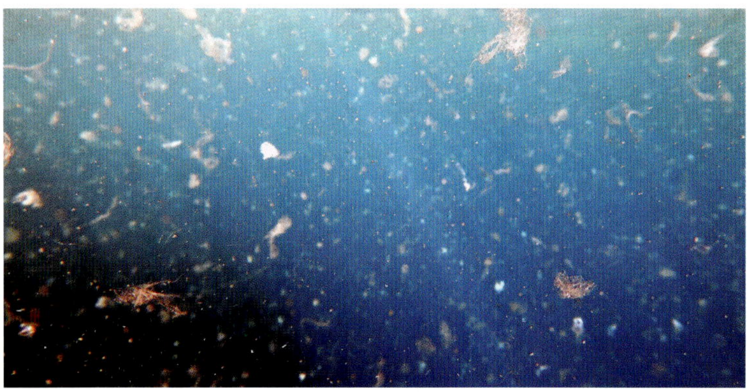

Im Meer schwimmen nicht nur sichtbare Kunststoffteile und -fetzen, sondern auch kaum oder gar nicht sichtbare Mikroplastik-Partikel.

Meere, die frei davon sind. Ins Grundwasser ist es bisher offenbar nicht gelangt, und auch unser Leitungswasser ist sauber.

Viel spricht dafür, dass es Mikroplastik seit Jahrzehnten in den Meeren gibt, aber erst jetzt öffentlich darüber diskutiert wird. In einigen Meereslebewesen wurde es bereits nachgewiesen. Doch über die Wirkung auf deren Gesundheit ist nur wenig bekannt. Allerdings zeigten einige Muscheln und Wattwürmer Entzündungen im Verdauungstrakt.

Schädlich für den Menschen?

Und auch im menschlichen Körper ist Mikroplastik vorhanden. Im Jahr 2018 untersuchten österreichische Forscher Stuhlproben von Menschen aus mehreren Erdteilen. In allen fand sich Mikroplastik in Größen zwischen 50 bis 500 µm, und zwar durchschnittlich 20 Teilchen in 10 g Stuhl.

Angesichts der Allgegenwart von Mikroplastik ist dieser Befund nicht erstaunlich. Was er aber für die Gesundheit bedeutet, ist fraglich. Unser Verdauungssystem ist so gebaut, dass unverdauliche Fremdkörper aus der Nahrung einfach hindurchwandern und ausgeschieden werden, z. B. Sand, Haare und Pflanzenfasern. Und auch das Atmungssystem ist darauf trainiert, Fremdstoffe zu entfernen, die sich stets in der Luft befinden.

Das Bundesumweltministerium sieht nach heutigem Wissensstand für Menschen keine Gefahr durch Mikroplastik aus Lebensmitteln, zumal die Mengen darin extrem gering sind. Selbst winzigste Partikel von einem Millionstel Millimeter (Nanopartikel) – das ergab eine Studie des Fraunhofer-Instituts von 2018 – gelangen zwar in den Blutkreislauf, werden aber herausgefiltert.

Fremdkörper, die sich in der Nahrung befinden, wandern durch den Verdauungstrakt und werden ausgeschieden.

Es gibt deshalb nur Hypothesen, wie ein Schaden für den Menschen zustande kommen könnte. Etwa durch Giftstoffe, die sich an das Plastik anlagern könnten. Aber es ist sehr fraglich, ob das überhaupt geschieht und ob die Mengen nicht zu unbedeutend wären, um eine Wirkung zu erzeugen.

Schadstoffe in Meeresfischen

Wenn von der Verschmutzung der Meere die Rede ist, gehen auch immer wieder Meldungen durch die Presse, in denen vor Schadstoffen wie Quecksilber oder Pestiziden in Fischen gewarnt wird. Doch Fachleute des Bundeszentrums für Ernährung raten zur Gelassenheit. Der essbare Anteil der handelsüblichen Seefische sei nur sehr gering belastet, auch der Quecksilbergehalt läge weit unter der zulässigen Höchstmenge. Zwar nähme dieser Anteil bei Raubfischen mit zunehmendem Alter zu, weil sie am Ende der Nahrungskette stehen und die in ihrer Beute enthaltenen Schadstoffe mitfressen. Dennoch ist ihre Schadstoffbelastung nicht gesundheitsgefährdend.

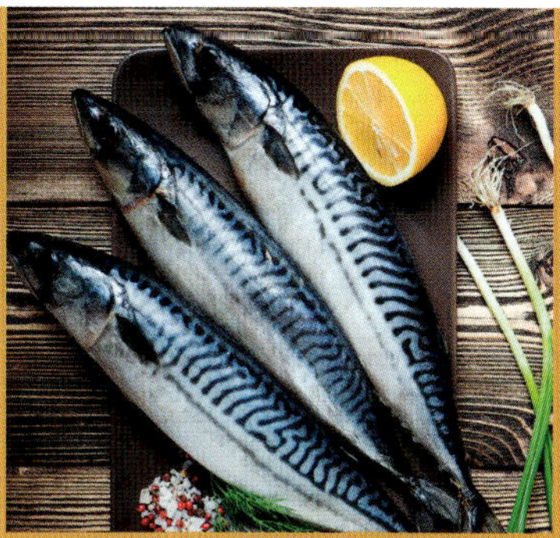

Meeresraubfische wie die Makrele kann man ohne große Sorge verzehren.

War die Umwelt früher gesünder als heute?

Ständig hört man Warnungen vor Umweltgefahren, die uns schaden oder sogar unser Leben verkürzen. Doch noch vor wenigen Jahrzehnten lebten die Menschen in Mitteleuropa weit schlechter und ungesünder. Von wegen gute alte Zeit!

Heute freuen wir uns über saubere Luft. Doch lange Zeit galten rauchende Schlote – nicht ganz zu Unrecht – nach dem Zweiten Weltkrieg als Zeichen des Wirtschaftswunders und einer besseren Zukunft. Doch die ungereinigten Abgase hatten es in sich: Schwarzer Ruß oder grauer Staub aus Zementwerken überzog Stadt und Land mit giftigen Schmutzschichten. Der später so genannte „saure Regen", der sich aus Schwefel- und Stickstoffoxiden bildete, setzte nicht nur den Lungen zu, sondern verätzte auch Gebäude und Denkmäler, ließ Seen versauern und schädigte Bäume. Erst die moderne Abgasreinigung bereitete dem ein Ende.

Im Benzin waren bleihaltige Zusätze enthalten. Das Blei reicherte sich im Boden an und gelangte auch in die Nahrung.

› Auch der damals noch vergleichsweise dünne Autoverkehr trug zur Schadstoffbelastung bei. Katalysatoren zur Abgasreinigung waren noch unbekannt, entsprechend giftig waren die Auspuffgase. Dem Benzin waren bleihaltige Zusätze zugesetzt. Das Blei reicherte sich im Boden an und gelangte in die Nahrung. Doch im Jahr 2000 wurde der letzte verbleite Kraftstoff in Europa verkauft.

Wasser und Lebensmittel

Die Wasserqualität der Flüsse ließ vieles zu wünschen übrig. Die Abwässer aus Industrie und Haushalten hatten die Tier- und Pflanzenwelt darin großteils vernichtet. Die wenigen verbliebenen Fische waren mit Schwermetallen und organischen Giftstoffen belastet. In den 1960er-Jahren sorgten zudem Waschmittel für riesige Schaumberge in den Fließgewässern. Inzwischen gibt es flächendeckend Abwassereinigungsanlagen, und die Fische kehren in die Flüsse und Seen zurück.

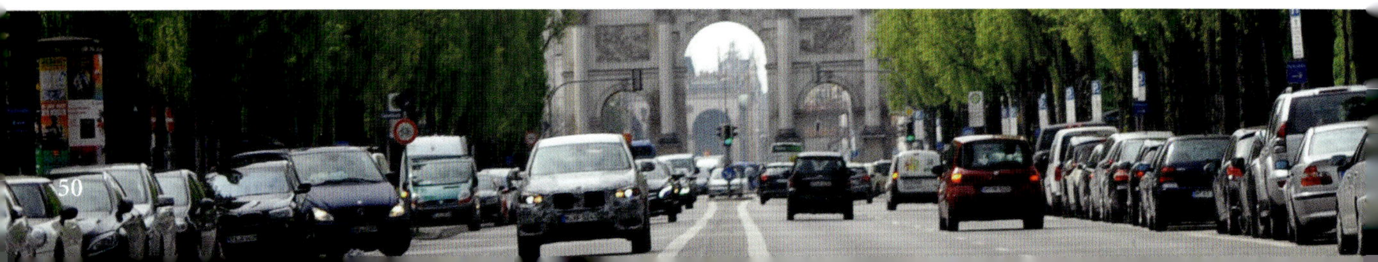

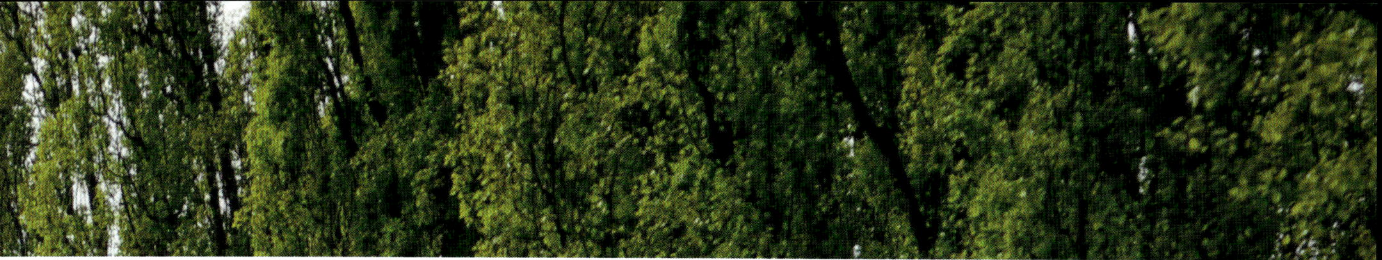

Stickstoffdioxidkonzentration im Rhein-Ruhr-Gebiet

Der Jahresmittelwert dieses von Hausheizungen, Verkehr und Industrie ausgestoßenen Gases sank bis etwa zur Jahrtausendwende und pendelte sich seither auf einem Wert ein, der deutlich unter den derzeitig geltenden Grenzwerten von 40 µg liegt.

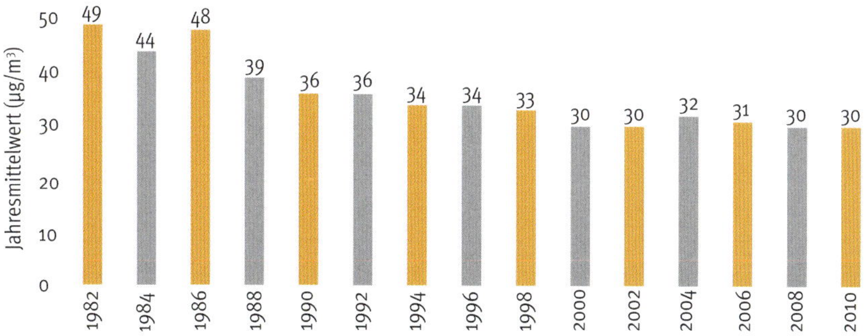

Quelle: LANUV

› Nahrungsmittel waren früher keineswegs gesünder als heute. So mancher mittlerweile längst verbotene Lebensmittelfarbstoff diente in den 1950er-Jahren noch zum Aufhübschen der Waren.

› Schädlingsbekämpfungsmittel und andere Industriechemikalien gelangten in Flüsse und Meer, konzentrierten sich in der Nahrungskette und fanden ihren Weg auf die Teller und in die Muttermilch.

› Vor Einführung der Ölzentralheizungen wurde vielfach mit schwefelhaltiger Steinkohle geheizt. Bei feuchter Luft bildeten die Schwefelgase Smog: dichte, gelbliche Nebel, die zum Husten reizten und höchst ungesund waren. Vor allem wenn sie bei bestimmten Wetterverhältnissen tagelang bestehen blieben, litten viele Menschen an Erkrankungen der Atemwege, und es gab sogar Tote. In London starben 1952 am Smog 12 000 Menschen, und noch 1962 forderte eine winterliche Smog-Krise im Ruhrgebiet 150 Todesopfer.

Fortschritte der medizinischen Versorgung

Bei Kindern ist Karies dank Informationen zum richtigen Zähneputzen und dank Fluoridierung seit den 1980er-Jahren um 90 % zurückgegangen. So manche Krankheit, die vor 50 Jahren noch den Tod bedeutete, ist heutzutage dank Impfung, Medikamenten und Operationen heil- oder zumindest behandelbar. Gut ablesen lässt sich die Entwicklung zum Guten an der durchschnittlichen Lebenserwartung. Sie betrug 1950 in Deutschland 66 Jahre, heute liegt sie bei über 80 Jahren. So ungesund kann die heutige Lebensweise also wohl nicht sein.

Rauch und Nebel werden zu Smog

Für die bei der Verbrennung schwefelhaltiger Steinkohle entstehenden gelben Giftnebel bildete man aus den englischen Begriffen smoke = Rauch und fog = Nebel das Kunstwort Smog.

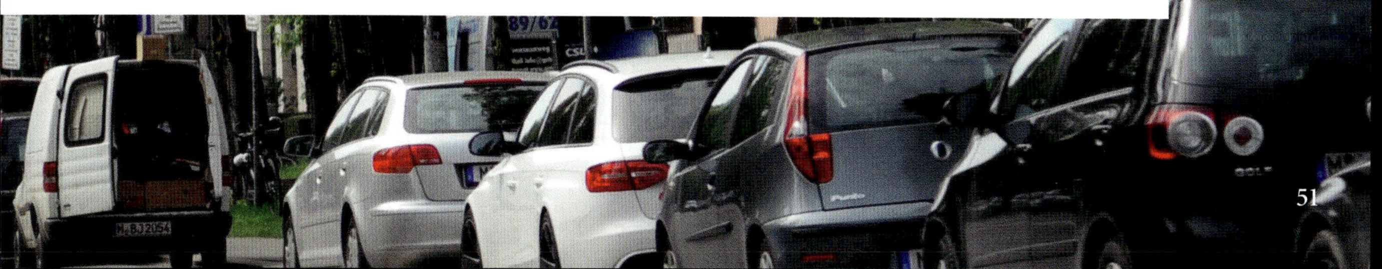

Richtig, aber …

In den Industriestaaten nimmt die Spermienzahl der Männer ab

Ist unsere Fruchtbarkeit mittlerweile in Gefahr? Immer wieder einmal liest man von einer abnehmenden Spermienzahl bei Männern in den hochentwickelten Industrienationen. Doch noch ist die Frage ungeklärt.

Begriffserklärung: Andrologie (von griechisch *andros* (Mann) beschäftigt sich vor allem mit der männlichen Fortpflanzung und ihren Störungen.

Ein Ergebnis israelischer Forscher schreckte 2017 die Öffentlichkeit auf: Männer aus westlichen Staaten produzieren nur noch etwa halb so viele Spermien pro Milliliter Ejakulat wie um 1970. Die Wissenschaftler hatten etwa 7500 Untersuchungen zu dem Thema Andrologie analysiert und davon 185 ausgewählt, die ihnen in der Methodik zuverlässig erschienen. Danach habe die Anzahl der Spermien in den westlichen Industrienationen um nahezu 60 % nachgelassen, nicht aber in anderen Teilen der Welt.

Nicht nur bei Männern stoßen solche Meldungen naturgemäß auf hohes Interesse. Allerdings wiegeln Reproduktionsforscher ab: Die Fruchtbarkeit selbst sei nicht in Gefahr. Mit etwa 50 Mio. Spermien pro Milliliter sei die Spermienkonzentration immer noch groß genug. Die Weltgesundheitsorganisation WHO hält erst Spermienzahlen unter 15 Mio. pro Milliliter für bedenklich.

Die Ursache des Rückgangs konnten die Forscher jedoch nicht herausfinden. Zudem gibt es Kritik an den früheren Studien und

Jahrtausendelang von Geheimnissen umgeben

Im alten Ägypten entwickelte sich die Vorstellung, im Sperma sei der gesamte Mensch in Miniatur enthalten – das einzelne Spermium kannte man noch nicht. Die Frau würde nur Nährflüssigkeit und Gefäß zum Reifen beisteuern. In der griechischen Antike glaubte man, das menschliche Sperma bilde sich im Gehirn und gelange durch die Blutgefäße in die Hoden. Das Ejakulat wurde als *semen* bezeichnet, weil man es als eine Art Samen verstand. Das glaubte noch der Mikroskopiker Antoni van Leeuwenhoek (1632–1723), der als Erster Spermien unter seinen Linsen sah. Erst 1843 wurde das Eindringen eines Spermiums in ein Ei beobachtet.

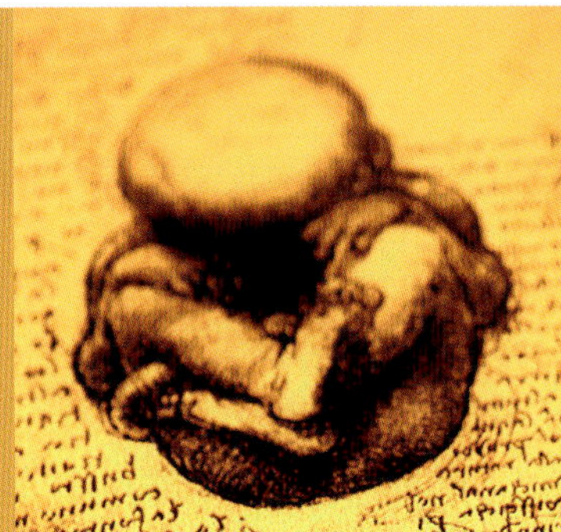

Nicht im Sperma, sondern in der Fruchtblase: Der vollständige kleine Mensch (Darstellung von Leonardo da Vinci).

ihrer Aussage. Für das 2017 veröffentlichte Ergebnis könnten auch die über die Jahre veränderten Messmethoden verantwortlich sein, gab die Andrologin Sabine Kliesch von der Universität Münster zu bedenken. Interessant, aber nicht untersucht, wäre etwa die Qualität der Spermien, also ihr korrekter Aufbau und ihre Beweglichkeit.

Im Ejakulat gibt es stets defekte Spermien – mit zunehmendem Alter steigt ihr Anteil. Um die Befruchtungschancen zu optimieren, werden sehr viele Spermien produziert und ejakuliert, bevor sie – angezogen von chemischen Lockstoffen – eine Art Wettlauf zur Eizelle zurücklegen müssen. Und bei diesem Rennen bleibt nur einer Sieger: der schnellste und fitteste.

Ernst zu nehmendes Wecksignal

Natürlich sollte man den anhaltenden Rückgang als Alarmsignal ansehen. Selbst wenn die Fruchtbarkeit noch nicht verringert ist, könnte er ein Anzeichen einer noch nicht identifizierten Gefahr sein.

Eine ganze Reihe möglicher Ursachen kennen wir bereits, etwa spermienschädliche Substanzen im Tabakrauch. Auch in Kunststoffen, Lebensmitteln, Kosmetika und Textilien sind zunehmend hormonell wirksame Chemikalien zu finden. Ein Forscherteam mit Beteiligung des Centrums für Reproduktionsmedizin und Andrologie der Universität Münster stellte 2018 fest, dass sich die Wirkung mancher dieser Substanzen wechselseitig erheblich verstärkt. Zwar sind die Mengen dieser Stoffe insgesamt gering, aber Spermien reagieren offenbar besonders empfindlich darauf.

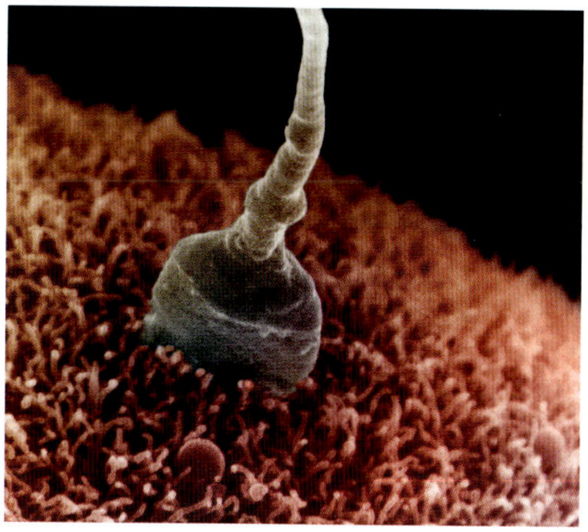

Die schlängelnde Bewegung seiner Geißel treibt das Spermium vorwärts bis zur Eizelle.

Die lange Zeit verdächtigten engen Jeans und Unterhosen gehören eher nicht zu den Hauptverantwortlichen für den Spermienrückgang. Die Körpertemperatur liegt bei 37 °C – für die Reifung von Spermien im Hoden ist das zu warm. Also hat die Natur sie außerhalb in den Hodensack platziert, um sie bei 35 °C zu halten. Da aber enge Jeans und Slips die Hoden an den Körper drücken, wird Männern mit Kinderwunsch oft geraten, lieber Boxershorts zu tragen.

Die Natur hat die Spermien etwas außerhalb des männlichen Körpers im Hodensack platziert, um sie bei 35 °C zu halten, der für die Reifung optimalen Temperatur.

Als Forscher der Universität Harvard 650 Männer zum Thema Unterwäsche untersuchten, fanden sich bei der Boxershorts-Gruppe 33 % mehr schwimmende Spermien. Andererseits war in der Gruppe mit Slips das Follikel stimulierende Hormon (FSH) höher konzentriert, das die Spermienbildung anregt – vielleicht eine Reaktion des Körpers auf die engen Unterhosen.

FALSCH

Schwitzen befreit den Körper von Giftstoffen

„Rinnen muss der Schweiß / Von der Stirne heiß", dichtete Schiller im „Lied von der Glocke" und spricht damit die Kühlfunktion des Schwitzens an. Giftstoffe allerdings scheidet der Körper auf anderen Wegen aus.

Unsere Art, der Homo sapiens, hat sich im warmen Klima Afrikas entwickelt. Unsere Vorfahren mussten auf der Suche nach Nahrung durch die Savanne laufen, und das funktionierte nur, weil die Körperbehaarung reduziert, die Zahl der Schweißdrüsen dagegen erhöht wurde. Wenn es sein muss, kann unser Körper mehr als zehn Liter Schweiß pro Tag zur Kühlung produzieren.

Wenn es sein muss, kann unser Körper mehr als zehn Liter Schweiß pro Tag zum Zweck der Kühlung produzieren. Aber das ist nicht seine einzige wichtige Funktion.

Doch das ist nicht die einzige Funktion des Schweißes. Es gibt neben den sogenannten ekkrinen Schweißdrüsen für die Kühlwirkung auch apokrine Drüsen. Diese sitzen vor allem in den Achseln, in der Genitalregion und um die Brustwarzen herum und produzieren ein Sekret, das Substanzen enthält, die vermutlich bei der Partnerfindung und der nonverbalen Kommunikation eine Rolle spielen. Dazu zählt auch Angstschweiß.

Kühlungsschweiß besteht zu über 99 % aus Wasser sowie geringen Beimengungen von Salzen, Milchsäure und Harnstoff. Er ist leicht säuerlich. Was er nicht enthält, sind Giftstoffe, die der Körper ausscheiden will – weder Schwermetalle wie Blei oder Quecksilber noch Pestizide oder andere Industriechemikalien. Das ist auch nicht nötig, denn zur Abfallentsorgung hat der Körper andere Organe: Leber, Nieren und Darm.

Auch Viren und Bakterien können nicht ausgeschwitzt werden; für die Bekämpfung von Krankheitserregern sind die weißen Blutkörperchen zuständig. In seltenen Fällen kann Schweiß allerdings auch einmal winzige Spuren von Giften enthalten. Die spielen aber keine Rolle, zumal sich viele dieser Stoffe nicht gut in Wasser, in diesem Fall Schweiß, lösen.

Der Mythos lebt

Dennoch lebt eine ganze Industrie von dem Entgiftungsmythos und bietet z. B. kostspielige Schwitzkabinen mit Infrarotheizung an. Doch zu viel Schwitzen ist nicht nur teuer, sondern eventuell sogar ungesund. Denn ohne ausreichende Flüssigkeitszufuhr wird die Entgiftungsfunktion der Nieren gestört, die viel Wasser brauchen, um Schadstoffe zu Urin zu verdünnen. Bei Flüssigkeitsmangel kann es sogar zu Nierenschäden kommen.

Richtig, aber ...

Eine Kältebehandlung (Kryolipolyse) bringt Fettpolster zum Schmelzen

Es klingt sehr verführerisch: Unschöne Fettpolster werden einfach gezielt „abgeschmolzen", und zwar durch Kälte. Das funktioniert tatsächlich, doch die sogenannte Kryolipolyse eignet sich nicht für jeden.

Die Methode wurde um 2008 von Dermatologen des Massachusetts General Hospital entwickelt, das zur Universität Harvard gehört. Sie nutzten dabei die Beobachtung, dass Fettzellen gegen Kälte deutlich empfindlicher sind als normale Gewebszellen.

Zur Behandlung wird ein Kälteerzeugungsgerät auf die betreffende Körperstelle gelegt. Eine Ummantelung des Geräts oder ein gelgetränktes Vlies verhindern Erfrierungen. Die Fettzellen werden dann auf +5 bis +4 °C heruntergekühlt. Eine Sitzung dauert etwa eine Stunde und ist etwas unangenehm, aber nicht schmerzhaft. Oft folgt noch eine Massage. Als Nebenwirkungen können z. B. Hautrötungen auftreten, die aber nach einigen Tagen abgeklungen sind.

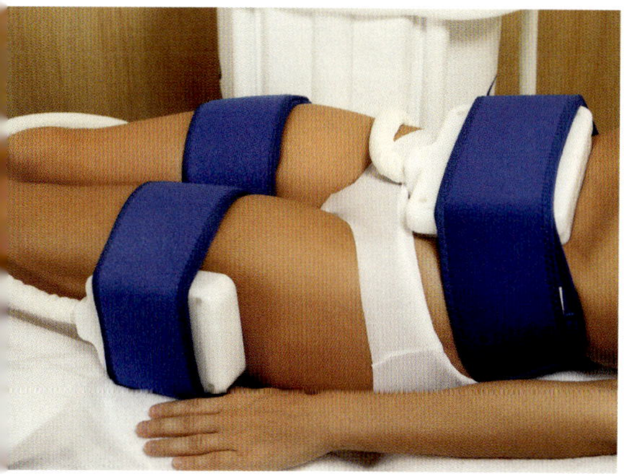

Absterbende Fettzellen

Die Erfrierung löst in den Fettzellen einen Apoptose genannten Vorgang aus, bei dem die Zellen absterben und im Laufe von zwei bis vier Monaten abgebaut werden. Meist verschwinden etwa ein Drittel der Fettzellen, aber man kann sich in den Folgemonaten weiteren Sitzungen unterziehen.

Die Kryolipolyse wird gezielt gegen Fettpolster an Bauch, Hüften, Schenkeln und Rücken oder gegen ein Doppelkinn eingesetzt, also zu rein kosmetischen Zwecken. Allerdings schlägt die Methode bei etwa jedem zwanzigsten Patienten nicht an.

Je nach Anzahl der Behandlungszonen kostet die Maßnahme 100 bis 1000 Euro. In einem Gespräch muss vorab geklärt werden, ob Gründe gegen die Behandlung sprechen, z. B. bei Blutgerinnungs- oder Durchblutungsstörungen, Herz- oder Hautproblemen.

Die Kryolipolyse wird je nach Methode mit unterschiedlichen Geräten durchgeführt. Manche saugen die Haut leicht an.

Begriffserklärung:
Der Begriff Kryolipolyse ist eine Zusammensetzung aus griechisch *krýos* (Kälte), *lípos* (Fett) und *lýsis* (Auflösung).

FALSCH

Häufiger Gebrauch von Alufolie und Aluminiumtöpfen macht krank

Alufolie hat sich als praktischer Küchenhelfer bewährt und Töpfe aus Aluminium sind schön leicht. Vor einigen Jahren tauchte dann der Verdacht auf, zwischen diesem Metall und Alzheimer könne ein Zusammenhang bestehen. Doch Experten sehen keine Gefahr bei normalem Gebrauch.

Aluminium ist in der Erdkruste das häufigste Element. In Gesteinen und Tonmineralen sind seine chemischen Verbindungen praktisch überall vorhanden. Gegen Ende des 19. Jahrhunderts gelang es, das glänzende Metall in größeren Mengen preisgünstig zu gewinnen. Heute werden jährlich über 100 Mio. Tonnen des nach Stahl zweitwichtigsten metallischen Werkstoffs produziert.

Trotz dieser Allgegenwart enthalten Lebewesen nur sehr geringe Mengen Aluminiumverbindungen, denn die häufigsten sind in Wasser schwer löslich. Auch metallisches Aluminium (das Element) löst sich weder in Wasser noch in schwachen Säuren.

Das ist auch gut so, denn lösliche Aluminiumverbindungen sind giftig, z. B. das im Boden überwiegend vorhandene Aluminiumhydroxid, das in Wasser unlöslich ist, in Säure aber löslich. Das zeigte sich in den 1970er-Jahren, als „saurer Regen" Böden und Seen ansäuerte. Aluminiumhydroxid

Ist Plastik bei der Nahrungszubereitung bedenklich?

Für das Garen im Backofen gibt es zwei Alternativen, gegen die manche Bedenken gehegt werden, weil dabei Plastikhüllen verwendet werden: den Bratschlauch und den Vakuumbeutel für das Sous-Vide-Garen, das Vakuumgaren. Diese Bedenken sind unnötig. Der Bratschlauch, den es schon lange gibt, besteht aus PET (Polyethylenterephthalat) und ist nicht gesundheitsgefährdend. Vergleichsweise neu für den nicht-professionellen Gebrauch ist die Technik des Sous-Vide-Garens. Die dafür verwendeten Kunststoffbeutel, aus denen man mit einem speziellen Gerät die Luft saugt, werden als frei von der Chemikalie Bisphenol A (BPA) beworben. Im Jahr 2017 hat die Stiftung Warentest Sous-Vide getestet und hatte danach keine Bedenken wegen der Beutel.

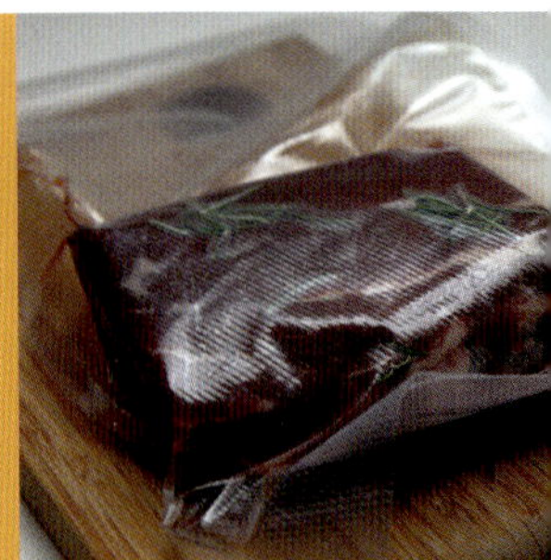

Beim Vakuumgaren dauert die Zubereitung bei niedrigen Temperaturen mehrere Stunden.

löste sich und zeitigte Giftwirkungen an Pflanzenwurzeln und in manchen Fischen.

Unser Körper enthält etwa 100 mg Aluminium. Pro Woche nehmen wir rund 60 mg auf, vor allem aus Lebensmitteln wie Tee, Kakao, Salat und Getreide. Auch Kochgeräte, Alufolie und manche Deodorantien geben in verschwindend geringen Mengen Aluminium ab. Ein Promille des Aluminiums verbleibt im Körper, der Rest verlässt ihn nach Darmpassage. Für eine Giftwirkung beim Menschen müsste die Aluminiumbelastung 300-mal höher sein.

In besonderen Fällen gab es allerdings besorgniserregende Befunde. So stellte man bei einigen Dialysepatienten eine offenbar durch Aluminiumverbindungen in der Dialyseflüssigkeit verursachte Hirnschädigung fest, die bis zur Demenz führte. Inzwischen jedoch sind Dialysen aluminiumfrei.

Ursache für Alzheimer?

Nachdem man wusste, dass Aluminium Nerven schädigen kann, war eine Entdeckung um 1970 alarmierend: Im Gehirn verstorbener Alzheimerpatienten hatte man überhöhte Aluminiumkonzentrationen entdeckt. Auch Alzheimer ist eine Demenzerkrankung, die mit Veränderungen im Gehirn einhergeht. Ob Aluminium die Ursache oder ein Nebeneffekt war und wie es ins Gehirn gelangt war, ließ sich nicht klären.

2013 erschien dann eine Studie von Biochemikern der Katholischen Universität Rom. Sie hatten das Eiweißmolekül Ferritin untersucht, das der Körper zum Speichern von Eisen nutzt. Ferritin schützt gleichzeitig vor einem gefährlichen Eisenüberschuss. Es kann auch Zink und Aluminium einlagern.

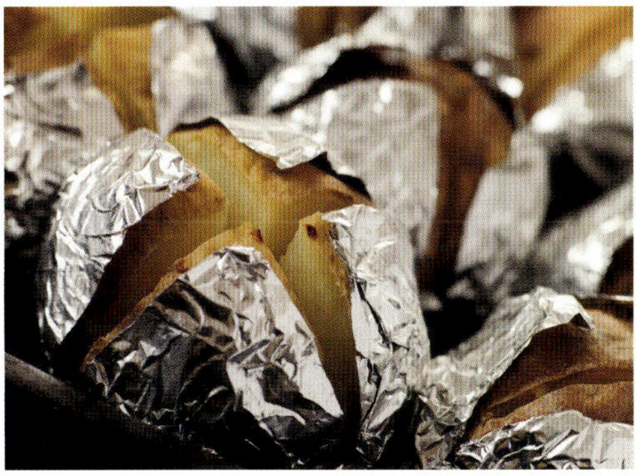

Für die Zubereitung von Ofenkartoffeln erweist sich Alufolie als besonders praktisch.

Die Forscher verglichen den Metallgehalt im Ferritin von 21 Alzheimerpatienten mit dem einer Gruppe von 200 Gesunden. In der gesunden Kontrollgruppe enthielt etwa 75 % des Ferritins Eisen. Bei den Alzheimerpatienten steckten 62 % Aluminium und nur halb so viel Eisen im Ferritin. Möglicherweise drang das Aluminium mithilfe des Ferritins ins Gehirn ein. Doch dass das Leichtmetall die Ursache der Krankheit war, bewiesen die Befunde nicht. Jeder Mensch nimmt Aluminium auf, doch nur sehr wenige erkranken an Alzheimer.

Die Deutsche Alzheimer Gesellschaft sieht keinen Grund, Nahrungsmittel aus Sorge um eine zu hohe Aluminiumaufnahme zu meiden und hält den üblichen Gebrauch von Haushaltsgegenständen aus Aluminium für unbedenklich. Vorsorglich sollte man, rät das Bundesinstitut für Risikobewertung (BfR), sehr saure oder auch sehr salzige Lebensmittel (Fruchtsaft, Salzhering, Rhabarber) nicht für längere Zeit in unbeschichteten Aluminiumgefäßen aufbewahren oder mit Alufolie in Berührung bringen.

Jeder nimmt Aluminium auf, doch nur sehr wenige erkranken an Alzheimer.

FALSCH

Vom Bleistiftkauen kann man eine Bleivergiftung bekommen

Der Name Bleistift täuscht. Die Mine besteht nicht aus Blei, und auch in früheren Zeiten war nie Blei darin. Zwar ist Blei tatsächlich hochgiftig – aber das Material der Minen war immer schon Grafit.

Um 1500 kam in Borrowdale in der nordwestenglischen Grafschaft Cumbria ein bemerkenswerter Bodenschatz ans Licht: eine Lagerstätte fast reinen Grafits. Das ist eine graue, relativ weiche Erscheinungsform des Elements Kohlenstoff. Man hielt das Material, das auf Flächen eine graue Spur hinterließ, für eine Art Blei. So blieb der Name für das Element umgangssprachlich erhalten.

Schutzhülle aus Holz

Zunächst markierte man Schafe damit, aber bald fand man heraus, dass Grafit sich ideal als Zeichenstift eignete. Doch in dünnen Stangen ist Grafit brüchig. Deshalb umhüllte man die Stangen – die Minen – fortan mit Holz. Der Bleistift war in der Welt. Später kam man darauf, dass eine sechseckige Umhüllung praktischer war als eine runde: So rollte der Stift nicht so leicht vom Tisch.

Um 1680 gelangte der Bleistift auch nach Bayern, und es dauerte nicht lange, bis dort erste Bleistiftfabriken entstanden. Mittlerweile erzeugen allein deutsche Hersteller mehr als drei Milliarden Bleistifte pro Jahr. Künstler nutzen die weichen Stifte, harte braucht man für die feinen Linien auf technischen Plänen und für die Kartografie.

Heute werden Bleistiftminen aus einer gebrannten Mischung von Grafitstaub und Ton hergestellt. Je höher der Tonanteil, desto höher der Härtegrad. Den Borrowdale-Grafit braucht man nicht mehr. Man kann inzwischen unreine Grafit-Lagerstätten nutzen und das Material reinigen.

Beliebt ist der Bleistift auch, um durch Kauen am Holzstiel Gedanken zu sammeln. Keine Sorge, wenn die Zunge dabei an die Mine kommt: Grafit ist nicht giftig.

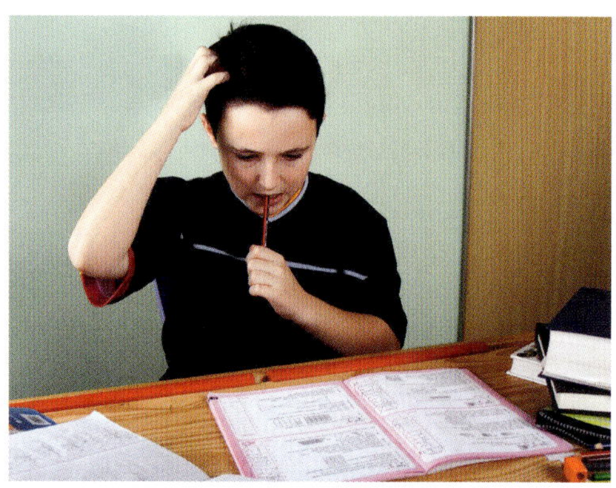

Wohl jeder Schüler hat schon einmal an seinen Bleistiften herumgekaut. Ob's beim Nachdenken hilft?

Falsch, aber ...

Sporttreibende brauchen vor allem viel Eiweiß

Muskeln bestehen zum Teil aus Eiweiß. Aber das bedeutet nicht zwangsläufig, dass zusätzliche Eiweißnahrung die Muskelmasse vergrößert – es sei denn, man ist Leistungssportler.

Muskeln wachsen, wenn sie gebraucht werden – so hat es die Natur eingerichtet. Wer seinen Bizeps schwellen lassen möchte, muss hart trainieren. Nur dann senden die Muskeln Signale mit dem Wunsch nach weiteren Baustoffen aus, damit sie wachsen können.

Eine Studie der Internationalen Gesellschaft für Sporternährung zeigte 2007, dass Leistungssportler von zusätzlichem Eiweiß profitieren. Auch das Deutsche Institut für Sporternährung hält eine gesteigerte Zufuhr hochwertiger Eiweißnahrung bei Sportlern für sinnvoll, die Krafttraining oder hochintensive Trainingseinheiten absolvieren.

Der Freizeitsportler

Anders sieht es bei Freizeitsportlern aus. Für sie empfiehlt die Deutsche Gesellschaft für Ernährung (DGE) eine eher kohlenhydratbetonte Ernährung. Die arbeitenden Muskeln brauchen zur Energiegewinnung besonders Glukose aus den Kohlenhydraten. Viel Obst und Gemüse und reichlich Wasser sind ratsam, da der Körper bei regelmäßiger Betätigung genügend Mineralstoffe und Vitamine braucht. Eiweiß hingegen wird bereits bei normaler Ernährung in mehr als genügender Menge aufgenommen. Die empfohlene Menge liegt bei 0,8 g pro Kilogramm Körpergewicht am Tag. Für einen 80 kg wiegenden Menschen sind das 64 g Eiweiß täglich. Mehr braucht der Freizeitsportler nicht.

Diese Ratschläge der DGE gelten jedoch nicht für Menschen, die sich zwecks Gewichtsverlust bewegen. Sie sollten mit Kohlenhydraten vor dem Sport eher sparsam umgehen, denn die machen rasch wieder Hunger. Dafür sollten sie vor dem Sport eiweißreiche Speisen wie Quark essen. Und auch danach sind Kohlenhydrate zunächst tabu. Dann bedienen sich „hungrige" Muskeln nämlich wie gewünscht am Körperfett.

Von den beliebten Eiweiß-Snacks und Protein-Riegeln raten die Fachleute ab – hierfür werde viel Geld ausgegeben, obwohl der Nutzen fraglich sei.

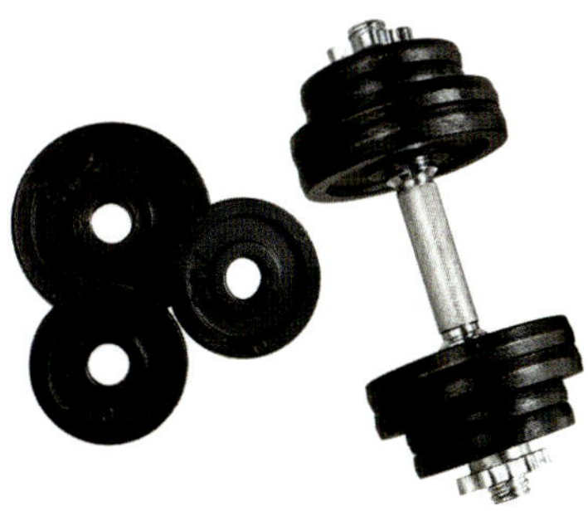

Für Hobbygewichtheber reicht in aller Regel eine ausgewogene Ernährung.

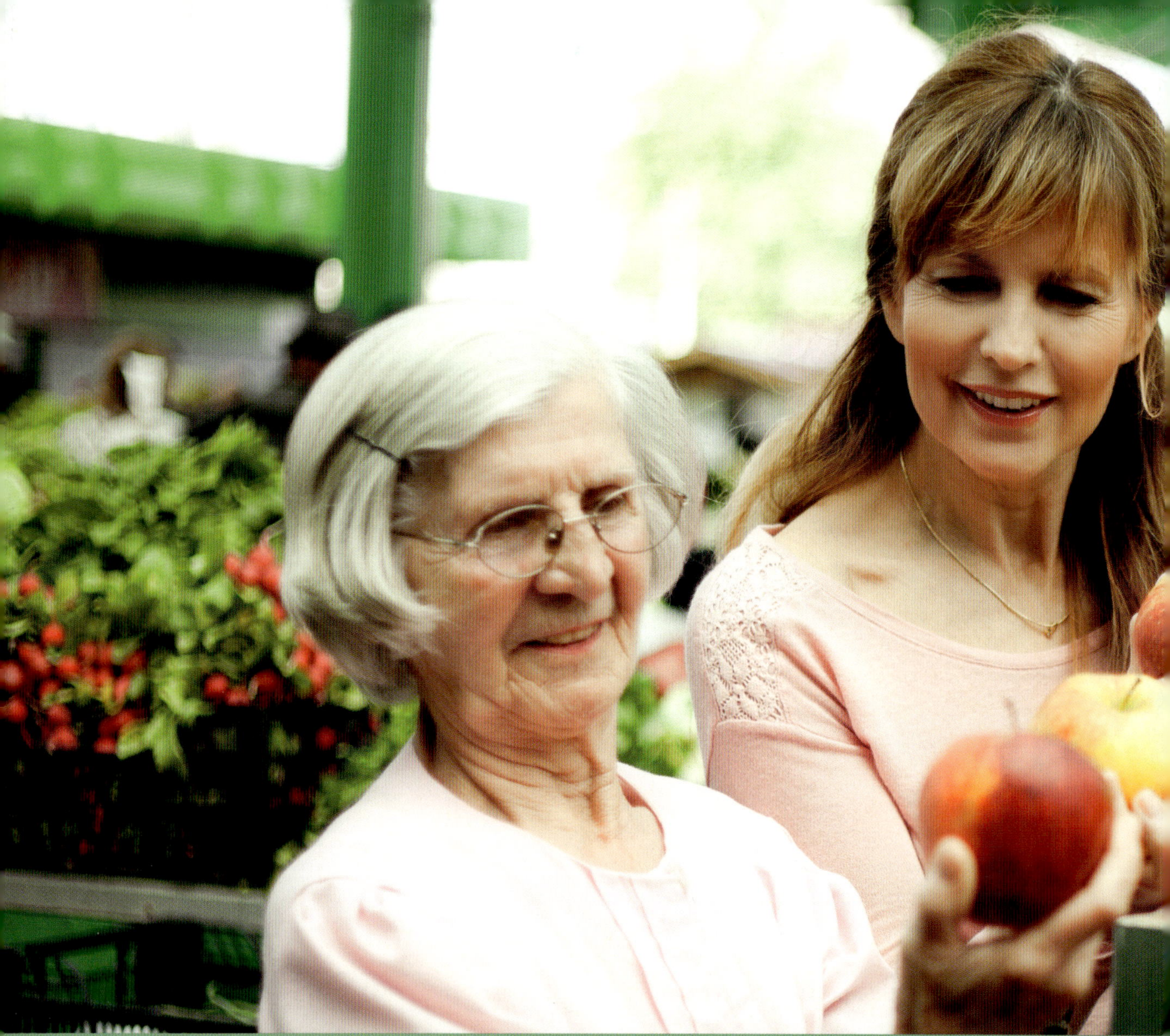

Essen und Trinken

Die Zeiten, da man gekocht hat, was Acker und Stall boten, sind vorbei. Heute sind wir nur allzu oft verunsichert, was wir essen sollen und was nicht, was gesund ist und was nicht – da wird es Zeit, einige verbreitete Irrtümer aufzuklären.

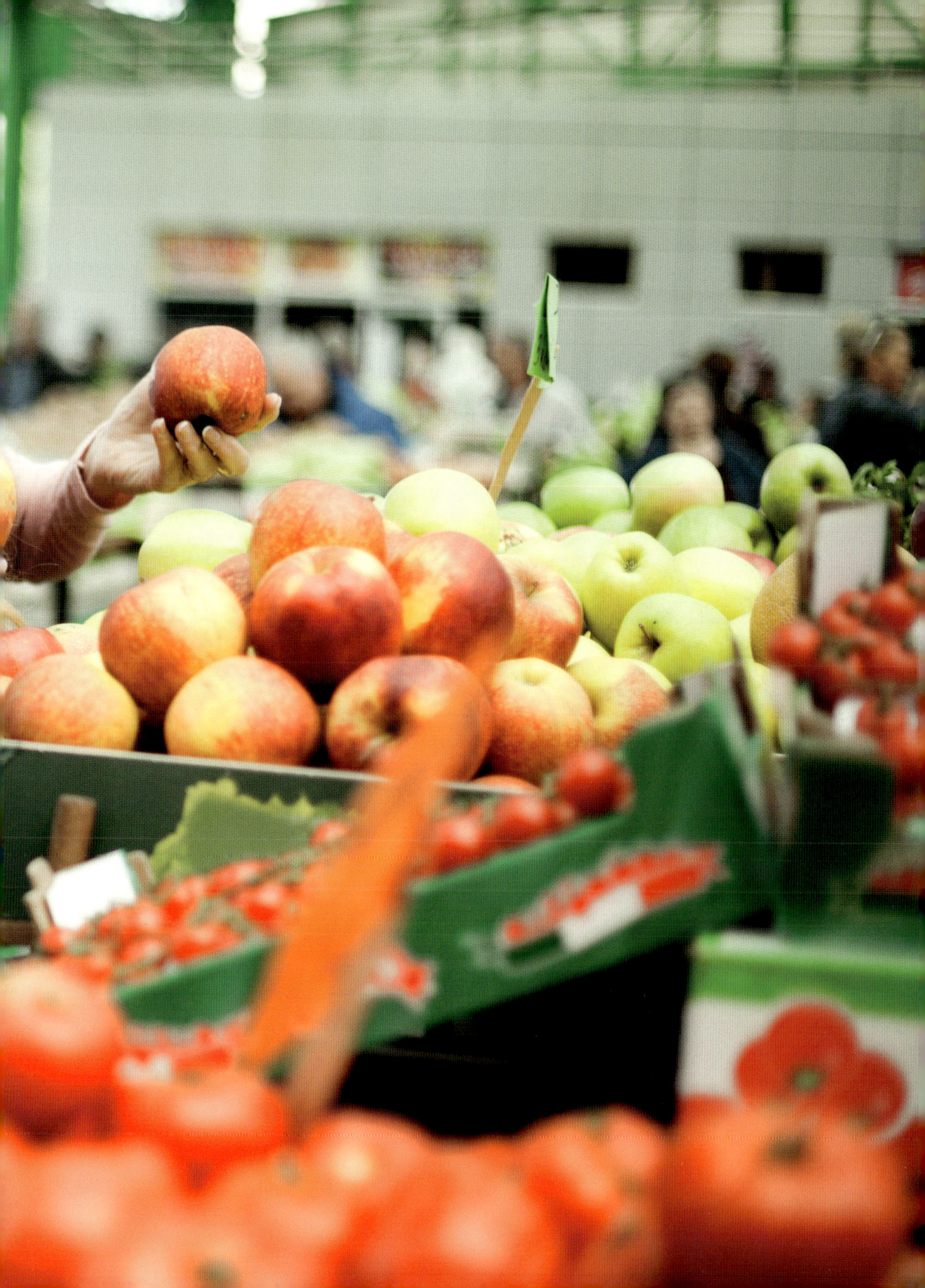

Falsch, aber ...

Lebensmittelzusatzstoffe sind schädlich

Wir essen nur noch wenig natürliche Nahrung. Meist sind unsere Lebensmittel bereits konserviert oder auf andere Weise behandelt worden. Die bei diesen Prozessen angewendeten Hilfsstoffe müssen ausdrücklich zugelassen sein. Doch nicht immer sind diese Substanzen völlig harmlos.

Insgesamt sind unsere Nahrungsmittel weit sicherer und bekömmlicher als die in früheren Zeiten. Noch im 20. Jahrhundert mischten manche Hersteller hochproblematische Substanzen wie Mennige, pulverisierte Mumien, Grünspan oder süßes, aber giftiges Bleiazetat (Bleizucker) in Lebensmittel. Solche Zusätze sollten die Ware hochwertiger erscheinen lassen; so wurden wertvolle Güter wie etwa Tee mit Billigsubstanzen gestreckt. Erst als es gelang, derartige Stoffe chemisch nachzuweisen und die Hersteller zur Verantwortung zu ziehen, konnte sich ein funktionierender Verbraucherschutz entwickeln. Dennoch werden immer wieder zugelassene Stoffe verboten, weil sich über die Jahre oder bei empfindlichen Menschen Giftwirkungen zeigten oder die Substanz sich als Allergien auslösend herausstellte.

Dank zahlreicher Zusatzstoffe sind viele Lebensmittel heute sehr lange haltbar.

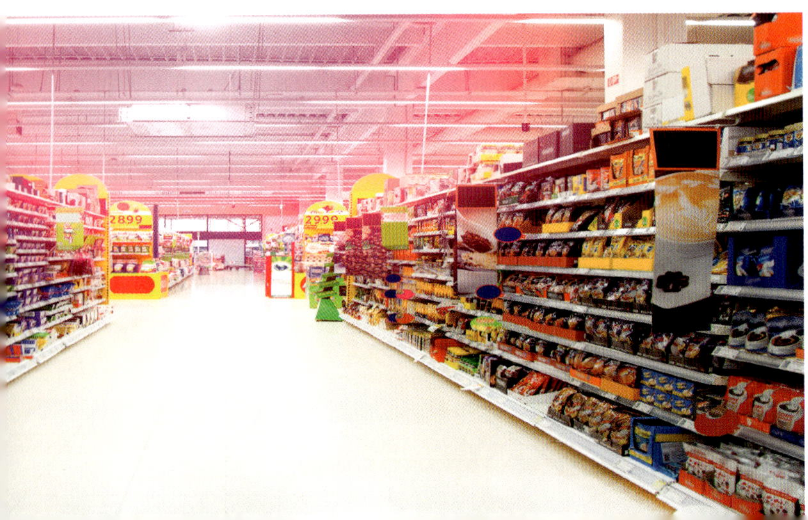

Der Fall Buttergelb

Ein berühmter Fall war der künstlich hergestellte Farbstoff Buttergelb, der jahrzehntelang verwendet wurde, um Butter und Margarine ansprechender aussehen zu lassen. In Rattentests hatte sich die Substanz als harmlos erwiesen, weil sie rasch ausgeschieden wurde. Nach vielen Jahren stellte sich jedoch heraus, dass sich bei Menschen nach häufigem Genuss Lebertumoren bildeten. 1949 wurde Buttergelb verboten. Zusatzstoffe sind heute grundsätzlich erst einmal unzulässig; sie müssen ausdrücklich erlaubt werden.

Tausende von zugelassenen Substanzen werden Lebensmitteln beigemengt, aber nur einige hundert müssen als Zusatzstoffe gekennzeichnet werden. Zu den nicht kennzeichnungspflichtigen zählen z. B. Aroma- und Farbstoffe aus Naturprodukten.

Die offiziellen Zusatzstoffe werden vor der Zulassung gründlich geprüft. In Deutschland ist dafür das Bundesinstitut für Risikobewertung (BfR) zuständig. Grundsätzlich dürfen keine Neben- oder Schadwirkungen bekannt sein, zudem muss die Verwendung notwendig oder sinnvoll sein. Der Zusatzstoff darf nicht dazu missbraucht werden, dem Verbraucher eine höhere Warenqualität vorzutäuschen. Manche Substanzen sind nur für bestimmte Nahrungsmittel und in bestimmten Mengen erlaubt. Sind alle Bedingungen erfüllt, erhält der Stoff von der Europäischen Union eine E-Nummer und muss auf der Packung angegeben werden.

Entscheidung der Verbraucher

Auf bestimmte Zusatzstoffe kann die Nahrungsmittelindustrie nicht verzichten, solange der Verbraucher wohlschmeckende, haltbare, ansehnliche und leicht verwendbare Lebensmittel fordert. Wir kaufen unsere Waren eben nur zum Teil frisch und viel öfter konserviert oder anderweitig verarbeitet in Dosen, Gläsern, Flaschen, Schachteln oder Tüten. Grundnahrungsmittel wie Milch, Zucker, Obst oder Pilze dürfen allerdings keine Farbstoffzusätze enthalten.

So sind etwa Konservierungsmittel notwendig, um Lebensmittelvergiftungen durch Pilz- oder Bakterienbefall – früher eine große Gefahr – möglichst zu verhindern. Ebenfalls zu den meist notwendigen Substanzen zählen Backtriebmittel, Säuerungsmittel, Schaumverhüter, Schmelzsalze (für Schmelzkäse), Überzugsmittel, Emulgatoren (die die Trennung von Wasser und Öl z. B. in Mayonnaise unterbinden), Antioxidationsmittel (verhindern schnelles Ranzigwerden) und nicht zuletzt Farbstoffe. Wer will schon graue Konfitüre essen? Auch haben wir uns an Joghurt gewöhnt, der dank Aromen kräftig nach Erdbeeren schmeckt, und an einfach und zeitsparend zuzubereitende Puddinge und Suppen aus der Tüte – ein Cocktail an Zusatzstoffen macht's möglich.

Bei einigen Süß- und Farbstoffen stellt sich die Bedenklichkeit erst im Nachhinein heraus, auch heute noch. Die Farbstoffe Tartrazin (E 102), Azorubin (E 122) sowie Allurarot (E 129) stehen seit einigen Jahren im Verdacht, bei Kindern psychische Störungen hervorzurufen. Bewiesen ist das nicht, aber seit 2008 tragen Lebensmittel mit diesen Farbstoffen den Warnhinweis „Kann Aktivität und Aufmerksamkeit bei Kindern beeinträchtigen".

Wir haben uns an Joghurt gewöhnt, der dank Aromastoffen nach Erdbeeren schmeckt, und an zeitsparend zuzubereitende Puddinge und Suppen aus der Tüte.

Aus natürlichen Quellen gewonnene Zusatzstoffe

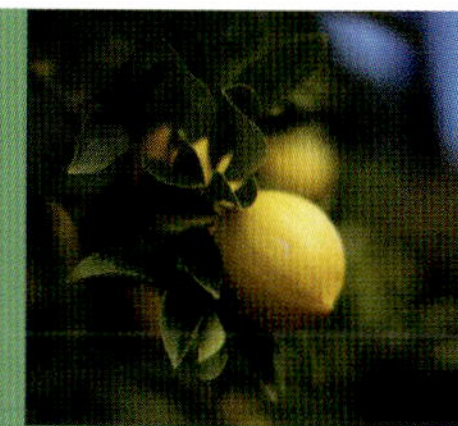

Viele Zusatzstoffe stammen aus der Natur, nur eben aus anderen Naturprodukten. So kommt das Konservierungsmittel Sorbinsäure in Cranberries vor, das Säuerungsmittel Zitronensäure in Zitronen, der Farbstoff Karotin in Möhren, das Antioxidans Vitamin C in Früchten, der Emulgator Lezithin in Eiern und der Geschmacksverstärker Glutamat in Hefe. Natürlich sind auch Naturprodukte keineswegs immer harmlos – zumal wenn Obst und Gemüse solche Stoffe als chemische Waffe gegen Pflanzenfresser produziert haben.

Falsch, aber ...

Eine fettarme Ernährung ist gut für Herz und Kreislauf

Jahrzehntelang haben Ärzte und Medien vor einem zu hohen Fettkonsum gewarnt. Doch eine allzu fettarme Ernährung, so zeigte sich, ist ebenfalls ungesund: Es kommt allerdings auf die Art der Fette an.

Forscher wissen: Vorsicht vor scheinbar besonders plausiblen Hypothesen. Denn die sind oft falsch, nur merkt man es nicht gleich, weil sie so überzeugend klingen. Das gibt es zur Genüge auch in der Ernährungslehre. Da heißt es etwa seit Jahrzehnten: Fett macht fett. Schließlich ist es ja das Fett, das die Fettzellen des Körpers füllt und Bauch, Beine oder Hüften aufpolstert.

Zunächst muss man wissen, dass Fett im Körper lebenswichtig ist – als Energiespeicher, als Stützgewebe (etwa in den Füßen) oder als Wärmeisolierung. Auch in der Nahrung ist ein gewisser Fettanteil wichtig, denn manche Vitamine lösen sich nicht in Wasser, nur in Fett. Und weil das auch für viele Aromastoffe gilt, schmeckt fettreiches Essen meist besser als mageres.

In der Nahrung ist ein gewisser Fettanteil wichtig, denn manche Vitamine lösen sich nicht in Wasser, nur in Fett. Und weil das auch für viele Aromastoffe gilt, schmeckt fettreiches Essen meist besser als mageres.

Selbstverständlich hat Fett pro Gramm mehr Kalorien als beispielsweise Eiweiß oder Kohlenhydrate. Aber bei der Gewichtskontrolle zählt letztlich nur die Gesamtkalorienaufnahme: Wer insgesamt eine negative Kalorienbilanz durchhält, also mehr Kalorien verbraucht als er aufnimmt, verliert Gewicht, auch wenn ein Teil seiner Nahrung fett ist. Andererseits ist klar: Wer sich des Öfteren fettes Fleisch genehmigt, muss schon außerordentlich viel körperlich arbeiten, um dennoch nicht zuzunehmen.

Beginn des Umdenkens

Im Jahr 2015 zeigten britische Forscher in einer in der Zeitschrift *Openheart* veröffentlichten Studie, dass es für die grundsätzlichen Anti-Fett-Empfehlungen der Ärzte aus den 1970er-Jahren überhaupt keine tragfähigen wissenschaftlichen Belege gab. Die damaligen Aussagen basierten vor allem auf unzuverlässigen Beobachtungsstudien sowie persönlichen Meinungen von Experten.

Inzwischen hat in der Ernährungslehre in Sachen Fett ein Umdenken eingesetzt. Diverse Untersuchungen kamen zu dem Ergebnis, dass eine verringerte Fettaufnahme keineswegs automatisch zu besserer Gesundheit führt. Dagegen geht ein erhöhter Kohlenhydratkonsum mit höherer Sterblichkeit einher. So hat beispielsweise eine internationale Forschergruppe 2017 die Ergebnisse einer Beobachtungsstudie in der Fachzeitschrift *Lancet* veröffentlicht, in der die Aufnahme von Fett und Kohlenhydraten mit Herz-Kreislauf-Leiden und Sterberate korreliert worden war. Die Forscher berichteten, dass bei einer verringerten Fettzufuhr kein positiver Effekt sichtbar war.

Grundsätzlich neuer Ansatz

Es ist mittlerweile Konsens unter den Ernährungsforschern, dass es auf die Art der Fette oder Öle ankommt (fette Öle, so der Fachbegriff, sind bei Raumtemperatur flüssige Fette). Davon gibt es mehrere, z. B. gesättigte Fette, einfach ungesättigte Fette, mehrfach ungesättigte Fette (u. a. Omega-3- und Omega-6-Fette) sowie Transfette. Die genaue Bedeutung dieser Bezeichnungen erschließt sich im Detail nur dem Chemiker, aber die Unterschiede sind gravierend.

Als besonders ungesund werden die Transfette eingestuft. Sie entstehen bei der industriellen Fetthärtung, bei der man fette Öle in feste Fette umwandelt. Bis vor einiger Zeit waren Transfette in großen Mengen in Margarine, Backwaren, Fertiggerichten, frittierten Produkten, Chips und Fastfood enthalten. Seither wurde der Anteil dank besseren Fertigungsmethoden und Verboten massiv reduziert. Transfette gelten als Ursache für Arteriosklerose und erhöhen das Schlaganfallrisiko, weil sie den Spiegel des „schlechten" Cholesterins (LDL) im Blut erhöhen.

Umgekehrt sind die jahrelang besonders verteufelten gesättigten Fette wohl längst nicht so schadlich wie geglaubt. Dennoch sollte man Nahrungsmittel bevorzugen, die ein- oder mehrfach ungesättigte Fette enthalten. Dazu zählen die Omega-Fette. Sie enthalten sogenannte essentielle Fettsäuren, die der Körper braucht, aber nicht selbst herstellen kann. Omega-3-Fette sind zum Beispiel in fetten Meeresfischen, Nüssen und diversen Pflanzenölen wie Distelöl und Sonnenblumenöl enthalten. Sie erhöhen z. B. das „gute" HDL-Cholesterin, sind Bestandteil gesunder Zellmembranen und wirken Herz-Kreislauf-Problemen entgegen.

Omega-3-Fette verbessern die Blutwerte und wirken dadurch Herz-Kreislauf-Problemen entgegen.

Die Menge entscheidet

Omega-6-Fette sind in kleiner Menge für Wundheilung, Wachstum und Immunsystem wichtig. Sie finden sich in rotem Fleisch, tierischen Fetten, Molkereiprodukten und manchen Salatölen. In größerer Menge können Omega-6-Fette allerdings Schaden anrichten. Leider nehmen wir in der Regel deutlich zu viel davon auf.

Der Großteil der Kunden will heutzutage wissen, was eine Ware enthält.

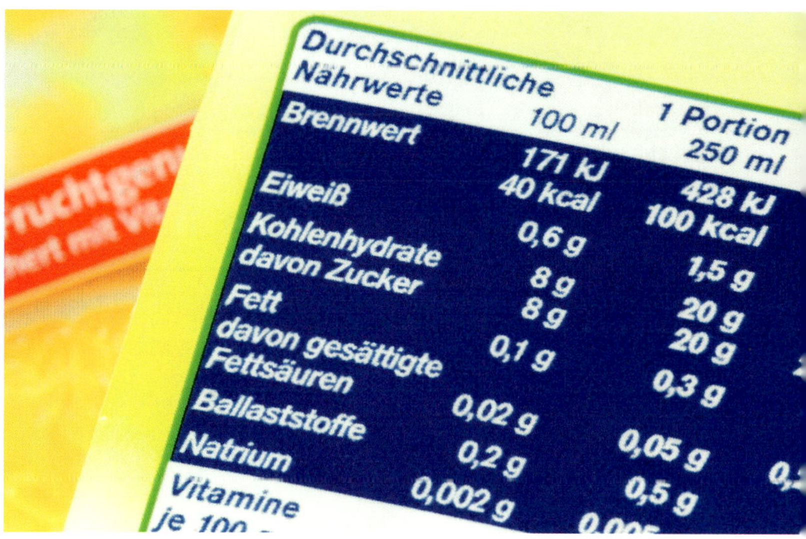

Richtig, aber …

Nüsse sind gesund

Nüsse gelten aufgrund ihres Gehalts an Vitaminen, Mineralstoffen und Fetten als besonders gesunde Nahrungsmittel – zu Recht. Doch sie sind auch enorme Kalorienbomben. Das muss man berücksichtigen.

Natürlich stimmt es, dass Nüsse äußerst nahrhaft sind – Eichhörnchen und Kernbeißer leben davon. Als Teil einer ausgewogenen Nahrung sind sie auch sehr gesund. Nüsse enthalten, wie das Bundeszentrum für Ernährung aufzählt, Kalium, Natrium, Phosphor und Magnesium sowie Vitamine (vor allem Vitamin E und Vitamine aus der B-Gruppe). Ihr Fett liefert die einfach und mehrfach ungesättigten Fettsäuren.

Nüsse enthalten die Mineralstoffe Kalium, Natrium, Phosphor und Magnesium sowie Vitamine (vor allem Vitamin E und Vitamine aus der B-Gruppe).

Norwegische und britische Forscher haben 20 Studien mit mehr als 800 000 Teilnehmern analysiert und die medizinischen Daten mit dem Nusskonsum korreliert. Als sie die Resultate 2016 in *BMC Medicine* veröffentlichten, zeigte sich, dass offenbar eine Handvoll Nüsse (etwa 20 g) täglich das Risiko für Herz-Kreislauf-Krankheiten, Diabetes und Krebs mindern sowie die Lebensdauer verlängern konnte.

In die gleiche Richtung zielt das Ergebnis einer US-amerikanischen Studie aus dem gleichen Jahr. Sie kam zu dem Erkenntnis, dass Nüsse Entzündungswerte im Blut senken konnten und damit auch das Risiko für Herz-Kreislauf-Erkrankungen. Das galt vor allem bei Menschen, die zumindest einen Teil ihrer täglichen Eiweißration aus rotem Fleisch und Eiern durch Nüsse ersetzten.

Helfer beim Abnehmen?

Erstaunlicherweise sollen bestimmte Nüsse sogar beim Abnehmen helfen: Eine US-Studie stellte 2017 fest, dass Walnüsse über das Gehirn ein verstärktes Sättigungsgefühl auslösen. Zudem enthalten sie neben Fetten viele sättigende Ballaststoffe.

Im Grunde ist es gleich, welche der vielen Arten man bevorzugt: Erdnüsse, Walnüsse, Mandeln, Macadamia, Pekan- oder Haselnüsse – die Auswahl ist groß. Auch Cashew-Kerne zählen dazu, selbst wenn Botaniker sie nicht zu den Nüssen zählen. Eines allerdings haben sie alle gemein. Bei unkontrolliertem Genuss sind Nüsse gnadenlose Dickmacher.

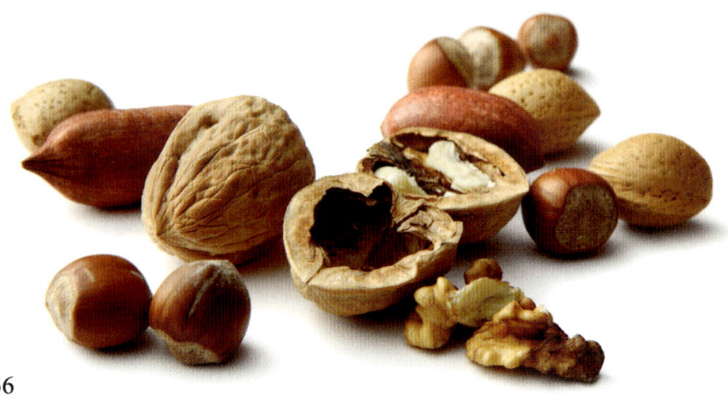

Weil sich die Inhaltsstoffe unterscheiden, ist ein Nuss-Mix optimal.

RICHTIG

Spätes Abendessen macht dick

„Iss morgens wie ein Kaiser, mittags wie ein König und abends wie ein Bettelmann." Die alte Weisheit galt mehrere Jahre lang nicht mehr. Doch mittlerweile hat erneut ein Umdenken eingesetzt.

Wer abnehmen möchte, muss weniger Kalorien zu sich nehmen, als er verbraucht. Das gilt immer noch. Doch es galt jahrelang als ziemlich gleichgültig, zu welcher Tageszeit man die Nahrung zu sich nahm. Es zählte nur die Gesamtbilanz.

Gegenargumente aus Chicago

Eine Studie von Forschern der North Western University in Chicago stellte das im Jahr 2009 in Frage. Die Wissenschaftler beobachteten – allerdings nur bei Experimenten an Mäusen – einen deutlichen Einfluss des Tag-Nacht-Rhythmus der Tiere. Sie verabreichten ihnen besonders fettreiches Futter, und zwar einer Gruppe zu ihrer natürlichen Schlafenszeit, einer anderen zu ihrer Wachzeit (bei Mäusen in der Nacht). Die tagsüber während ihrer Schlafenszeit gefütterten Tiere nahmen viel mehr zu (48 %) als die nachts während ihrer Wachzeit gefütterten Tiere (20 %).

Wer abnehmen möchte, muss weniger Kalorien zu sich nehmen, als er verbraucht.

Beim Menschen scheint der Sachverhalt ähnlich zu sein, wie eine 2013 veröffentlichte Studie israelischer Forscher nahelegt.

Israelische Vergleichsstudie

Bei einer Reduktionsdiät wurde zwei Gruppen adipöser Frauen mit metabolischem Syndrom zwölf Wochen lang ein reichhaltiges Frühstück oder ein opulentes Abendessen aufgetischt; die Gesamtkalorienmenge aber war gleich. Das Ergebnis: Die Frühstücksgruppe nahm mehr ab, hatte weniger Hunger und einen besseren Zuckerstoffwechsel. Ähnlich verhält es sich bei Männern, wie 2017 Forscher des Deutschen Instituts für Ernährungsforschung ermittelten.

Offenbar ist es also nicht gleichgültig, wann man isst. Der Körper wird von inneren Uhren gesteuert, und der Stoffwechsel mit seinen Hormonen und seinem komplexen biochemischen Zusammenspiel unterliegt einem Tag-Nacht-Rhythmus.

Vorsicht bei Snacks

Grundsätzlich sind sich Ernährungsforscher einig, dass zusätzliche Snacks ein Problem sein können. Wer tagsüber den „kleinen Hunger zwischendurch" mit Süßigkeiten stillt, ist abends richtig hungrig. Dann wird die Mahlzeit wahrscheinlich besonders reichlich ausfallen.

FALSCH

Obstsaft tut dem Körper genauso gut wie Obst essen

Obst ist gesund. Obststücke, im Ganzen verzehrt, haben große Vorteile gegenüber Obstsäften und Fruchtdrinks, die oft im Übermaß getrunken werden und dann gesundheitliche Risiken in sich bergen.

Natürlich ist ein frisch gepresster Orangensaft ein Labsal, zumal an heißen Tagen, und zudem voller Vitamine. Doch solchen Orangensaft hat man seltener zur Verfügung, und auch der Obststand, der frisch gepresste Säfte anbietet, ist nicht immer in der Nähe. Deshalb greifen die meisten von uns zu Obstsäften aus dem Supermarkt. Über solche Säfte sollte man gut Bescheid wissen.

Es gibt mehrere Kategorien, die gesetzlich geregelt sind. Fruchtsaftgetränke etwa bestehen aus Wasser, Zucker, eventuell Süßstoff, Fruchtsaft und meist Fruchtaromen. Sie enthalten sehr viel Zucker und wenig Frucht. In Fruchtnektaren wiederum finden sich zwischen 25 und 50 % Frucht und in der Regel ebenfalls viel Zucker. Fruchtsäfte hingegen müssen mindestens 94 % Fruchtanteil haben.

Sekundäre Pflanzenstoffe

Viele dieser Substanzen sind für unsere Ernährung besonders wertvoll. Die Pflanze erzeugt sie nicht als Nahrung oder Baustoff, sondern z. B. als Schutz gegen Fressfeinde, Bakterien, Pilze oder als Sonnenschutz. Auch Geruchs- und Farbstoffe zählen dazu.

Viele Obstgetränke sind also aufgrund des Zuckergehalts äußerst kalorienreich und zum Abnehmen völlig ungeeignet. Zumal zuckerhaltige Getränke nicht so leicht ein Sättigungsgefühl auslösen. Die Deutsche Gesellschaft für Ernährung (DGE) rät, die tägliche Zuckerzufuhr einschließlich natürlichen Zuckers aus Fruchtgetränken auf 10 % der Gesamtenergiezufuhr zu begrenzen, also auf 50 g.

Zerstörung durch das Pressen

Ein weiterer Grund, warum industriell hergestellter Obstsaft nur in Maßen genossen werden sollte: Bei der Herstellung wird das Obst zerkleinert, gepresst und bei hohen Temperaturen keimfrei gemacht. Zwar bleiben die Anthocyane (Farbstoffe), Aromastoffe, Mineralien und viele weitere Pflanzeninhaltsstoffe erhalten. Aber das Pressen und der Kontakt mit Luftsauerstoff zerstören und verändern chemisch einen Teil der Vitamine und der sekundären Pflanzenstoffe, von denen die meisten für die menschliche Ernährung wertvoll sind. Ein anderer Teil verbleibt in den Pressrückständen, besonders in der Schale.

Der Wert der ganzen Früchte

Doch gerade die Schale enthält besonders viele sekundäre Pflanzenstoffe. Das ist einer der Gründe, weshalb der Verzehr von ganzen Obststücken empfehlenswert ist. Ein weiterer Grund sind die im ganzen Obst enthaltenen Ballaststoffe, von denen lediglich ein kleiner Teil in den Saft gelangt. Diese Ballaststoffe sind für die Verdauung wichtig. Die Deutsche Gesellschaft für Ernährung (DGE) empfiehlt, täglich mindestens 30 g Ballaststoffe aufzunehmen, unter anderem aus Obst. Ballaststoffe werden nicht verdaut, aber sie füllen den Magen und verschaffen so ein Sättigungsgefühl. Zudem erhöhen sie im Darm das Volumen des Speisebreis, weil sie viel Wasser aufnehmen; deshalb soll man beim Verzehr ballaststoffreicher Speisen reichlich trinken.

Insgesamt sinkt durch ballaststoffreiche Nahrung das Risiko für Herz-Gefäß-Krankheiten. Außerdem steigt der Blutzuckerspiegel nach dem Essen langsamer an. Denn wenn er schnell ansteigt, sinkt er auch schnell wieder und man ist in Kürze wieder hungrig. Die vielfach behauptete Wirkung gegen Darmkrebs allerdings ist zweifelhaft.

Säfte: Gefahr durch Fruktose

Darüber hinaus lauert in Obstsäften auch ein echtes Risiko, und zwar durch die darin in großen Mengen enthaltene Fruktose, den Fruchtzucker. Dieser Stoff ist „die gefährlichste Form aller Zuckerarten", warnt Prof. Andreas Pfeiffer vom Deutschen Institut für Ernährungsforschung (DIfE).

Kleine Mengen Fruktose kommen in fast jeder Obstsorte vor und sind kein Problem. Sie werden schon im Darm in Glukose umgewandelt, die der Körper braucht. Um beispielsweise mit Äpfeln in den kritischen Bereich zu kommen, müsste man Tag für Tag mehr als ein Kilogramm verzehren.

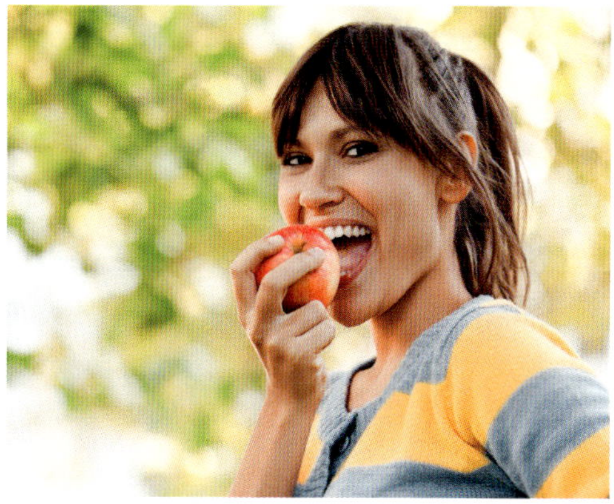

Obst ist köstlich, macht satt und fördert die Verdauung. Es ist Fruchtsäften immer vorzuziehen.

Gefährlich dagegen ist ein häufiger Großangriff auf den Stoffwechsel mit der Fruktosebombe Saft. Denn bei größeren Fruktosemengen ist dieses System überlastet: Der Stoff gelangt in die Leber und wird dort schließlich zu Triglyzeriden verarbeitet, die sich als Depotfett im Körper ablagern.

Weil aber Säfte mit ihrem hohen Fruchtzuckergehalt heute in großen Mengen getrunken werden, nehmen wir viel zu viel davon auf. Zudem ist der besonders süße und billige Fruchtzucker auch in zahlreichen weiteren industriell verarbeiteten Nahrungsmitteln sowie in Erfrischungsgetränken enthalten. Kein Wunder daher, dass das metabolische Syndrom immer häufiger wird, ein gefährliches Quartett aus Fettleibigkeit, Bluthochdruck, niedrigem HDL-Cholesterinspiegel und Insulinresistenz – und Vorstufe zu Diabetes Typ 2.

Gefährlich ist ein häufiger Großangriff auf den Stoffwechsel mit der Fruktosebombe Saft. Denn bei größeren Fruktosemengen ist dieses System überlastet: Der Stoff gelangt in die Leber und wird dort zu den schädlichen Triglyzeriden verarbeitet.

RICHTIG

Dunkle Schokolade ist gesünder als Milchschokolade

Schokolade ist heutzutage beliebt wie nie, und selbst im durchschnittlichen Supermarkt kann man inzwischen unter Dutzenden von Sorten wählen. Ernährungsforscher aber haben dazu eine besondere Meinung.

Pro Jahr verzehrt der Durchschnittsdeutsche neun Kilogramm Schokolade, also jede Menge Zucker und Fett, vorwiegend pflanzliches in Form von Kakaobutter. Der Kakao wiederum birgt eine Fülle nützlicher und gesunder Stoffe. Neben Stimmungsaufhellern (Theobromin, Dopamin, Serotonin), Mineralstoffen (Eisen, Kalzium, Magnesium) und Vitaminen (E, B1, B2, Niacin) zählen dazu auch Flavonoide.

Der tägliche Verzehr eines Stückchens Bitterschokolade senkte den Blutdruck und damit das Risiko für Herz-Kreislauf-Erkrankungen, vor allem Schlaganfall.

Nicht alle dieser meist bitter schmeckenden Substanzen sind gesund, wohl aber die Kakao-Flavonoide. Eine 2010 vom Deutschen Institut für Ernährungsforschung veröffentlichte Langzeitstudie mit 20 000 Teilnehmern zeigte, dass der tägliche Verzehr eines Stückchens Bitterschokolade den Blutdruck und so das Risiko für Herz-Kreislauf-Erkrankungen senkt, vor allem das für Schlaganfall. Bei Herz-Kreislauf-Leiden verminderte sich das Risiko gegenüber Schokolade-Meidern um 40 % und die Herzinfarktgefahr um 27 %. Ein Schlaganfall war sogar nur halb so wahrscheinlich.

Das bestätigte 2018 Dr. Lee Berk von der kalifornischen Loma Linda University. Schokolade erhöhe das Wohlbefinden, verbessere das Gedächtnis und stärke das Immunsystem, schrieb er. Herz und Gefäße sollen ebenfalls profitieren.

Je dunkler, desto besser

Die Resultate dieser Studien waren umso positiver, je mehr Kakao die Schokolade enthielt. Milchschokolade mit teils unter 25 % Kakaogehalt oder gar weiße Schokolade fallen somit aus. Wer gesund leben möchte, sollte zu Produkten greifen, die mindestens 70 % Kakaoanteil enthalten.

Aber nicht übertreiben, sonst überwiegen die negativen Wirkungen von Fett und Zucker. Ernährungsforscher empfehlen pro Tag eine Rippe Schokolade, also bis zu 20 g.

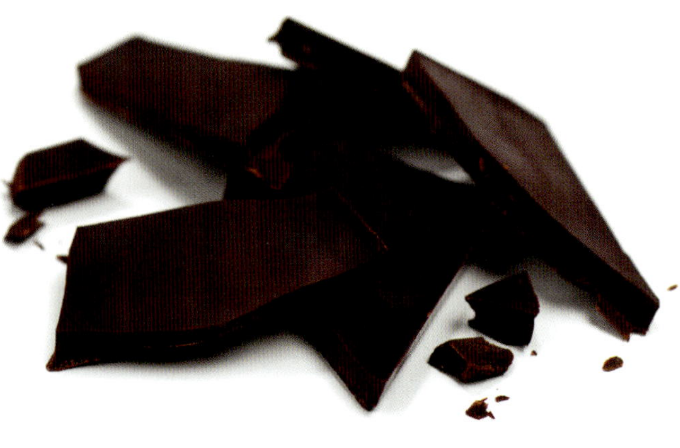

Eine gesunde Dosis dunkle Schokolade – für fünf Tage

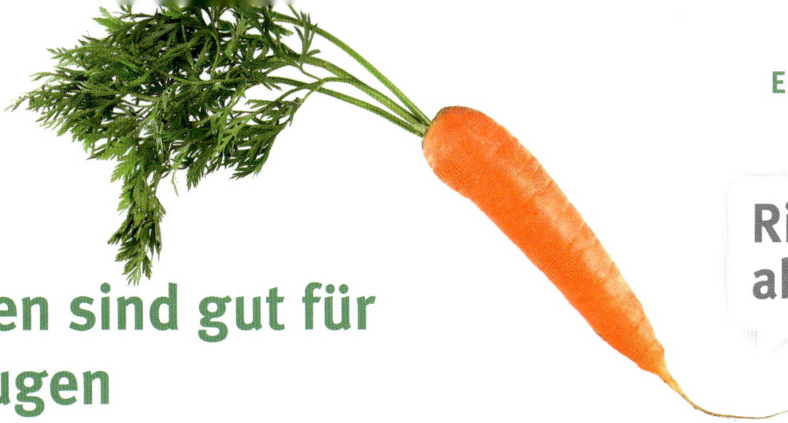

Möhren sind gut für die Augen

Richtig, aber …

Das reichlich in Möhren enthaltene Betacarotin ist unverzichtbar für den Sehsinn. Ein Mangel wirkt sich verheerend aus. Doch da wir hierzulande damit gut versorgt sind, müssen wir Möhren nicht in Massen essen.

Möhren liefern den gelbroten Farbstoff Betacarotin. Den gibt es zwar auch in vielen anderen Gemüse- und Obstsorten, aber in Möhren fällt er besonders auf, weil er ihnen ihr orangefarbenes Erscheinungsbild verleiht. Auch Grünkohl, Spinat, Kürbisse, Pfirsiche und Mangos sind reich an Betacarotin.

Dafür, dass Betacarotin so häufig in der Natur vorkommt, dürfen wir dankbar sein. Laut der Deutschen Gesellschaft für Ernährung (DGE) sollten wir täglich mehrere Milligramm davon aufnehmen, am besten zusammen mit Fett, denn es ist fettlöslich, in Wasser dagegen weniger.

Wirkungen von Betacarotin

Der Körper wandelt Betacarotin um in Vitamin A, wichtig für eine gute Funktion der Nerven und der roten Blutkörperchen. Auch ist Vitamin A am Eiweißstoffwechsel und an der Bildung von Haut und Knochen beteiligt, es unterstützt das Immunsystem und wirkt maßgeblich an der Entstehung der Geschlechtshormone und am Wachstum des Embryos mit. Und nicht zuletzt ist dieses Vitamin unverzichtbar für den Sehsinn.

Die gekrümmte Hornhaut und die Augenlinse erzeugen ein Bild der Umgebung auf der Netzhaut im Augenhintergrund. Dort sitzen die Sehsinneszellen, die drei Sorten Stäbchen für die Grundfarben Rot, Grün und Blauviolett des Farbensehens sowie die extrem lichtempfindlichen Zäpfchen zum Sehen in der Dunkelheit. In jeder einzelnen Sehzelle arbeiten Vitamin-A-Moleküle an der Umwandlung von Lichtimpulsen in Nervensignale.

Ein Mangel an Betacarotin/Vitamin A würde sich äußerst negativ auf die Sehfähigkeit auswirken. Aber wie bereits erwähnt, ist man hier bei uns damit reichlich versorgt.

Grauer Star

Eine zehnjährige Studie in Harvard stellte fest, dass große Mengen Obst und Gemüse – vor allem Zitrusfrüchte, Möhren und Spinat – das Risiko von grauem Star um 10–15 % senkten.

Gefahr bei Vitamin-A-Mangel

Anders ist die Lage in vielen Entwicklungsländern: Dort erblinden jedes Jahr 250 000 bis 500 000 Kinder als Folge von Vitamin-A-Mangel. Man versuchte, dieser Gefahr mit betacarotinreichem „Goldenen Reis“ entgegenzuwirken, und es zeigten sich bereits Erfolge. Aber weil dieser Reis gentechnisch erzeugt wird, ist seine Einführung umkämpft. Umweltorganisationen lehnen ihn wegen vermuteter unkalkulierbarer Folgen ab.

FALSCH

Light-Produkte helfen beim Abnehmen

Produkte, denen ein wesentlicher Inhaltsstoff wie Fett oder Zucker fehlt, wurden lange als Abnehmhilfe gepriesen. Heute sieht man Light-Produkte kritischer, nicht zuletzt, weil der Gesetzgeber genauer hingeschaut hat – nicht auf das, was fehlt, sondern auf das, was zusätzlich drin ist.

Da *light* auf Deutsch „leicht“ heißt, assoziiert man bei Nahrungsmitteln mit diesem Begriff „kalorienarm“, was wiederum „geringeres Körpergewicht“ suggeriert. Doch das ist ein Irrtum. Viele so bezeichnete Produkte helfen nicht beim Abnehmen; manchmal bewirken sie sogar das Gegenteil.

Die Health-Claims-Verordnung

Man sollte vor allem darauf achten, was der Hersteller in ein Produkt hineingemischt hat, und weniger darauf, was weggelassen wurde. Das gilt insbesondere für Nahrungsmittel, die Bezeichnungen tragen wie „fettreduziert“ oder „energiereduziert“.

Diese Begriffe kann ein Hersteller nicht einfach auf seine Produkte schreiben, denn sie sind gesetzlich definiert. Bereits 2007 wurde die EU-weit gültige Health-Claims-Verordnung eingeführt. Das war offenbar nötig, denn zuvor hatten Hersteller jahrelang mit Mogelpackungen geworben, die vielleicht weniger Fett, dafür aber sehr viel Zucker enthielten. Oder mit Aufschriften über angebliche Gesundheitswirkungen. Das Magazin *Focus* betitelte seinen Bericht über die neue Verordnung sogar mit „Das Ende der ‚Light‘-Lüge“.

Aussagen zu Krankheiten, die von dem Produkt angeblich gebessert werden, sind verboten. Nur Angaben zu gesundheitsfördernden Wirkungen sind erlaubt.

Die Health-Claims-Verordnung regelt seither im Detail, welche Angaben zu Nährwert und Gesundheit auf der Verpackung stehen müssen und was auf keinen Fall erlaubt ist. Sie definiert auch die wichtigsten Werbe-Bezeichnungen. „Fettreduzierte“ Lebensmittel etwa müssen mindestens 30 % weniger Fett enthalten als ein unbearbeitetes Produkt. Auch für „Kalorienreduziert“, „Energiefrei“, „Ohne Zuckerzusatz“ und ähnliche Aussagen sind die Voraussetzungen genau festgelegt.

Aussagen zu Krankheiten, gegen die das Produkt angeblich hilft, sind verboten. Nur Angaben zu gesundheitsfördernden Wirkungen sind erlaubt, müssen aber wissenschaftlich nachgewiesen werden. Solche Fälle landen immer wieder vor Gericht, weil manche Hersteller versuchen, die Bestimmungen entsprechend ihren Interessen auszulegen.

Die Einwände

Ernährungsexperten sehen Light-Produkte denn auch immer noch kritisch. Allein schon das Etikett „light“ verleite Verbraucher, von dem Produkt umso mehr zu essen. Damit werde jede etwaige Kalorieneinsparung zunichte gemacht.

Es gibt auch Hinweise, dass der Körper den Betrug merkt und nicht das normale Sättigungsgefühl erzeugt, weil die von Auge und Geschmack versprochenen Nährstoffe ausbleiben. Schon 2011 hatten Forscher der Purdue-Universität im US-Bundesstaat Indiana bei Rattenexperimenten festgestellt, dass mit Fettersatzstoffen gefütterte Tiere weit weniger Gewicht verloren als solche, die einfach weniger Kalorien bekamen.

Allerlei Zusätze

Zudem bedeutet z. B. „Fettreduziert“ nicht automatisch weniger Kalorien. Es ist möglich, dass das Produkt dafür mehr Kohlenhydrate enthält. Zudem soll sich ein fettarmes Produkt im Mund zumindest ähnlich anfühlen wie die nicht fettreduzierte Version und auch ungefähr gleich schmecken. Das erreichen die Hersteller aber nur durch eine Reihe von Zusätzen wie Emulgatoren, Geschmacksverstärker und Aromastoffe, die das Produkt noch künstlicher machen.

Ähnliche Probleme haben „zuckerfreie“ oder „zuckerreduzierte“ Produkte. Hier werden oft Süßstoffe eingesetzt, um den gewohnten süßen Geschmack zu erreichen. Das gilt erst recht für kalorienreduzierte Light-Erfrischungsgetränke. Die Studienlage zur Wirkung solcher Getränke ist allerdings dünn. Selbst die US-amerikanische Kardiologen-Gesellschaft konnte sich nicht zu einem endgültigen Urteil durchringen und empfiehlt in einem 2018 in der Zeitschrift *Circulation* erschienenen Bericht vorbeugend den Umstieg auf andere Getränke wie Wasser, rein oder zuckerfrei aromatisiert, z. B. mit reinem Obstsaft. Das sei insbesondere bei Kindern dringend geboten.

Es gibt Hinweise, dass der Körper den Betrug merkt und nicht das normale Sättigungsgefühl erzeugt.

Was ist eine Kalorie?

Eine Kalorie bezeichnet die Energie (Brennwert), die der Körper aus einem Nahrungsmittel erhält. Es gibt zahlreiche Tabellen zum Brennwert diverser Lebensmittel, meist auf 100 g bezogen. Eine gebräuchliche Maßeinheit dafür sind Kilokalorien (kcal). Eine Kilokalorie sind 1000 Kalorien. In der Regel spricht man von Kalorien, wenn eigentlich Kilokalorien gemeint sind.

Korrekter und für Lebensmittel vorgeschrieben ist allerdings die Einheit Joule (J) bzw. Kilojoule (kJ), so benannt zu Ehren des britischen Physikers James Prescott Joule. Zum Umrechnen: 1 kcal entspricht etwa 4,2 kJ. Umgekehrt ist 1 kJ gleich 0,2 kcal.

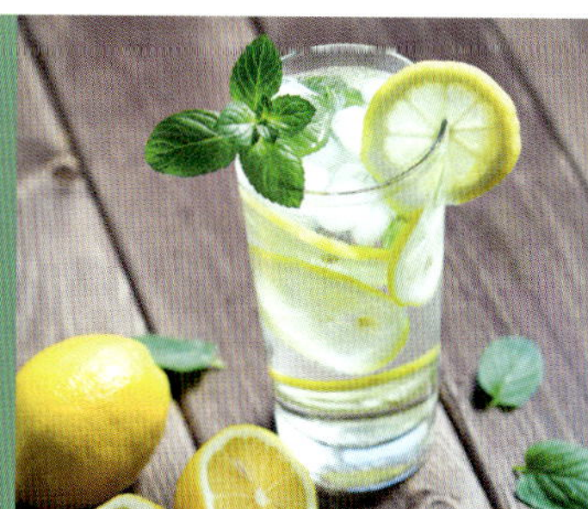

Kalorienarm wie jedes Light-Getränk, aber erfrischender: Wasser, mit Zitrone und Minzeblättern aromatisiert.

Falsch, aber ...

Marktgemüse enthält mehr Vitamine als Tiefkühlgemüse

Der Frischezustand von Obst und Gemüse hat großen Einfluss auf den Vitamin- und Nährstoffgehalt. Deshalb sollte man beim Kauf von Gemüse auf dem Markt oder im Supermarkt die Augen offen halten. Überzeugt die Frische nicht, ist man mit Tiefkühlware besser bedient.

Manche Kunden sind Tiefkühlgemüse gegenüber skeptisch. Man weiß ja nicht genau, wo es herkommt und in welchem Zustand es eingefroren wurde. Doch bei namhaften Herstellern ist die Skepsis in der Regel nicht gerechtfertigt. Nicht selten ist das Gemüse sogar in besserem Zustand und reicher an Vitaminen und anderen wertvollen Inhaltsstoffen als Ware vom Wochenmarkt, erst recht als solche aus dem Supermarkt.

Denn Vitamine und auch viele Aromastoffe sind recht empfindlich gegen Sauerstoff, Wärme und Licht. Das gilt nicht zuletzt für Vitamin C. Bei Zimmer- und Supermarkttemperatur – die Stände für Frischgemüse sind nicht gekühlt – kann leicht ein Fünftel dieses Vitamins pro Tag verloren gehen. Spinat zum Beispiel enthält nach drei Tagen in manchen Fällen nur noch die Hälfte an Vitamin C.

Deutschland importiert, trotz ausgedehnten eigenen Anbaus, jährlich mehr als drei Millionen Tonnen Gemüse und mehr als fünf Millionen Tonnen Obst.

Ideal ist daher natürlich Gemüse aus dem eigenen Garten oder ganz frisch geerntete Ware vom Bauern, die man entweder auf seinem Hof kauft oder auf dem Wochenmarkt, wenn der Bauer die frische Ernte bestätigt. Hat man das Glück, solche Produkte in der Küche zu haben, sollte man sie alsbald verarbeiten oder zumindest im Kühlschrank lagern, denn die Kühle bremst den Vitaminabbau.

Aus der Ferne auf den Tisch

Supermarktware dagegen kann schon einmal mehrere Tage alt sein. Ein großer Teil, zumal in Winter und Frühjahr, kommt aus fernen Ländern und hat eine Reise von Tausenden von Kilometern im Kühlraum hinter sich. Deutschland importiert, trotz ausgedehnten eigenen Anbaus, jährlich mehr als drei Millionen Tonnen Gemüse und mehr als fünf Millionen Tonnen Obst.

Die Angabe des Herkunftslandes ist heute bei unverarbeitetem Obst und Gemüse vorgeschrieben, sodass sich der Verbraucher informieren kann. Kartoffeln etwa stammen von November bis Mai oft aus Südamerika oder Ägypten. Brokkoli wird aus der Türkei

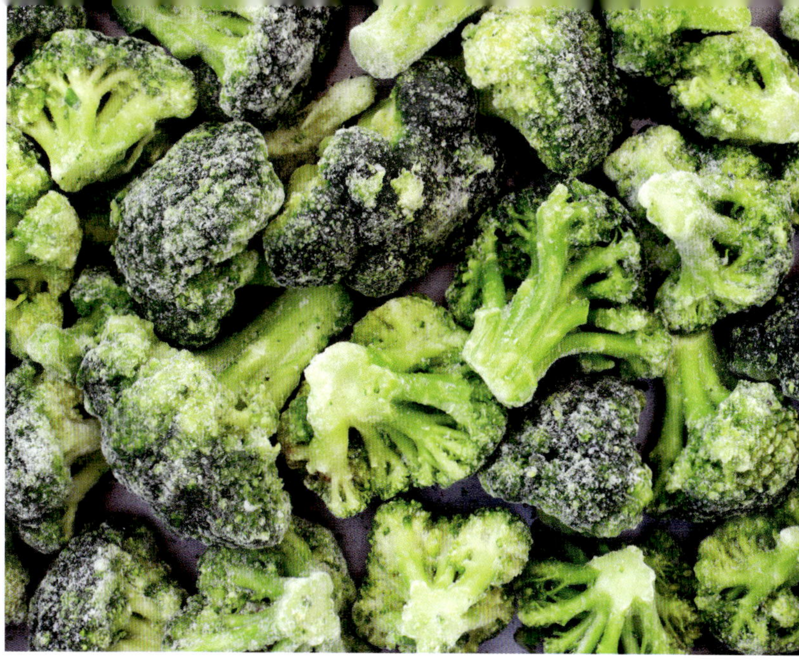

Tiefkühlgemüse bleibt lange frisch wie am Tag der Ernte, mit allen Vitaminen und Nährstoffen. Das ist besonders für Brokkoli wichtig, der schnell welk wird.

importiert, Tomaten vielfach aus Mittel- und Südamerika. Andere Gemüsesorten kommen aus riesigen Treibhäusern, oft aus den Niederlanden, Spanien oder Italien. Gemüsegroßhändler kaufen die Ware bei Bauern auf und ex- bzw. importieren sie. Tomaten aus Südspanien zum Beispiel werden vor Ort sortiert und verpackt und reisen dann in Kühllastwagen nach Deutschland.

In zentralen Umschlagplätzen, die mit Kühlhallen ausgestattet sind, werden Obst und Gemüse zwischengelagert. Schließlich werden sie an Großhändler versteigert und an Supermärkte oder Obst- und Gemüseläden vor Ort verkauft. Von der Ernte bis zur Auslage im Laden vergehen oft vier Tage.

Alternativen für Frischprodukte

Weil sich viele Verbraucher inzwischen dieser Tatsachen bewusst sind und nach Alternativen suchen, haben sich Anbieter von „Bio-Kisten“ etabliert. Die kann man abonnieren und bekommt solch eine Kiste ins Haus gebracht, die frisches Gemüse aus der Region enthält, je nach Jahreszeit wechselnd. Meist stammt es von einem Bio-Bauernhof.

Vorteile des Tiefkühlgemüses

Da man solche Möglichkeiten oft nicht hat und trotzdem Produkte mit optimalem Vitamin- und Nährstoffgehalt wünscht, lohnt es sich auf jeden Fall, zu Tiefkühlware zu greifen. Sie steht, wie das Bundeszentrum für Ernährung (BZfE) in einer Beurteilung anmerkt, „saisonunabhängig und nährstoffschonend konserviert“ zur Verfügung.

Das für Tiefkühlware bestimmte Gemüse wird zum optimalen Reifezeitpunkt geerntet und unmittelbar danach blanchiert (kurz mit heißem Wasser übergossen). Das stoppt Abbauprozesse durch zelleigene Enzyme und konserviert so wertvolle Inhaltsstoffe. Dann wird das Gemüse bei Temperaturen unter –30 °C schockgefrostet. Zum Lagern reichen (auch längerfristig) –18 °C.

Das für Tiefkühlware bestimmte Gemüse wird zum optimalen Reifezeitpunkt geerntet und sofort danach blanchiert.

Wichtig ist, dass die sogenannte Kühlkette nicht unterbrochen wird. Hersteller und Transporteure gewährleisten dies (letztere mit entsprechend ausgerüsteten Lastwagen). Doch auch der Kunde muss darauf achten, dass auf dem Weg nach Hause die Ware nicht antaut.

Bei Tiefkühlgemüse ist (im Gegensatz zu anderer Tiefkühlware) Auftauen nicht nötig. Man kann und sollte es direkt in Pfanne oder Topf geben und verarbeiten.

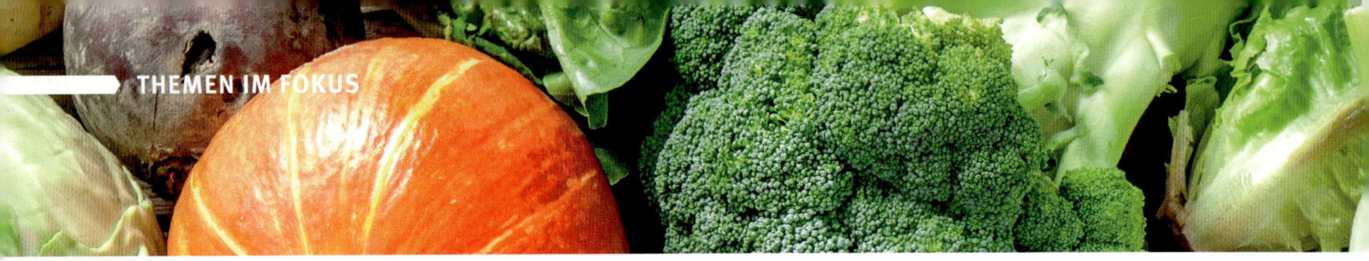

Was genau bedeutet „Bio“ bei Lebensmitteln?

Bio-Nahrungsmittel findet man heute in jedem Supermarkt, der Absatz boomt. Doch hat der Verbraucher dadurch wirklich einen Vorteil oder nur ein besseres Gewissen?

Das am 1. Juli 2010 eingeführte europäische Bio-Siegel

Grundsätzlich werden Bio-Lebensmittel als solche definiert, die aus ökologischem Anbau stammen. Das bedeutet, dass sie ohne Mineraldünger, synthetische Pflanzenschutzmittel und Gentechnik hergestellt wurden. Für tierische Produkte ist artgerechter Tierhaltung Voraussetzung. Zusatzstoffe wie künstliche Geschmacks-, Farb- und Konservierungsstoffe sind in Bio-Nahrungsmitteln nicht erlaubt. Darüber hinaus dürfen sie nicht zur Konservierung ionisierender Strahlung ausgesetzt oder mit gentechnisch veränderten Organismen erzeugt werden.

Bio-Lebensmittel dürfen nicht mit gentechnisch veränderten Organismen erzeugt werden.

› Nachgewiesen wird das in der Regel durch ein „Bio-Siegel“. Dieses soll garantieren, dass bei der Produktion und der Tierhaltung bestimmte ökologische Standards eingehalten wurden.

› In Deutschland boomen Bio-Lebensmittel mit starken Wachstumsraten. Da aber lediglich etwa 8 % der Anbaufläche für den ökologischen Landbau genutzt werden, stammen viele Bio-Produkte aus dem Ausland. Zum Beispiel kommen Kartoffeln aus Ägypten, Weizen aus Polen und der Ukraine, Hirse aus China, Tomaten, Paprika, Knoblauch und Zucchini aus Spanien, Italien und Marokko, Möhren und Gurken aus den Niederlanden, Äpfel aus Argentinien, Sonnenblumenkerne aus China und Haselnüsse aus der Türkei.

Bemerkenswert: Eine neue EU-Öko-Verordnung erlaubt ab 2021 Ausnahmen im Pestizid- und Düngereinsatz für Produkte aus dem Ausland.

Bio-Boom nach Lebensmittelskandalen

Ein Grund für den anhaltenden Bio-Boom sind diverse Lebensmittelskandale in den letzten Jahrzehnten, nicht zuletzt der „Gammelfleischskandal“ im ersten Jahrzehnt des neuen Jahrtausends.

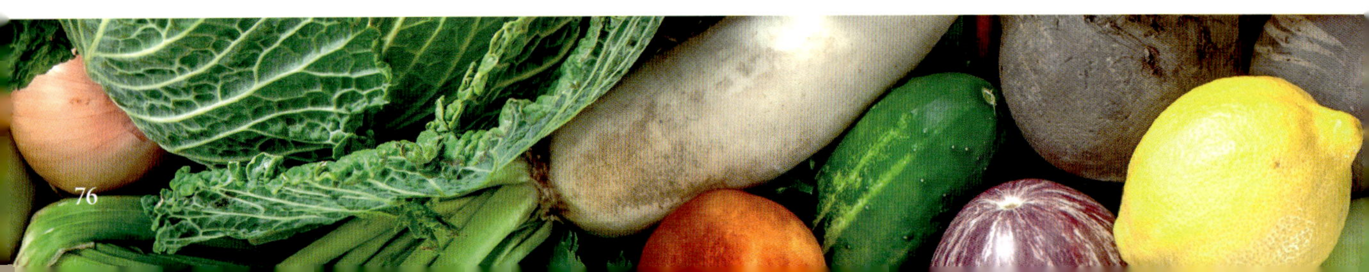

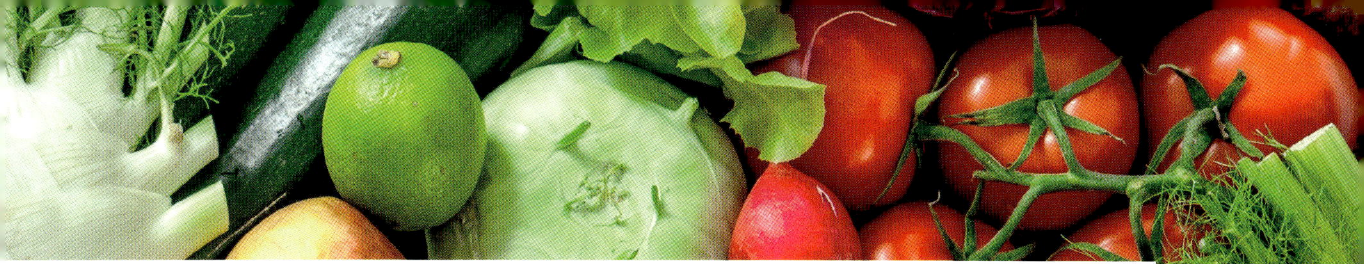

Die Entwicklung des Marktsektors ökologischer Anbau in Deutschland

Die 2018 um 5,5 % angestiegene Nachfrage für Bio-Lebensmittel ist eine Folge des ausgeweiteten Angebots der Discounter und Vollsortimenter des Lebensmitteleinzelhandels. Ein wachsender Markt für heimische Öko-Rohwaren animierte mehr Bio-Betriebe, größere Flächen zu bearbeiten.

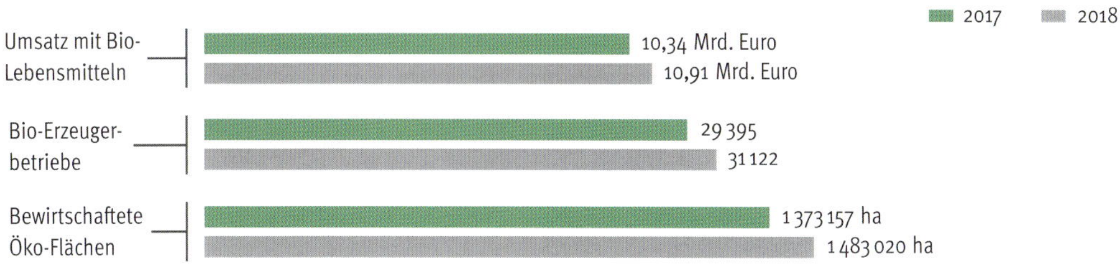

Quelle: Statista

2005 und 2006 wurde in Deutschland mehrfach verdorbenes Fleisch mit überschrittenem Verfallsdatum nach Umetikettierung oder Verarbeitung wieder verkauft. Tausende Tonnen wurden daraufhin beschlagnahmt und vernichtet.

› Bio-Lebensmittel hingegen stehen im Ruf, besonders gesund und wohlschmeckend zu sein. Allerdings erwiesen sich in unabhängigen Untersuchungen Nährstoffgehalt und Geschmack der Öko-Produkte denen aus konventioneller Herstellung nicht eindeutig als überlegen. Da ihre Erzeugung aber aufwendiger ist als die konventionell produzierter Lebensmittel, sind sie teurer.

Geringere Rückstände

Der Gehalt an dem giftigen und krebserregenden Schwermetall Kadmium ist in Öko-Produkten geringer, da im Öko-Landbau kein Mineraldünger verwendet wird. Aber es ist nicht klar, ob der Unterschied gesundheitlich von Bedeutung ist. Auch Rückstände von künstlich hergestellten Pflanzenschutzmitteln werden in Bio-Produkten seltener und in geringeren Mengen gefunden, doch auch die höheren Rückstände in konventionellem Landbau liegen weit unter der Gefahrengrenze.

Mittel der Schädlingsbekämpfung

Natürlich muss auch der Öko-Landbau mit Pilzen und anderen Schädlingen kämpfen und nutzt dafür z. B. Eisenverbindungen und Schwefel. Auch Kupferverbindungen kommen zum Einsatz – begrenzt, weil sie zwar für Menschen unschädlich sind, für Kleinlebewesen aber giftig.

Regeln für Zusätze

Bio-Lebensmittel dürfen nur pflanzliche Verdickungsmittel, Backtriebmittel oder Emulgatoren enthalten, die in einer Positivliste aufgeführt sind. Außerdem nicht mehr als 5 % konventionell erzeugte Bestandteile, begrenzt auf eine Liste ausdrücklich erlaubter Rohstoffe.

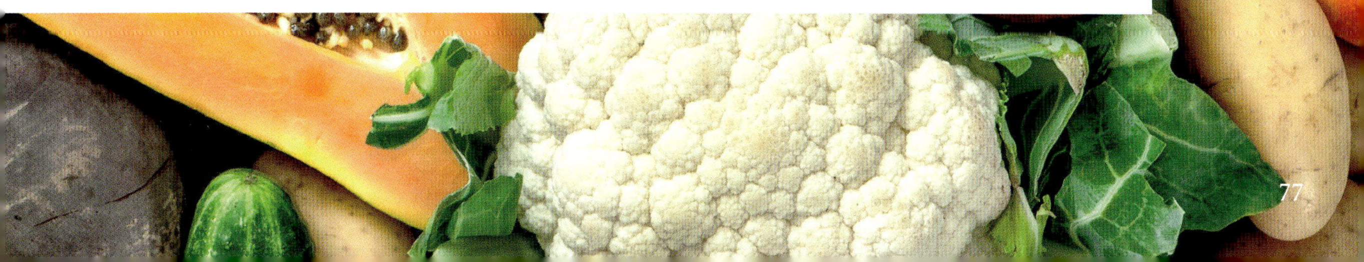

Falsch, aber ...

Süßigkeiten erhöhen das Diabetes-Risiko

Der Begriff „Zuckerkrankheit" für Diabetes mellitus scheint darauf hinzudeuten, dass dieses Leiden etwas mit übermäßigem Zuckerkonsum zu tun haben könnte. Das stimmt so nicht – allerdings führt hoher Zuckerkonsum zu Übergewicht, und das kann tatsächlich ein Diabetes-Risiko sein.

Begriffserklärung:
Diabetes mellitus kommt vom griechischen *diabétes* (Durchfluss) und dem lateinischen *mellitus* (honigsüß), was sich auf das süße Aroma des Urins bezieht.

Unser Körper braucht Zucker, chemisch bezeichnet als Glukose – eine unersetzliche Energiequelle für die Körperzellen. Der Körper kann Glukose selbst herstellen, z. B. durch die Verdauung von Kohlenhydraten, die u. a. in Getreideprodukten, Hülsenfrüchten, Obst und Gemüse enthalten sind. Denn chemisch bestehen Kohlenhydrate vor allem aus aneinandergereihten Glukose-Molekülen. Sind Kohlenhydrate nicht verfügbar, kann der Körper den lebensnotwendigen Treibstoff Glukose auch aus Fett und Eiweiß produzieren. Doch wenn wir ihm Zucker direkt anbieten, belohnt er uns mit angenehmen Gefühlen. Im Licht der Frühzeit des Menschen betrachtet ist diese Reaktion des Körpers sehr vernünftig, denn für den Körper ist Zucker eine besonders rasch verfügbare Energiequelle. Heute haben wir allerdings nicht nur Früchte und Honig zur Verfügung wie der Frühmensch, sondern auch Süßigkeiten in zahllosen Varianten. Davon verzehren wir bei weitem zu viel.

Diabetes mellitus Typ 1 und 2

Beim Diabetes mellitus geht es um das Hormon Insulin, das den Blutzuckerspiegel regelt. Es wird in der Bauchspeicheldrüse produziert und steuert die Glukoseaufnahme der Körperzellen aus dem Blut. Beim Diabetes Typ 1 produziert die Bauchspeicheldrüse überhaupt kein Insulin. Das kann in jedem Alter geschehen und ist oft genetisch bedingt. Beim Typ 2 dagegen, der häufig durch Übergewicht ausgelöst wird, reagieren die Körperzellen nicht korrekt auf das Insulin, sodass der Blutzuckerspiegel steigt.

Zu viel von allem

Den meisten Zucker nehmen wir nicht als Glukose, sondern als Haushaltszucker zu uns, chemisch Saccharose. Dieser Haushaltszucker besteht aus Glukose- und Fruktose-Molekülen. Wir naschen ihn nicht nur in Form von Süßigkeiten, sondern nehmen auch große Mengen an „verstecktem" Zucker zu uns, der in vielen Nahrungsmitteln enthalten ist, selbst in sauer schmeckenden Fruchtsäften, Müsli oder Krautsalat.

Ein von der Nahrungsmittelindustrie viel eingesetztes Süßungsmittel ist Maissirup, der ebenfalls aus Glukose und einem starken Anteil aus Fruktose besteht und sich billig aus Stärke herstellen lässt. Fruktose ist – in größeren Mengen aufgenommen – besonders ungesund, weil der Teil, der nicht verstoffwechselt werden kann, die Fettablagerung im Körper forciert und sich insbesondere in der Leber ansammelt.

Ernährungswissenschaftler raten deshalb zur Mäßigung: Unter 50 g Zucker sollen wir zu uns nehmen, sagt die Deutsche Gesellschaft für Ernährung (DGE); höchstens 25 g empfiehlt die Weltgesundheitsorganisation WHO. Der reale Konsum liegt aber weit darüber, und auch von anderen Nährstoffen essen wir zu viel. Zudem bewegen wir uns zu wenig. In Deutschland sind mehr als 50 % der Frauen und 65 % der Männer übergewichtig oder sogar adipös.

Das metabolische Syndrom besteht aus einer Gruppe von Symptomen, etwa Bluthochdruck, einem gestörten Fettstoffwechsel und einem übermäßig erhöhten Blutzuckerspiegel.

Das metabolische Syndrom

Das hat Folgen, nämlich das sogenannte metabolische Syndrom. Das ist eine Gruppe von Symptomen, insbesondere Bluthochdruck, ein übermäßig erhöhter Blutzuckerspiegel und ein gestörter Fettstoffwechsel. Das sichtbarste Symptom ist Übergewicht. Vor allem gilt zu viel Fett um die inneren Bauchorgane herum, das Viszeralfett, als gefährlich. Besonders folgenreich ist ein zu hoher Blutzuckerspiegel. Er wird durch das Bauchspeicheldrüsen-Hormon Insulin geregelt. Nur dank Insulin können die Zellen die Glukose, die sie brauchen, aus dem Blut aufnehmen. Wird der Insulin-Rezeptor in den Zellen unempfindlicher, was bei diesem Symptomkomplex der Fall ist (Insulinresistenz), verbleibt mehr Glukose im Blut: Der Blutzuckerspiegel steigt.

Das metabolische Syndrom führt oft zu Diabetes mellitus. Zu diesem Syndrom kann ein hoher Zuckerkonsum wegen der massiven Kalorienzufuhr gehörig beitragen. Man wird also von Zucker, Bonbons und Schokolade dick, bekommt aber davon keine Zuckerkrankheit – jedenfalls nicht direkt. Das Diabetes-Risiko steigt erst, wenn sich das metabolische Syndrom entwickelt hat.

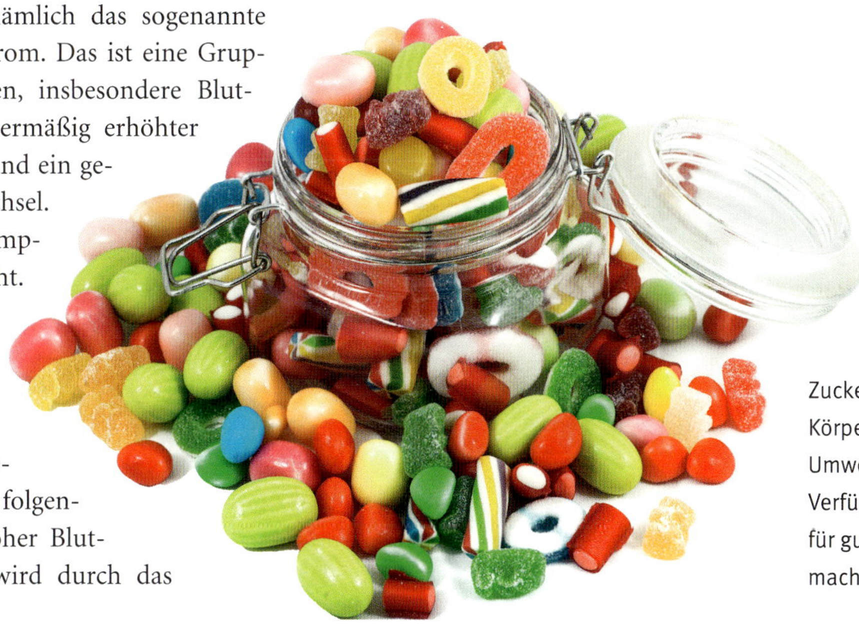

Zucker stellt den Körperzellen ohne Umwege Energie zur Verfügung. Das sorgt für gute Laune – und macht dick.

FALSCH

Dunkles Brot ist grundsätzlich gesünder als helles

Nicht jedes dunkle Brot ist Vollkornbrot – oft sieht es nur so aus, weil mit färbenden Zusätzen nachgeholfen wurde. Aber auch echtes Vollkornbrot ist nur bedingt gesünder als Weißbrot: Es gibt auch gesundheitliche Nachteile.

Spätestens seit der Chemiker Justus von Liebig im 19. Jahrhundert den hohen Nährstoffgehalt der äußeren Schichten des Getreidekorns entdeckte, ist Vollkornbrot als Nahrungsmittel beliebt. Es sättigt besser und die Sättigung hält länger vor als bei Weißbrot, sagt die Deutsche Gesellschaft für Ernährung (DGE). Zudem enthält es viel mehr Ballaststoffe, Mineralien und Vitamine. Dem hohen Gehalt an Mineralstoffen verdankt Vollkornmehl seine dunkle Farbe.

Doch nicht jedes dunkle Brot ist aus Vollkornmehl gebacken. Es gibt Methoden, helle Mehlmischungen dunkel zu färben, z. B. mithilfe von Zuckerkulör, (von französisch *couleur,* Farbe), einer Lösung von karamellisiertem Zucker. Eine knackige Kruste und ein Fantasiename wie Fitnessbrot, Vollwertbrot oder Urbrot befriedigen die Nachfrage nach „gesundem" Brot. Die Bezeichnung „Vollkornbrot" ist für solche Sorten nicht erlaubt: Vollkornbrot muss aus mindestens 90 % Vollkornmehl oder -schrot bestehen.

Lecker! Aber ist das wirklich ein Vollkornbrot? So darf es nur bezeichnet werden, wenn es mindestens zu 90 % aus Vollkornmehl besteht.

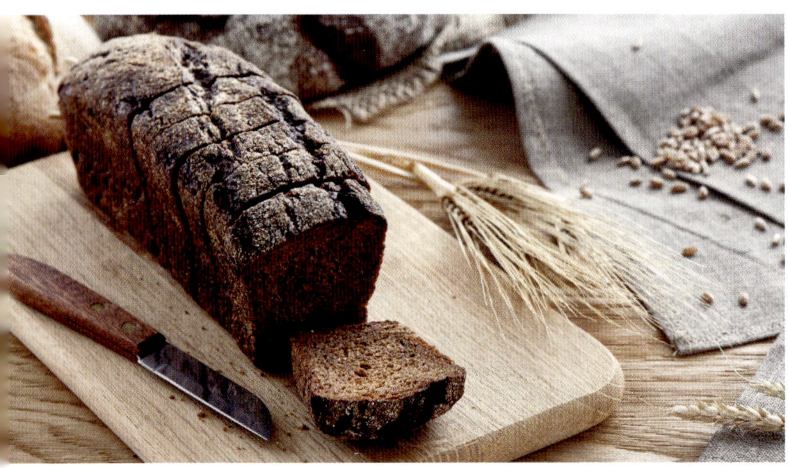

Bekömmlicher durch Sauerteig

Es gibt aber Zweifel, ob Vollkornbrot wirklich so gesund ist. In den Hüllen der Getreidekörner steckt nämlich auch Phytinsäure, die der Pflanze als Abwehrstoff gegen Fressfeinde dient. In unserem Körper bindet sie Mineralstoffe wie Eisen, Kalzium, Zink und Magnesium und hemmt deren Aufnahme in den Stoffwechsel. Bei handwerklich hergestellten Sauerteigbroten ist der Phytinsäuregehalt allerdings gering im Vergleich zu industriell gefertigten Sorten, weil sich die Phytinsäure während der Gärung abbaut.

Außerdem vertragen manche Menschen den hohen Ballaststoffanteil der Vollkornprodukte nicht und reagieren mit Darmbeschwerden. Man muss also selbst ausprobieren, welche Brotsorte einem bekommt.

Richtig, aber ...

Smoothies sind eine empfehlenswerte Vitaminquelle

Der Küchenmixer macht's möglich: Obst und Gemüse kann man pürieren und mit natürlichen Zusätzen zu einem wohlschmeckenden Getränk verarbeiten. Dabei gilt es allerdings einiges zu beachten.

Smoothies sind Getränke aus püriertem frischem Gemüse oder Obst, zubereitet mit Wasser oder einem Milchprodukt. Die Idee stammt aus den USA. Es gibt fast nichts Schmackhaftes aus der Natur, was man nicht zu einem Smoothie verarbeiten kann. So ist der Smoothie geradezu ein Powerdrink mit Vitaminen, Mineralien und den weiteren wertvollen Inhaltsstoffen der Pflanzen.

Doch bei aller Begeisterung für die Möglichkeit, alles pürieren zu können, was die Natur so bietet, sollte man gewisse Vorsichtsmaßnahmen nicht außer Acht lassen.

Vorsicht, giftige Pflanzen

Einiges darf nämlich nicht hinein: Rohe Kartoffeln, Bohnen, Rhabarber und Auberginen, denn sie alle enthalten ungekocht giftige Inhaltsstoffe, etwa Oxalsäure, die im Körper Kalzium bindet und sogar Nierensteine verursachen kann. Auch wenn es in manchen Rezeptbüchern empfohlen wird: Tannennadeln, Obstlaub, Kraut von Gartengemüse und Ähnliches gehört in die Biotonne, nicht in den Mixer. Gleiches gilt für selbst gesammelte Kräuter oder Gartenpflanzen, wenn man nicht genau weiß, ob sie unbedenklich sind. Eiben, Goldregen, Efeu und Hahnenfuß z. B. enthalten starke Gifte. Man muss sich also gut auskennen, wenn man Wild- oder Gartenpflanzen verarbeitet.

Die Deutsche Gesellschaft für Ernährung (DGE) sieht Smoothies zwar als sinnvoll an, aber sie seien keineswegs ein Ersatz für Obst und Gemüse. Für Abnehmwillige sind sie nur begrenzt geeignet, denn flüssige Nahrung sättigt weniger als festes Obst und Gemüse – man nimmt also deutlich mehr davon zu sich.

Vor allem aber sollte man Smoothies aus dem Supermarkt meiden. Ähnlich wie Fruchtsäfte enthalten sie oft große Mengen an zugesetztem Zucker, manchmal sogar weitere Zusatzstoffe. Doch die Idee hinter der Smoothie-Bewegung ist ja gerade, sie selbst herzustellen und unverfälscht ganz frisch zu trinken. Dann weiß man, was drin ist, und kann außerdem Zutaten nach eigenen Ideen und individuellem Geschmack hineinmixen.

<u>*Begriffserklärung:*</u>
Der Begriff Smoothie ist von dem englischen *smooth* abgeleitet, was „glatt, geschmeidig" bedeutet und die Konsistenz des Getränks kennzeichnet.

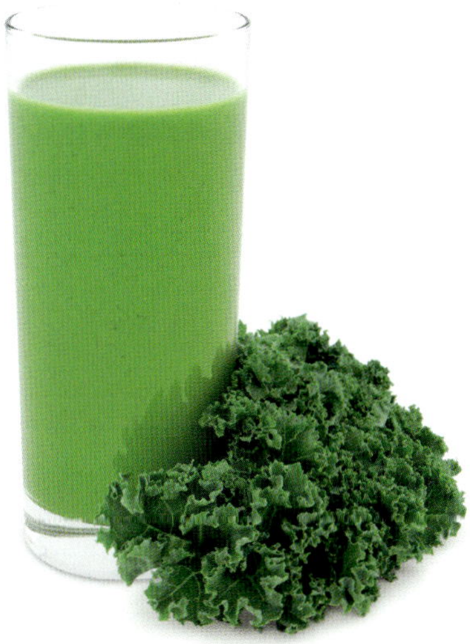

Ein Smoothie aus Grünkohl, zubereitet mit Banane, Ingwer und Orangen – eine hervorragende Vitaminquelle.

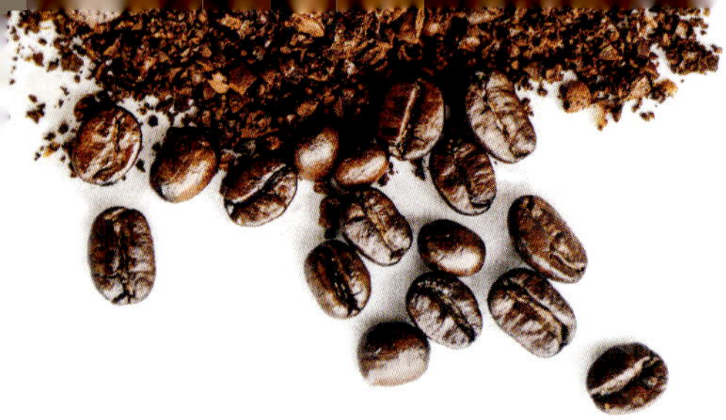

FALSCH

Kaffee schadet dem Herzen und dem Wasserhaushalt des Körpers

Kaffee steigert den Blutdruck, das ist eine weitverbreitete Meinung. Er wirkt auch harntreibend – das kennen die meisten von uns. Doch er „raubt", wie es oft heißt, dem Körper dabei kein Wasser, das sonst im Körper verblieben wäre. Insgesamt gilt der braune Trank sogar als ausgesprochen gesund.

So manches Üble wurde dem Kaffee im Laufe der Zeit nachgesagt – er solle den Körper entwässern, das Herz gefährden und Krebs verursachen. Heute sieht man das in Medizinerkreisen anders. Das Deutsche Institut für Ernährungsforschung (DIfE) fasst das Ergebnis der sogenannten EPIC-Studie mit über 40 000 Teilnehmern so zusammen: „Kaffeetrinken erhöht nicht das Risiko für Krebs- und Herz-Kreislauf-Erkrankungen, sondern ist sogar mit einem deutlich verminderten Risiko für Typ-2-Diabetes verbunden."

Studienteilnehmer, die täglich mehr als vier Tassen koffeinhaltigen Kaffees tranken, hatten ein um 23 % verringertes Typ-2-Diabetes-Risiko im Vergleich zu Personen, die weniger als eine Tasse täglich tranken. Ähnliche Studien hatten bereits zuvor vergleichbare Resultate erbracht. Allerdings erst, als man das Kaffeetrinken und das Rauchen statistisch getrennt hatte – denn sehr viele Kaffeetrinker rauchten, und die schädlichen Folgen des Rauchens hatte man ursprünglich fälschlicherweise dem Kaffee zugeschrieben.

Entkoffeinierter Kaffee

Kein entkoffeinierter Kaffee ist wirklich koffeinfrei. Es gibt kein Verfahren, welches das Koffein komplett aus dem Kaffee entfernen kann. Laut EU-Verordnung darf Kaffee, der bis zu 0,1 % Koffein enthält, als entkoffeiniert angeboten werden.

Blutdrucksteigernd?

Auch die blutdrucksteigernde Wirkung hält sich in Grenzen. Zwar erhöhen koffeinhaltiger Kaffee und Tee für etwa 30 Minuten den Blutdruck um 10–20 mmHg. Doch laut der Deutschen Herzstiftung kann ein gesunder Mensch im Laufe des Tages bedenkenlos vier bis fünf Tassen Kaffee trinken.

Wer jedoch nach Kaffeegenuss am Abend nicht einschlafen kann, sollte ihn nicht gerade als Nachttrunk wählen. Manche sind auch gegen zu starken oder zu viel Kaffee empfindlich und leiden dann unter Herzrasen, Unruhe und Magenproblemen. Letztere werden durch die Säure verursacht; in diesem Fall sollte man auf säurearme Sorten („mild") umsteigen.

Aber natürlich ist gerade die anregende Wirkung des Koffeins bei vielen Kaffeeliebhabern der Grund für ihre Begeisterung und ihre Gewohnheit, morgens und mehrfach im Laufe des Tages zur Tasse zu greifen. Tatsächlich ist seine wachmachende, konzentrationsfördernde und aufmunternde Wirkung auch medizinisch bewiesen. Sie tritt meist nach etwa 15 Minuten ein und hält für mehrere Stunden an. Allerdings ist der Koffeingehalt je nach Sorte unterschiedlich; er liegt zwischen 40 und 130 mg pro Tasse.

Und harntreibend?

Die harntreibende Wirkung des Koffeins ist unbestritten, aber gering. Es sind eher die bedeutenden Wassermengen, die man beim Kaffeetrinken zu sich nimmt, die einen auf die Toilette treiben. Kaffee ist also kein Wasserräuber; vielmehr muss man den Kaffee zu der im Laufe des ganzen Tages aufgenommenen Flüssigkeitsmenge hinzurechnen (Flüssigkeitsbilanz).

Gerösteter Kaffee enthält Abertausende von Inhaltsstoffen. Welche davon einzeln oder auch im Zusammenwirken mit anderen die Schutzwirkungen gegen Krankheiten entfalten, ist unbekannt.

Die positiven Wirkungen

Außer der Senkung des Risikos für Diabetes Typ 2 hat man noch weitere positive Kaffeewirkungen ermittelt. Es gibt Hinweise, dass die Gefahr, an Alzheimer, Parkinson oder Tumoren an Leber oder Gebärmutterhals zu erkranken, bei Freunden des braunen Tranks geringer sein könnte.

Die Gründe dafür sind allerdings schwierig herauszufinden. Gerösteter Kaffee enthält Abertausende von Inhaltsstoffen in unterschiedlichen Mengen. Welche davon einzeln oder auch im Zusammenwirken mit anderen die Schutzwirkungen entfalten, ist unbekannt. Möglicherweise ist es der hohe Gehalt des Kaffees an bestimmten Polyphenolen. Diese Stoffgruppe ist seit Langem für ihre gesundheitsfördernden Wirkungen bekannt. Das Koffein scheint es nicht zu sein, denn diese Schutzwirkungen zeigt auch entkoffeinierter Kaffee.

Zudem wird das Koffein schon seit rund 150 Jahren zur Behandlung von Asthma genutzt, denn der Stoff erweitert die feinen Verästelungen in der Lunge. Bereits vier Tassen Kaffee senken das Risiko von Asthma-Anfällen um bis zu 30 %.

Als mögliches Risiko war in den letzten Jahren der Inhaltsstoff Furan in der Diskussion, denn Furan erzeugt bei Ratten im Laufe längerer Zeiträume Leberschäden bis hin zu Tumoren. Im Kaffee allerdings ist Furan nur einer von Hunderten Stoffen, die in größerer Menge ebenfalls giftig oder krebserregend wirken. Doch die geringe Furanmenge im Kaffee zeigt offenbar keine Schadwirkungen, beruhigt das Bundesinstitut für Risikobewertung (BfR): Nach derzeitigem Kenntnisstand gebe es keine Anhaltspunkte für eine Gesundheitsgefährdung.

Kaffee ist in Deutschland das beliebteste Getränk. Der Verbrauch ist höher als der von Bier.

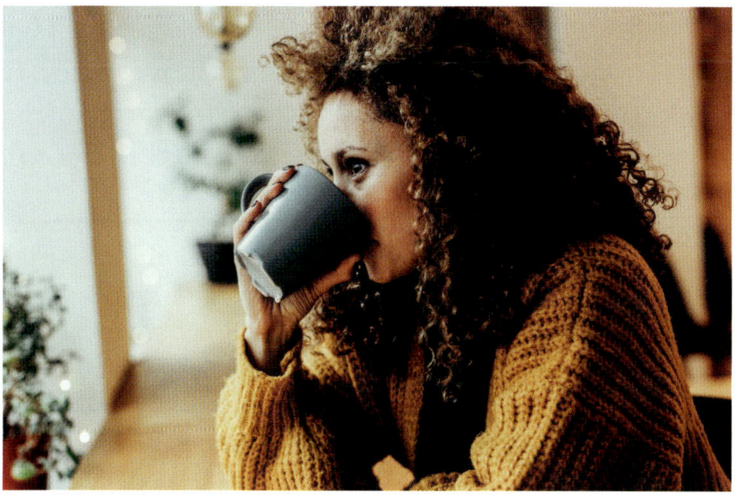

FALSCH

Cholesterin in der Nahrung ist schlecht für Herz und Gefäße

Jahrzehntelang wurden Eier, Butter und Fleisch verteufelt, weil sie angeblich den Cholesterinwert hochtreiben, und das sei gefährlich für Herz und Gefäße. Doch ob das denn auch wirklich so ist und wo die bedenklichen Grenzwerte tatsächlich liegen, wird längst neu überdacht.

Begriffserklärung: Das Wort Cholesterin leitet sich ab von griechisch *chole* (Galle) und *stereos* (fest). Die Substanz wurde erstmals im 18. Jahrhundert in Gallensteinen gefunden.

Die lebenswichtige körpereigene Substanz Cholesterin stabilisiert – neben vielen anderen positiven Funktionen – die Zellmembranen und dient als Vorstufe zur Herstellung von Hormonen und anderen Stoffen. Rund 140 g Cholesterin enthält der Körper, von dem er etwa 90 % selbst herstellt. Der Rest stammt aus der Nahrung.

Der Körper kontrolliert den Cholesterinhaushalt über mehrere biochemische Mechanismen sehr sorgfältig. Normalerweise nehmen wir täglich 100–300 mg auf. Beispielsweise enthalten Rind- und Schweinefleisch sowie Geflügel pro 100 g etwa 70 mg Cholesterin, Innereien wie Schweineleber und -niere 350 mg. In einem gekochten Ei finden sich pro 100 g rund 320 mg Cholesterin, in Butter 240 mg, in Vollmilch 13 mg.

Der Transport zu den Zellen

Irgendwie muss das Cholesterin zu den einzelnen Zellen gelangen. Zwar ist die wachsartige Substanz fettlöslich und wasserabstoßend, aber sie löst sich nicht in Blut. Daher benutzt der Körper Eiweiße (Lipoproteine) als Transportvehikel, sozusagen Taxis, die innen Cholesterin und Fette aufnehmen, aber dank ihrer wasserliebenden Oberfläche in der Lage sind, im Blut mitzuschwimmen. LDL-Cholesterin-Taxis transportieren den Stoff zu den Zellen, HDL-Cholesterin-Taxis holen dort überschüssiges Cholesterin ab und transportieren es zur Leber, wo es in Gallensäuren umgewandelt wird.

Der Ursprung des Irrtums

Ancel Keys, ein US-amerikanischer Ernährungsforscher, erregte 1980 großes Aufsehen, als er eine immer fetthaltigere Ernährung der Menschen für die Zunahme an Cholesterin im Blut verantwortlich machte. Als Folge davon seien Herz-Kreislauf-Erkrankungen auf dem Vormarsch.

Eine von Keys veröffentlichte Studie leitete aus Ergebnissen in sieben Ländern einen deutlichen Zusammenhang zwischen Herz-Kreislauf-Erkrankungen und tierischen Fetten her. Später stellte sich heraus, dass er von 22 untersuchten Ländern aber lediglich diejenigen berücksichtigt hatte, deren Ergebnisse zu seiner Hypothese passten. Bezog man alle ein, verschwand die Korrelation.

Weil das HDL Cholesterin zur Leber hintransportiert und damit, wie man meinte, den Cholesterinspiegel im Blut senkt, gilt es als gut. Das relativ viel Cholesterin enthaltende LDL wurde, wohl fälschlich, mit Ablagerungen und Arteriosklerose in Verbindung gebracht und daher als schlecht bezeichnet.

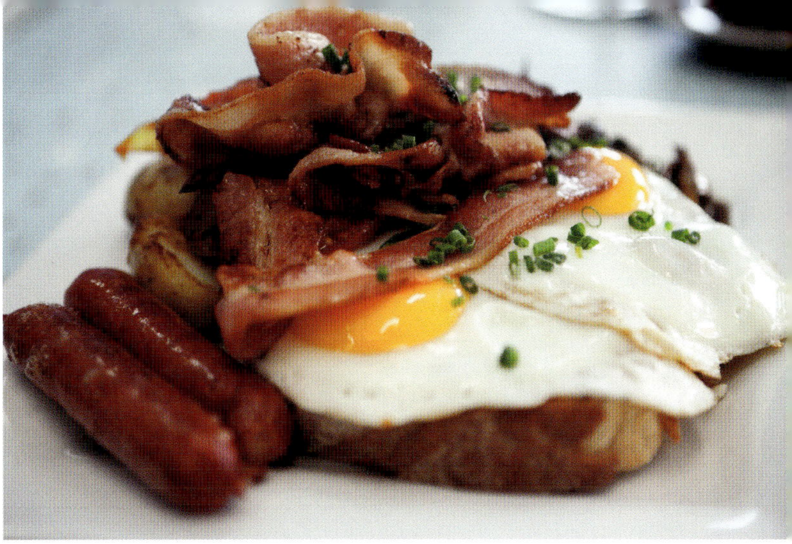

Das „Full Breakfast" ist für viele England-Urlauber ein Muss, aber nicht unbedingt jeden Tag.

Cholesterin in Plaques

In den Industrienationen nehmen die Herz-Kreislauf-Krankheiten seit vielen Jahrzehnten kräftig zu. Verengungen in Gefäßen (Plaques) hemmen den Blutstrom, und diese Arteriosklerose kann zum Absterben nicht mehr versorgter Organteile führen – etwa dem Herzmuskelgewebe. Bei Untersuchungen der Plaques hat man darin außer weißen Blutkörperchen und Zellresten auch Cholesterin gefunden und als Ursache vermutet.

Bis heute wurde jedoch kein biochemischer Mechanismus entdeckt, der vom Blut-Cholesterin zu Plaques führt. Eine Reihe neuerer Studien sieht denn auch kaum einen Zusammenhang zwischen beiden. Im Gegenteil: Zum Teil korrelierten niedrigere Cholesterin-Werte bei über 50-Jährigen mit steigenden Todesraten. Dennoch hat man den kritischen Grenzwert so weit gesenkt, dass mittlerweile 70 % der Bundesbürger zwischen 40 und 60 Jahren einen angeblich erhöhten Wert haben.

Ein Artikel des Herzchirurgen Axel Haverich in der Fachzeitschrift *Circulation* vermutete 2017 als Ursache der Plaques Entzündungen der Adern, etwa aufgrund von Viren, Bakterien oder auch Feinstaub vom Tabakrauch. Immerhin seien in Plaques bereits 30 verschiedene Arten von Keimen entdeckt worden. So nimmt die wissenschaftliche Kritik an der Hypothese „Cholesterin als Verursacher von Plaques" deutlich zu, während gleichzeitig mit Medikamenten, die den Cholesterinspiegel senken (etwa Statine), Milliardenbeträge umgesetzt werden. Weltweit nehmen 25 Mio. Menschen regelmäßig solche Arzneimittel ein, allein in Deutschland rund 4 Mio.

Alles etwa genau umgekehrt?

Eine Studie an fast 50 000 Frauen zwischen 50 und 79, im *Journal of the American Medical Association (JAMA)* 2006 veröffentlicht, fand keine Hinweise auf Vorteile einer fett- und cholesterinreduzierten Ernährung. Als der Biochemiker Prof. Glen D. Lawrence von der Long Island University 2013 die vorhandenen Studien analysierte, kam er sogar zu dem Schluss, gerade der lange Zeit propagierte Ersatz gesättigter Fette in der Ernährung durch Kohlenhydrate, insbesondere Zucker, habe zu einer erhöhten Fettleibigkeit und den damit einhergehenden gesundheitlichen Komplikationen geführt.

Hat gerade der Ersatz gesättigter Fette durch Kohlenhydrate zu erhöhter Fettleibigkeit geführt?

Eier, Butter und fettreiche Nahrung (zumal fettreiche Meeresfische) scheinen somit rehabilitiert. Eher sollte man darauf achten, Übergewicht zu vermeiden.

Richtig, aber ...

Low-carb (kohlenhydratarme Ernährung) hilft beim Abnehmen

Durchschnittlich die Hälfte unserer Nahrung besteht aus Kohlenhydraten. Reduziert man diesen Anteil, lassen sich Kalorien sparen. Aber man sollte es mit Augenmaß tun, um keinen Schaden anzurichten.

Es ist nicht nur die „Sättigungsbeilage" aus Kartoffeln, Reis, Nudeln oder Brot, die zur täglichen Kalorienaufnahme deutlich beiträgt. In vielen Fällen steuern zuckerhaltige Getränke, versteckter Zucker in diversen Supermarktprodukten und Süßigkeiten einen gehörigen Anteil dazu bei. Wer über längere Zeit zu viele von diesen Kohlenhydraten aufnimmt, wird dick. Zudem drohen Diabetes Typ 2 und Herz-Kreislauf-Krankheiten.

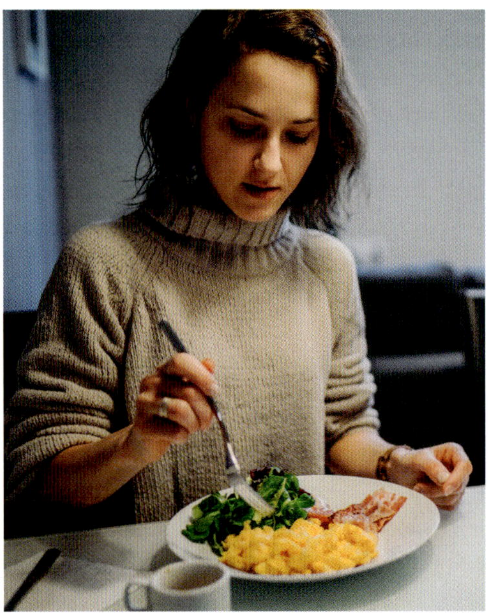

Die Umstellung auf Low-carb, hier die Atkins-Diät, kann anfangs etwas gewöhnungsbedürftig sein.

Eine probate Lösung bietet sich an: Weniger Kohlenhydrate – auf englisch *lower carbohydrates,* abgekürzt *low carb.* Es gibt eine ganze Reihe von Diäten, die genau das postulieren. Manche, etwa die Dukan-Diät, ersetzen die fehlenden Kohlenhydrate durch Eiweiß und sehr wenig Fett im Essen, sodass sich der Körper auf Fettverbrennung (eigenes Körperfett) umstellt, was eine Gewichtsreduktion zur Folge hat. Die kohlenhydratarme Atkins-Diät ist ebenfalls eiweißlastig, erlaubt aber Fett als Energieträger. Günstig an diesen Diäten ist, dass stark eiweißhaltige Speisen besonders gut sättigen.

Allerdings zeigen Studien, dass man gegenwärtig noch keine eindeutige Aussage über die langfristige Wirkung von Low-carb-Diäten treffen kann.

Pro und contra

Forscher an der Tulane-Universität in New Orleans kamen in einer Übersichtsarbeit zu folgendem Ergebnis: Eine Kost mit weniger Kohlenhydraten tut dem Körper gut, vor allem durch Abnehmen und weil sich die gefäßkritischen Stoffwechselwerte verbessern.

Ganz anders die Erkenntnisse einer in der Zeitschrift *BMJ* (früher: *British Medi-*

cal Journal) erschienenen Untersuchung an 43 400 Schwedinnen zwischen 30 und 49 Jahren. Im Laufe der 15-jährigen Beobachtungszeit erhöhte schon eine um 10 % geringere Aufnahme von Kohlenhydraten bei erhöhter Eiweißzufuhr das Risiko von Herz-Gefäß-Krankheiten deutlich.

Ähnlich sah es Prof. Maciej Banach aus Lodz in Polen 2018 nach einer Analyse von Studien aus dem Zeitraum 1999 bis 2010. Eine stark kohlenhydratarme Kost erhöhe innerhalb des Beobachtungszeitraums von 6,4 Jahren das Sterblichkeitsrisiko um 32 %. Tod durch eine Herzkrankheit sei um 51 % wahrscheinlicher und durch Krebs um 35 %.

Atkins- und Dukan-Diät

Ernährungsexperten von der Deutschen Gesellschaft für Ernährung (DGE) lehnen die Atkins-, Dukan- und ähnliche Diäten ab. Die Britische Gesellschaft für Ernährung stufte schon 2011 die Dukan-Diät als ineffizient und ohne wissenschaftliche Basis ein.

Dabei ist es gar nicht so sehr der Verzicht auf einen Teil der täglichen Kohlenhydrate, solange er nicht zu stark ausfällt. Gefährlicher ist laut einer 2018 in der Zeitschrift *Lancet* veröffentlichten Studie der Bostoner Forscherin Dr. Sara Seidelmann der erhöhte Eiweißanteil, den viele Low-carb-Diäten empfehlen.

Antje Gahl von der Deutschen Gesellschaft für Ernährung (DGE) berichtet, dass verschiedene Studien einen schädlichen Effekt auf die Nierenfunktion nicht ausschließen konnten, wenn sich die Proteinzufuhr auf zwei Gramm pro Kilogramm Körpergewicht oder mehr täglich belief und über einen langen Zeitraum beibehalten wurde. Zudem könne bei Personen mit eingeschränkter Nierenfunktion eine deutlich über dem Bedarf liegende Zufuhr von Proteinen ein Fortschreiten der Niereninsuffizienz auslösen.

Auch Typ-2-Diabetiker sollten grundsätzlich jede Diätidee erst mit ihrem Arzt besprechen, denn ihr Körper kann anders reagieren als der eines Gesunden. Für leberkranke Patienten wiederum kann Low-carb sehr gut sein. Gemäß einer 2018 in der Zeitschrift *Cell Metabolism* veröffentlichten Studie bekamen zehn stark übergewichtige Patienten mit Fettleber 14 Tage lang eine vergleichsweise kalorienreiche Kost, allerdings mit weniger als 30 g Kohlenhydraten pro Tag. Sie nahmen kaum ab, der Fettgehalt ihrer Leber aber halbierte sich fast in dieser kurzen Zeit. Andere Stoffwechselwerte sowie die Darmflora verbesserten sich ebenfalls.

Strenge Disziplin

Im Alltag bedeutet eine kohlenhydratarme Diät Verzicht auf Frühstücksbrötchen, Kartoffeln, stärkehaltige Hülsenfrüchte und Gemüsesorten sowie Obstsorten wie Bananen und Trauben. Und natürlich Schokolade, Kuchen und zuckerhaltige Getränke.

Kurzfristig kann eine Ernährung mit wenig Kohlenhydraten sinnvoll sein, um abzunehmen, den Blutdruck zu senken und die Glukosekontrolle zu verbessern.

Für Gesunde kann es durchaus ratsam sein, ein paar Tage lang kohlenhydratarm zu leben. „Kurzfristig kann eine Ernährung mit wenig Kohlenhydraten sinnvoll sein, um abzunehmen, den Blutdruck zu senken und die Glukosekontrolle zu verbessern“, erklärt Prof. Banach. Der Nutzen dieser Ernährung ist also nur gewährleistet, wenn man sich auf eine zeitlich begrenzte Diät beschränkt.

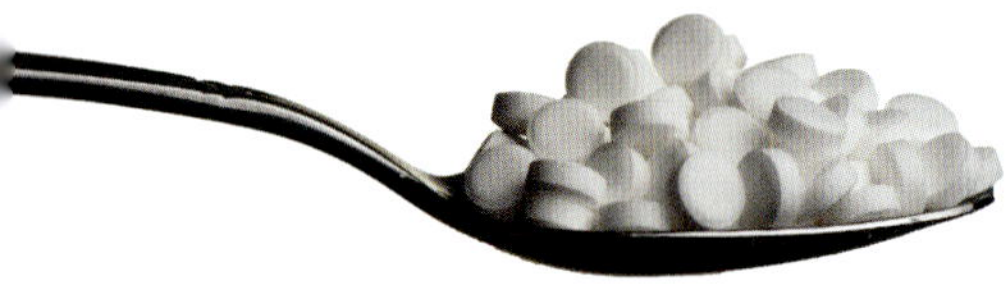

Falsch, aber …

Süßstoffe sind gesundheitsschädlich

Es muss nicht immer Zucker sein, auch andere Stoffe schmecken süß und haben dabei weniger Kalorien. In der EU sind fast ein Dutzend Süßstoffe als unschädlich zugelassen. Doch es gibt auch Bedenken.

Rund 87 g Zucker verbraucht der Durchschnittsdeutsche pro Tag; im Jahr entspricht das ungefähr 10 670 Zuckerwürfeln. Ernährungsexperten halten maximal 50 g pro Tag für ratsam. Einen Großteil des Zuckers liefern Erfrischungsgetränke, in denen oft gewaltige Mengen versteckt sind.

Immerhin können Leckermäuler Kalorien sparen sowie den Blutzuckerspiegel entlasten, indem sie Zucker durch Süßstoffe ersetzen. Das sind künstlich hergestellte oder auch aus Pflanzen stammende Stoffe, die zwar süß schmecken, aber keine oder nur sehr wenige Kalorien liefern. Ein weiterer Vorteil: Süßstoffe können von Kariesbakterien nicht genutzt werden, was Zahnschäden vorbeugt.

Süßstoffe chemisch gesehen

Süßstoffe haben mit Zucker wenig gemein. Aber sie heften sich an die Rezeptoren auf der Zunge, an die sich sonst Zuckermoleküle anlagern, und lösen ebenfalls das Geschmackssignal „süß“ aus.

Manche dieser Stoffe haben eine erheblich größere Süßkraft als Haushaltszucker. So ist z. B. Steviosid aus der Steviapflanze etwa 200-mal süßer. Saccharin, der älteste bekannte künstliche Süßstoff, bringt es auf die 300- bis 500-fache Süßkraft und Advantam auf die 37 000-fache. Da reicht ein winziges Körnchen für eine Riesenmenge Pudding.

Zulassungsverfahren

Süßstoffe, die zu den Lebensmittelzusatzstoffen gehören, müssen zugelassen werden, bevor sie in den Handel kommen dürfen. Auf der Grundlage zahlreicher Studien werden sie durch internationale Expertengremien auf ihre Unbedenklichkeit geprüft.

In der EU hat die European Food Safety Authority EFSA (Europäische Behörde für Lebensmittelsicherheit) mit Sitz in Parma die gesundheitliche Bewertung von Lebensmittelzusatzstoffen im Jahr 2003 übernommen. Nur wenn die Verwendung von der EFSA als gesundheitlich unbedenklich beurteilt wird, bekommt der Stoff eine E-Nummer (E steht für Europa), die in der gesamten EU einheitlich gilt. Gleichzeitig ist damit das Herstellungsverfahren festgelegt, sodass der Stoff immer identisch ist, in welchem EU-Land er auch hergestellt wurde.

Aber es kommt bei der Lebensmittelsicherheit nicht nur auf die Art eines Stoffes an, sondern auch auf die pro Tag aufgenommene Menge. Die bei täglicher Aufnahme unbedenkliche Menge hat man aus den Ergebnissen von Tierexperimenten abgeleitet. Die Tiere bekamen den Süßstoff über einen langen Zeitraum täglich mit dem Futter in sehr hohen Konzentrationen.

Die Dosis, bis zu der keine bedenkliche Reaktion auftrat, wurde dann durch einen Sicherheitsfaktor geteilt (meist durch 100). So ergibt sich der ETD-Wert (erlaubte Tagesdosis), angegeben in Milligramm pro Kilogramm Körpergewicht. Diese Menge kann man sein Leben lang Tag für Tag zu sich nehmen, ohne dass Schadwirkungen zu erwarten sind.

Wissenschaftler der Universität Freiburg erarbeiteten im Auftrag der WHO eine große Übersichtsstudie zum Thema Süßstoffe. Sie bemängeln allerdings, dass es bisher an Langzeitstudien fehle.

Verdachtsfall Aspartam

Wie streng die Prüfungen und die Zulassungsverfahren sind, zeigt das Beispiel Aspartam. Dieser Süßstoff wurde bereits 1965 in den USA entdeckt und während der folgenden Jahrzehnte in zahlreichen Studien auf etwaige krebserzeugende Wirkungen untersucht. Zunächst erhielt er Teilzulassungen für bestimmte Verwendungsarten und erst 1996 in den USA die unbeschränkte Zulassung. In der EU fanden mehrere weitere Überprüfungen statt, bis 2013 die endgültige Unbedenklichkeitserklärung erfolgte.

Neue Erkenntnisse

Da immer wieder Sorgen auch bezüglich der zugelassenen Süßstoffe auftreten, erarbeiteten Forscher der Universität Freiburg im Auftrag der Weltgesundheitsorganisation WHO eine Übersichtsstudie, die den aktuellen Wissensstand ermitteln sollte. Der Bericht erschien im Januar 2019: Die Wissenschaftler hatten keine Hinweise darauf gefunden, dass Süßstoffe das Risiko für Krebs, Herz-Kreislauf-Leiden oder Diabetes erhöhen. Allerdings weisen sie ausdrücklich darauf hin, dass es bisher an Langzeitstudien zu dem Thema fehle.

Die Medizinerin Dr. Kristina Rother vom National Institute of Health in den USA bemängelt, man habe sich bisher zu sehr auf Krebs und Fehlbildungen bei Föten konzentriert. Sie habe Hinweise, dass Süßstoffe die Insulinresistenz und damit eine Vorstufe zum Typ-2-Diabetes fördern. Israelische Forscher wiederum veröffentlichten 2014 im Fachblatt *Nature* ihre Studienergebnisse, laut denen der Süßstoff Saccharin bei Mäusen zur Glukoseintoleranz führte – auch diese ist ein Vorbote von Diabetes.

Vorsorglich wird heute Schwangeren und stillenden Müttern generell von Süßstoffen abgeraten, zumal sich die Stoffe dann auch in der Muttermilch wiederfinden.

Stevia und Steviosid

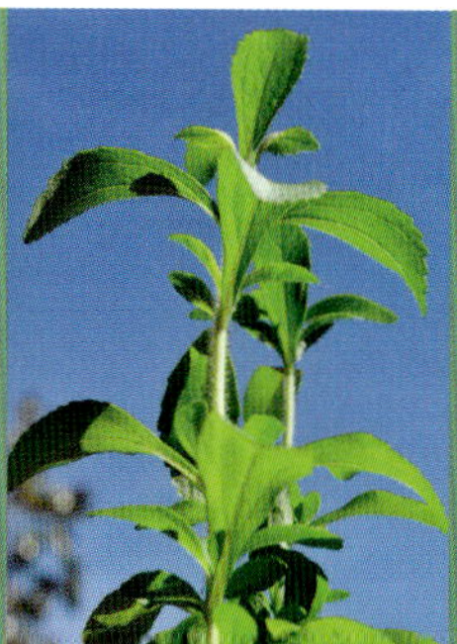

Das aus der südamerikanischen Pflanze *Stevia rebaudiana* gewonnene Stoffgemisch Steviosid wird als Süßstoff verwendet – einer der wenigen Süßstoffe aus der Natur. Seit 2011 gilt es als „vorläufig unbedenklich" und ist in der EU für viele Produkte zugelassen, außer beispielsweise für Gebäck. Stevia darf höchstens 30 % des Zuckers ersetzen. In höheren Konzentrationen hat Stevia einen bitteren Nachgeschmack.

Richtig, aber …

Grüner Tee ist ein wertvolles Nahrungsmittel

Bisweilen wird grüner Tee geradezu als Wundermittel gepriesen: Er beugt Krankheiten vor, hilft beim Abnehmen und trägt zur Leistungssteigerung bei. Tatsächlich werden viele dieser positiven Eigenschaften von der Wissenschaft bestätigt. Aber es gibt auch negative Wirkungen.

Seit mindestens 5000 Jahren wird Tee in seiner Heimat China angebaut. Nach Japan, Indien und in alle Welt kam er dann vor einigen Jahrhunderten. Und überall ist er als gesundes Getränk beliebt. Noch heute produziert China jährlich über 2,4 Mio. Tonnen, Indien folgt mit über 1,3 Mio. Tonnen.

Ursprünglich bereitete man Tee durch Einlegen frischer Blätter in heißes Wasser zu. Da frisch geerntete Blätter aber schnell welk werden, entwickelten die Chinesen vor mindestens 2500 Jahren die Fermentation. Dabei wurden zerkleinerte Blätter in Weidenkörbe gefüllt und diese dann geschüttelt, sodass der Luftsauerstoff mit den Inhaltssubstanzen der Blätter reagieren und Aromen bilden konnte. Die zerkleinerten Blätter waren nun schwärzlich und sehr haltbar. Durch Variationen dieses Prozesses entstehen die zahlreichen Sorten von Schwarztee, die man heute kennt.

Wertvolle Wirkstoffe

Grüner Tee hingegen wird nicht fermentiert. Bei seiner Verarbeitung werden die Blätter nur kurz erhitzt oder mit Dampf behandelt und dann zerkleinert und getrocknet. Zwar fehlen die beim Fermentieren entstehenden Aromastoffe, aber all die Wirkstoffe aus dem Teeblatt bleiben erhalten. Das sind neben Koffein (das man früher bei Tee auch Thein nannte) vielfältige sekundäre Pflanzenstoffe, darunter Katechine, Polyphenole, Aminosäuren und zahlreiche Vitamine und Mineralstoffe. Die Forschungslage zu den Katechinen ist widersprüchlich: Einerseits gelten sie als besonders gesund für das Herz, andererseits könnten sie der Leber schaden. Sie bewirken übrigens den bitteren Geschmack.

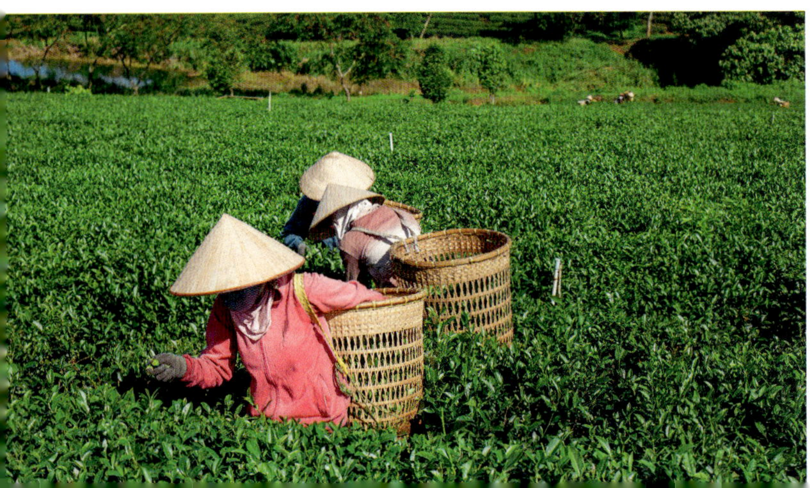

Tee-Ernte in Bao Loc (Vietnam) im Dezember 2014. Vietnam ist der fünftgrößte Teeproduzent der Welt.

Es gibt heute Dutzende von Grüntee-Sorten. Sie alle gelten als gesundheitsfördernd – dafür spricht eine Vielzahl von Studien. So hat die an der renommierten Tohoku-Universität im japanischen Sendai durchgeführte sogenannte Ohsaki-Studie ab 1994 mehr als 40 000 Erwachsene elf Jahre lang beobachtet. Alle Teilnehmer waren zu Beginn der Studie gesund. In der Studie wurde neben der täglichen Menge an Grüntee die allgemeine Sterberate vermerkt, und weitere sieben Jahre lang wurden krankheitsspezifische Todesraten notiert. Es zeigte sich, dass die Sterberate innerhalb dieser sieben Jahre mit zunehmendem täglichem Teekonsum sank. Bei Männern, die pro Tag mindestens 5 Tassen tranken, sank sie um 12 % verglichen mit solchen, die weniger als eine Tasse tranken. Bei Frauen sank die Rate sogar um 23 %. Ebenso zeigte sich eine Abnahme tödlicher Herz-Kreislauf-Erkrankungen.

Die Zubereitung

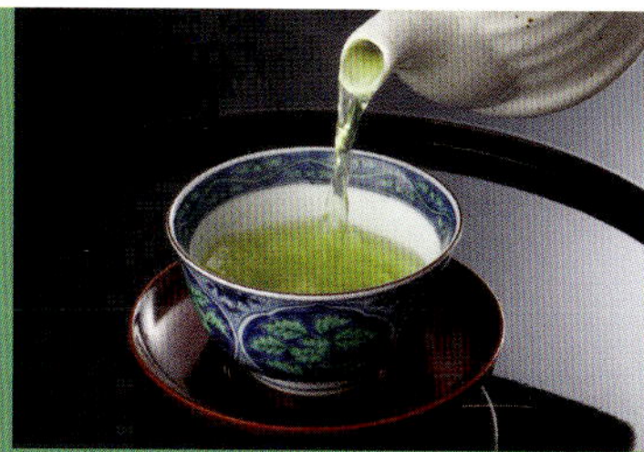

Grünen Tee sollte man nicht mit siedendem Wasser aufbrühen, sondern mit etwa 70 °C warmem, um die Aromastoffe zu schonen. Er darf nur höchstens drei Minuten ziehen, denn sonst lösen sich zu viele Bitterstoffe aus den Blättern. Am besten man trinkt ihn rasch und lässt ihn nicht lange stehen, schon gar nicht warm gehalten auf einem Stövchen.

Schutz durch Grüntee

Deshalb rät die Deutsche Herzstiftung zur Prävention zu mehreren Tassen Grüntee pro Tag. Aber, wie Forscher der Berliner Charité betonen, ohne Milch. Denn Milch hemmt die Schutzwirkung des Tees für die Gefäße, wohl weil das Milcheiweiß wichtige Inhaltsstoffe bindet. Dagegen steigert die Beigabe von Vitamin C, etwa in Form einer Zitronenscheibe, die Wirkung des Grüntees. Das berichteten US-amerikanische Forscher der Purdue-Universität (Indiana) 2007.

Wie andere Studien zeigten, wirkt Grüntee vorbeugend auch gegen Krebs. Ganz besonders wirksam bzw. vorbeugend gegen Tumoren ist offenbar das im Grüntee enthaltene Polyphenol EGCG. US-amerikanische Forscher wiesen nach, dass EGCG das Zellwachstum in Tumoren hemmt und offenbar Prostatakrebs vorbeugt. Auch dem Nervensystem tut EGCG aus Grüntee gut: In Studien zeigte es positive Effekte bei Alzheimer und Parkinson. Die Polyphenole schützen sogar Zähne und Zahnfleisch: Grünteetrinker haben seltener Karies. Dafür sorgt vermutlich das im grünen Tee enthaltene Fluor.

Schadstoffe im Grüntee?

Nachdem 2015 die Stiftung Warentest 20 von 25 Grüntee-Sorten als schadstoffbelastet eingestuft hatte, gab die Europäische Behörde für Lebensmittelsicherheit EFSA 2018 wieder Entwarnung. Aufgüsse sind unbedenklich, auch der Konsum mehrerer Tassen am Tag.

Einige Bedenken

Allerdings gibt es bei häufigem Grüntee-Genuss auch weniger erfreuliche Nebenwirkungen. Schwangere und Stillende sollten wegen des Koffeingehalts vorsichtig sein. Zudem können die Inhaltsstoffe die Wirkung von Medikamenten verstärken oder mindern. Wer krank ist (Magen, Darm, Niere, Blut), sollte vom Arzt abklaren lassen, ob und wie viel grünen Tee er trinken darf.

FALSCH

In der Mikrowelle werden wichtige Inhaltsstoffe zerstört

Eben noch im Tiefkühlschrank, jetzt schon in der Mikrowelle und gleich auf dem Tisch: Das ist die moderne schnelle Küche. Doch kann das gut sein? Gehen dabei nicht Nährstoffe verloren? Die Wissenschaft sagt Nein.

Mikrowellenherde sind heute aus kaum einer Küche wegzudenken. Doch als sie vor etwa 40 Jahren auch in Deutschland aufkamen, stießen sie auf Vorbehalte. Schließlich arbeiten sie mit Strahlung. So wurden gleich Bedenken laut: Ist dann auch das Essen verstrahlt? Oder gar die ganze Küche? Zerstören sie Vitamine, oder bilden sich gar neue, schädliche Stoffe während des Garvorgangs?

Mikrowellen sind Radiowellen mit hoher Frequenz von etwa 2 Mrd. Schwingungen pro Sekunde (2,455 Gigahertz).

Im Grunde sind Mikrowellenherde ein Kind der Radarforschung. Radargeräte arbeiten mit Mikrowellen. Das sind Radiowellen hoher Frequenzen, also mit kleiner Wellenlänge: etwa 2 Mrd. Schwingungen pro Sekunde (2,455 Gigahertz). Im elektromagnetischen Spektrum sind sie weit entfernt von den überaus energiereichen Röntgen- und radioaktiven Gammastrahlen. Als der amerikanische Ingenieur Percy Spencer mit Radarröhren experimentierte, fiel ihm auf, dass diese Wellen einen Schokoriegel zum Schmelzen brachten, also ganz offenbar Nahrungsmittel erwärmen können. Als findiger Ingenieur baute Percy Spencer 1946 auf dieser Grundlage einen ersten Mikrowellenofen. Aber erst in den 1970er-Jahren wurden solche Geräte so preisgünstig, dass sie in Haushalte einziehen konnten, zunächst nur in den USA.

Was Mikrowellen bewirken

Mikrowellenherde übertragen ihre Energie auf andere Weise auf die Speisen als herkömmliche Herdplatten oder Grillgeräte. Sie dringen mehrere Zentimeter tief ins Gargut

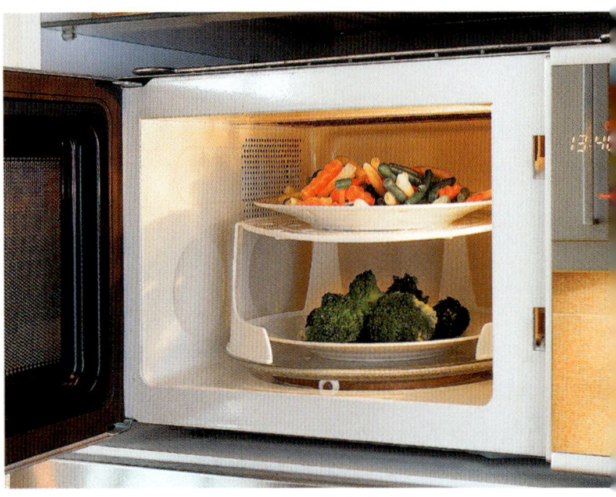

Dieser Mikrowellenofen hat einen zweistöckigen Drehteller. So können zwei Gerichte gleichzeitig von allen Seiten gegart werden.

ein. Dort wirken sie auf bestimmte Moleküle – meist sind es die von Wasser – und versetzen sie in rasche Schwingungen. Die Moleküle wiederum geben die Schwingungsenergie als Wärme an ihre Umgebung ab. Das Essen wird also von innen her und damit viel gleichmäßiger und schneller erhitzt als in einem Topf oder einer Pfanne. Ein Drehteller, so vorhanden, unterstützt diese Wirkmethode zusätzlich.

Metalltöpfe allerdings sind für Mikrowellenherde ungeeignet. Metall schirmt Mikrowellen ab, daher werden Speisen darin nicht warm. Man nutzt stattdessen Tafelgeschirr aus Porzellan oder spezielles Mikrowellengeschirr aus Kunststoff.

Ist Mikrowellenstrahlung gefährlich?

Natürlich könnte die Mikrowellenstrahlung eines Herdes auch menschliches Gewebe erhitzen. Aber praktisch kann nichts passieren: Die Herde sind rundherum durch Metall abgeschirmt, das Mikrowellenstrahlung nicht durchdringen lässt. Und beim Öffnen der Tür wird die Strahlung sofort abgeschaltet.

Nur durch die mit Metall bedampfte Glastür oder verschmutzte Türdichtungen können geringste Menge Strahlung austreten. Doch unzählige Messungen haben ergeben, dass diese Leckstrahlung so gering ist, dass keinerlei Gefahr besteht. Zudem nimmt ihre Intensität mit Abstand zum Gerät rasch ab.

Es kann auch keine Strahlung im Essen verbleiben. Mikrowellen liegen in der Wellenlänge und im Energiegehalt ihrer Photonen zwischen Lichtstrahlung und Radiowellen. Und Speisen aus der Mikrowelle leuchten und klingen schließlich nicht.

Schonendes Garen

Ein Mikrowellenherd erwärmt und gart die Speisen zwar anders, die Wirkung der Wärme auf die Inhaltsstoffe ist jedoch die gleiche. „Werden Lebensmittel im Mikrowellengerät erwärmt, ist das nicht schädlicher als die herkömmliche Zubereitung“, bestätigt das Bundesamt für Strahlenschutz (BfS). Natürlich geht durch Wärme und Luftsauerstoff ein Teil der Vitamine verloren, aber das ist beim normalen Kochen nicht anders. Mikrowellenherde sind sogar oft schonender. Beim Kochtopf wird zunächst der Bodenbereich erhitzt, und nur langsam wandert die Wärme aufwärts. Der Mikrowellenherd dagegen erwärmt viel rascher, in Sekunden oder Minuten – und schont damit die Inhaltsstoffe.

Der Mikrowellenherd erwärmt und gart die Speisen viel schneller und gleichmäßiger als der Kochtopf oder die Pfanne, nämlich in Sekunden oder Minuten – deshalb werden die Inhaltsstoffe maximal geschont.

Mitunter wird vor Gefahren durch Stoffe gewarnt, die direkt durch die Mikrowellenstrahlung entstehen sollen. Diese Warner haben unrecht, denn für die Bildung neuer und schädlicher Stoffe reicht die Energie der Mikrowellen nicht aus. Da es die schwingenden Wassermoleküle sind, welche die Speisen garen, werden diese höchstens bis 100 °C erhitzt, denn das ist der Siedepunkt des Wassers. Viel schädlicher kann z. B. das Braten in der Pfanne oder das Grillen sein, bei dem nicht selten 200 °C erreicht werden. Aufgrund dieser Temperaturen entstehen oft tatsächlich schädliche Substanzen, z. B. der Röststoff Acrylamid.

Richtig, aber ...

Vegetarier und Veganer sind seltener krank und leben länger

Nahrungsmittel von toten Tieren zu meiden, wie Vegetarier, oder auch von lebenden Tieren, wie Veganer, fördert zweifellos die Gesundheit. Ob das auch ein längeres Leben bedeutet, konnte bisher nicht geklärt werden.

Begriffserklärung: Der Begriff Vegetarier ist eine Übernahme des englischen *vegetarian* (Pflanzenesser, von *vegetable,* Gemüse). Den Veganer gab es ebenfalls zuerst in England in Form der Wortneuschöpfung *vegan.*

Menschen, die aus ethischen oder religiösen Gründen keine getöteten Tiere essen wollen, gibt es seit vielen Jahrhunderten. Dennoch sind es in Deutschland wenige Prozent der Jugendlichen und Erwachsenen, die sich tatsächlich vegetarisch oder gar vegan ernähren – genaue Zahlen gibt es nicht.

Unterschiedliche Speisepläne

Es gibt eine Reihe unterschiedlicher vegetarischer und veganer Ernährungsformen. Vegetarier verzichten auf Fleisch, akzeptieren aber Produkte vom lebenden Tier, vor allem Milch und Eier; diese Vegetarier werden oft auch als Lakto-Ovo-Vegetarier bezeichnet. Veganer hingegen meiden alle Produkte, die von Tieren stammen – nicht nur Fleisch, sondern auch Milch, Eier und Honig. Sie verzichten meist auch auf Kleidung aus Leder oder Wolle. Frutarier verzehren nur pflanzliche Produkte, bei denen die Pflanze selbst nicht geschädigt wird, also z. B. Äpfel und Nüsse, aber keine Radieschen, Möhren oder Kartoffeln, weil dies die Vernichtung der Pflanze bedeutet. Pescetarier essen Fisch und Meeresfrüchte statt Fleisch von Säugern und Vögeln; sie werden allerdings nur gelegentlich zu den Vegetariern gezählt.

Auch die Motive unterscheiden sich. Oft steht Tierliebe dahinter, speziell auch die Abneigung gegen Massentierhaltung. Andere treibt die Sorge ums Klima wegen des weltweit zu hohen Fleischkonsums. Und viele denken an die eigene Gesundheit, die sie durch Fleischkonsum gefährdet sehen.

Aber ist das wirklich so? Studien zeichnen ein unterschiedliches Bild. Eine der

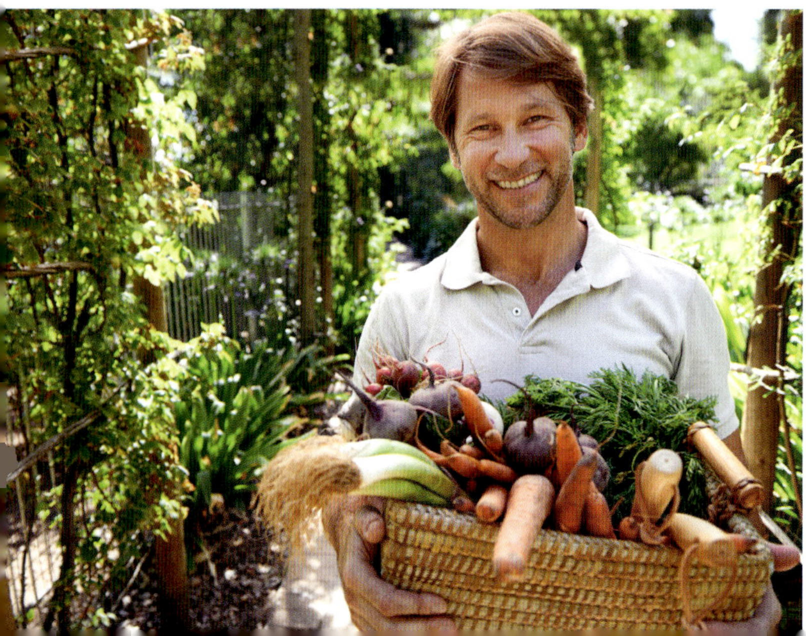

Vegetarier und Veganer bauen ihr Gemüse gern selbst an, wenn sie die Möglichkeit dazu haben.

weltweit größten Untersuchungen, die EPIC-Oxford-Studie, hat zum Beispiel insgesamt fast 70 000 Lakto-Ovo-Vegetarier, Veganer sowie Fleisch- und Fischesser 15 Jahre lang beobachtet. Die Nicht-Fleischesser in dieser Studie pflegten offenbar eine gesundheitsbewusste Lebensweise, denn es starben im Beobachtungszeitraum 48 % weniger als von der übrigen britischen Bevölkerung. Dabei war das Risiko, an einer Herz-Kreislauf-Krankheit zu erkranken beziehungsweise zu sterben, bei den Vegetariern und den Veganern deutlich geringer als bei den Nicht-Vegetariern.

Veganer hatten laut der EPIC-Studie den niedrigsten Body-Mass-Index (BMI), bei Vegetariern und Fleischessern stieg er an. Ebenso stieg das Risiko für Bluthochdruck und Diabetes Typ 2, grauen Star, Bauchspeicheldrüsenkrebs und weitere Krankheiten. Der Gesundheitszustand war also bei Veganern und Vegetariern zweifellos besser als bei Fleischessern.

Gesünderer Lebensstil

Mehrere Studien zeigten, dass Vegetarier gesundheitsbewusst leben. Ihre Ernährung umfasst viel Obst, Nüsse und Gemüse, sie halten sich beim Zuckerkonsum zurück, rauchen weniger, bewegen sich mehr, trinken weniger Alkohol und sind meist schlanker als der Durchschnitt. In der Regel nehmen sie auch trotz Fleischverzichts genügend Eiweiß und Mineralstoffe auf, etwa Eisen, nur eben aus pflanzlichen Quellen.

Doch auch wenn sie gesünder leben: Als australische Forscher des Sax Institute in Sydney 2017 einen Datenpool von über 260 000 Menschen über 45 Jahren analysierten, fanden sie keinen Unterschied in den Sterberaten von Vegetariern und Nicht-Vegetariern. Einstweilen bleibt also die Frage offen, ob Vegetarier länger leben als Fleischesser.

Dem Mangel vorbeugen

Da Vegetarier gesundheitsbewusst leben, achten sie darauf, dass sie alle nötigen Nährstoffe bekommen. Für Veganer gilt das in verstärktem Maße. Von den Veganern, die an der EPIC-Studie teilnahmen, hatten allerdings manche ein recht hohes Osteoporose-Risiko aufgrund einer zu niedrigen Kalzium-Zufuhr. Zudem wurde bei 7 % der Vegetarier und 52 % der Veganer ein Mangel an dem wichtigen Vitamin B12 festgestellt.

Mehrere Studien zeigten, dass Vegetarier gesundheitsbewusst leben. Sie rauchen weniger, bewegen sich mehr, trinken weniger Alkohol und sind meist auch schlanker als der Durchschnitt.

Fleischersatzprodukte

Als ungesund gelten manche Fleischersatzprodukte, also vegetarische Schnitzel, Wurste und Schinken. Offenbar zu Unrecht, denn 2019 erhielten bei einem Test der Stiftung Warentest von 13 vegetarischen und sieben veganen Würsten und Aufschnitten zwölf die Wertung „gut“. Sechs allerdings bekamen nur „befriedigend“ und zwei wegen gefundener Krankheitserreger „mangelhaft“; sie wurden dann gleich vom Markt genommen.

Allesfresser Mensch

Anthropologen haben klargestellt, dass der Mensch vom Bau seiner Zähne und seiner Verdauungsorgane her ein Allesfresser ist. Und dass gerade der Fleischgenuss in früheren Jahrhunderttausenden unser Gehirnwachstum ermöglicht hat. Dem halten Vegetarier entgegen, dass der heutige Mensch natürlich Fleisch essen kann, aber nicht muss.

FALSCH

Energydrinks sind eine hervorragende Energiequelle

Sie sollen die Leistung steigern, die Konzentrationsfähigkeit erhöhen und dem Körper einen Energieschub verpassen: So werden Energydrinks beworben. Das mag alles stimmen – doch inzwischen gelten die Koffein- und Zuckerbomben eher als riskant für die Gesundheit.

Etwa 70 % aller Jugendlichen kaufen solche Drinks, und jeder vierte davon trinkt mehr als ihm guttut, warnt die Verbraucherzentrale Düsseldorf. Doch auch Erwachsene greifen zu den Dosen, die „Flügel verleihen" sollen, vor allem beim Sport. Mehr als 300 Mio. Liter werden jährlich in Deutschland getrunken, weltweit sind es über 9 Mrd. Liter.

Die Hauptwirkung geht vom Koffein aus. In der Regel enthalten die Drinks das Doppelte eines herkömmlichen Cola-Getränks.

Inhaltsstoffe und ihre Wirkung

Die Inhaltsstoffe sind neben Wasser vor allem Koffein, Zucker und Kohlensäure sowie Farb- und Aromastoffe. Auch werden oft Substanzen wie Glukuronolakton, Taurin oder Inosit zugesetzt, die die Leistungsfähigkeit steigern sollen. Manche werden auch mit natürlichen Zutaten wie Molke, Fruchtsaft oder dem koffeinhaltigen Guarana aufgepeppt.

Die Hauptwirkung geht dabei vom Koffein aus. In der Regel enthalten die Drinks rund doppelt so viel wie etwa ein herkömmliches Cola-Getränk, aber nur ein Drittel so viel wie Kaffee. Dabei ist zu berücksichtigen, dass von Energydrinks erheblich größere Mengen getrunken werden als von Kaffee. Unumstritten ist auch die Energie liefernde Wirkung des hohen Zuckergehalts, der natürlich keineswegs empfehlenswert ist.

Taurin wiederum ist ein körpereigenes Abbauprodukt von Eiweißstoffen. Es soll die Leistungsfähigkeit steigern; wissenschaftliche Belege dafür fehlen allerdings. Zudem bildet der Körper auch selbst genug Taurin.

Koffein-Grenzwerte

In Deutschland sind 320 mg pro Liter erlaubt, in Österreich wird diese Menge als „Referenzwert" (Höchstwert) angegeben. Laut EU-Verordnung müssen Getränke ab 150 mg/l einen Warnhinweis tragen und den Koffeingehalt angeben. Das ist die empfohlene Höchstmenge für Jugendliche. In der Schweiz müssen Dosen den Koffeingehalt angeben und einen Warnhinweis für Schwangere tragen.

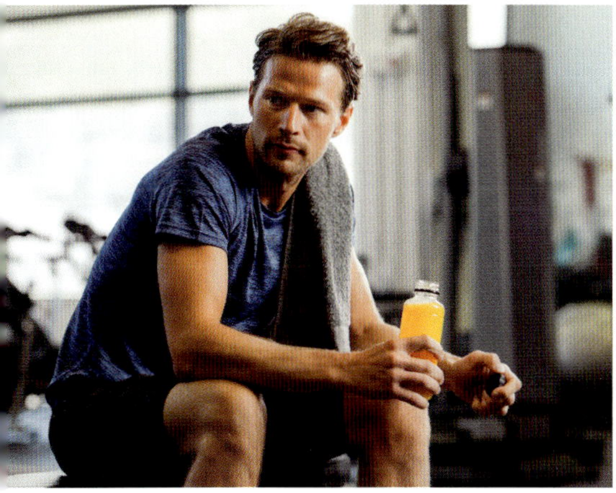

Energydrinks sollen zusätzliche Kräfte freisetzen. Das muss aber unter Umständen auf Dauer mit Gesundheitsschäden bezahlt werden.

Ähnlich ist es mit Glukuronolakton, das der Körper aus Glukose herstellt, sowie mit dem angeblich das Gedächtnis fördernden Inosit – auch hier gibt es keinen Beweis einer positiven Wirkung.

Die Risiken

Seit einigen Jahren werden die Energydrinks zunehmend kritisch beurteilt. Eine Studie kanadischer Forscher, die 2018 in der Fachzeitschrift *CMAJ Open* veröffentlicht wurde, gibt Anlass zur Sorge. Die Wissenschaftler befragten Jugendliche und junge Erwachsene unter 24 Jahren zu ihrem Konsum von Energydrinks. Unter den 1516 Teilnehmern, die Erfahrung damit hatten, klagte mehr als die Hälfte über Probleme, vor allem Herzklopfen, Schlafstörungen, Kopfschmerzen, Übelkeit mit Erbrechen sowie Schmerzen in der Brust. Einige mussten sogar zum Arzt.

Der Partytrunk

Das Bundesinstitut für Risikobewertung (BfR) hat ermittelt, dass vor allem Männer zwischen 20 und 25 Jahren ihre Energydrinks gern mit Alkohol kombinieren, vor allem Wodka. Das Koffein maskiert zunächst die Wirkung des Alkohols: Man scheint weniger betrunken zu sein und verdrängt Müdigkeit und Erschöpfungszustände. Das wiederum steigert die Risikobereitschaft.

Weil die Getränke sehr süß schmecken, werden sie schnell getrunken; dabei nehmen die Konsumenten rasch große Mengen Koffein zu sich. Nach einer Umfrage des BfR wird in einer Partynacht pro Person gut ein Liter Energydrink konsumiert. Das entspricht rund 320 mg Koffein – rund doppelt so viel wie die empfohlene Höchstmenge für Jugendliche. Dass man sich dabei auf Dauer die Gesundheit ruiniert, hält die Zielgruppe meist für übertrieben.

Noch keine Warnhinweise

Zwar sei, wie die Verbraucherzentrale Düsseldorf sagt, ein Beweis für einen ursächlichen Zusammenhang zwischen schweren Erkrankungen wie Herzrhythmusstörungen, Nierenversagen und sogar Todesfällen und Energydrinks, von denen die Medien manchmal berichten, bislang nicht erbracht. Aber es wird kritisiert, dass es auf den Dosen noch keine verpflichtenden Warnhinweise zur Kombination mit Alkohol oder Sport gebe. Notwendig sei zumindest ein Verkaufsverbot aller Getränke mit einem Koffeingehalt von mehr als 150 mg/l an Minderjährige. Das würde viele Energydrinks betreffen.

Richtig, aber ...

Milch ist eines der gesündesten Nahrungsmittel

Milch enthält viele Nährstoffe, dazu Vitamine und Mineralstoffe. Eigentlich hat die Natur Kuhmilch aber nicht für Menschen optimiert, sondern für Kälber. Das kann bei häufigem Milchgenuss Folgen haben.

Molkereiprodukte zählen zu den wichtigsten Nahrungsmitteln in Deutschland. Rund 150 ml Milch trinken die Bundesbürger im Schnitt pro Tag, manche auch deutlich mehr. Ebenso erfreuen sich Käse, Joghurt, Butter und Sahne großer Beliebtheit.

Rund 150 ml Milch trinken die Bundesbürger im Schnitt pro Tag, manche auch deutlich mehr. Ebenso erfreuen sich Käse, Joghurt, Butter und Sahne großer Beliebtheit.

Milch gilt zu Recht als gesund. In der Tat enthält sie nicht nur Fett, leicht verdauliches Eiweiß und Kohlenhydrate (vor allem Laktose, den Milchzucker), in dem weißen Saft steckt auch eine Vielfalt an Vitaminen, vor allem aus der B-Gruppe und Vitamin C sowie Mineralstoffe, darunter besonders Kalium, Kalzium, Eisen, Zink und Phosphor. Kalzium ist zum Beispiel für das Wachstum der Knochen wichtig. Ein halber Liter Milch deckt den täglichen Bedarf zu 50–70 %.

Eine 2015 in *The Journal of Allergy and Clinical Immunology* veröffentlichte Studie an Kindern in mehreren Ländern ergab, dass der Konsum von Rohmilch das Risiko einer Erkrankung der Atemwege und von Fieber um 30 % senkte. Gekochte Milch zeigte diesen Effekt ebenfalls, wenn auch schwächer. Deutlich schlechter schnitt ultrahoch erhitzte Milch (H-Milch) ab. Dabei ist zu berücksichtigen, dass nicht pasteurisierte Rohmilch ein Lebensmittel ist, von dem Infektionsrisiken ausgehen können.

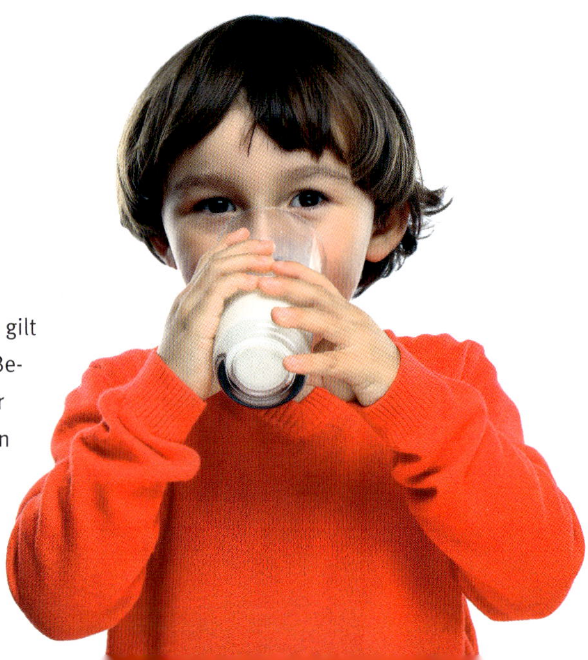

Ein Glas Milch gilt als wichtiger Bestandteil einer ausgewogenen Ernährung.

Neue Erkenntnisse zu Milchfett

Entgegen früheren Vermutungen ist offenbar auch das Milchfett gesund. Noch vor einigen Jahren warnte man davor, weil es dick mache, mit all den negativen Folgen für den

Körper. Natürlich enthält Milchfett reichlich Kalorien, aber eben auch viele Arten von Fettsäuren. Studien zeigten, dass eine höhere Milchfettaufnahme offenbar die Gefahr für Diabetes und Erkrankungen von Herz, Gefäßen und Gehirn reduzierte.

Besonders Bio-Milch ist reich an günstigen Omega-3-Fettsäuren. Allerdings enthält konventionelle Milch dafür mehr aus dem Kraftfutter stammendes Jod. Es ist auf alle Fälle gesünder, zur Vollmilch zu greifen und nicht zu fettreduzierter Milch. Naturnah produzierter Joghurt ist ebenfalls gesünder.

2014 zeigte eine Analyse mehrerer Studien, dass der Verzehr von Milchprodukten das Risiko eines Schlaganfalls deutlich senkte. Bluthochdruck, Herzinfarkt und Herz-Kreislauf-Krankheiten sowie Diabetes Typ 2 wurden bei Milchtrinkern ebenfalls seltener festgestellt. Allerdings schien bei Männern, die mehr als einen Liter Milch pro Tag tranken, das Risiko, an Prostatakrebs zu erkranken, erhöht zu sein. Bei solchen Mengen ist natürlich auch die damit verbundene Kalorienzufuhr nicht zu unterschätzen.

MicroRNA in Kuhmilch

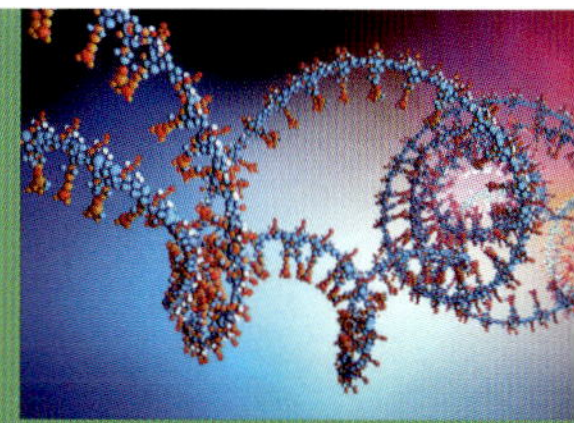

Bei der MicroRNA in der Kuhmilch handelt es sich um ganz kurze Stücke Erbgut, die so verpackt sind, dass sie die normale Verdauung überstehen. Bisher hat man bereits mehr als 200 solcher MicroRNA-Abschnitte entdeckt und festgestellt, dass viele davon den MikroRNAs des Menschen ähneln. Rein rechnerisch könnten sie mehr als 11 000 menschliche Gene beeinflussen, die etwa für Wachstum, Knochenbau und Immunsystem zuständig sind.

2014 wies eine Untersuchung nach, dass die MicroRNA-Schnipsel aus der Milch tatsächlich in den menschlichen Blutkreislauf gelangen. Was sie genau bewirken, im Guten wie im Schlechten, ist allerdings unklar. Zumindest sind bisher keine negativen Auswirkungen bekannt. Weitere Forschungen sind nötig.

Vorbehalte und Risiken

Dass Milch Osteoporose und Knochenbrüchigkeit bewirken sollte, hat sich nicht bestätigt. Erhöhter Milchkonsum steigert sogar die Knochendichte, während das Bruchrisiko offenbar unverändert bleibt.

Es gibt aber Studien, laut denen Milchtrinker häufiger zu Akne neigen. Als Auslöser werden Hormone oder bestimmte Wachstumsfaktoren in der Milch vermutet. Stichhaltige Beweise fehlen bisher noch.

Für manche ist es sinnvoll, den Milchkonsum einzuschränken bzw. zu unterlassen. Menschen, die gegen Milcheiweiß allergisch oder laktoseintolerant sind, reagieren mit teils massiven Verdauungsproblemen.

Mittlerweile hat die Forschung zum Thema Milch auch ergeben, dass sie für Kinder nicht nur ein Nahrungsmittel ist, sondern auch Substanzen enthält, die gezielt auf deren Körper wirken. Sie stärken z. B. das Immunsystem und regen das Wachstum an. Doch diese zu erfüllenden Aufgaben sind beim Kind anders als beim Kalb. Nach und nach fand man immer mehr von solchen hormonartig wirkenden Substanzen in Milch. Eine endgültige Bewertung dieser Mechanismen steht aber noch aus.

Was ist was?

- Vollmilch: 3,5–3,8 % Fett, wärmebehandelt
- Fettarme Milch: 1,5–1,8 % Fett, wärmebehandelt
- Bio-Milch: nach Öko-Verordnung hergestellt

Falsch, aber ...

Man sollte täglich mindestens zwei Liter Wasser trinken

Der Körper ist auf einen regelmäßigen Nachschub von Wasser angewiesen, sonst werden wir krank oder sterben. Doch darf man es nicht übertreiben – und die oft propagierten zwei Liter täglich sind eine Übertreibung.

Der Mensch besteht zum großen Teil aus Wasser. Bei Säuglingen liegt der Wasseranteil bei etwa 80 %, bei gesunden Erwachsenen etwa bei 70 %, bei Seniorinnen hingegen manchmal nur bei 50 % – Frauen haben generell meist einen etwa zehn Prozent niedrigeren Wasseranteil als Männer.

Das Wasser versieht im Körper eine Fülle von Aufgaben, nicht zuletzt bildet es das Blut und andere Körperflüssigkeiten. Pro Tag verlieren wir durch Schweiß, Urin, Kot sowie beim Ausatmen anderthalb bis drei Liter. Die Menge hängt natürlich stark von den Umgebungsbedingungen ab, vor allem der Temperatur und der Art der Nahrung. Ein in der Tropenhitze hart körperlich arbeitender Mensch kann gut fünf Liter Flüssigkeit pro Tag verlieren.

Eine alte Empfehlung aus den USA: 8 x 8

Das Food and Nutrition Board (etwa: Ernährungsbehörde) der USA gab im Jahr 1945 die Empfehlung, ungefähr 2,5 l pro Tag zu sich zu nehmen. Dies wurde als „8 x 8"-Regel weltweit bekannt, was bedeutete: 8 Tassen à 8 ounces. Eine US-ounce ist etwas weniger als 30 ml, man kommt also auf etwas mehr als 2,2 l Flüssigkeit. Ob die hierzulande verbreitete 2-Liter-Empfehlung auf der US-Regel 8 x 8 beruht, ist nicht mehr nachzuvollziehen.

Wassernachschub

Wird uns Wasser vorenthalten, werden wir krank. Der Körper reagiert zunächst mit Durst. Kann man dann nicht trinken, wird das Blut zähflüssig. Die Augen trocknen aus, der Blutdruck sinkt, der Kreislauf wird instabil und das Hirn wird nicht mehr genügend mit Blut versorgt. Die Haut welkt und die Schleimhäute werden trocken.

Vor allem aber leiden die Nieren unter der zunehmenden Salzkonzentration im Blut. Zunächst produzieren sie weniger Urin, dann schalten sie sich praktisch ab. Nun geht es rasch: Die Giftstoffe, die jetzt im Blut bleiben, schädigen Muskeln, Nerven und Hirn, und vor allem bringt der zunehmende Gehalt an Kalium im Blut das Herz außer Takt. Meist stirbt man dann bald an Herz- oder allgemeinem Organversagen.

Doch die Gefahr zu verdursten ist in Mitteleuropa heute gering. Trinkwasser ist leicht verfügbar. Zudem nehmen wir mit Nahrungsmitteln wie Obst und Gemüse eine große Menge Wasser auf. Eine Gurke etwa besteht zu rund 90 % aus Wasser.

Trotzdem muss man dem Körper täglich Flüssigkeit zuführen. Und das sollte, wenn möglich, Wasser sein, gern frisch aus dem Hahn. Bei uns in Mitteleuropa ist Trinkwasser das bestuntersuchte Lebensmittel.

Ältere Menschen trinken oft zu wenig, weil sie wenig Durst verspüren. Das aber kann zu gesundheitlichen Problemen führen, vor allem die Blutverdickung mit ihren Thrombosefolgen wird zum Risiko.

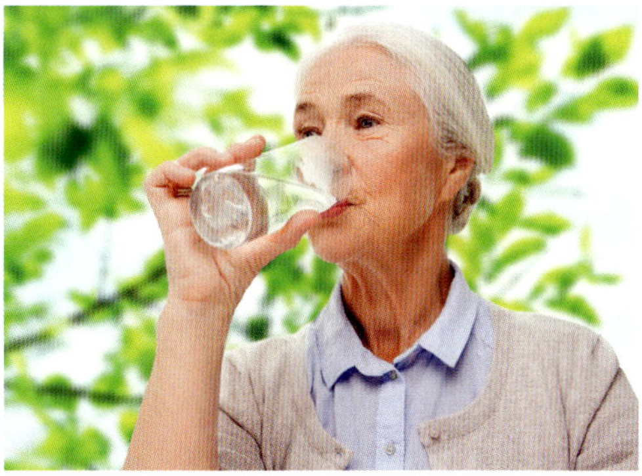

Ältere Menschen müssen verstärkt darauf achten, dass sie nicht zu wenig trinken.

Keine eindeutigen Studien

Die Deutsche Gesellschaft für Ernährung (DGE) rät zu etwa 1,5 l pro Tag, bei Hitze mehr. Am besten solle man das Wasser zu den Mahlzeiten trinken, aber auch zwischendurch. Allerdings ist nie wirklich untersucht worden, wie viel man trinken sollte – zu unterschiedlich sind die Lebens- und Wetterbedingungen.

Ein Tipp der Forscher: Man solle auf den Durst achten. Der Mensch hat sich in Urzeiten in trockener Umgebung entwickelt; deshalb ist sein Sensor für Wassermangel sehr zuverlässig.

Ein Tipp der Forscher: Auf den Durst achten. Der Mensch hat sich in trockener Umgebung entwickelt; deshalb ist sein Sensor für Wassermangel zuverlässig. Ein oder zwei Glas Wasser mehr schaden zwar nicht, auch nicht etwas größere Mengen, über den Tag verteilt. Aber Menschen mit Ödemen, Nieren- oder Herzproblemen sollten mit ihrem Arzt besprechen, wie viel Wasser täglich für sie ratsam ist.

Zu viel ist schädlich

Mit großer Vorsicht zu betrachten sind Empfehlungen von Diätratgebern, man solle pro Tag viele Liter Wasser trinken. Die Nieren schaffen es zwar, solche Wassermengen zu verarbeiten, doch dabei werden auch Mineralsalze und Nährstoffe ausgespült. Zu wenig Salz aber führt zu einer gefährlichen Elektrolytstörung, einer Hyponatriämie.

Wer Leistungssport betreibt und vor einem Wettkampf sozusagen auf Vorrat trinkt, also mehrere Liter hintereinander, lebt riskant. Unser Körper kann überschüssiges Wasser nicht speichern, aber auch nicht so rasch wieder loswerden. Daher würde die Wasserflut das Blut zu stark verdünnen. Die Folgen sind Kopfschmerzen, Schwindel, Schweißausbrüche und Übelkeit.

Verhinderung von Blasenkrebs?

Es gibt aber auch eine Studie, die bei 2,5 l pro Tag ein verringertes Blasenkrebsrisiko feststellte, nachdem sie 7909 Männer zehn Jahre lang beobachtet hatte. Publiziert wurde dies 1999 im *New England Journal of Medicine.* Insofern bleibt noch ein erheblicher Bedarf an weiteren Untersuchungen.

Falsch, aber ...

Mineralwasser ist besser als Leitungswasser

In Deutschland kann man zwischen unzähligen Mineralwassern wählen. Sie mögen in vielen Fällen geschmacklich überzeugen – doch dank unserer hohen Trinkwasserqualität bieten sie keine gesundheitlichen Vorteile.

Über 11 Mrd. Liter Wasser kauften Bundesbürger im Jahr 2018, das entspricht rund 150 Liter pro Kopf. Doch nötig wäre das nach Meinung der Stiftung Warentest nicht. Im Jahr 2016 hat sie 28 Proben von Leitungswasser und 30 stille Mineralwasser untersucht und verglichen. Ihr Fazit: Natürliches Mineralwasser werde vielfach überschätzt. Mineralien z. B. seien im Leitungswasser meist ebenfalls enthalten. Außerdem nehmen wir Mineralien sowieso mit der festen Nahrung auf. Zudem sei Leitungswasser billiger und umweltfreundlicher als Mineralwasser in Flaschen, das durch die Lande und über die Kontinente transportiert wird.

Leitungswasser trinken? Das ist in Mitteleuropa kein Problem – und sogar empfehlenswert.

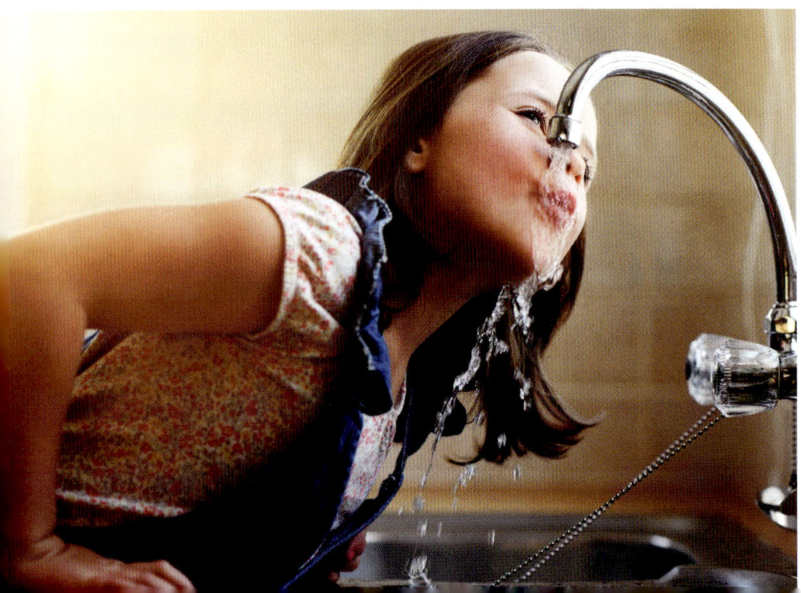

Leitungswasser ist das in Deutschland am strengsten kontrollierte Lebensmittel. Die hohen Güteanforderungen führten zu strengen Grenzwerten, die in der Realität meist sogar weit unterschritten werden. Einige Mineralstoffe wie Natrium, Kalzium und Magnesium sollen sogar in einer gewissen Mindestkonzentration enthalten sein.

Vorschriften für Mineralwasser

Auch Mineralwasser unterliegt Vorschriften, die allerdings deutlich weniger streng sind als bei Leitungswasser. Nur für Mineralwasser, das als „geeignet für die Zubereitung von Säuglingsnahrung“ verkauft wird, bestehen strenge Grenzwerte.

Mineralwasser muss reines Grundwasser sein, direkt an der Quelle oder am Brunnen abgefüllt und mit Inhaltsstoffen, die auf dem Etikett angegeben werden müssen.

Je nach Gehalt an Mineralsalzen und anderen Inhaltsstoffen schmecken Mineralwasser unterschiedlich. Das ist ein Kaufargument, wenn man das heimische Leitungswasser nicht mag. Auch der Kohlensäuregehalt mancher Mineralwasser kann ein Grund sein, es zu bevorzugen. Aber gesünder als Leitungswasser ist Mineralwasser nicht.

RICHTIG

Mediterrane Kost senkt das Krankheitsrisiko

Der Mittelmeerraum ist nicht nur ein beliebtes Ferienziel – man kann dort auch hervorragend essen. Viele Elemente der mediterranen Küche haben sich als ausgesprochen gesund und lebensverlängernd erwiesen.

In einer langjährigen Studie in den 1960er-Jahren ging man der Frage nach, wie sich die Essgewohnheiten auf das Risiko von Herz-Kreislauf-Krankheiten, ernährungsabhängigen Krebsarten und Diabetes sowie auf die Lebenserwartung auswirken. Dabei erwies sich die traditionelle Küche der Kreter als besonders günstig. Sie wurde als „Kreta-Diät" oder „Mittelmeer-Kost" berühmt.

Gesundheitliche Vorteile

Weitere Studien haben die Vorteile der traditionellen mediterranen Essgewohnheiten inzwischen mehrfach bestätigt, vor allem die PREDIMED-Studie (Prevención con Dieta Mediterránea). Sie kam zwar kürzlich wegen statistischer Unklarheiten ins Gerede – die Ergebnisse haben jedoch Bestand, wie im Juni 2018 im *New England Journal of Medicine* nachzulesen war. So sank bei Menschen mit metabolischem Syndrom und Herzinfarkt das Risiko für Folgeschäden schon nach einigen Monaten um ein Drittel. Auch Herz-Kreislauf-Erkrankungen, Bluthochdruck und Übergewicht wurden seltener, das Risiko für Schlaganfall und Diabetes verringerte sich.

Die Bestandteile

Typisch für die Mittelmeer-Kost sind pflanzliche Lebensmittel, also Gemüse, Brot, Nudeln, Bohnen, Nüsse, Kräuter und Knoblauch, alles aus der Region und frisch. Auch Obst kommt häufig auf den Tisch. Der Fettanteil ist recht hoch, doch statt mit tierischen Fetten wird das Essen mit Olivenöl zubereitet. Rotes Fleisch ist nur gelegentlich auf dem Teller, Fisch, Geflügel und Eier sowie Käse und Joghurt dagegen regelmäßig. Zu den Mahlzeiten wird Rotwein in kleinen Mengen getrunken, in der Regel zusammen mit Wasser.

Warum gerade diese Kost so gesund ist, hat Ernährungsforschern zufolge mehrere Ursachen: Sie ist reich an Ballaststoffen, ungesättigten Fettsäuren, Antioxidantien, sekundären Pflanzenstoffen und Vitaminen, arm dagegen an Zucker, tierischen Fetten und industriell hergestellten Lebensmitteln. Und sie schmeckt gut und ist leicht zuzubereiten. Es ist deshalb empfehlenswert, seine Ernährung in diesem Sinne umzustellen.

Typisch für die Mittelmeer-Kost sind pflanzliche Lebensmittel, also Gemüse, Brot Obst, Nudeln, Bohnen, Nüsse, Kräuter und Knoblauch, alles aus der Region und frisch.

Warum sind gekochte Mahlzeiten so wichtig?

Ob kalte oder warme Speisen – im Magen erreichen beide Körpertemperatur. Aber ohne die Erfindung des Kochens wäre die Entwicklung des Menschen wohl völlig anders verlaufen.

Der Mensch ist das einzige Lebewesen, das gekochte Nahrung zu sich nimmt. Kein Wunder – um Speisen kochen zu können, sind diverse Erfindungen und Entdeckungen notwendig gewesen, von der Wärmequelle bis zum Gefäß. Doch als unser Urahn Homo erectus vor vermutlich 1,9 Mio. Jahren so weit war, änderte sich vieles. Von da an war man plötzlich nicht mehr auf zähe Rohkost angewiesen. Manchmal kostet das Zerkauen mehr Energie, als es bringt, weshalb Rohkost bisweilen zum Abnehmen empfohlen wird.

Die Backenzähne wurden schmaler und die Kaumuskeln bildeten sich zurück.

› Das führte recht bald zu körperlichen Veränderungen. Die Backenzähne wurden schmaler und die Kaumuskeln bildeten sich zurück, denn nun mussten sie nicht mehr die gesamte Kauarbeit leisten. Zum Zerkleinern dienten nun Werkzeuge, insbesondere scharfe Steinmesser, mit denen man Pflanzen und auch zähe Fleischstücke in Stückchen zerlegte. Harte Nüsse wurden ebenfalls mit Steinen geknackt, Pflanzensamen zwischen flachen Steinen zermahlen oder in Gefäßen mit Wasser eingeweicht.

› Das Kochen zerstörte die Zellwände, machte die Nahrung weicher und die Nährstoffe leichter zugänglich. Zudem tötete die Hitze Keime ab, und Stärke wurde weit verdaulicher. Dank der besseren Verdaubarkeit der Speisen konnte sich der Darm zurückbilden. Wir besitzen einen etwa 40 % kürzeren Darm als ein Schimpanse hätte, wäre er so groß wie wir.

Besserer Geschmack

Der Geschmack gekochter oder gebratener Nahrung ist in der Regel besser als z. B. der von rohem Fleisch. Das fiel unseren Vorfahren recht bald auf, wenn sie das Fleisch von Tieren aßen, die in Buschfeuern verendet waren.

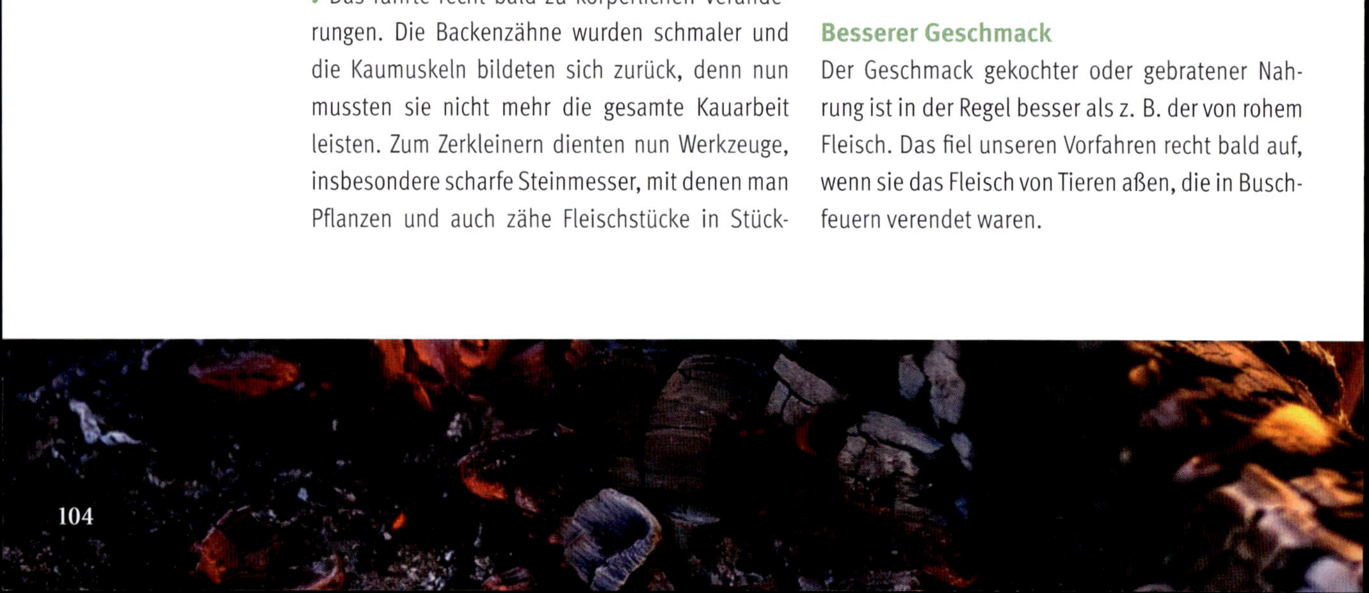

Nicht alles aus der Natur ist im Rohzustand essbar oder gar gesund

Folgende Lebensmittel sind von Pflanzen als Schutz gegen Fressfeinde mit Giftstoffen angereichert:

Auberginen	Sie enthalten Bitterstoffe und den Giftstoff **Solanin**, der zumindest Übelkeit verursacht.	Gekocht sind Auberginen gut essbar. Kochwasser wegschütten, da es **Solanin** enthält.
Grüne Bohnen	Der darin enthaltene Giftstoff **Phasin** lässt die roten Blutkörperchen verklumpen.	Bohnen müssen mindestens 15 Minuten gekocht werden, um das **Phasin** zu zerstören.
Holunderbeeren	Unreife Früchte und Samen der reifen Beeren enthalten das giftige **Sambunigrin**, das Blausäure abspaltet.	Nur reife Früchte verwenden! Erhitzen zerstört dann das **Sambunigrin**.
Kartoffeln	In grünen Stellen (durch Lagerung im Licht) und Keimen bildet sich das giftige **Solanin**.	Grüne Stellen gut wegschneiden, Kartoffeln kochen und das Kochwasser wegschütten.

› Vor allem aber wuchs das Gehirn nun rapide an. Denn dieses Organ braucht außerordentlich viel Energie – beim Erwachsenen etwa ein Viertel der aufgenommenen Kalorien. Rohkost könnte diese Energiemengen nicht liefern. Ohne die Erfindung des Kochens müssten wir praktisch die Hälfte unseres wachen Tages mit Essen zubringen – wie viele Tiere –, statt uns mit anderen wichtigen und schönen Dingen zu beschäftigen.

Größeres Hirnvolumen, höhere Intelligenz

Dank besserer Versorgung nahm das Hirnvolumen zu. Die höhere Intelligenz wiederum machte das Beschaffen besserer Nahrung möglich, vor allem von nährstoffreichem Fleisch, was als Folge wiederum ein größeres Hirn ermöglichte.

› Heute ist unser Körper längst an gekochte oder auf andere Weise verarbeitete Nahrung angepasst. Reine Rohkosternährung bewirkt leicht Darmprobleme und mitunter auch Infektionen durch Keime in der Nahrung. Auf Dauer können Mangelerscheinungen und Krankheiten auftreten, weil der Körper Vitamine und Mineralstoffe aus ungekochter Nahrung schlechter aufnimmt.

› Selbst Schimpansen bevorzugen offenbar gekochte Nahrung. Das zeigten Experimente von Forschern der Universität Harvard. Wie 2015 im Fachblatt „Proceedings B“ der britischen Royal Society zu lesen war, nutzten die Affen sogar eine Art Herd. Statt rohe Nahrung sofort zu fressen, legten sie diese lieber in diesen Herd und hatten auch genug Geduld, einige Minuten zu warten, um sie dann gekocht herauszuholen.

Kochen als soziale Veranstaltung

Vermutlich verbrachten die Urmenschen die Abende rund um das Feuer. Das Kochen war eine soziale Veranstaltung, bei der Frauen und Männer zusammenwirkten: Jemand kümmerte sich ums Feuer, und es wurde gemeinsam gegessen.

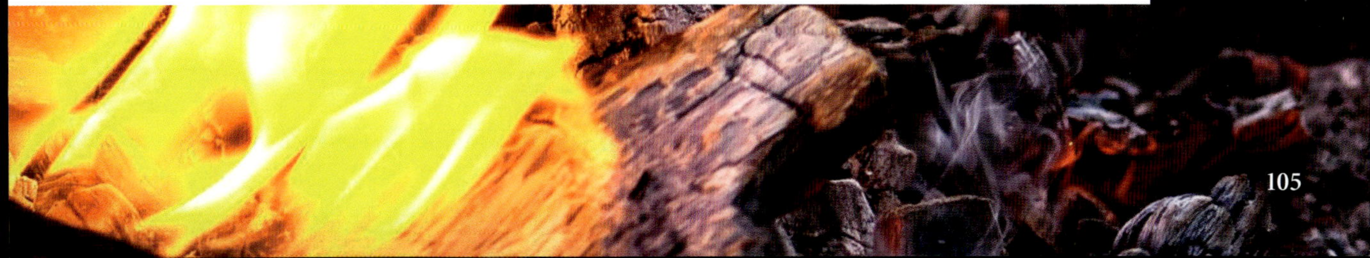

FALSCH

Alkohol wärmt den Körper

Diesen seit langem existierenden Irrglauben haben nicht wenige Menschen mit dem Leben bezahlt, als sie in eisiger Kälte den fatalen Versuch unternahmen, ihren Körper mit Schnaps aufzuwärmen.

Wer auf dem Weihnachtsmarkt einen heißen Glühwein trinkt und dabei schön warm angezogen ist, verspürt ein Wärmegefühl – zum einen durch den warmen Trank, zum anderen, weil der Alkohol die Hautgefäße öffnet, was die gleiche Wirkung wie das Einschalten eines Heizkörpers hat. Da die Kleidung die Wärme zurückhält, wird die Hautoberfläche wärmer, und die Temperatursensoren darin melden dies ans Gehirn. Das Gefühl eines aufgewärmten Körpers kann richtig angenehm sein.

Das angenehme Wärmegefühl ist in der Tat nur gefühlt und das auch nur für kurze Zeit.

Allerdings ist diese Empfindung in der Tat nur gefühlt und das auch nur für kurze Zeit, obwohl der Körper nach dem Genuss von Alkohol reichlich Kalorien verbrennt. Immerhin enthält 1 g Alkohol 7 kcal, und ein Glas Sekt (100 ml) bringt 80 kcal. Ein kleines Bier schlägt mit 130 kcal zu Buche, 3 dl Caipirinha mit 320 kcal. Wer abnehmen möchte, sollte das berücksichtigen, zumal Alkohol auch den Fettabbau hemmt.

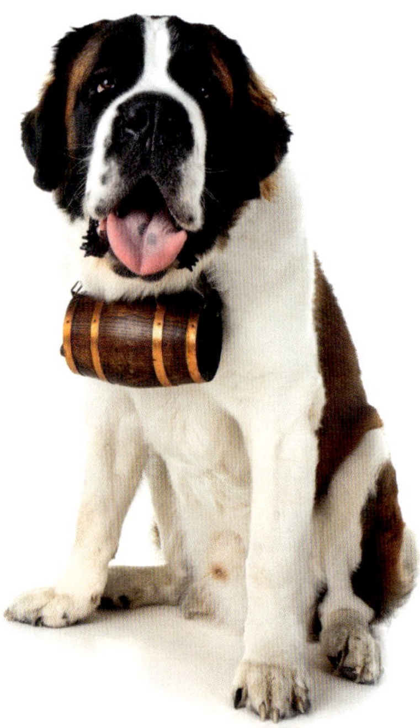

Den Bernhardiner-Lawinensuchhunden tatsächlich ein Fässchen mit Schnaps umzuhängen, wäre gar keine so gute Idee gewesen. Allerdings ist das auch nur eine Legende.

Gestörte Wärmeregulation

Wer dem Alkohol übermäßig zuspricht und dazu in kalter Umgebung nicht warm genug gekleidet ist, geht ein nicht unbeträchtliches Risiko ein. Alkohol stört nämlich die Wärmeregulation des Körpers, die normalerweise dessen Wärmegrad von etwa 37 °C trotz wechselnder Umgebungstemperaturen konstant hält. Und Alkohol macht müde und betäubt sogar die Sensoren.

Wer nach längerem Wirtshausbesuch in frostkalter Nacht auf einer Parkbank einschläft, wacht eventuell nicht wieder auf, denn die Hautgefäße strahlen die Körperwärme dann ziemlich ungehindert ab. Wind verstärkt den Wärmeverlust zusätzlich. Schlimmer noch, wenn jemand im Wasser landet und nicht sofort geborgen und versorgt wird. Sobald die Körpertemperatur unter 35 °C absinkt, können Gesundheitsschäden eintreten und Organe versagen.

RICHTIG

Reis kann Arsen enthalten

Gräser wie Reis nehmen Arsen aus dem Erdboden auf, sodass manche Reissorten belastet sind. Besondere Anforderungen gelten bei Lebensmitteln für Kinder, die aus Reis hergestellt werden, etwa Reiswaffeln.

Arsen ist in der Natur weit verbreitet. Es kommt in Böden und manchen Erzen vor und in einigen Regionen der Erde in erhöhten Mengen im Grundwasser. Auch Arsenminerale sind seit dem Altertum bekannt; manche dienten als Gift, andere Arsenverbindungen wurden lange Zeit als Farben eingesetzt. Mit Phosphatdünger gerät Arsen in den Boden, und Autos stoßen es aus, weil Erdöl ebenfalls Arsen enthält.

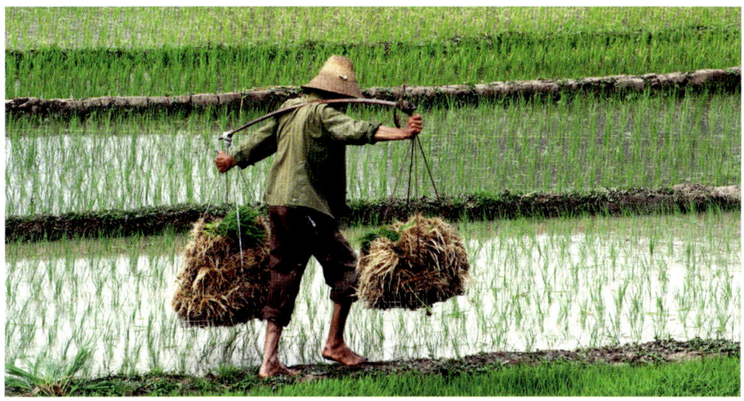

Landwirtschaft ohne Maschinen: ein chinesischer Bauer am Reisfeld

Positive und negative Effekte

Für manche Tiere ist Arsen in winzigsten Mengen ein lebenswichtiges Spurenelement, eventuell auch für Menschen. In etwas höheren Dosierungen – noch weit unter akuter Giftigkeit – kann es aber biochemische Prozesse vor allem im Erbgut stören und dadurch unter Umständen Mutationen und Krebs auslösen. Anorganische Verbindungen können zudem Gefäß- und Nervenschäden sowie Hautveränderungen bewirken.

So ist es im Grunde unvermeidlich, dass Arsen auch in Nahrungsmitteln auftaucht. Reis weist aufgrund seiner besonderen Anbaubedingungen in überfluteten Feldern meist deutlich höhere Arsengehalte auf als andere Getreidearten. Vor allem Vollkornreis ist oft belastet, weil sich das Arsen bevorzugt in den Randschichten des Korns einlagert. Die 2015 von der EU für Arsen festgelegten Höchstgehalte liegen zwischen 0,1 mg/kg für weißen Reis, der für Säuglingsnahrung geeignet ist, und 0,3 mg/kg für ungeschälten Reis.

Manchmal werden die festgelegten Werte in Reis oder aus Reis hergestellten Nahrungsmitteln, etwa Reiswaffeln, überschritten. Trotzdem sieht das Bundesinstitut für Risikobewertung (BfR) bei normalem, also eher seltenem Reisverzehr keine Gefahr für die Gesundheit. Kinder allerdings sollten Kinder-Reiswaffeln bekommen, da diese lediglich ein Drittel des Arsengehalts üblicher Reiswaffeln aufweisen.

Besonders Vollkornreis ist oft belastet, weil sich das Arsen bevorzugt in den Randschichten des Korns einlagert.

FALSCH

Spinat hilft gegen Eisenmangel

Rund 130 Jahre alt ist die Legende, Spinat sei besonders reich an Eisen. Wissenschaftler haben damals einen für Spinat veröffentlichten Wert missinterpretiert. Wer seinem Körper zusätzliches Eisen zuführen möchte, sollte daher besser zu anderen Nahrungsmitteln greifen.

Die missverstandenen Eisenwerte in Spinat wurden von Ärzten propagiert und von Müttern geglaubt. Millionen von Kindern mussten fortan das Gemüse häufig essen, oft unter verschärften Bedingungen, nämlich zu grünem Brei püriert.

Eisen ist ein lebenswichtiges Element im Körper. Vor allem steckt es im roten Blutfarbstoff.

Nun ist Eisen natürlich ein lebenswichtiges Element in unserem Körper. Vor allem steckt es im roten Blutfarbstoff Hämoglobin. Auch Pflanzen brauchen es. Zuviel Eisen ist allerdings auch nicht gut. Es kann die Funktionen von Herz und Leber sowie körperinnerer Drüsen stören. Darüber hinaus steht es im Verdacht, Infektionserreger zu unterstützen, die ebenfalls Eisen brauchen. Der Körper speichert seine Eisenvorräte daher mithilfe eines Eiweißstoffs (Ferritin) in Knochenmark, Leber und Milz und gibt lediglich die jeweils notwendigen Mengen frei. Bei Infektionen senkt Ferritin sogar den Bluteisenwert, um die Erreger kurz zu halten.

Eisenvorräte aufstocken

Natürlich verliert der Körper auch Eisen. Aus diesem Grund müssen die Vorräte regelmäßig aufgestockt werden. Die Deutsche Gesellschaft für Ernährung (DGE) empfiehlt für Männer täglich etwa 10 mg, für Frauen etwa 15 mg, wenn sie bei der Menstruation Blut verlieren.

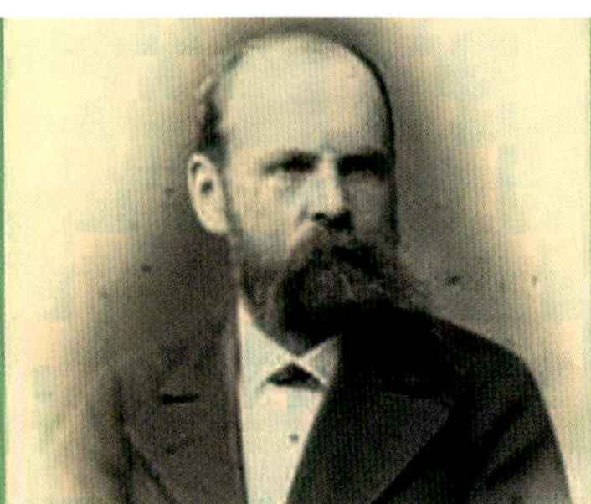

Gustav von Bunge (1844–1920)

Wie der Spinat-Eisen-Mythos in die Welt kam

Angeblich war es der Schweizer Forscher Gustav von Bunge, der 1890 den Eisengehalt von 100 g Spinat mit 35 mg angab. Das war durchaus korrekt, denn diese Angabe bezog Bunge auf getrockneten Spinat.

Von anderen Forschern wurde dieser Wert übernommen, nun aber fälschlicherweise auf frischen Spinat bezogen, der viel Wasser enthält und damit pro 100 g viel weniger Eisen. Damit war der Spinat-Eisen-Mythos in die Welt gesetzt.

Schwangere und Stillende allerdings sollten sich mit noch mehr Eisen versorgen: Ein sich entwickelndes Kind verlangt der werdenden Mutter während ihrer Schwangerschaft zusätzlich 1000 mg ab. Blutspender oder Menschen mit Blutungen benötigen ebenfalls mehr Eisen und sollten sich besonders eisenreich ernähren.

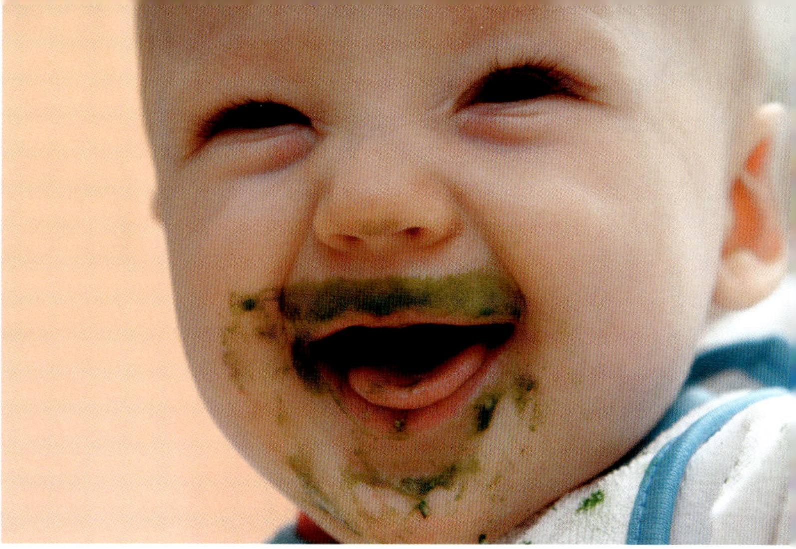

So richtig unglücklich sieht dieses Opfer der „Generation Spinat" gar nicht aus.

Eisenlieferanten

Frischer Spinat gehört mit seinen 3,4 mg nicht zu den bedeutenden Eisenlieferanten. Zudem enthält er Oxalsäure, die die Aufnahme des Eisens in den Körper stört. Man kann also Kinder, wenn sie keinen Spinat mögen, getrost damit verschonen.

Den höchsten Eisengehalt hat rotes Fleisch, zudem Blutwurst und Leber, ganz besonders Entenleber (30 mg/100 g). Schweineleber liegt mit 18 mg deutlich darunter, und noch weniger haben Rinderschinken (10 mg) sowie Kalbsleber (etwa 8 mg). Ziemlich arm an Eisen ist weißes Fleisch, also alle Arten von Geflügel.

Gute Eisenlieferanten sind bestimmte Pflanzen: So liefern 100 g Weizenkleie etwa 15 mg, Kürbiskerne und Sesamsamen etwa 11 mg. Leinsamen und Quinoa bringen es auf etwa 8 mg, ähnlich wie Pistazien und Pfifferlinge. In diesem Bereich liegen auch Hülsenfrüchte wie Sojabohnen, Linsen, grüne Bohnen und Kichererbsen.

Die meisten Obst- und Gemüsesorten sowie Mehl liegen jedoch weit unter solchen Werten – Kartoffeln enthalten nur 0,3 mg. Reich an Eisen sind hingegen manche Kräuter, die man wiederum nur in winzigen Mengen aufnimmt. Kardamom und getrocknete Petersilie beispielsweise enthalten pro 100 g sage und schreibe 100 mg Eisen – nur, wer isst schon so viel trockene Petersilie?

Lediglich ein kleiner Teil des Eisens, das mit der Nahrung aufgenommen wird, kommt dem Körper tatsächlich zugute. Etwa 5–15 % kann er verwerten, der Rest wandert hindurch. Besonders tierisches Eisen ist gut körperverfügbar, weit besser als pflanzliches.

Lediglich ein kleiner Teil des Eisens, das mit der Nahrung aufgenommen wird, kommt dem Körper tatsächlich zugute. Etwa 5–15 % kann er verwerten, der Rest wandert hindurch.

Behindert wird die Eisenzufuhr von den Tanninen (Gerbstoffen) in Kaffee und Tee, von dem Phosphat in Cola-Getränken und Schmelzkäse sowie den Phytaten in Getreideprodukten und Hülsenfrüchten. Vitamin C hingegen unterstützt die Eisenaufnahme.

In aller Regel versorgt eine ausgewogene Ernährung den Körper gut mit Eisen, wobei Fleischesser es etwas einfacher haben. Spürt der Körper Eisenmangel, nimmt er etwas mehr auf. Bei Fehlernährungen oder bestimmten Krankheiten, etwa Eisenmangelanämie oder Eisenmangel in der Schwangerschaft, empfiehlt es sich jedoch, mit Präparaten nachzuhelfen. Aber das sollte nicht ohne vorherige ärztliche Konsultation geschehen.

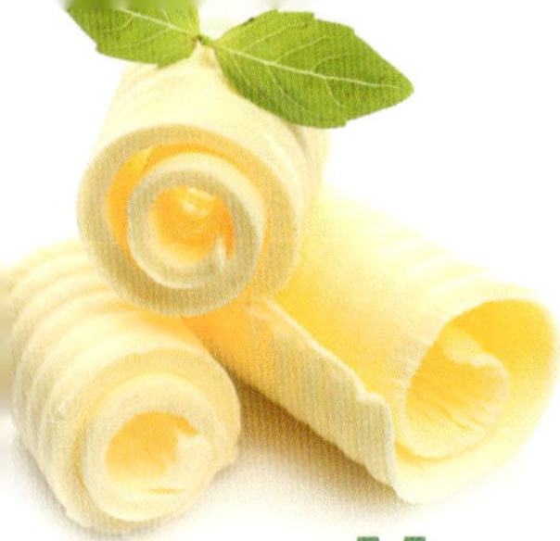

Falsch, aber ...

Margarine ist gesünder als Butter

Butter stellt der Mensch seit dem Altertum her, Margarine hingegen ist eine Erfindung des 19. Jahrhunderts. Um Butter gab es im 20. Jahrhundert viel Streit, weil ihr Gehalt an tierischen Fetten als gesundheitsschädlich galt. Heute werden die beiden Streichfette als gleich gut bewertet.

Begriffserklärung:
Der Name Margarine stammt von ihrem Erfinder Mège-Mouriès. Er benannte sein weißlich schimmerndes Produkt nach dem griechischen Begriff für Perle, *márgaron*.

Die Margarine hat eine wechselvolle Produktgeschichte hinter sich. Vor allem die Werbung strich jahrzehntelang diverse angeblich gesundheitsfördernde Eigenschaften heraus, um den Ruf als billige „Ersatzbutter" loszuwerden, zum Beispiel das Fehlen tierischer gesättigter Fettsäuren. Indem Butter als ungesund propagiert wurde, wollte man ihr Marktanteile abnehmen.

Suche nach Butter-Ersatz

Den Anfang nahm alles in den 1860er-Jahren in Frankreich, als Kaiser Napoleon III. für seine Truppen ein billiges, haltbares Ersatzprodukt für Butter suchte und dafür einen Preis aussetzte. Ein von dem Chemiker Hippolyte Mège-Mouriès 1869 aus Wasser, Milch und Nierenfett gemischtes Streichfett, die Margarine, überzeugte den Kaiser.

Bald entstanden in mehreren Ländern Fabriken für solche Kunstbutter, in Deutschland 1874 in Frankfurt am Main. Eine rein pflanzliche Margarine wurde erstmals 1952 in Hamburg hergestellt.

Der Margarine-Butter-Streit

Zeitweise war die Margarine allerdings recht ungesund. Denn sie wurde unter anderem aus pflanzlichen Ölen hergestellt, die zuvor durch Umsetzung mit Wasserstoff gehärtet wurden, damit ein streichfähiges Produkt entstand. Dabei bildeten sich Transfettsäuren, von denen man inzwischen weiß, dass sie das Risiko für Diabetes, Alzheimer, bestimmte Krebsarten und Herz-Kreislauf-Erkrankungen erhöhen.

Moderne Margarine

Die Zeiten sind vorbei. Heutige Margarinesorten werden nach modernsten ernährungsphysiologischen Erkenntnissen hergestellt. Meist dient Raps-, Sonnenblumen- oder Sojaöl als Grundlage, oft auch ein kleiner Anteil tierischer Fette wie Milchfett. Die Stoffe werden gereinigt und mit diversen Substanzen vermengt: mit Fetten, Emulgatoren, Verdickungsmitteln, dem Möhrenfarbstoff Betacarotin, Vitaminen, den säuerlichen Geschmacksstoffen Molke, Joghurt oder Milchsäure, Aromen, Salz und Magermilch. So bildet sich eine streichfähige Emulsion, also eine stabile Mischung von Wasser und Fett.

Oft werden zudem bestimmte ungesättigte Fettsäuren wie Linolsäure hinzugefügt, manchmal bis zu 50 %. Sie gelten als besonders gesund für Herz und Kreislauf; deshalb wird diese Beimischung in der Werbung deutlich herausgestellt. Zudem enthält Margarine meist wertvolle Omega-3-Fettsäuren aus den Pflanzenölen sowie Vitamin D. Der Gehalt an gesättigten Fettsäuren und den gefährlichen industriell erzeugten Transfettsäuren ist dank modernster Härtungsverfahren sehr gering.

Butter hingegen zählt zu den Milchprodukten. Sie wird meist aus dem Rahm von Kuhmilch hergestellt. Um aus Rahm Süßrahmbutter zu machen, muss man den gekühlten Rahm schlagen. Dabei vereinigen sich die Fetttröpfchen in der Milch zu Butter. Versetzt man die Milch vor dem Buttern mit Milchsäurebakterien, so gewinnt man daraus Sauerrahmbutter.

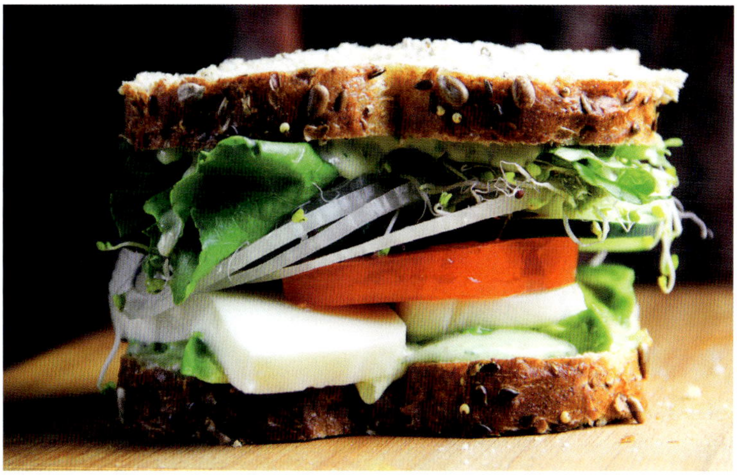

Ein herzhaftes Sandwich. Ob das Brot mit Butter oder Margarine bestrichen ist, spielt keine Rolle. Beide sind auf ihre Art gesund.

Inhaltsstoffe von Butter

Butter besteht zu mindestens 82 % aus Milchfett und höchstens 16 % Wasser. Meist sind auch geringe Mengen anderer Inhaltsstoffe der Milch enthalten, etwa Milchzucker, Vitamine, Mineralstoffe und Cholesterin. Allerdings enthält Butter einige Prozent gesättigte Fettsäuren sowie Transfettsäuren aus natürlichen Quellen (ruminante Transfettsäuren), die aber als harmlos gelten. Viele Menschen schätzen an Butter den typischen, feinen Geschmack und das Gefühl, ein seit Jahrtausenden bekanntes und wertvolles Lebensmittel zu sich zu nehmen.

Frisch aus dem Kühlschrank genommene Butter ist nicht selten zu fest zum Verstreichen. Dieses Problem hat Margarine normalerweise nicht. Sie bleibt auch bei Kühlschranktemperaturen streichfähig und ist auch länger haltbar. Dafür monierte die Stiftung Warentest, die 2017 bei einem Test 19 Margarinesorten analysieren und vergleichen ließ, bei einigen Marken einen zu hohen Gehalt an Glycidyl-Fettsäure-Estern, die aus raffinierten Ölen stammen und möglicherweise gesundheitsschädigend sein könnten. Zudem seien die Aromastoffe, ohne die Margarine zu „flach“ schmecken würde, zum Teil nicht natürlicher Herkunft.

Insgesamt haben moderne Lebensmittel einen sehr hohen Qualitätsstandard erreicht, und das gilt auch für die beiden Streichfette.

Insgesamt haben moderne Lebensmittel einen sehr hohen Qualitätsstandard erreicht; das gilt auch für die beiden Streichfette Butter und Margarine. Im Grunde ist die Wahl zwischen ihnen Geschmackssache – außer natürlich für Veganer.

Im Grunde ist die Wahl zwischen Butter und Margarine heute Geschmackssache – außer natürlich für Veganer. Allerdings sollte man auch bedenken, dass beide, wie alle Fette, vergleichbar reich an Kalorien sind. Wer nicht zunehmen will, sollte sie also mit Augenmaß verwenden.

Falsch, aber ...

Steinzeitkost ist eine vorbildliche Ernährungsform

Freunde der Paläo-Diät behaupten, dass sich der Mensch Hunderttausende von Jahren anders ernährt habe als heute und dass deshalb unser Körper der modernen Kost nicht angepasst sei. Doch das ist widerlegt, und die Paläo-Diät ist zwar nicht ungesund, aber unnötig restriktiv.

Paläo oder Paleo?

Paläo-Diät schreibt sich im englischen Sprachraum, woher die Idee stammt, „paleo diet". Bei uns sind beide Schreibweisen gleichermaßen gebräuchlich.

Steinzeitkost oder Paläo-Diät leitet sich von Paläolithikum ab, Altsteinzeit. Das waren die 2,5 Mio. Jahre, in denen sich über diverse Urmenschenformen der Homo sapiens entwickelte. Einen Großteil dieser Zeit verbrachte der Mensch in der afrikanischen Savanne, bis er den Kontinent verließ. Im Vorderen Orient erfand er dann um 12 000 v. Chr. Ackerbau und Viehzucht, was seine Ernährung radikal veränderte: Vor allem Getreide und Milch kamen hinzu.

Zuvor, als Jäger und Sammler, hatte er verzehrt, was die Natur bot, auch Kleinsäuger und Insekten. In dieser Zeit vergrößerte sich sein Gehirn ständig, also muss er genügend Nährstoffe zur Verfügung gehabt haben. Jagd und Fischfang mit immer ausgefeilterem Gerät sorgten für hochwertige Ergänzungen des Speiseplans.

Der Gedanke dahinter

Die Idee der Paläo-Diät stammt von zwei Amerikanern. Der Radiologe Stanley B. Eaton und der Anthropologe Melvin J. Konner veröffentlichten 1985 im *New England Journal of Medicine* die Grundzüge einer Diät, die sich an steinzeitliche Kost anlehnt. Der Mensch, so die Begründung, habe sich Jahrhunderttausende auf diese Weise ernährt, sodass sein Körper und seine genetische Ausstattung für heutige Ernährungsweisen gar nicht gerüstet sei. Deshalb machen uns die modernen Nahrungsmittel krank.

Das bedeutet: Eine Paläo-Diät enthält nur, was vor der Erfindung von Ackerbau und Viehzucht verfügbar gewesen war – Pflanzen und Pflanzenteile wie Obst, wildwachsendes Gemüse, Kräuter, Wurzeln, Nüsse, Eier sowie Fleisch und Fisch. Keinesfalls aber Getreide und Getreideprodukte, Milch und Milchprodukte, Salz und Zucker; bestenfalls gab es bisweilen Honig. Paläo-Fans haben also einen stark eingeschränkten Speiseplan.

Suche nach Zeugen

Da man die paläolithische Nahrungszusammensetzung im Grunde auch heute nur teilweise kennt, versucht man, sich mit Daten von noch existierenden steinzeitlichen Kulturen zu helfen. Das Problem ist nur, dass sich die Ernährung im Laufe der Jahrhunderttausende sicher änderte und zudem von Region zu Region unterschiedlich war – wie heute noch bei den Naturvölkern. Die Inuit ernähren sich völlig anders als etwa die San (Buschmänner) in der Kalahari oder Indianer im Amazonasgebiet.

Die Anpassungsfähigkeit

Was die Vertreter der Paläo-Diät außerdem vernachlässigen, ist der Gedanke, dass der Mensch bereits im Entwicklungsstadium des Homo erectus Afrika verließ. Er besiedelte also schon früh ganz andere Klimazonen als die heimische Savanne und passte sich anderen Lebenswelten an. Ihn kennzeichnet also eine ausgesprochen hohe Flexibilität. Der Mensch ist ein typischer Allesfresser und Allesverdauer. Deshalb kommt er auch mit „modernen" Produkten wie z. B. Brot, Milch und Salz bestens zurecht.

Falsche Idee, echte Vorteile

Aber auch wenn die hinter der Paläo-Diät stehende Idee einer kritischen Hinterfragung nicht standhält, so kann die daraus abgeleitete Kost dennoch Vorteile bieten. Wer heute isst, was man Paläo nennt, bringt viel Gesundes auf den Tisch: Pflanzenkost jeglicher Art, Fleisch und Fisch, dazu Eier und Honig. Das klingt keineswegs ungesund, zumal man auf industriell hergestellte Fertiggerichte und Fette verzichtet. Ernährungsforscher sagen denn auch, dass diese Kost keine Mangelernährung sei. Sie enthalte ausreichend Nähr- und Ballaststoffe. Ob allerdings das Weglassen von Milch, Getreide und Hülsenfrüchten (die erst in der Epoche des Ackerbaus zu Kulturpflanzen wurden) sinnvoll ist, wird noch diskutiert.

Ob das Weglassen von Getreide, Milch und Hülsenfrüchten sinnvoll ist, wird noch diskutiert.

Paläo-Anhänger müssen sich natürlich klar darüber sein, dass sie eigentlich eine Pseudo-Steinzeitkost zu sich nehmen. Die heutigen Obst- und Gemüsesorten haben mit den damaligen Wildformen wenig gemein, Mammutsteaks sind schwer verfügbar, und Insekten und Kleinsäuger, z. B. Mäuse, möchte auch der Steinzeitfreund nicht unbedingt auf dem Teller haben.

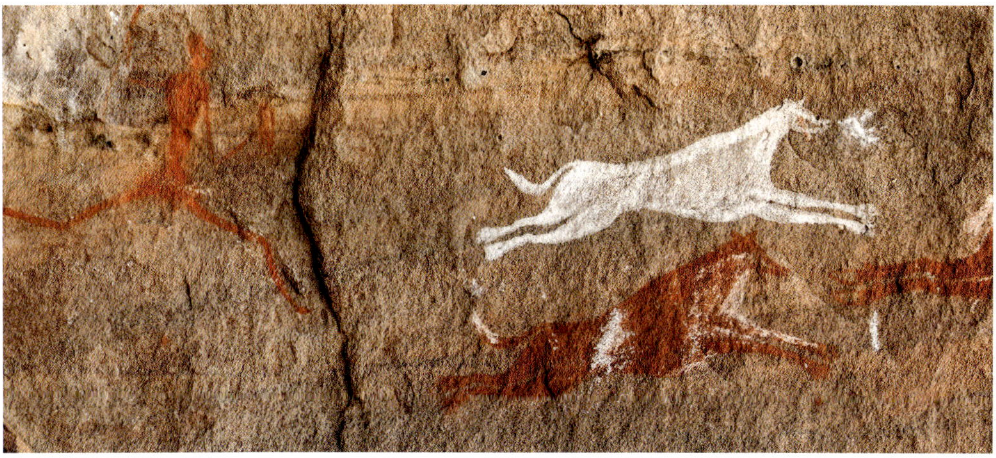

Wandbilder vom Ende der Altsteinzeit in der Sahara. Auch wenn die Jagd nicht immer erfolgreich war: Fleisch bildete einen wichtigen Bestandteil der damaligen Nahrung.

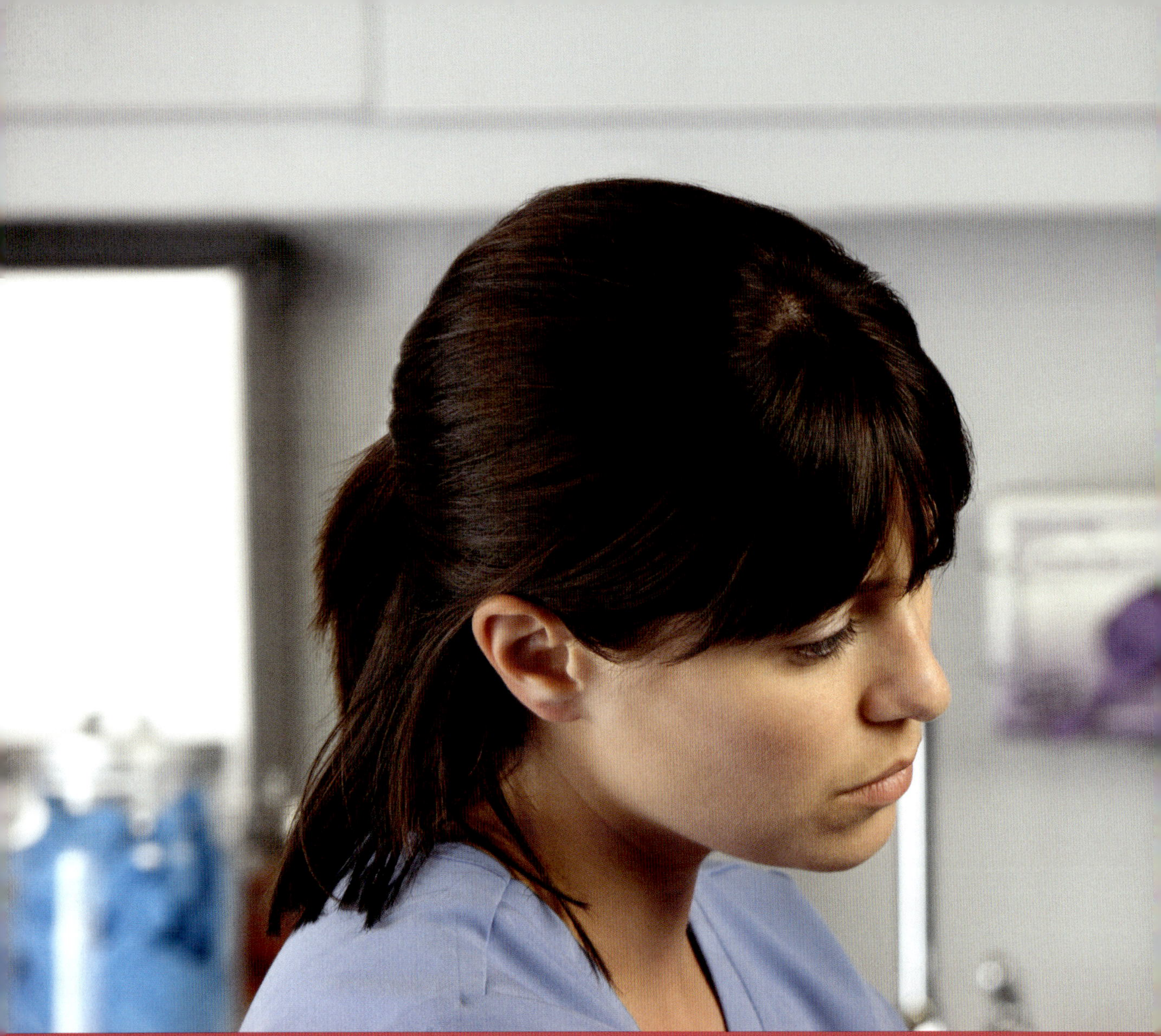

Vorbeugung und Vorsorge

Von der Impfung zur Detox-Kur, von der Darmspiegelung zur Schwermetall-Ausleitung: Es wird vieles angeboten, das die Gesundheit erhalten soll. Doch was ist empfehlenswert und was überflüssig? Lassen Sie sich informieren.

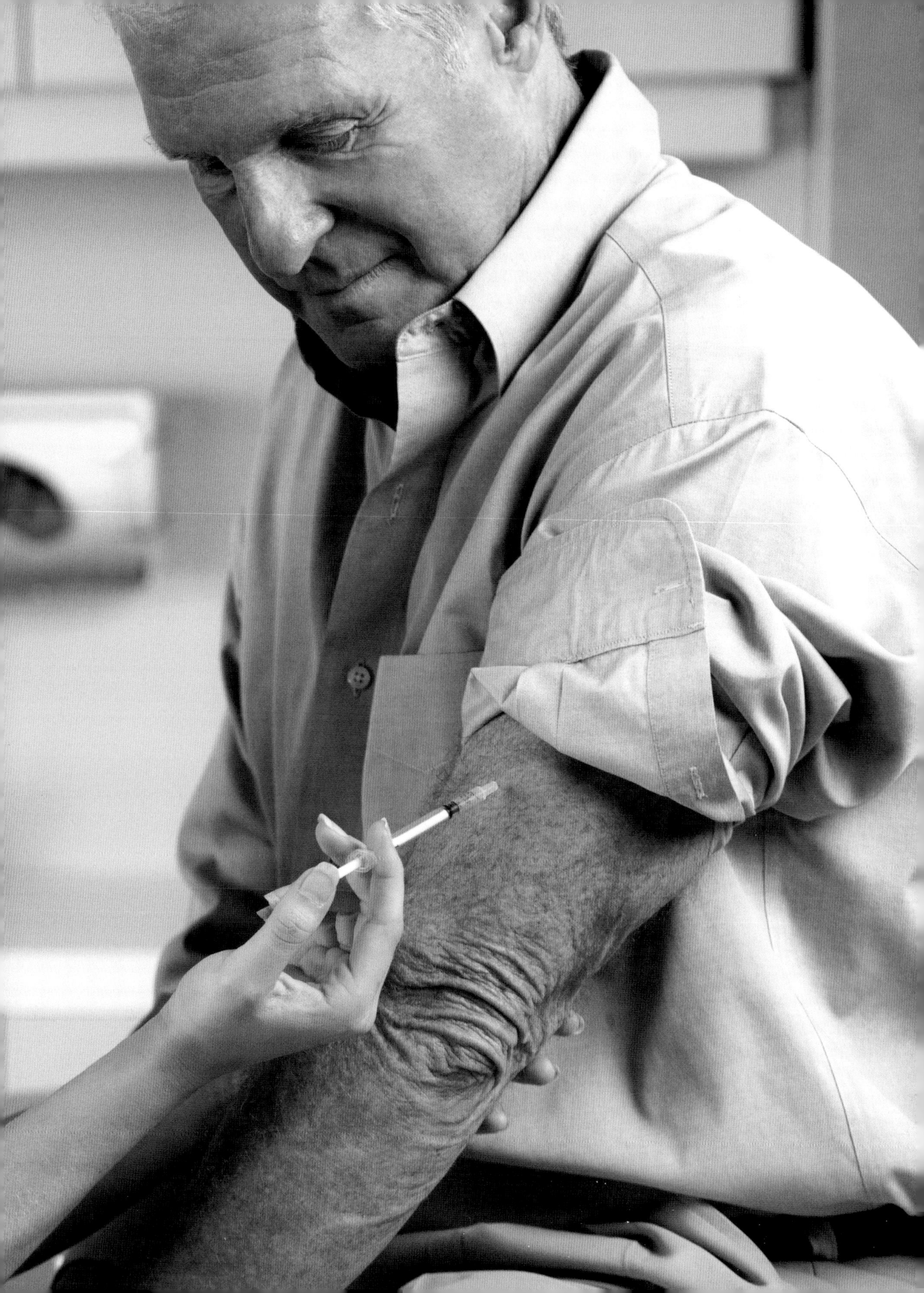

Richtig, aber …

Die Mammografie rettet vielen Frauen das Leben

Brustkrebs ist bei Frauen in Deutschland, Österreich und der Schweiz die häufigste Krebserkrankung. Eine bewährte Früherkennungsmethode ist die Mammografie. Doch es gibt auch Kritik an diesem Verfahren.

Brustkrebs, das Mammakarzinom, trifft etwa 69 000 Frauen pro Jahr in Deutschland, und etwa 18 000 sterben daran – trotz Behandlung, zu der brusterhaltende Operation, Strahlentherapie, Chemotherapie und Brustamputation gehören können. Grund genug, schon bei ersten verdächtigen Anzeichen zum Arzt zu gehen. Veränderte Größe und Form der Brust, nässende Brustwarzen, Schwellungen der Lymphknoten in der Achselhöhle und vor allem tastbare feste Verdickungen (Knoten) sind deutliche Warnzeichen. Schmerzen erscheinen jedoch erst in fortgeschrittenen Stadien.

Es kann jede Frau treffen, selten auch Männer. Es gibt eine genetische Veranlagung, die das Risiko steigert: Frauen mit familiärer Vorbelastung – Brust- oder Eierstockkrebs in der Verwandtschaft – können stärker gefährdet sein. Auch die Antibabypille, Hormonersatztherapien sowie Alkohol und Rauchen sind Risikofaktoren.

Chancen bei Früherkennung

Alljährlich sollte der Frauenarzt deshalb bei Frauen ab 30 Jahren eine Tastuntersuchung vornehmen. Zwar ist längst nicht jeder Knoten in der Brust bösartig, aber zur Abklärung wird der Arzt sicher eine Mammografie anordnen, also eine Durchleuchtung der Brust mit einem bildgebenden Verfahren. Bei Früherkennung sind die Heilungschancen, nach Angaben des Universitätsklinikums Heidelberg, mit 95 % sehr hoch.

Die Untersuchung findet meist in einer radiologischen Praxis statt. Die Brust wird dabei zusammengedrückt, um gute Aufnahmen zu erhalten. Das ist unangenehm und kann schmerzen. Dann wird jede Brust zweimal in unterschiedlichen Winkeln durch-

Der Test auf Brustkrebsgene

Wenn Brustkrebs in einer Familie gehäuft vorkommt, liegt meist eine Genveränderung an einem von mindestens zwei Genen vor, die BRCA1 und BRCA2 heißen (BRCA für Breast Cancer). Ein Großteil der Genträgerinnen bekommt Brustkrebs, und zwar in deutlich jüngerem Alter als der Durchschnitt der Erkrankten. Zudem steigern die Gene das Risiko für Eierstockkrebs.

Familiär vorbelastete Frauen können sich auf die BRCA-Gene testen lassen, was aber keine Aussage auf die tatsächliche Erkrankungswahrscheinlichkeit erlaubt. Die Gefahr lässt sich nur auf einem Weg bannen: Bei großer Krebsangst kann sich eine Frau die Brüste und die Eierstöcke entfernen lassen.

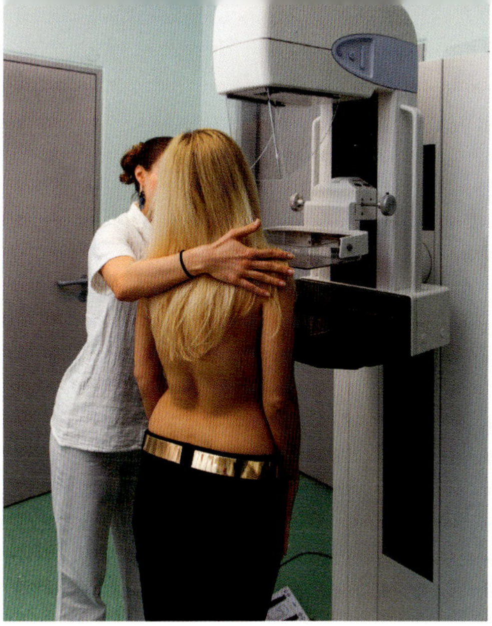

Dank modernster Röntgengeräte ist die Strahlenbelastung bei der Mammografie heutzutage gering.

leuchtet. Eine modernere Methode ist die Tomosynthese, die aus Schichtaufnahmen per Computer ein 3D-Bild herstellt. Entsprechend fährt das Gerät um die Brust der Patientin herum. Digitale Röntgengeräte arbeiten heute mit einer deutlich niedrigeren Strahlungsdosis als frühere Modelle.

Die Krankenkassen empfehlen Frauen zwischen 50 und 69 Jahren, alle zwei Jahre an einem Brustkrebs-Screening-Programm, einer Reihenuntersuchung, teilzunehmen. In diesem Alter ist Brustkrebs besonders häufig.

Umstrittenes Screening

So vernünftig und überzeugend die Methode des Screenings auch klingt – sie ist seit einigen Jahren umstritten, u. a. aufgrund einer Studie, die im Rahmen des kanadischen Screening-Programms fast 90 000 Frauen umfasste und im Jahr 2014 im *BMJ* (früher: *British Medical Journal)* vorgestellt wurde.

Die Frauen waren zu Beginn der Studie zwischen 40 und 59 Jahre alt. Fünf Jahre lang unterzog man alljährlich eine Gruppe einer Mammografie und einer Tastuntersuchung, eine andere Gruppe erhielt nur eine Tastuntersuchung. In diesen Jahren wurden in der Mammografiegruppe 666 Brustkrebsfälle entdeckt, in der Tastgruppe 524. In den folgenden 25 Jahren starben 180 Frauen aus der Mammografiegruppe an Brustkrebs, aus der Tastgruppe 171. Die Unterschiede sind also statistisch kaum relevant.

Das ist aber nur ein Argument gegen das Screening. Das andere: die „falsch-positiven“ Resultate. Etwa 24 von 1000 Frauen bekommen eine falsche Diagnose und müssen weitere belastende Maßnahmen ertragen, bis die Krebsdiagnose als falsch erkannt wird.

Doch trotz dieser immer noch laufenden Diskussion raten die meisten Frauenärzte zur Mammografie, vor allem wenn eine Patientin Angst vor Brustkrebs hat und wenn Brustkrebs in der Familie vorgekommen ist.

Mehr Sicherheit durch Ultraschall

Eine zusätzliche Diagnosemöglichkeit bietet die Ultraschalluntersuchung (Sonografie), besonders bei Frauen mit sehr dichtem Brustdrüsengewebe. Viele Mediziner sehen Vorteile der Sonografie, weil sie in dichtem Gewebe Tumoren deutlich besser sichtbar macht als die Mammografie.

Eine Studie von Forschern des norwegischen Krebsregisters hat immerhin 2018 ermittelt, dass Frauen mit höherer Brustdichte häufiger Karzinome entwickeln und diese auch aggressiver sind. In Österreich werden Frauen ab einer bestimmten Brustdichte zur Sonografie geschickt. In Deutschland dagegen wird in den Screeningprogrammen die Brustdichte nicht geprüft.

FALSCH

Mit simplen Leberflecken muss man nicht zum Arzt

Leberflecken, auch Muttermale oder Pigmentmale genannt, sind normalerweise harmlos. Doch es kann vorkommen, dass sich einer von ihnen zu einem lebensgefährlichen Hautkrebs entwickelt. Nur der Hautarzt kann entscheiden, ob ein bestimmter Fleck ein Risiko darstellt.

Begriffserklärung: Der Begriff Melanom setzt sich zusammen aus dem griechischen *melas* (schwarz) und der Endung *-om,* die eine Geschwulst bezeichnet.

Kaum ein Mensch ist frei von Leberflecken. Manche von ihnen sind angeboren, andere entwickeln sich im Laufe des Lebens und können vollkommen unterschiedliche Formen, Größen und Farbtöne annehmen. Die erworbenen bilden sich unter dem Einfluss der energiereichen ultravioletten Teile der Sonnenstrahlung, wobei hellere Haut empfindlicher ist als dunklere. Das UV-Licht kann Hautzellen zu Wucherungen anregen, und zwar diejenigen Zellen, die das dunkle Hautpigment Melanin bilden.

Dabei kann es unter Umständen dazu kommen, dass sich ein schwarzer Hautkrebs, das sogenannte maligne Melanom, entwickelt. Der schwarze Hautkrebs kann an jeder Stelle der Haut auftreten, selbst an den Fußsohlen und im Schambereich. Da es noch weitere dunkle Hautwucherungen gibt – z. B. die sogenannten Alterswarzen –, ist das Risiko für den Laien nicht abzuschätzen. Selbst wenn ein Fleck nur optisch stört und man ihn lediglich als kosmetisches Problem ansieht, muss man ihn dem Hautarzt zeigen.

Die ABCDE-Regel

Als Hilfe zur Selbstbeobachtung empfehlen Hautärzte die „ABCDE-Regel". Die Buchstaben stehen für Asymmetrie, Begrenzung, Color (Farbe), Durchmesser und Entwicklung. Ein Hautarztbesuch ist demnach in folgenden Fällen dringend geraten: Wenn ein Leberfleck nicht mehr rund erscheint, sondern eine ungleichmäßige Form angenommen hat; wenn die Begrenzung unscharf ist; wenn er nicht mehr einheitlich

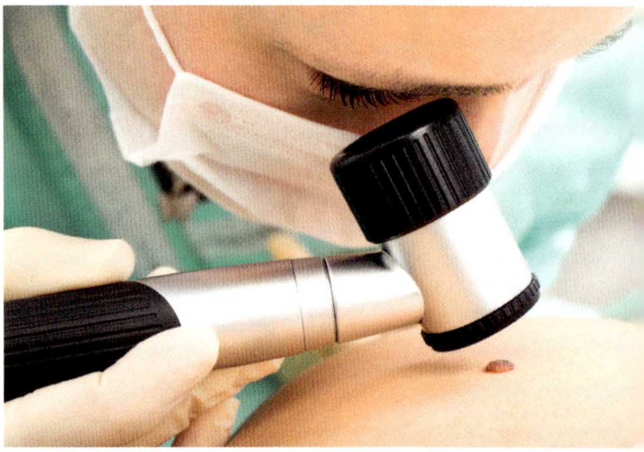

Begutachtung eines Pigmentmals mit dem Auflichtmikroskop. Der Hautarzt beurteilt, ob es harmlos ist oder ob eine Gewebeuntersuchung nötig ist.

bräunlich ist, sondern unterschiedliche Tönungen aufweist, vor allem Schwarz; wenn der Durchmesser größer als 6 mm ist; wenn er deutlich und relativ rasch in die Breite oder Höhe wächst. Erst recht natürlich, wenn er juckt oder gar blutet.

Ein malignes Melanom bewirkt zunächst keine Beschwerden – das macht es umso gefährlicher. Es ist vor allem deshalb so bösartig, weil die Krebszellen schon frühzeitig Tochterzellen (Metastasen) in die Blut- und Lymphbahnen entlassen.

Das Krebsregister am Robert-Koch-Institut (RKI) verzeichnet jährlich etwa 20 000 Neuerkrankungen. Innerhalb von zehn Jahren sterben etwa 11 % der betroffenen Männer und 6 % der Frauen daran. Damit ist dieser Krebs die häufigste tödliche Hautkrankheit, mit steigender Tendenz, vor allem, weil der Mythos „sonnengebräunte Haut = gesund und schön" nicht auszurotten ist.

Wer besonders gefährdet ist

Braune Haut ist begehrt, weshalb sich viele Menschen auf die Sonnenbank legen. Doch Ärzte sehen Solarien kritisch. Die Deutsche Krebshilfe hält sie sogar für einen der Hauptverursacher von Hautkrebs.

Außerdem ist gefährdet, wer sich oft ohne ausreichenden Sonnenschutz im Freien und besonders am Meer aufhält, vor allem Menschen mit heller Haut. Die Folgen zeigen sich – abgesehen vom Sonnenbrand, der ebenfalls zu den Risikofaktoren gehört – einige Jahrzehnte später.

Kleinkinder darf man nie länger der Sonne aussetzen. Und schon gar nicht ohne Sonnenschutzcreme, unbedingt mit hohem zweistelligen Lichtschutzfaktor. Auf das Köpfchen gehört ein UV-Hut für Kinder, der die gefährlichen UV-Strahlen abhält.

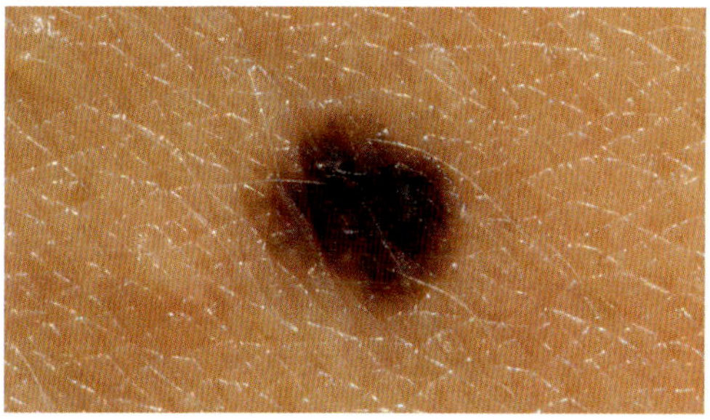

Ein unregelmäßig geformtes Pigmentmal von sehr dunkler Farbe. Einen solchen Fleck wird der Hautarzt sorgfältig inspizieren.

Wann zur Vorsorge?

Wer alle zwei Jahre eine Früherkennungsuntersuchung vornehmen lässt, hat viel für seine Sicherheit getan. Nachdem ein solches Screening 2004 in Schleswig-Holstein die Hautkrebs-Sterberate halbierte, zahlen die gesetzlichen Krankenkassen für Versicherte ab 35 Jahren einen solchen Check.

Entdeckt der Arzt einen verdächtigen Hautfleck, wird er ihn möglichst rasch mitsamt dem umgebenden Gewebe herausschneiden. Bei der Laboruntersuchung zeigt sich dann, ob das Pigmentmal harmlos, eine mögliche Vorstufe (dysplastisches Gewebe) oder Hautkrebs war. Hat ein Melanom bereits Metastasen gestreut, wird man auch benachbarte Lymphknoten entfernen.

Nachdem in Schleswig-Holstein ein Screening eingeführt wurde, hat sich die Hautkrebs-Sterberate dort halbiert. Deshalb ist der Check alle zwei Jahre nun eine allgemeine Kassenleistung.

Bei einer rechtzeitigen Operation stehen die Heilungschancen gut. Deshalb kommt alles auf die Früherkennung an.

Falsch, aber ...

Omega-3-Fettsäuren schützen vor vielen Krankheiten

Fett ist nicht generell ungesund, im Gegenteil. Vor allem Omega-3-Fettsäuren sind wichtig für unseren Organismus. Wenn sie fehlen, werden wir krank. Doch es hat keinen Sinn, größere Mengen – in welcher Form auch immer – aufzunehmen, um Krankheiten vorzubeugen.

Omega-3-Fettsäuren werden als besonders wirksam gegen eine Fülle diverser Leiden gepriesen. Und in der Tat sind sie gesund und zum Teil sogar unverzichtbar, denn der Körper braucht sie als Ausgangsstoff für andere lebenswichtige Substanzen. Manche Omega-3-Fettsäuren kann er aber nicht selbst herstellen, zum Beispiel Alpha-Linolensäure, und muss sie deshalb mit der Nahrung aufnehmen. Solche Fettsäuren, die der Körper unbedingt braucht, aber nicht selbst herstellen kann, nennt man essentiell.

Besonders reich an Alpha-Linolensäure sind manche Pflanzenöle, etwa Lein- und Rapsöl, sowie Walnüsse und Feldsalat. Auch Meeresfische wie Lachs, Makrele, Thunfisch, Sardine und Hering enthalten Omega-3-Fettsäuren. Es ist aber nicht nötig, größere Mengen zu sich zu nehmen. Denn der Körper benötigt nicht viel – zwei Teelöffel Raps- oder Leinöl im Salat reichen völlig aus. Fehlen diese Stoffe allerdings, wird man krank. Denn die Fettsäuren senken den Blutdruck, hemmen Entzündungen, verbessern die Fließeigenschaften des Blutes und wirken positiv auf den Fettstoffwechsel ein.

Omega-3-Fettsäuren wird eine Fülle von Wirkungen gegen diverse Leiden zugeschrieben. So sollen sie gegen Herz-Kreislauf-Beschwerden, Krebs, Schlaganfall, Depression, Demenz und Aufmerksamkeitsstörung bei Jugendlichen (ADHS) wirken.

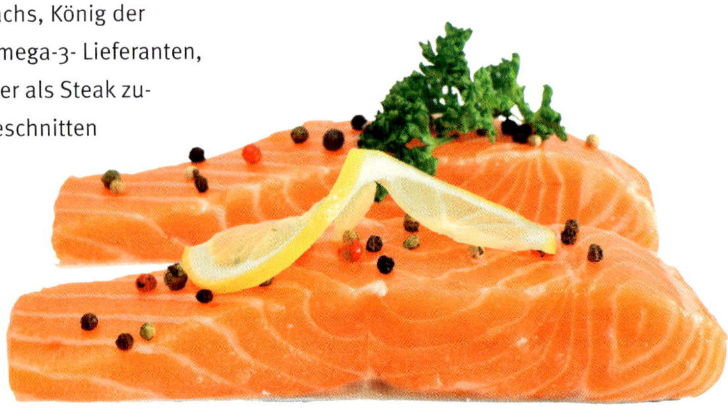

Lachs, König der Omega-3- Lieferanten, hier als Steak zugeschnitten

Entzündungshemmer

Auch wenn wissenschaftlich nicht erwiesen ist, dass Omega-3-Fettsäuren gegen Krankheiten helfen, wirkt sich ihre entzündungshemmende Eigenschaft positiv auf den Körper aus. Entzündungen sind beispielsweise eine direkte Ursache für die meisten allergischen Symptome. Entsprechend kam eine deutsche Studie mit 568 Teilnehmern zu dem Schluss, dass ein Zusammenhang bestand zwischen einem hohen Gehalt an Omega-3-Fettsäuren in den Zellmembranen der roten Blutkörperchen und einem reduzierten Risiko für Heuschnupfen.

Eine norwegische Studie an 2500 Vierjährigen kam zu dem Ergebnis, dass bei den Kindern, die in ihrem ersten Lebensjahr fetten Fisch gegessen hatten, das Risiko, später Allergien wie Heuschnupfen und Asthma zu entwickeln, geringer ausfiel als bei jenen, die so früh noch keinen Fisch zu sich genommen hatten.

Nahrungsergänzungsmittel

Kein Wunder also, dass zahlreiche Nahrungsergänzungsmittel mit Omega-3 angeboten werden. Meist werden sie in Form von Gelkapseln mit Fisch- oder Leinöl verkauft. Solche Kapseln sind eine gute Alternative für Menschen, die keinen Fisch mögen.

Schwangeren wird empfohlen, täglich bestimmte kleine Mengen dieser Fettsäuren aufzunehmen, weil sie die gesunde Entwicklung von Kindern fördern. Übertreiben darf man es damit allerdings nicht: Eine tägliche Dosis von über fünf Gramm gilt als riskant.

Kranke sollten vor der geplanten Einnahme eines Nahrungsergänzungsmittels mit Omega-3-Fettsäuren unbedingt den Arzt konsultieren, denn Wechselwirkungen mit Medikamenten sind nicht auszuschließen. Vorsicht ist vor allem bei Patienten angesagt, die blutverdünnende Arzneistoffe nehmen, denn Omega-3-Fettsäuren verdünnen das Blut zusätzlich.

Wenn man die temperaturempfindlichen Kapseln im Kühlschrank aufbewahrt, halten sie länger, und bei Präparaten mit Vitamin E kann man sicher sein, dass die Omega-3-Fettsäuren nicht ranzig werden.

Omega-3, eine mehrfach ungesättigte Fettsäure

Manche Nahrungsfette enthalten Omega-3-Fettsäuren. Fette sind Verbindungen des Alkohols Glyzerin mit drei Fettsäuren. Jede dieser Fettsäuren besteht aus einer Kette von Kohlenstoffatomen, die Wasserstoffatome an sich binden können. Sind an einem oder mehreren Kohlenstoffatomen einer solchen Kette weniger Wasserstoffatome gebunden, als eigentlich aufgenommen werden könnten, spricht man von einfach ungesättigten bzw. mehrfach ungesättigten Fettsäuren. Dazu zählen auch die Omega-3-Fettsäuren.

Sie verdanken ihren Namen der Tatsache, dass sie am drittletzten Atom ihrer Kohlenstoffkette, also dem dritten vom Ende (Omega) her gezählt, eine chemisch besonders reaktive Stelle besitzen. Das macht sie für den Körper unverzichtbar, denn so kann er aus ihnen andere wichtige Stoffe herstellen. Omega-3-Fettsäuren dürfen in unserer Ernährung keinesfalls fehlen, doch vor Krankheiten schützen sie nicht.

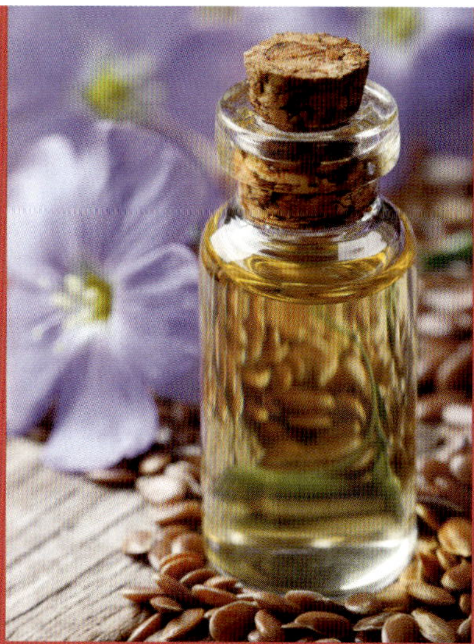

Leinöl ist eine Top-Quelle für Omega-3.

RICHTIG

Die Darmspiegelung kann Krebs verhindern

Darmkrebs ist in Deutschland die zweithäufigste Krebserkrankung. Wenn man sie früh erkennt, sind die Überlebenschancen gut. Aber dazu muss man ab einem gewissen Alter den Darm untersuchen lassen, damit Krebsvorstufen entdeckt und entfernt werden können.

Die Kapsel-Endoskopie

Ein neues Verfahren zur Untersuchung des Darms ist die Kapsel-Endoskopie. Man schluckt eine Kapsel mit Mini-Kamera, die durch den Magen-Darm-Trakt wandert und dann ausgeschieden wird. Die Kapsel filmt die Darmwände ab und sendet die Bilder nach draußen.

Wie bei allen Krebsarten steigt das Risiko, Darmkrebs zu entwickeln, mit dem Alter. Gefährdet sind vor allem über 70-Jährige. Auch genetische Faktoren spielen eine Rolle. Wenn bei Eltern oder Großeltern Darmkrebs auftrat, ist das eigene Risiko größer.

Man nimmt an, dass bestimmte Faktoren Darmkrebs begünstigen oder verhindern. Zum Beispiel gelten rotes Fleisch, eine fettreiche Kost, Übergewicht, Rauchen, Vitamin-D-Mangel und ein geringer Gehalt an Ballaststoffen in der Nahrung als Risikofaktoren. Positiv sollen sich hingegen viel Bewegung, ballaststoffreiche Ernährung und eine eher fisch- als fleischreiche Kost auswirken.

Darmpolypen

In rund 95 % der Fälle entsteht der Krebs im Dickdarm (Kolonkarzinom) oder in dessen letztem Teil, dem Mastdarm (Rektumkarzinom). Es kommt vor, dass Schleim erzeugende Drüsen, die in der Darmwand sitzen, wuchern und zunächst gutartige Ausstülpungen bilden, sogenannte Darmpolypen. Manchmal entartet eine der darin enthaltenen Zellen und beginnt zu wuchern.

Die Zellentartung zum Krebs geschieht meist langsam ohne Symptome. Wenn man etwas merkt, ist der Krebs schon weit fortgeschritten. Ein Arzt muss umgehend aufgesucht werden, sobald man Blut im Stuhl feststellt, Appetit und Gewicht verliert und müde und schwach ist. Ebenso, wenn man

Was die Kassen bezahlen

- In Deutschland wird die Darmspiegelung bei Versicherten ab 55 Jahren von der Krankenkasse bezahlt und ein weiteres Mal zehn Jahre später.
- In Österreich bezahlen die Kassen eine Spiegelung zur Vorsorge ab dem 50. Lebensjahr und dann alle zehn Jahre erneut.
- In der Schweiz wird für 50- bis 69-Jährige eine Darmspiegelung zur Vorsorge alle zehn Jahre bezahlt.

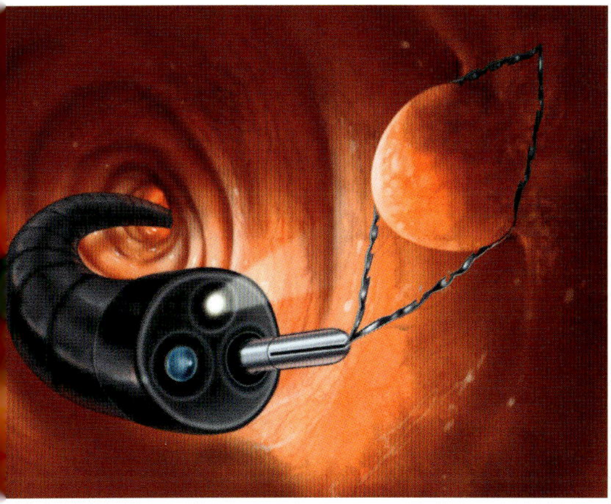

Bei einer Darmspiegelung können mithilfe einer kleinen Schlinge vorn am Endoskop Polypen entfernt werden.

das Gefühl hat, den Darm nicht richtig entleeren zu können oder Krämpfe im Unterbauch spürt. Auch wenn der Stuhlgang zwischen Durchfall und Verstopfung wechselt, ist dies verdächtig. Der Arzt kann abklären, was dahintersteckt – es muss aber durchaus nicht immer Krebs sein.

Es gibt mehrere Tests auf Darmkrebs, z. B. die Untersuchung des Stuhls auf okkultes (verborgenes) Blut. Die sicherste Maßnahme ist jedoch eine Darmspiegelung (Koloskopie). Sie ist nicht nur eine Früherkennungsmethode, sondern eine echte Krebsvorsorge, denn falls der Arzt Polypen entdeckt, kann er diese möglichen Krebsvorstufen gleich entfernen.

Ablauf einer Koloskopie

Damit der Darm wirklich leer ist, muss der Patient am Tag zuvor mit speziellen Getränken abführen und darf nichts mehr essen.

Bei der Untersuchung reicht manchen Patienten ein Beruhigungsmittel, andere ziehen eine Narkose vor. Dann führt der Arzt ein Endoskop durch den Anus in den Darm ein. Die lange Sonde trägt vorn eine kleine Kamera, eine Lichtquelle und eine Mini-Zange oder kleine Schlinge. Die Sonde wird durch den gesamten Dickdarm bis zur Einmündung des Dünndarms geschoben. Um den Darm aufzublähen und die Sicht zu verbessern, wird Luft eingeblasen. Auf einem Monitor lässt sich verfolgen, wie der Arzt Stück für Stück die Darmwand untersucht und gegebenenfalls Gewebe entnimmt.

Der Nutzen in Zahlen

Prof. Hermann Brenner vom Deutschen Krebsforschungszentrum (DKFZ) hat im Jahr 2019 errechnet, welchen Nutzen die Darmspiegelung bringt, d. h. wann man die wenigsten Lebensjahre verliert. Werden zwei Darmspiegelungen im Abstand von zehn Jahren durchgeführt, wie es die Krankenkassen in Deutschland bezahlen, sollten 50-jährige Männer sie für das Alter von 55 Jahren planen und dann wieder für das Alter von 65, Frauen mit 59 und 69 Jahren. Tut man das, senkt man sein Risiko, an Darmkrebs zu sterben, um etwa 85 %. Beginnt man bereits mit 50 Jahren und plant drei Koloskopien im Abstand von zehn Jahren, sinkt das Risiko sogar um nicht weniger als 94 %.

Beginnt man im Alter von 50 Jahren und plant drei Darmspiegelungen im Abstand von zehn Jahren, sinkt das Risiko, an Darmkrebs zu sterben, sogar um nicht weniger als 94 %.

FALSCH

Vorbräunen im Solarium schützt vor Sonnenbrand

Urlaub am Meer – das klingt gut. Doch wie leicht holt man sich dort einen Sonnenbrand! Es dient allerdings keineswegs der Vorbeugung, die Haut im Solarium „an die Sonne zu gewöhnen“ und vorzubräunen.

Unsere Haut reagiert empfindlich, nicht zuletzt auf die energiereiche ultraviolette Strahlung der Sonne. Denn die regt in der Haut zerstörerische chemische Reaktionen an.

UVA und UVB

Ein Teil des UV-Lichtspektrums, das UVA, löst vorübergehend die Bildung des braunen Hautfarbstoffs Melanin aus. Ein anderer Teil, das UVB, führt zu Hautverdickungen, den Lichtschwielen, und ebenfalls zu einer Melaninbildung.

Manche Menschen meinen nun, sie könnten sich im Solarium schon mal vorbräunen und einem Sonnenbrand vorbeugen. Doch das funktioniert nicht. Zwar geben Solariumlampen ein sonnenlichtähnliches Spektrum ab, aber UVA bewirkt nur eine Stunden anhaltende Bräune, keinen Lichtschutz. Dafür schädigt es die Kollagene, was zur Hautalterung beiträgt, und es steigert das Hautkrebsrisiko.

Die UVB-Strahlen wiederum erzeugen zwar einen Lichtschutz und eine anhaltende Melaninbildung – also die Bräune –, doch dieser Effekt tritt erst nach einigen Tagen ein. Zudem sind die UVB-Strahlen für den Sonnenbrand verantwortlich und können Veränderungen im Erbgut der Zellen hervorrufen, sind somit ein Krebsrisiko.

Der Besuch im Solarium bringt also für den Urlaub nichts; er bedeutet nur eine zusätzliche Hautbelastung und Gesundheitsgefahr. Deshalb raten Hautärzte, die Weltgesundheitsorganisation WHO, die Deutsche Krebshilfe und das Bundesamt für Strahlenschutz (BfS) schon lange vom Besuch in Solarien ab, weil sie ein hohes Risiko für Hautkrebs darstellen und die Hautalterung beschleunigen.

Besser ist es, am Urlaubsort zunächst möglichst viel im Schatten zu bleiben – selbst bewölkter Himmel lässt UV-Strahlen durch. Und wenn man unbedingt die pralle Sonne genießen möchte: Ein Sonnenschutzmittel ist unerlässlich, je nach Hauttyp mit Lichtschutzfaktor 20 bis 50.

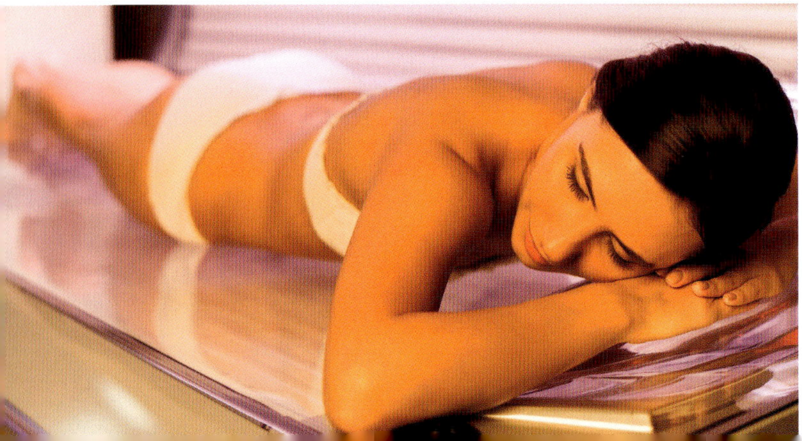

Knackig gebräunt, aber nur kurz. Man muss entscheiden, ob man für den kosmetischen Effekt den gesundheitlichen Schaden in Kauf nehmen will.

RICHTIG

Eine Sonnenbrille ist mehr als ein modisches Accessoire

Die energiereichen ultravioletten Sonnenstrahlen sind auch für die Augen gefährlich. Man muss diese daher mit einer Sonnenbrille schützen. Dabei kommt es weniger auf die Schönheit an als auf die Qualität.

Man merkt es vielleicht nicht sofort, aber bei starkem Sonnenlicht macht ein längerer Aufenthalt im Freien den Augen zu schaffen. Die energiereichen Strahlen können zum Beispiel die Hornhaut oder die Bindehaut entzünden. Oder mit der Zeit die Augenlinse eintrüben, denn sie fängt einen Teil der gefährlichen Strahlen auf – das ist dann der gefürchtete graue Star. Und manche Experten vermuten, dass die Strahlen sogar zu Netzhautablösungen führen können, die unbehandelt Erblindung zur Folge haben.

Schnee als Reflektor

Ganz besonders anstrengend für die Augen ist ein Aufenthalt am Wasser, wenn die Wellen oder der helle Sandstrand einen Teil der Sonnenstrahlen ins Auge reflektieren. Noch gefährlicher wird es beim Skilaufen im ungefilterten Sonnenschein des Hochgebirges. Das vom Schnee reflektierte Licht erzeugt auf der ungeschützten Hornhaut schon nach einigen Stunden deutliche Schäden.

Der sicherste Schutz der Augen ist eine gute Sonnenbrille. Dunkle Tönung allein reicht nicht. Sie muss auch gegen den ultravioletten Strahlenanteil der Sonne schützen. Ältere Sonnenbrillen ohne solchen Schutz sind sogar gefährlicher als gar keine Sonnenbrille. Denn die dunkle Tönung lässt die Pupille groß werden, sodass mehr Strahlen ins Auge gelangen als ohne Brille.

Wie findet man eine gute Sonnenbrille? Am besten bei einem namhaften Händler, nicht bei einem Billiganbieter im Internet. Ein CE-Zeichen in der Brille ist zwar ein Hinweis, aber kein ausreichender, denn es zeigt nur an, dass das Produkt den Anforderungen der EU (CE = Communauté Européenne) entspricht. Zudem gibt es auch jede Menge Fälschungen.

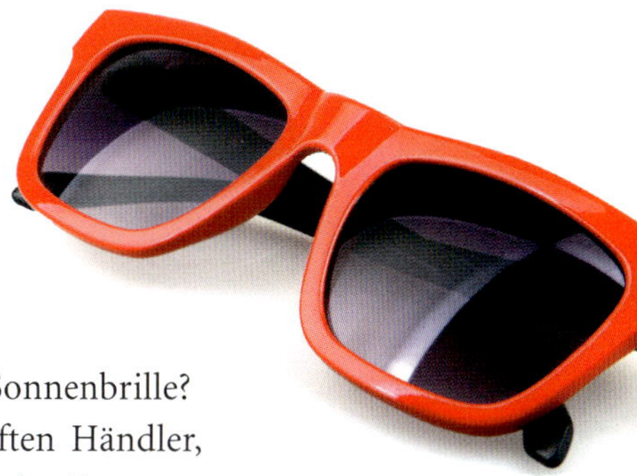

Eine Sonnenbrille vom Optiker filtert nahezu alle UV-Strahlen heraus und schützt die Augen optimal.

Die Kennzeichnung UV400

Gute Brillen, die der Optiker im Sortiment hat, tragen die Bezeichnung UV400. Sie gibt an, dass alle ultravioletten Strahlen bis zu 400 Nanometer, also bis an das sichtbare Licht heran, herausgefiltert werden.

Wer beim Autofahren eine Brille braucht, kann sich eine Sonnenbrille in seiner Sehstärke anfertigen lassen. Das ist selbstverständlich nicht ganz billig, aber es lohnt sich, an der Sonnenbrille nicht zu sparen – das Augenlicht ist viel wertvoller als Geld.

Richtig, aber ...

Der PSA-Test kann Männern das Leben retten

Der Prostatakrebs zählt zu den häufigsten Krebserkrankungen bei Männern. Es gibt zwar seit Jahrzehnten einen einfach zu bewerkstelligenden Früherkennungstest, doch dessen Nutzen ist umstritten.

Begriffserklärung: PSA steht für *prostataspezifisches Antigen*. Das ist ein spezieller Eiweißstoff im Blut, der vor allem von den Zellen des Prostatakarzinoms abgegeben wird.

In Deutschland sterben durchschnittlich dreißig von tausend Männern (3 %), meist in fortgeschrittenem Alter, am Krebs der Vorsteherdrüse, der Prostata. In der Anfangsphase ist Prostatakrebs schmerzlos und unauffällig, denn diese Drüse liegt ziemlich verborgen unterhalb der Harnblase, rund um die Harnröhre. Hinten grenzt sie an den Enddarm. Die Prostata bildet ein Sekret, das Bestandteil des Spermas ist.

Gutartig vergrößerte Prostata

Eine gutartig vergrößerte Prostata ist im höheren Alter geradezu normal. Sie scheint keine besondere Gefahr zu sein, zumal die Drüse dabei von innen her wächst, ein Krebs aber meist an den Randbereichen beginnt.

Ein Risikofaktor ist sicherlich das Lebensalter, und offenbar spielen auch genetische Faktoren eine Rolle. In manchen Familien tritt das Prostatakarzinom gehäuft auf.

Auffällig ist die unterschiedliche Häufigkeit von Prostatakrebs je nach Region. In den USA etwa erkranken von 100 000 Männern jährlich 320 (3,2 %) an Prostatakrebs, in Japan zwölf (0,12 %). Man nimmt an, dass vor allem die Ernährung einen gewissen Einfluss hat, besonders ein hoher Anteil an Pflanzenkost. Denn bei Japanern, die in die USA ziehen, steigt mit der Zeit die Gefahr, an Prostatakrebs zu erkranken. Rauchen, Alkoholmissbrauch sowie ein Mangel an Vitamin D gelten ebenfalls als Risikofaktoren.

Die Behandlung einer zuverlässig diagnostizierten Erkrankung sollte möglichst früh beginnen. Hat der Krebs erst einmal gestreut, also Metastasen im Körper verteilt, ist er kaum noch zu bekämpfen. Früherkennung kann somit lebensrettend sein.

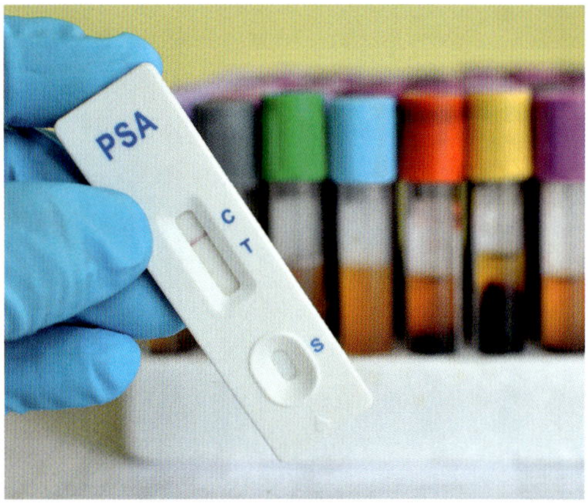

Ein starker Anstieg des PSA-Werts in kurzer Zeit könnte ein Alarmzeichen sein.

Die Hilfe von Nahrungsergänzungsmitteln wie Lykopin aus Tomaten oder Granatapfelsaft, die gegen Prostatakrebs wirksam sein sollen, ist wissenschaftlich nicht belegt.

Methoden der Früherkennung

Zunächst wird ein Urologe, den Männer spätestens ab 45 Jahren aufsuchen sollten, Größe und Form der Drüse prüfen. Das geschieht durch Tasten mit dem Finger durch den Anus. Allerdings spürt er dabei nur größere Wucherungen an deren Oberfläche. Abtasten ist ab 45 Jahren Kassenleistung, bei familiärer Vorbelastung ab 40.

Der PSA-Test wiederum misst die Konzentration eines prostataspezifischen Antigens im Blut. Dieser vor allem von Zellen des Prostatakarzinoms abgegebene Eiweißstoff kommt aber auch, allerdings in meist geringerer Menge, in gutartigen oder entzündeten Prostatazellen vor. Je höher der Wert, desto wahrscheinlicher ist eine Veränderung der Prostata.

Der PSA-Test zählt zu den IGeL-Leistungen, den freiwilligen ärztlichen Leistungen, die man selbst bezahlen muss, da die Krankenkassen sie nicht übernehmen. Der Grund: Das Testergebnis zeigt nicht eindeutig einen Prostatakrebs an. Auch bei einem niedrigen PSA-Wert könnte ein Krebs vorliegen, und ein hoher Wert bedeutet nicht zwangsläufig Prostatakrebs. Deshalb macht man in der Regel mehrere Tests in gewissen Zeitabständen und vergleicht die Ergebnisse.

Als auffällig gilt ein Wert über vier Nanogramm pro Milliliter (1 ng = 0,000 001 mg), und er sollte nach einigen Wochen überprüft werden. Ist er immer noch hoch, könnte man die Prostata mit einer MRT untersuchen und würde bei Verdacht auf Prostatakrebs auch Gewebeproben entnehmen.

Auswertung einer EU-Großstudie

Vor einigen Jahren lief eine europäische Großstudie zu Prostatakrebs (ERSPC) mit 162 000 Männern zwischen 55 und 69. Anhand der Resultate dieser Studie machte das Institut für Qualität und Wirtschaftlichkeit im Gesundheitswesen (IQWiG) im Jahr 2018 folgende Rechnung auf:

- Von 1000 Männern, die an einem PSA-Frühtest teilgenommen hatten, war das Ergebnis bei 760 Männern unauffällig.
- Bei den übrigen 240 Männern war der PSA-Wert erhöht; ihnen wurde eine Gewebeprobe entnommen.
- Von diesen 240 Männern wurden 140 Männer fälschlich alarmiert (falsch-positive Diagnose).
- Von den übrigen 100 Männern erhielten 30 die Diagnose Zellveränderung bzw. Tumor, obwohl unklar blieb, ob die anschließende Behandlung einiger der 30 überhaupt nötig gewesen wäre.
- Bei 3 Männern konnten aufgrund rechtzeitiger Entdeckung des Tumors Metastasen verhindert werden.
- 1–2 Männer wurden davor bewahrt, an Prostatakrebs zu sterben.

Es gibt aber eine gewisse Zahl von falsch-positiven Befunden, also fälschlich diagnostiziertem Prostatakrebs. Sie bedeuten für Betroffene neben der seelischen Belastung aufwendige Untersuchungen. Aber ein Tumor muss nicht immer gefährlich werden. Weitaus mehr Männer sterben mit Prostatakrebs als daran. Dies zeigten beispielsweise im Jahr 1977 Obduktionen in Lyon: Bei vier von fünf über 70-jährigen Verstorbenen entdeckte man ein Prostatakarzinom, das aber nicht die Todesursache war.

Richtig, aber …

Eine pH-neutrale Hautpflege ist besser als Seife

Unsere Haut muss Tag für Tag wichtige Aufgaben leisten. Eine gute Pflege hält sie lange gesund und ansehnlich. Und dazu zählt auch die richtige Reinigung. Eine pH-neutrale Seife gehört in vielen Fällen dazu.

Rund zwei Quadratmeter groß ist die Haut bei Erwachsenen. Sie wiegt einschließlich Fettgewebe bis zu 20 kg, hält den Körper zusammen und schützt ihn. Dafür hat sie Verteidigungsmittel ausgebildet. Die oberste Hautschicht besteht aus abgestorbenen Hornzellen, die fremden Keimen kaum Nahrung bieten. Auch produzieren Drüsen in der Haut einen schützenden Fettfilm aus Talg und Schweiß, der die Hornzellen zusammenhält. Mit einem pH-Wert von etwa 5 ist diese oberste Hautschicht leicht sauer.

Normale Seife reinigt zwar, zerstört aber gleichzeitig den schützenden Fettfilm der Haut.

Der Säureschutzmantel

In dem Film, meist Säureschutzmantel genannt, lebt eine Fülle von Bakterien. Es sind etwa eine Million auf jedem Quadratzentimeter, unter den Achselhöhlen und im Genitalbereich deutlich mehr. Diese Bakterien sind für uns nützlich: Sie schützen – gemeinsam mit der sauren Umgebung – vor Krankheitserregern, die sich sonst auf der Haut ansiedeln könnten.

Normale Seife reinigt zwar, erzeugt aber auch im Waschwasser einen stark alkalischen pH-Wert von 8 bis 11. Gleichzeitig zerstört sie den Fettfilm und mit ihm viele der nützlichen Bakterien. Es dauert dann eine halbe Stunde, bis der ursprüngliche pH-Wert erneut erreicht ist, und einige Stunden, bis der Fettfilm wiederhergestellt ist. Erst dann wird fremden Bakterien und Pilzen keine Angriffsfläche mehr geboten.

Wann seifenfrei waschen?

Bestimmte Körperzonen sollten vor Entfettung und Zerstörung ihres pH-Werts besonders bewahrt werden: die Hände, wenn sie sehr häufig gewaschen werden müssen, und vor allem der Intimbereich. Hautärzte raten dann zu pH-neutralen Produkten. Das sind seifenfreie Lotionen oder feste Waschstücke. Sie enthalten Reinigungssubstanzen, die den pH-Wert der Haut nicht verändern. Oft sind auch rückfettende Stoffe zugemischt.

Was ist der pH-Wert?

Einen Säuregrad gibt man in der Maßeinheit pH-Wert an. Ein pH von 7 ist neutral (pH-Wert des reinen Wassers). Werte unter 7 bezeichnen den sauren, Werte über 7 den alkalischen (basischen) Bereich.

FALSCH

Rotwein schützt vor Herz-Kreislauf-Erkrankungen

Trotz ihrer fettreichen, gehaltvollen Küche leben Franzosen länger als beispielsweise Deutsche. Manche führten dieses „französische Paradox“ auf das Resveratrol im Rotwein zurück. Doch dessen Ruhm verblasst.

Fett, Milch und Eier galten in den vergangenen Jahrzehnten als eher ungesund für Herz und Gefäße. Umso erstaunlicher war die Beobachtung, dass in Frankreich, wo man gern mit Butter kocht und üppig isst, die Rate an Herz-Kreislauf-Krankheiten deutlich niedriger und die Lebenserwartung höher liegt als in manchen anderen europäischen Ländern, auch Deutschland. Konnte das am bekannten Rotweinkonsum der Franzosen liegen?

Rotwein enthält Polyphenole und andere gesunde Pflanzeninhaltsstoffe. Spanische Forscher stellten in einer 2016 im *British Journal of Clinical Pharmacology* veröffentlichten Studie fest, dass eine erhöhte Aufnahme von Polyphenolen bei älteren, übergewichtigen Menschen Entzündungswerte, Blutdruck und Risiken für Herz-Kreislauf-Leiden senkte.

Widersprüchliche Ergebnisse

Vor allem eines dieser Polyphenole – das Resveratrol, das viele Pflanzen vor Schädlingen und Pilzen schützt – zeigte zunächst im Reagenzglas erstaunliche Fähigkeiten. In Tierversuchen hemmte es dann Entzündungen, machte Gefäße geschmeidiger, schien gegen Krebszellen zu wirken und bei Mäusen letztlich sogar das Leben zu verlängern.

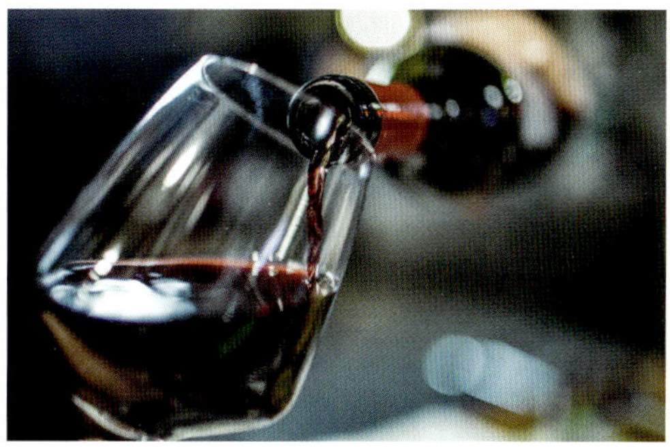

Das Resveratrol in Rotwein ist offenbar doch kein Wundermittel gegen Herz-Kreislauf-Krankheiten.

Andererseits hatte bereits eine 2014 im Fachblatt *JAMA* erschienene Publikation italienischer Forscher Zweifel an der Resveratrol-These gesät. Sie hatten Daten der seit 1998 laufenden InChianti-Studie an 1270 Senioren in zwei italienischen Dörfern ausgewertet. Dort, wo ebenfalls viel Rotwein getrunken und reichlich gegessen wird, zeigte die Resveratrol-Aufnahme, gemessen an Abbauprodukten dieses Stoffes im Urin, keine Zusammenhänge mit Entzündungswerten, Krebsrate oder Herz-Kreislauf-Leiden, auch nicht nach Herausrechnen von Störfaktoren wie Rauchen und Gewicht.

Es bleibt also letztlich bislang ungeklärt, warum die Lebenserwartung in manchen Ländern höher liegt als in Deutschland.

FALSCH

Pollen sind ein wertvolles Nahrungsergänzungsmittel

Für Pflanzen ist Blütenstaub gut, für Bienen auch. Aber er ist keineswegs, wie vielfach behauptet, besonders reich an Nährstoffen, die wir benötigen. Für die menschliche Ernährung bringen Pollen keinen Mehrwert.

Wenn man im Vorfrühling die Kätzchen eines Haselstrauchs über einem Blatt Papier schüttelt, kann man den gelben Blütenstaub bewundern. Unter dem Mikroskop sieht man, dass er aus unzähligen winzigen Körnchen besteht, den Pollen. Im Innern der widerstandsfähigen Hülle eines Pollens steckt ein ganzer Satz des männlichen Erbguts der Pflanze. Weht der Wind den Staub auf eine der weiblichen Blüten, wächst aus dem Pollenkorn ein Schlauch und befördert das Erbgut zur weiblichen Eizelle. Einige Monate später freuen wir uns über eine Haselnuss.

Manche Pflanzen allerdings spannen nicht den Wind, sondern Insekten als Transporteure ein – etwa Honigbienen, die durch Duft, Farbe und Nektar zur Blüte gelockt werden.

Die Bienen aber sammeln gern auch Pollen für sich selbst ein. Denn der ist reich an Nährstoffen, die für Bienen sonst schwer verfügbar sind. Er enthält bis zu 40 % Eiweißstoffe, 50–60 % Kohlenhydrate, dazu Vitamine, Mineralstoffe und Fettsäuren. Bienen brauchen besonders das stickstoffreiche Eiweiß, vor allem für ihre Larven und für die Königin, die als einzige im Volk Eier legt und dafür einen großen Nährstoffbedarf hat.

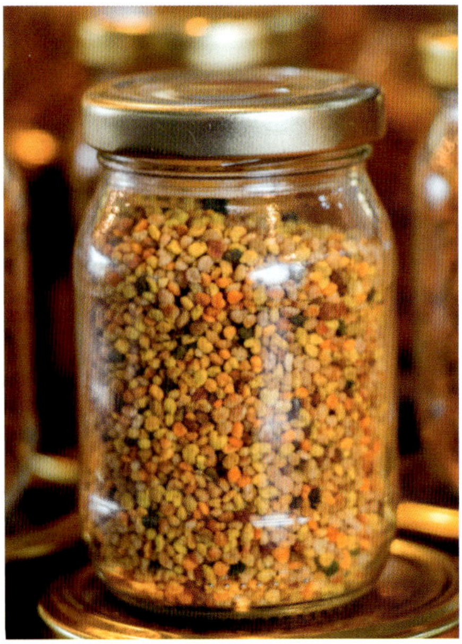

Pollenstaub wird oft zu Klümpchen verklebt angeboten, damit die Pollen einfacher zu verzehren sind.

Gut gegen nichts und für nichts

Doch auf das, was für die Biene wertvolle Nahrung ist, kann der Mensch getrost verzichten. Eiweiß, Kohlenhydrate, Fett und Vitamine bekommen wir in genügender Menge aus unserer normalen Nahrung.

Manche Imker sammeln und verkaufen dennoch Blütenpollen und schreiben ihm erstaunliche Gesundheitswirkungen zu. So soll er Prostataleiden lindern, Stoffwechsel und Darmtätigkeit anregen, das gestresste Immunsystem stärken, gegen Erkältungen und Müdigkeit helfen und vieles mehr.

Wissenschaftlich bewiesen ist nichts davon. Und der Vitamingehalt ist derart gering, dass wir z. B. ein halbes Kilogramm Pollen essen müssten, um den Tagesbedarf an Vitamin B6 zu decken, wie die Verbraucherzentrale Südtirol ausgerechnet hat.

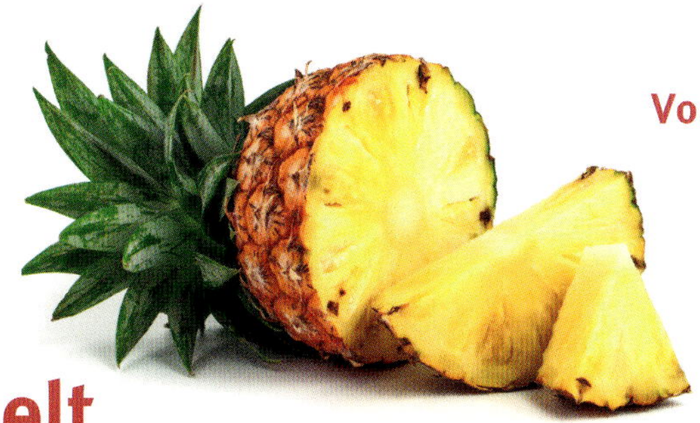

FALSCH

Ananas kurbelt die Fettverbrennung an

Die tropische Frucht ist eine gesunde Köstlichkeit. Das in ihr enthaltene Bromelain ist einer der wertvollen Inhaltsstoffe. Aber Bromelain verbrennt kein Fett und wirkt demnach auch nicht gegen Übergewicht.

Schon vor mindestens 4000 Jahren kultivierten Amazonas-Indianer diese Frucht, und Kolumbus brachte dann erste Ananas-Früchte nach Europa. Heutzutage werden weltweit 27 Mio. Tonnen im Jahr produziert.

Wertvolle Frucht

Beliebt ist die Frucht nicht zuletzt wegen ihrer Süße. In 100 g Ananas stecken 12 g Kohlenhydrate. Zudem ist sie reich an Vitaminen, besonders Vitamin C, sowie an Mineralstoffen wie Kalium, Kalzium und Magnesium. Und sie enthält viele Ballaststoffe.

Besonderes Interesse findet ein Eiweißstoff, das gerinnungs- und entzündungshemmende Enzym Bromelain (sprich -la-in). In Reagenzglas-Studien zeigte Bromelain sogar immunsteigernde und krebshemmende Wirkungen. Allerdings hat nur frische Ananas solche Effekte.

Einer der Hollywood-Mythen

Vor allem aber hat Bromelain den Ruf, den Fettabbau im Körper zu beschleunigen. Der Mythos entstand wohl schon vor etwa hundert Jahren unter Hollywood-Schauspielerinnen. In Wirklichkeit wirkt das Bromelain aber gar nicht gegen Fette, sondern spaltet Eiweiße. Deshalb wird es industriell genutzt, um Fleisch zart zu machen, sowie in der Aufbereitung von Leder. Sogar in der Medizin wird es eingesetzt: Tübinger Forscher berichteten 2016, dass auf Brandwunden aufgetragenes Bromelain-Gel zerstörtes Gewebe zersetzt, gesundes Gewebe hingegen schont. Allerdings ist diese Methode noch nicht genügend wissenschaftlich untersucht.

Fern aller Fettpolster

Da Bromelain ein Eiweißstoff ist, wird es im Magen durch Enzyme wie Pepsin rasch gespalten – wie alle Eiweißstoffe aus der Nahrung. Bromelain wird zerlegt in Aminosäuren, die u. a. zum Aufbau körpereigener Eiweißstoffe dienen.

Bromelain gelangt gar nicht an Fettpolster oder Stellen, wo es den Fettstoffwechsel beeinflussen könnte.

Das Bromelain gelangt also gar nicht an Fettpolster oder Stellen, wo es den Fettstoffwechsel beeinflussen könnte. Wissenschaftliche Studien haben auch keine derartigen Wirkungen gezeigt. Im Gegenteil: Der Wohlgeschmack der Frucht und ihr Zuckergehalt verleiten dazu, reichlich davon zu essen – und damit viele Kalorien zu sich zu nehmen.

RICHTIG

Mitteleuropäer sollten im Winter Vitamin D zuführen

Vitamin D ist für zahlreiche wichtige Vorgänge im Körper unverzichtbar. Normalerweise bildet die Haut es im Sonnenlicht. Aber wenn man selten ins Freie kommt – beispielsweise ältere Menschen im Winter –, sinkt der Vitamin-D-Spiegel im Körper zu stark ab.

Entdeckt wurde dieses Vitamin 1919, als man feststellte, dass sich die Mangelkrankheit Rachitis bei Kindern durch Bestrahlen mit UV-Licht oder mit Lebertrangaben beheben ließ. Bei der Suche nach dem heilenden Stoff im Lebertran fand man ihn als viertes bekanntes Vitamin nach A, B und C.

Vitamin D ist unerlässlich für den Kalziumhaushalt und das Skelett. Ohne dieses Vitamin könnte der Körper weder Kalzium noch Phosphat im Dünndarm aufnehmen oder Knochengewebe herstellen. Auch für die Nebenschilddrüse, die wichtige Hormone bildet, und die Nieren ist Vitamin D unverzichtbar. Die Bauchspeicheldrüse braucht es ebenso wie Muskeln, Nerven, Hirn und das Immunsystem.

Lebensmittel und Sonnenlicht

Diverse Lebensmittel enthalten Vitamin D, aber in vergleichsweise geringen Mengen. So stecken in 100 g Champignons 1,9 µg, in Butter 1,2 µg, in Ei 2,9 µg und in Kalbfleisch 4 µg (1 µg oder Mikrogramm = 1 tausends-

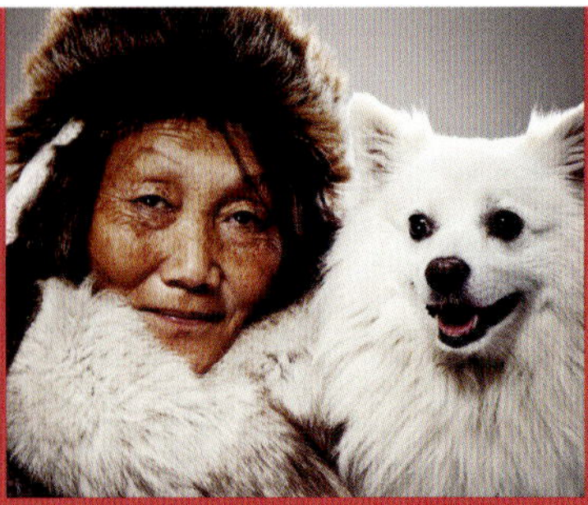

Bei ihrer Ernährungsweise sind die Inuit kaum auf Vitamin-D-Bildung in der Haut angewiesen.

Weshalb Europäer hellhäutig sind … und die Inuit nicht

Möglicherweise ist Vitamin D der Grund dafür, dass Europäer hellhäutig sind. Zunächst entwickelten die Urmenschen nach Verlust des schützenden Fells eine dunkle Körperfarbe. Nun kam aber in den nördlichen Regionen weniger Sonnenlicht auf die Haut, sodass weniger Vitamin D gebildet werden konnte. Da sich aber bei heller Haut Vitamin D im Sonnenlicht gut fünf- bis zehnmal schneller bildet als bei dunkler, hatten hellhäutiger geborene Menschentypen bessere Überlebenschancen. Ein Sonderfall sind die Inuit, die im sonnenarmen Norden leben und trotzdem einen dunkleren Teint aufweisen: Sie bekommen genug Vitamin D aus ihrer Fischnahrung.

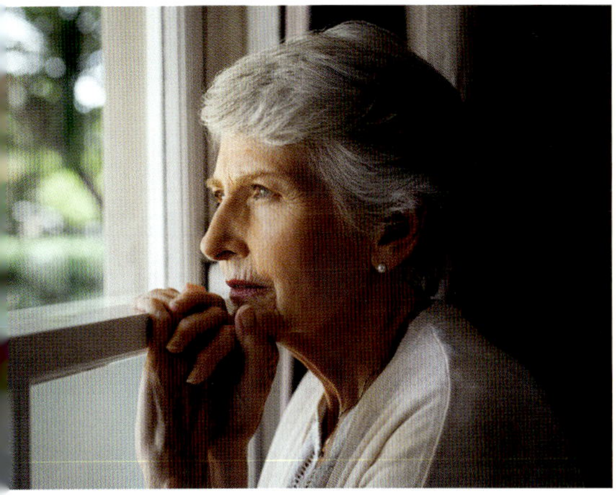

Ältere Menschen, die nicht mehr so gut gehen können, halten sich verstärkt drinnen auf. Das Zusammenspiel von Sonne und Haut zur Bildung von Vitamin D entfällt weitgehend.

tel Gramm). Lachs hingegen hat 16 µg, gesalzener Matjeshering 27 µg, und Lebertran bringt es auf bis zu 3800 µg.

Über den nötigen Tagesbedarf streiten die Forscher. Die Deutsche Gesellschaft für Ernährung (DGE) empfiehlt für Erwachsene etwa 20 µg. Die tägliche Zufuhr aus der Nahrung liegt in Deutschland derzeit bei 2–4 µg. Doch der Körper verfügt noch über einen zweiten Weg zur Aufnahme von Vitamin D: im Sonnenlicht über die Synthese in der Haut. Schon wenige Minuten täglich draußen reichen für 250–500 µg.

Wer auf die Idee kommt, im Solarium Vitamin D bilden zu wollen, muss eines aufsuchen, das mit modernsten Leuchten im Vitamin-D-Modus ausgerüstet ist – und sich streng an die Vorschriften halten.

Gefahr der Unterversorgung

Nun verbringen viele Menschen den ganzen Tag in geschlossenen Raumen und kommen kaum ans Tageslicht, zumal im Winter, wenn es morgens noch und abends schon dunkel ist. Die *Deutsche medizinische Wochenschrift* brachte 2014 einen Artikel über Forschungen der Universität Lübeck. Als man bei über 99 000 Norddeutschen den Spiegel des von der Leber gebildeten Folgeprodukts 25-Hydroxy-Vitamin-D bestimmte, stellte sich heraus, dass sie allesamt unterversorgt waren, besonders eben im Winter.

Ein Mangel an Vitamin D kann schwerwiegende Folgen haben, die von der Störung des Knochenwachstums über die Knochenerweichung und -verformung bis hin zur Osteoporose reichen. In manchen Studien wurden auch Zusammenhänge mit Krebs, Bluthochdruck, Diabetes und Herz-Kreislauf-Krankheiten gefunden.

Ein Mangel an Vitamin D kann schwerwiegende Folgen haben, die von der Störung des Knochenwachstums über die Knochenerweichung und -verformung bis hin zur Osteoporose reichen.

Es liegt nahe, den Vitamin-D-Mangel mithilfe eines Ergänzungsmittels zu beheben. Erwachsene sollten aber nicht mehr als etwa 100 µg pro Tag in Tablettenform zu sich nehmen. Überschüsse des Vitamins können nämlich nicht über die Nieren entsorgt werden, weil es wasserunlöslich ist. Eine Überdosierung kann Probleme verursachen, ohne gegen bestehende Leiden, etwa Osteoporose, verstärkt zu helfen.

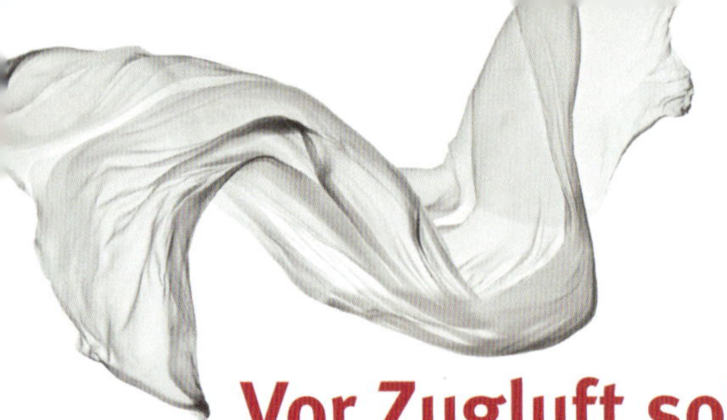

RICHTIG

Vor Zugluft sollte man sich schützen

Wo auch immer ältere Menschen sitzen – sie haben oft den Eindruck, dass es zieht. Sie fürchten den berüchtigten „steifen Hals“. Andere lächeln über solche Ängste. Oder ist da vielleicht doch etwas dran?

In manchen Ländern gilt die Angst vor Zugluft geradezu als deutsche Marotte. Der Schweizer Meteorologe Jörg Kachelmann prangerte sogar den, wie er in humorvollem Ton schrieb, „deutschen Aberglauben“ an, dass Zugluft „gefährlich“ sei.

Der steife Nacken

In Wirklichkeit haben viele Bundesbürger keine Probleme mit Durchzug und lachen darüber. Aber es gibt auch andere Stimmen. Denn viele haben es am eigenen Leib erlebt: Man sitzt stundenlang in einem Luftzug, der, vom Fenster, Ventilator oder der Klimaanlage herkommend, vorbeistreicht. Und wenn man dann aufsteht, spürt man es: Die Nackenmuskeln schmerzen.

Der zunächst unmerkliche Wärmeverlust hat Folgen: Die Blutgefäße ziehen sich zusammen, und die Muskeln werden schlechter durchblutet. Das kann zu Verspannungen führen.

Ärzte kennen das Phänomen und auch die Ursache. Der Luftzug entzieht den betroffenen Hautstellen Wärme, besonders an heißen Sommertagen, wenn die Haut etwas feucht vom Schweiß ist. Obwohl sich der Körper warm anfühlt und man schwitzt, kühlt der Luftzug die ungeschützten Hautpartien nach und nach ab.

Das Problem: Die Wärmefühler in der Haut melden uns zwar eine plötzliche Abkühlung, sie reagieren aber nicht auf einen schwachen Wärmeentzug. Den spüren wir daher nicht, es sei denn, wir berühren zufällig die entsprechende Hautpartie und wundern uns, wie kühl sie sich anfühlt.

Dieser zunächst unmerkliche Wärmeverlust hat Folgen: Die Blutgefäße in der Haut ziehen sich zusammen, und die Muskeln werden schlechter durchblutet. Das wiederum kann zu Verspannungen führen, insbesondere in der empfindlichen Nackenregion. Das ist der „steife Hals“. Die Verspannungen können sich bis in die Rückenmuskulatur fortsetzen. Wenn man dann plötzlich die ausgekühlten Muskeln beansprucht, etwa bei einer Kopfdrehung, kommt es zu einer Muskelzerrung.

Besonders ältere, wenig bewegliche Menschen sollten sich nicht längere Zeit der Zugluft aussetzen. Zum Glück kann man sich recht einfach mit einem Schal schützen. Und wenn es passiert ist: Ein warmes Bad oder eine Rotlichtlampe kann Wunder wirken.

FALSCH

Schwermetalle muss man aus dem Körper ausleiten lassen

Nicht alle alternativen Behandlungs- und Heilmethoden sind der sogenannten „sanften Medizin“ zuzurechnen. Manche sind sogar ausgesprochen riskant. Das gilt vor allem für bestimmte ausleitende Verfahren.

Wir alle nehmen seit Urzeiten nicht nur dem Körper nützende Nahrungsmittel zu uns, sondern auch in der Umwelt vorhandene unverdauliche Substanzen, etwa Schwermetalle. Bereits im Altertum kam die Idee auf, solche Stoffe würden sich im Körper ansammeln und Krankheiten aller Art verursachen. Das ist die Grundidee hinter den „ausleitenden Verfahren“. Insbesondere solle es dabei um Schwermetalle wie beispielsweise Quecksilber, Kadmium, Blei und Nickel gehen.

Die Verfechter dieser Methode versprechen eine Fülle an Erfolgen: gegen Arteriosklerose, Gicht, Alzheimer, Bluthochdruck, Diabetes, Osteoporose, Gedächtnisschwäche, Impotenz, Geschwüre und vieles mehr. Allein dieser Strauß an Heilwirkungen für ganz unterschiedliche Leiden ist ein typisches Anzeichen für mangelnde Seriosität.

Der fehlende Beweis

Zum „Ausleiten“ sind diverse Stoffe im Einsatz, darunter Algen, Glutathion, Silizium, Tonerde und diverse Kräuter.

Nichts davon hat in methodisch einwandfreien Untersuchungen seine Wirksamkeit bewiesen. Dabei wäre ein Nachweis leicht möglich. Man muss nur den Gehalt an Schwermetallen im Stuhl und im Urin vor und nach einer solchen Behandlung messen.

Die gefährliche Chelattherapie

Besonders riskant ist die sogenannte Chelattherapie. Chelatbildner sind Moleküle, die jeweils ein Metallatom binden und es beim Verlassen des Körpers mitnehmen. Solche Chelatbildner kommen in der Akutmedizin bei lebensbedrohlichen Schwermetallvergiftungen zum Einsatz.

Doch eine Chelattherapie ist nicht nur unwirksam gegen die propagierten Leiden, sondern hat auch gravierende Nebenwirkungen. Denn Chelatbildner können nicht zwischen schädlichen und wichtigen Metallen unterscheiden. Auf bestimmte Metalle ist unser Körper nämlich angewiesen, etwa auf Eisen für die Blutbildung, Kalzium für die Knochen, dazu Chrom, Kobalt, Kupfer, Mangan, Selen und Zink. Schwemmt man aber alle aus, treten Mangelerscheinungen auf, die manchen Organfunktionen gefährlich werden können.

Begriffserklärung:
Die Chelattherapie ist abgeleitet von griechisch *chele* (Krebsschere). Denn Chelatbildner ergreifen ein Metallatom wie mit einer Krebsschere.

Was sind Schwermetalle?

Zu den Schwermetallen gehören solche, deren Dichte größer als fünf ist (fünfmal so schwer wie das gleiche Volumen Wasser). Dazu zählen Eisen, Kupfer, Zink, Zinn, Blei und Chrom, aber natürlich auch Gold, Silber und Platin. „Leichtmetalle“ hingegen sind Aluminium, Magnesium und Titan.

Richtig, aber ...

Gegen Osteoporose kann man vorbeugend einiges tun

Wirklich heilen lässt sich Osteoporose bisher nicht. Doch poröse Knochen müssen kein Schicksal sein. Man kann manches zur Vorbeugung tun und verhindern, dass der Knochenschwund unablässig fortschreitet.

Begriffserklärung: Der Begriff Osteoporose ist vom griechischen *osteon* (Knochen) und *poros* (Pore) abgeleitet.

Ein Knochen ist ein wahres Wunderwerk. An seinem Querschnitt erkennt man, dass sein innerer Aufbau einem Schwamm ähnelt; das macht ihn leicht und gleichzeitig stabil.

Viele Menschen glauben, unsere Knochen wachsen bis zu einem gewissen Lebensalter und bleiben dann, wie sie sind. Aber das ist eine falsche Vorstellung. Die Knochen sind gut durchblutet und werden ständig ab- und aufgebaut. Ein gut funktionierender Kalzium- und Phosphatstoffwechsel ist dafür von elementarer Bedeutung, denn Kalziumphosphat ist der wichtigste Knochenbaustoff.

Doch wenn es Störungen gibt, kann es geschehen, dass der Abbau rascher verläuft als der Aufbau. Dann schwindet die Knochenmasse, weil sich nach und nach einzelne der kleinen Verbindungsstücke in der stützenden Schwammstruktur zurückbilden. Das passiert meist ab etwa dem dritten Lebensjahrzehnt und trifft Frauen fast doppelt so häufig wie Männer.

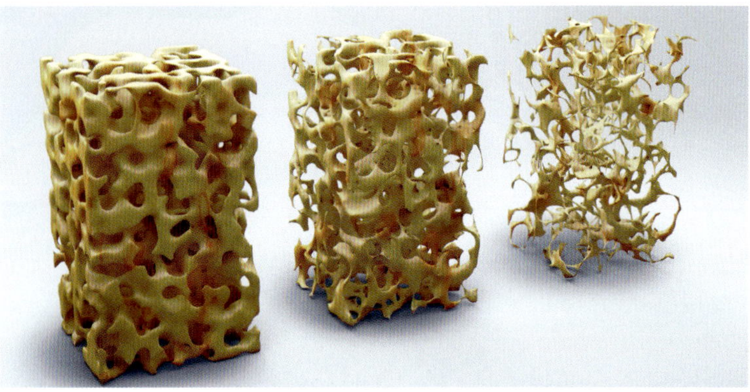

Die verheerende Wirkung der Osteoporose. Links ist ein gesunder Knochen zu sehen, rechts das Endstadium.

Schleichender Verlauf

In der Regel verläuft eine Osteoporose zunächst unbemerkt. Sie schmerzt nicht, und es gibt auch keine eindeutigen Warnzeichen. Manchmal bringt eine aus anderen Gründen durchgeführte Röntgenuntersuchung eine Osteoporose ans Licht. Aber nicht selten wird sie erst bemerkt, wenn ein scheinbar harmloser Sturz Knochenbrüche zur Folge hat. Im schlimmsten Fall kann bereits ein Stolpern oder das Heben eines schweren Gegenstands Wirbelbrüche nach sich ziehen. Im Durchschnitt brechen sich in Deutschland etwa sieben bis neun von 1000 über 65-Jährigen den Oberschenkelhalsknochen, eine besonders gefährdete Stelle. Manche sterben an den Folgen dieser Verletzung oder sind fortan schwer gehbehindert.

Bei Frauen nimmt der „normale" Knochenabbau etwa ab dem 50. Lebensjahr zu.

Bis dahin hemmt ihn das weibliche Hormon Östrogen. Aber mit sinkendem Hormonspiegel wird er immer rascher. Es gibt jedoch auch andere Ursachen. So können etwa Kalziummangel, Vitamin-D-Unterversorgung, Bewegungsmangel, genetische Faktoren, Rauchen, Arthritis, Nierenprobleme und Diabetes den Knochenaufbau stören, ebenso manche Medikamente, etwa über längere Zeit hinweg eingenommenes Kortison.

Knochendichtemessung und Krankenkassen

Nur wenige Ärzte bieten ihren Osteoporose-Patienten die Knochendichtemessung als Kassenleistung an. Meist muss man sie privat bezahlen. Der Grund: Diese Maßnahme wurde dem Arzt von den Kassen bisher nur mit 16 Euro vergütet. Doch seit Januar 2019 zahlen sie ihm 29 Euro. Es ist daher zu erwarten, dass nun mehr Ärzte die Knochendichtemessung als Kassenleistung anbieten werden.

Was man tun kann

Besteht ein Verdacht auf Osteoporose, wird der Arzt eine Knochendichtemessung vornehmen, die man meist privat bezahlen muss, außer wenn sie nach einem Knochenbruch medizinisch notwendig ist. Im Grunde ist das eine Röntgenmessung mit schwacher Strahlendosis an bestimmten typischen Schwachpunkten des Skeletts. Das Ergebnis, der sogenannte T-Wert, ist ein Maß für die Knochendichteverringerung im Vergleich zu einem gesunden Menschen. Ein Wert von –2,5 zeigt ohne Zweifel eine Osteoporose an.

Ausheilen kann man eine Osteoporose nicht, wohl aber kann man sie behandeln, um eine Verschlechterung möglichst zu verhindern. Nötig ist allerdings eine dauerhafte Therapie. So wird der Arzt zunächst dafür sorgen, dass der Körper genug Kalzium und Vitamin D zugeführt bekommt. Vermutlich wird er Medikamente einsetzen, die dem Knochenabbau entgegenwirken. Dazu zählen Bisphosphonate, die allerdings schwere Nebenwirkungen verursachen können, und der Eiweißstoff Denosumab, der etwa zweimal jährlich gespritzt werden muss.

Man sollte möglichst rechtzeitig mit der Vorbeugung beginnen. Dazu zählt vor allem Bewegung, und zwar solche, die die Knochen belastet und zum Aufbau reizt. Joggen, Treppensteigen und Krafttraining sind günstig.

Oft helfen zeitweise auch Östrogenpflaster oder -tabletten. Eine solche Hormonersatztherapie könnte allerdings das Risiko von Brustkrebs und Herz-Kreislauf-Erkrankungen steigern. Meist wird auch ein Training unter fachlicher Anleitung empfohlen, denn der Körper baut lediglich die Knochen auf, die tatsächlich beansprucht werden.

Besser ist es, möglichst rechtzeitig mit der Vorbeugung zu beginnen. Dazu zählt vor allem Bewegung, und zwar solche, die die Knochen belastet und zum Aufbau reizt. Joggen, Treppensteigen, Walken und Krafttraining sind günstig, weniger zum Beispiel Schwimmen. Kalziumpräparate sollte man nicht auf eigene Faust nehmen, sondern nach Absprache mit dem Arzt. Im übrigen helfen Milchprodukte, Gemüse und kalziumreiches Mineralwasser. Und man sollte nicht rauchen und wenig Alkohol trinken.

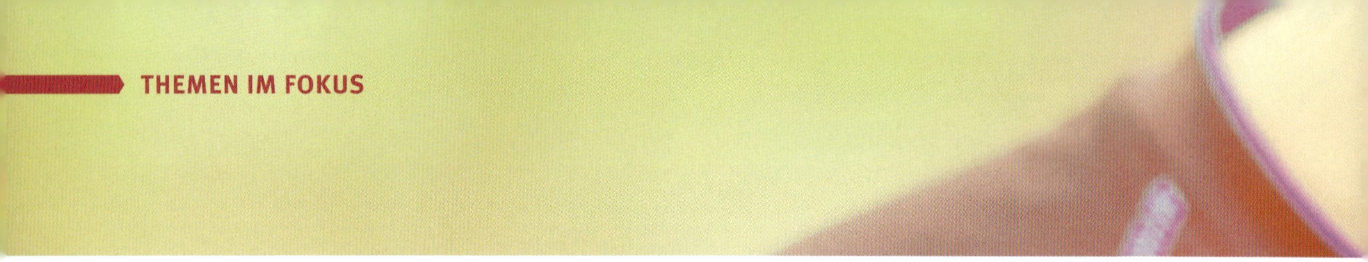

Wie nutzt man Apps für seine Gesundheit?

Es liegt nahe, das allgegenwärtige Smartphone auch zur Überwachung der Gesundheit einzusetzen. Der Nutzen mancher der dazu nötigen Hilfsprogramme (Apps) ist unbestritten.

App ist die Abkürzung von englisch application, also Anwendung. Darunter versteht man kleine nützliche Computerprogramme, die zum Beispiel auf dem Smartphone laufen, sodass man sie jederzeit bei sich haben kann. Es gibt Gesundheits-Apps zu Hunderten, und sie können ganz unterschiedliche Dinge leisten. Manche muss man kaufen, andere finanzieren sich durch Werbung, wieder andere werden von den Krankenkassen zur Verfügung gestellt.

Manche Waagen übertragen Gewicht und Körperfettanteil direkt in eine App.

› Hilfreich und sinnvoll sind Apps, die wie ein Wecker an Termine erinnern – zum Beispiel den vereinbarten Besuch beim Arzt oder bei der Krankengymnastik, vielleicht auch, dass jetzt die Stunde zur Tabletteneinnahme gekommen ist. In aller Regel ist gleich eine Liste von Telefonnummern dabei, die man selbst ergänzen kann – Arzt und Zahnarzt, Apotheke, Rettungsdienst, Giftnotruf, dazu persönliche Daten wie Blutgruppe und Allergien sowie eine Liste von Personen, die im Ernstfall zu verständigen sind.

› Wer nicht zunehmen oder gar abnehmen möchte, kann sich ebenfalls gern einer App bedienen, in der man Zeit und Bestandteile jeder Mahlzeit sowie regelmäßig sein Gewicht einträgt. Die App rechnet die jeweilige Aufnahme an Eiweiß, Fett, Kohlenhydraten und Gesamtkalorien aus und zeigt sie über Tage und Wochen hinweg an. Viele bieten darüber hinaus Rezepte, Tipps oder Hilfen. Manche modernen Waagen übertragen Gewicht und Körperfettanteil direkt in eine App.

Krankheitstagebuch führen

Mit bestimmten Apps kann ein Patient auch eine Art Krankheitstagebuch führen, in das er beispielsweise Medikamenteneinnahmen, das Befinden

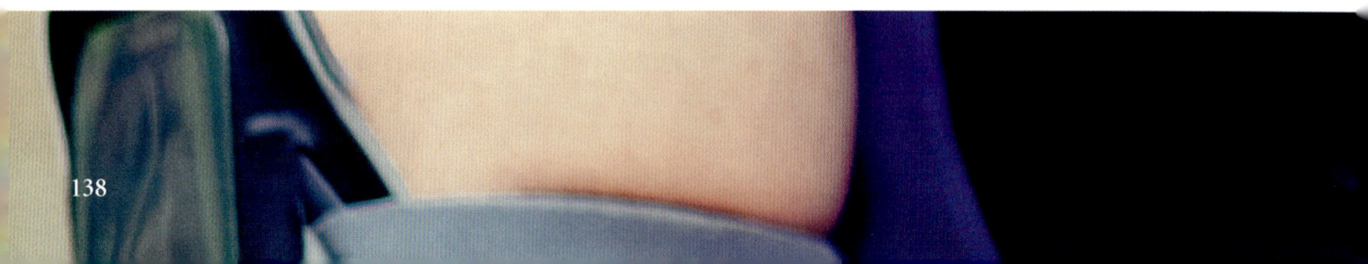

Die rasante Verbreitung gesundheitsrelevanter Apps

Medizin-Apps in Form von Infosammlungen gab es spätestens 2008 mit Gründung des AppStore. Apps auf Smartwatches, die etwa Stürze erkennen, kamen bald nach deren Aufschwung ins Angebot.

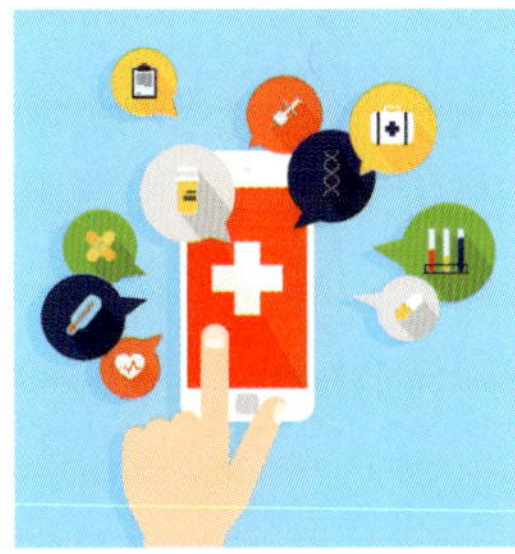

2013 Fitness-App der DAK, eine der ersten Apps deutscher Krankenkassen

2015 Die Applewatch hat dank Sensoren wie Pulsfühler diverse Gesundheits-- Apps, beispielsweise eine App zur Pulsmessung beim Training.

2018 Die Barmer Ersatzkasse stellt ihren Kunden eine Zahnbonus-App zur Verfügung.

2019 Von mehreren Krankenkassen gibt es die App Vivy kostenlos als digitale Akte für Gesundheitsdaten.

---

danach, Zeit und Inhalt der Mahlzeiten, Migräne- oder Allergieanfälle, Körpertemperatur, Blutdruck, Blutzuckerspiegel und Puls einträgt. Ein Arzt kann aus derartigen Informationen oftmals wertvolle Schlüsse ziehen.

› Eine große Zahl von Apps arbeitet mit Daten, die dem Smartphone via Funk (Bluetooth) von Fitness-Armbändern oder einer Smartwatch geliefert werden. Diese mit empfindlichen Sensoren bestückten Gerätchen verfügen zum Beispiel über einen Schrittzähler oder messen die zurückgelegte Strecke und das Tempo beim Laufen. Auch können sie etwaiges Treppensteigen oder Bewältigung von Höhenunterschieden beim Wandern notieren, den Puls registrieren und, wenn man sie auch nachts trägt, sogar das Schlafverhalten überwachen. Das Smartphone übernimmt die Speicherung und statistische Auswertung der Daten, zeigt sie schön bunt an, gibt Anregungen und belohnt körperliche Leistungen möglicherweise mit Lob.

Vor schwarzen Schafen nicht gefeit

Sehr viel kritischer sehen Ärzte Apps, in die man z. B. Symptome eingibt oder die mit der Kamera Fotos von Hautdetails machen, um damit eine Selbstdiagnose zu ermöglichen. Derartige Diagnosen sind in vielen Fällen falsch, und sie ersetzen bei verdächtigen Symptomen auf keinen Fall den Arztbesuch.

› Noch riskanter sind Apps, die aufgrund von Daten etwa vom Blutzuckermessgerät medizinische Entscheidungen treffen, z. B. über die richtige Dosis Insulin. Das kann bei einem Fehler lebensgefährliche Folgen haben.

Datenhandel

Gratis-Apps sind schon vielfach negativ aufgefallen – es hat seinen Grund, warum sie nichts kosten. Medizinische Daten stellen nämlich ein wertvolles Handelsgut dar. Sie lassen sich verwenden, um Werbung für Kuren, Nahrungsergänzungsmittel oder Pillen gezielt an vermutlich interessierte Nutzer zu bringen.

Impfungen sind ein Risiko und Impfschäden kommen häufig vor

FALSCH

Manche Menschen lassen sich oder ihre Kinder aufgrund weltanschaulicher Überzeugungen nicht impfen. Dabei schützen Impfungen vor schwersten Krankheiten. Impfstoffe sind heute zuverlässig, und die allermeisten der behaupteten Impfschäden halten einer Nachprüfung nicht stand.

Kleiner Pieks – großer Schutz. Leider sind in Europa Infektionskrankheiten, gegen die es durchaus Impfstoffe gibt, wieder auf dem Vormarsch.

Über Jahrtausende haben die Pocken Millionen Menschen getötet oder zumindest verunstaltet. Endlich, im Jahr 1980, konnte die Weltgesundheitsorganisation Pocken als weltweit ausgerottet erklären – dank einem umfassenden Impfprogramm.

Mehr als 100 000 Menschen erkrankten zu jener Zeit aber noch weltweit an Diphtherie, viele erstickten qualvoll. Doch dank einem großen Impfprogramm gab es wenige Jahre später in Deutschland Kinderärzte, die noch nie kleine Patienten mit Diphtherie gesehen hatten, so selten war die Krankheit geworden. Und im Jahr 2015 registrierte man weltweit nur noch etwa 2100 Fälle.

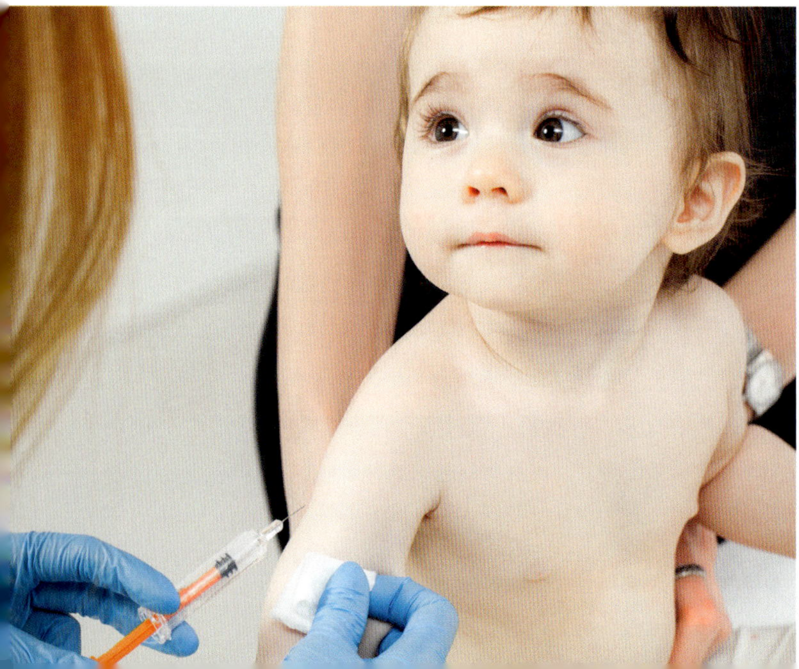

Um 1988 befiel die Kinderlähmung (Poliomyelitis), eine der grausamsten Krankheiten überhaupt, weltweit pro Jahr rund 350 000 Menschen. Besonders Kinder trugen für ihr ganzes Leben Lähmungen davon. Seit Impfstoffe eingesetzt werden, gibt es weltweit kaum noch 1000 Fälle pro Jahr.

Triumph der Medizin

Das sind nur drei von zahlreichen Krankheiten, bei denen Impfungen unzählige Leben gerettet haben. Das Impfen ist sicherlich einer der größten medizinischen Triumphe aller Zeiten. Zumal es preisgünstig ist und deshalb auch Menschen in armen Ländern zugute kommen kann.

Im Grunde ist das Impfprinzip ganz einfach. Unser Immunsystem bekämpft bekanntlich Eindringlinge, etwa Krankheitserreger, sobald es sie als fremd erkennt. Dann stellt es Antikörper her, die den Eindringling gezielt bekämpfen. Das funktioniert jedoch nicht sofort, und diese Zeit nutzt der Eindringling: Er vermehrt sich und breitet sich im Körper aus. Schließlich entbrennt ein Kampf zwischen den Antikörpern und den eingedrungenen Mikroorganismen, der in der Regel Fieber zur Folge hat. Oft gewinnt das Immunsystem – aber nicht immer. Wird es auch nur zeitweise überlastet, erkrankt der Betroffene schwer.

Wenn man nun dem Immunsystem schon vor einer Infektion mitteilt, wie ein bestimmter gefährlicher Keim aussieht, kann es Antikörper auf Vorrat produzieren, die auf diesen potenziellen Eindringling abgestimmt sind. Dringt dann tatsächlich ein echter Keim ein, kann es ihn sofort gezielt bekämpfen – und dann siegt es fast immer.

Dieses Vorabinformieren des Immunsystems geschieht durch das Impfen. Man führt dem Körper Erreger oder Teile von ihnen zu, die so weit deaktiviert wurden, dass sie zwar das Immunsystem stimulieren, aber die Krankheit nicht auslösen können.

Das Risiko, bei einer Erkrankung schweren Schaden zu erleiden oder gar zu sterben, ist unendlich größer als die Gefahr, bei der Schutzimpfung einen Impfschaden davonzutragen.

Die Anfänge dieser Methode gehen auf den englischen Arzt Edward Jenner (1749–1823) zurück. Er beobachtete, dass Menschen, die die harmlosen Kuhpocken gehabt hatten, nicht an den echten Pocken erkrankten. So infizierte er mehrere Jungen erst mit Kuhpocken und gab ihnen dann Pockeneiter unter die Haut. Die Jungen erkrankten tatsächlich nicht. Dieses aus heutiger Sicht unethische Vorgehen sorgte aber dafür, dass Jenner heute als Erfinder der Pockenimpfung gilt.

Kinderkrankheiten: nicht harmlos

Seither wurde die Methode natürlich verbessert und erweitert auf andere Krankheiten. Heute ist das Impfen die weitaus am besten erforschte medizinische Methode. Das gesamte Impfwesen wird in Deutschland vom Robert-Koch-Institut streng überwacht. Ärzte müssen selbst den geringsten Verdacht auf einen Impfschaden melden.

Impfen schützt nicht zuletzt vor den immer noch bei manchen Leuten als harmlos angesehenen Kinderkrankheiten wie etwa Masern, Mumps, Keuchhusten oder Röteln, die früher für die hohe Kindersterblichkeit verantwortlich waren. Heute noch können sie bei Erkrankten lebenslange, hochgefährliche Komplikationen nach sich ziehen.

Natürlich gibt es manchmal Nachwirkungen von Impfungen, z. B. leichtes Fieber. Das Risiko, ungeimpft schwer zu erkranken oder gar zu sterben, ist aber deutlich größer als die Gefahr, bei der Schutzimpfung einen Impfschaden davonzutragen. Als Beispiel mögen die Masern dienen: Etwa jedes tausendste daran erkrankte Kind erleidet eine Masern-Enzephalitis (Gehirnentzündung), also eine lebensbedrohende Komplikation. Dagegen zieht nur jede millionste Impfung Komplikationen nach sich.

Mythen von Impfschäden

Die Behauptung, Impfen würde Krankheiten erst erzeugen, wurde längst in zahlreichen wissenschaftlichen Studien widerlegt. Dennoch raten besonders Alternativmediziner, Heilpraktiker, Homöopathen und medizinische Laien oft vom Impfen ab, nicht selten mit abenteuerlichen Begründungen.

Dazu zählen Mythen wie „Impfbegleitstoffe erzeugen Autismus“ – das hatte 1998 der britische Arzt Andrew Wakefield aufgrund einer Datenfälschung behauptet. Ihm wurde wegen unverantwortlichen Handelns die Zulassung entzogen, aber manche Internetseiten von Impfgegnern bringen diese „Fake News“ immer wieder.

Die unabhängige Cochrane Collaboration, die auf internationaler Basis die Qualität von medizinischen Publikationen prüft, erklärte 2012 diesen Zusammenhang anhand von Hunderttausenden Impfberichten als widerlegt. Der Autismus-Mythos ging als eine der größten Betrügereien in die Medizingeschichte ein.

Geschwächte Widerstandskraft?

Auch die Befürchtung, dass das Impfen das kindliche Immunsystem überfordere und geimpfte Kinder deshalb häufiger krank würden und besonders chronische Leiden wie etwa Allergien entwickeln würden, stellte sich als gegenstandslos heraus. Wie die im Jahr 2011 im *Deutschen Ärzteblatt* veröffentlichte KiGGS-Studie zur Kinder- und Jugendgesundheit in Deutschland zeigte, stieg bei geimpften Kindern weder die allgemeine Erkrankungsrate noch die Allergiehäufigkeit an. Und eine finnische Studie ergab, dass ungeimpfte Kinder, die die Masern „auf natürlichem Wege“ durchgemacht hatten, ein 67 % höheres Risiko für Allergien und allergisches Asthma aufwiesen als Kinder, die gegen Masern geimpft worden waren.

Herdenschutz

Wenn 95 % der Menschen einer Population geimpft sind, kann sich z. B. das Masernvirus nicht ausbreiten. Dieser sogenannte Herdenschutz kommt dann auch Säuglingen und Menschen mit schwacher Immunabwehr zugute.

Gesundheitsrisiko Impfgegner

Die Weltgesundheitsorganisation WHO hat Impfgegner zu einem globalen Gesundheitsrisiko erklärt. Man kann durchaus die Frage stellen, ob Eltern, die ihr Kind nicht impfen lassen, ihm nicht schaden. Denn sie sind verantwortlich für die daraus entstehenden Gefährdungen, und zwar nicht nur ihrer eigenen Kinder, sondern auch all der Kinder, die mit diesen in Kontakt kommen.

Die Gefahr zeigt z. B. der niederländische „Bibelgürtel“. Dort leben strenggläubige Protestanten. Viele lehnen aus religiösen Gründen das Impfen ab – man wolle Gott nicht ins Handwerk pfuschen. Die Folge: Etwa alle zwölf Jahre breiten sich dort die Masern aus.

Die Masern sind eine der ansteckendsten Krankheiten überhaupt, denn davon Betroffene verteilen die Viren beim Niesen oder Sprechen bereits im Raum (Tröpfcheninfektion), bevor sie selbst den Hautausschlag bekommen. Bei jeder Masernwelle infizieren sich etwa 2500 Menschen, Kinder und Erwachsene. Und gerade ältere Menschen sind oft von gefährlichen Spätfolgen betroffen, etwa Lungen- oder Gehirnentzündung.

Rückkehr der Krankheiten

Heutzutage nehmen manche längst überwunden geglaubte Krankheiten bei uns wieder zu. Obwohl bis vor wenigen Jahren die begründete Aussicht bestanden hatte, die Masern in Deutschland ausrotten zu können, gibt es wieder Hunderte von Fällen.

Leider weiß kaum noch jemand, welche schrecklichen Katastrophen Infektionskrankheiten früher über die Menschen brachten. Wir können froh sein, wenn uns das dank Impfungen heute weitgehend erspart bleibt.

FALSCH

Echinacea hilft gegen Erkältung und stärkt das Immunsystem

Der Purpursonnenhut ist mit seinen rosafarbenen Blüten eine Zierde für den Garten. Doch ob die unter seinem Gattungsnamen Echinacea verkauften Heilmittel die Erwartungen der Käufer erfüllen, ist äußerst fraglich.

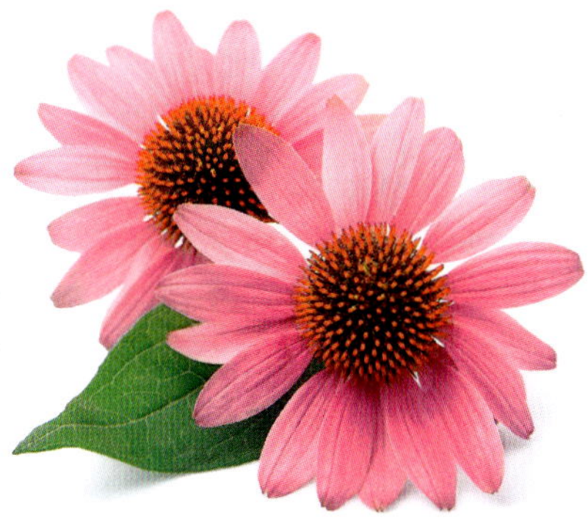

Die Pflanzenwelt hat der Pharmakologie bereits eine ganze Reihe nützlicher und wirksamer Heilmittel geliefert. Doch längst nicht alle Pflanzeninhaltsstoffe sind gesund und hilfreich. Das gilt vermutlich auch für die Pflanzen der Echinacea-Gattung, die bei uns als Sonnenhüte bekannt sind. Ihre Heimat ist Nordamerika. Die Indianer sollen Echinacea-Arten gegen Zahnschmerzen und zur Wundheilung genutzt haben.

Unbewiesene Wirkungen

Die Naturheilkunde setzt heute vor allem den Purpursonnenhut (Echinacea purpurea) ein, und zwar gegen Erkältungen. Man verwendet das Kraut der ganzen Pflanze (ohne die Wurzel) in Form von Tee, Presssaft oder Tabletten. Echinacea-Produkte sind äußerst beliebt, allerdings ist höchst umstritten, ob sie helfen bzw. vorbeugend wirksam sind, zumal viele Studien zu Echinacea wissenschaftlichen Anforderungen nicht genügen.

Zwar berichtet eine 2016 von Prof. Stephanie Ross von der Drexel University in Philadelphia veröffentlichte Studie nach einem viermonatigen Beobachtungszeitraum von einem positiven Effekt des Purpurea-Extrakts gegen Erkältungen. Doch in einer überwältigenden Zahl anderer Studien wurde keine positive Wirkung beobachtet, wie eine große Übersichtsstudie, erschienen 2005 in dem Fachblatt *Clinical Infectious Diseases*, feststellte.

Deshalb empfiehlt die US-Lebensmittel- und Arzneiüberwachungsbehörde FDA die Pflanze nicht. Auch die US-Gesundheitsbehörde NIH stellt fest, dass es, wenn überhaupt, nur sehr schwache Heileffekte gibt. Zudem müssen Menschen, die gegen Korbblütler allergisch sind, die Pflanze ganz meiden.

Hierzulande wird Echinacea außerdem als Mittel zur Stärkung des Immunsystems beworben, da einige Inhaltsstoffe, die Alkamide, Einfluss auf Immunzellen zu haben scheinen. Doch die Europäische Arzneimittelagentur EMA urteilte 2014, dass die vorliegenden Studien nicht aussagekräftig genug sind. Hinzu kommt: Unsere Immunabwehr ist ein hochkomplexes, ausgewogenes System. Dort mit Stoffen eingreifen zu wollen, deren Wirkung man nicht genau kennt, ist riskant.

Die US-Gesundheitsbehörde NIH stellt fest, dass es, wenn überhaupt, nur sehr schwache Heileffekte gibt.

FALSCH

Mithilfe einer Detox-Kur muss der Körper entschlackt werden

Leistungsabfall, Müdigkeit und Krankheiten werden oft auf Stoffwechselschlacken im Körper zurückgeführt. Solche Schlacken gibt es aber nicht. Allerdings kann die mit einer Entschlackungskur (heute Detox-Kur genannt) verbundene Ernährung durchaus die Lebensqualität steigern.

Begriffserklärung:
Detox ist eine Abkürzung des englischen Worts *detoxification*, was Entgiftung bedeutet. Verwandt damit ist der Fachbegriff Toxin für Gift.

Wer im Internet unter „Entschlackung" oder „Detox" nachschaut, wird auf eine Fülle an Informationen stoßen. Frauenjournale und Ratgeberbücher preisen die Entschlackung in Artikeln und Anzeigen an. Dutzende von Firmen werben mit höchst unterschiedlichen Detox-Produkten. Sie könnten, so die Anpreisungen, den Körper von Schlacken und darüber hinaus von vielerlei schädlichen Umwelteinflüssen befreien, z. B. Chemikalien oder sogar Elektrosmog. Das Angebot reicht von Tees und speziellen Pillen bis hin zu Cremes und Shampoos. Besonders wirksam soll eine Detox- bzw. Entschlackungskur sein.

Eine Detox-Kur ähnelt den bekannten Fastenkuren und ist als solche für Gesunde nicht schädlich. Doch ihr Ziel ist die als Tatsache angenommene „Entschlackung".

Eine Detox-Kur dauert meist eine bis zwei Wochen. Meist startet sie mit einer Darmreinigung. Dann steht für mehrere Tage vor allem flüssige Nahrung auf dem Speiseplan: Wasser, Obst- und Gemüsesäfte sowie Kräutertees. Danach darf man zusätzlich Obst und Gemüse (auch Sauerkraut) und Joghurt zu sich nehmen. In den letzten Kurtagen geht man wieder zur gewohnten Kost über, wobei Fleisch, Weißmehl, Alkohol, Nikotin, Kaffee, Käse und Zucker verboten bleiben. Begleitet wird die Diät von Massagen, Sauna, Yoga und langen Spaziergängen. Eine Detox-Kur ähnelt den bekannten Fastenkuren, nur ist ihr Ziel die als Tatsache angenommene Entschlackung.

Im Trend: Detox-Partys

Beliebt sind auch Detox-Partys. Bei diesen Veranstaltungen stößt man mit Fruchtsäften, Reismilch oder Smoothies an. Süßigkeiten, Cola und Nikotin sind tabu, wohl aber gibt es Tanz und Gespräche, die natürlich meist um das Thema Detox kreisen. Das Gute: Kein Kater am Morgen, höchstens Müdigkeit von der Bewegung.

Für Gesunde ist eine Detox-Kur sicher kein Fehler. Man fühlt sich munterer und nimmt einige Kilogramm ab. Allerdings entwickelt der Körper oft übelriechende Stoffe (Ketone), was zu Mundgeruch führen kann. Diese entstehen bei der Einstellung des Stoffwechsels auf den Nahrungsmangel.

Detox-Produkte

Anstelle einer Kur mit Ernährungsumstellung kann man auch zu Detox-Produkten greifen, die inzwischen einen millionenschweren Markt darstellen. Warum sich solche Produkte offiziell nicht an Kranke wenden, sondern Gesunde, hat seinen guten Grund: Wenn eine wie auch immer geartete Heilwirkung behauptet würde, wäre es kein Nahrungsergänzungsmittel, sondern müsste als ein – scharfen Vorschriften und Prüfverfahren unterworfenes – Arzneimittel gelten. Die Anbieter halten sich auch bedeckt, welche Stoffe mit „Schlacken" gemeint sind. Denn dann könnte die Wirksamkeit bzw. Unwirksamkeit ihrer Produkte mittels chemischer Analysen nachgewiesen werden.

Dieser fehlende wissenschaftliche Beweis hat das Landgericht Düsseldorf im Jahr 2015 dazu bewogen, einer Firma zu verbieten, ihre Kräutertee-Mischung mit dem Begriff „Detox" zu bewerben. Die damit suggerierte entgiftende Wirkung sei nicht nachgewiesen.

Der Ursprung der Idee

Im Grunde kommt der dahinterstehende Gedanke aus der religiösen Sphäre: So wie man die Seele durch Fasten und spezielle Riten von sündigen Einflüssen reinigen könne, müsse man den Körper von Schadstoffen befreien. So glaubten die Ärzte noch im 19. Jahrhundert, in Nieren und Darm würden sich Reststoffe ansammeln und als Verkrustungen zu Vergiftung und zu Fäulnis führen.

Ärzte glaubten noch im 19. Jahrhundert, in Nieren und Darm würden sich unverwertbare Reststoffe ansammeln.

Vor etwa hundert Jahren propagierte der Arzt Otto Buchinger das nicht-religiöse, von ihm so genannte Heilfasten mit Einläufen,

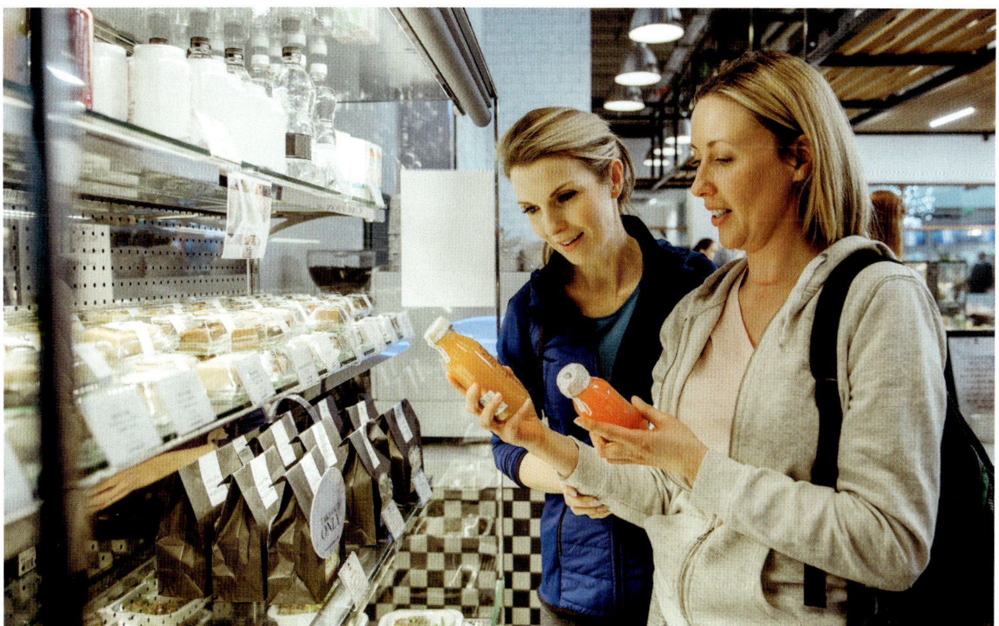

Eine Detox-Kur erfordert eine nicht unbeträchtliche Ernährungsumstellung.

Gemüsebrühen, Säften und Bewegung. Die Methode hatte er in einer dreiwöchigen Kur an sich selbst ausprobiert und damit offenbar seinen Rheumatismus gelindert. Für die vielfältigen Vorgänge im Körper bei seiner Kur prägte Buchinger den Begriff „Entschlackung“ – in Analogie zu den Verbrennungsresten, den Schlacken, die regelmäßig aus Hochöfen oder den Brennkammern von Lokomotiven entfernt werden mussten.

Warum der Gedanke falsch ist

Das Heilfasten nach Buchinger hat auch heute noch viele Anhänger. Doch seit dem 19. Jahrhundert hat sich in der wissenschaftlichen Medizin viel getan, und der Gedanke der Entschlackung ist längst vom Tisch. Unser Körper verfügt über zahlreiche Methoden, um Abfall zu entsorgen. Das muss er auch, denn wir nehmen, wie alle Lebewesen eh und je, nicht nur gut verwertbare Stoffe zu uns, sondern eben all das, was sich uns als essbar anbietet.

Unverdauliche Pflanzenteile, Ballaststoffe genannt, gibt es natürlich, aber das sind keineswegs unerwünschte Schlacken, sondern wichtige Substanzen, u. a. für die Stuhlbildung. Zudem entwickeln besonders Pflanzen oft Giftstoffe, um sich vor Pflanzenfressern zu schützen. Essen wir die Pflanzen, muss unser Stoffwechsel damit klarkommen. Das wichtigste Organ in diesem Prozess ist die Leber. Sie schützt den Körper vor kritischen Stoffen, denn sie ist eine Art chemisches Labor. So filtern die Leberzellen zum Beispiel Alkohol aus dem Blut und entgiften ihn durch chemische Umwandlung. Er wird zu Essigsäure umgebaut und das Ammonium aus dem Eiweißabbau wird in Harnstoff verwandelt. Die Nieren filtern diese nunmehr harmlosen Moleküle aus dem Blut heraus und entsorgen sie mit dem Urin.

In der medizinischen Wissenschaft ist das Thema „Entschlackung“ längst vom Tisch. Unser Körper verfügt über zahlreiche wirksame Methoden, um Abfall zu entsorgen.

Zwar gibt es einige ernste Krankheiten, bei denen etwa die Nieren nicht arbeiten oder sich Kalk, Cholesterin oder bestimmte Eiweißstoffe im Körper ablagern. Aber denen können auch die Detox-Methoden nichts anhaben. In einem solchen Fall ist die moderne Medizin gefragt.

Körpereigene Entgiftung

- Die Leber wandelt die meisten Schadstoffe aus dem Blut in wasserlösliche Substanzen um, die über die Nieren ausgeschieden werden. Wasserunlösliche Schadstoffe entsorgt sie mithilfe der Gallenflüssigkeit.
- Auch die Nieren filtern Abfallstoffe aus dem Blut; über die Blase verlassen sie den Körper mit dem Urin.
- Der Darm zersetzt mit Verdauungssäften und Bakterien die Nahrung und gibt nützliche Bestandteile an das Blut ab. Der Rest verlässt den Körper als Stuhl.
- Die Lunge nimmt Gase, z. B. Kohlendioxid, aus dem Blut auf. Durch das Ausatmen werden sie ausgeschieden.

FALSCH

Kaltes Duschen stärkt die Widerstandskraft gegen Infekte

Bei jeder Erkältungswelle hört man die Forderung, man müsse den Körper abhärten, um sich nicht anzustecken, etwa mit kalten Duschen. Aber deren positive Wirkungen auf die Abwehrkräfte sind unbewiesen.

Viele von uns sitzen den ganzen Tag im Warmen, fast bewegungslos, aber gut genährt. Ist das gesund? Zahlreiche Kulturtheoretiker meinen Nein. Dabei verweichliche der Mensch und werde leicht krank. Man müsse sich und vor allem die Jugend abhärten.

Die Spartaner als Vorbild

Solche Forderungen wurden schon seit dem 18. Jahrhundert laut, meist mit Erwähnung der widerstandsfähigen jungen Spartaner. Heute sehen Ärzte die zur Abhärtung propagierten Methoden kritischer und halten sie für weitgehend wirkungslos. Sicherlich ist Bewegung an der frischen Luft gesund. Auch zeigt sich, dass Wechselduschen die Reaktion der Blutgefäße stärkt. Bei Kälte ziehen sie sich zusammen, und es fließt mehr Blut ins Körperinnere, um dort die nötige Temperatur zu halten. In der Wärme dagegen dehnen sich die Gefäße. Dieses Wechselbad warm-kalt-warm trainiert ohne Zweifel das Kreislaufsystem. Aber kann es auch gegen Erkältungen immun machen?

Die Studien zu diesem Thema leiden allesamt an methodischen Mängeln. Ein Beispiel: Im Jahr 2015 teilten niederländische Forscher 3300 Erwachsene in vier Gruppen.

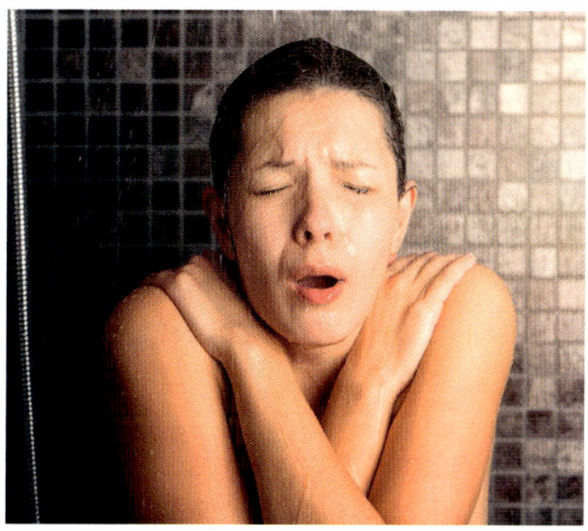

Es kostet einige Überwindung, kalt zu duschen. Dass diese Selbstkasteiung sinnvoll ist, hat noch keine Studie nachweisen können.

Etwa 30 Tage lang mussten drei Gruppen täglich kalt duschen, jeweils 30, 60 und 90 Sekunden lang. Die vierte duschte normal. Bei der Befragung 60 Tage später zeigte sich, dass bei den Kaltduschern 29 % weniger Krankmeldungen zu verzeichnen waren. Doch weder das Duschen noch der Gesundheitszustand waren kontrolliert worden.

Ähnlich liefen andere Untersuchungen ab, die z. B. positive Wirkungen auf das Immunsystem entdeckt haben wollen. Sicher sind Wechselbäder nicht schlecht. Aber man sollte nicht darauf hoffen, dass nun die nächste Erkältung ausbleibt.

Richtig, aber ...

Eine Grippeimpfung schützt vor Grippe

Mit der Erkältung, dem grippalen Infekt, hat die Grippe, die Influenza, nichts zu tun. Die echte Grippe ist eine ernste, oft gefährliche Krankheit. Wer sich impfen lässt, ist davor bewahrt – fast immer.

Gegen Ende des Ersten Weltkriegs kam eine weitere Katastrophe über die Menschheit: die „Spanische Grippe". An dieser größten Seuche der Neuzeit starben 50–100 Mio. Menschen weltweit. Die Ursache war damals ebenso unbekannt wie ein Heilmittel. Man kannte überhaupt keine Viren. Erst im Jahr 1933 wurde der Grippe-Erreger, das Influenza-Virus, entdeckt.

Der Ansteckungsweg

Auch heute noch stellen Influenza-Viren eine Bedrohung dar. Immer wieder brechen Epidemien aus, besonders im Winter. Die Ansteckung geschieht meist durch Tröpfchen- oder Kontaktinfektion. Beim Husten eines Erkrankten jagen winzigste, mit Viren besetzte Wassertröpfchen aus dem Mund. Sie werden von anderen Menschen eingeatmet oder lassen sich auf Gegenständen nieder. Schon ein Händedruck und der Kontakt mit einer Türklinke oder einem Einkaufswagen kann zu einer Ansteckung führen.

Und dann geht es sehr schnell: Binnen ein oder zwei Tagen setzt urplötzlich Fieber ein, das rasch auf 41 °C steigen kann. Begleitet wird es von Schweißausbrüchen, Schüttelfrost, Husten, Halsweh, Schmerzen im ganzen Körper und schwerem Krankheitsgefühl.

Meist hält das Fieber vier bis sieben Tage an, und nach gut zwei Wochen ist alles überstanden. Bisweilen allerdings treten gefährliche Komplikationen auf, z. B. Lungenentzündung. In seltenen Fällen kann auch das Herz oder das Gehirn geschädigt werden. Senioren sind besonders gefährdet.

Arzneimittel, die eine Grippe ursächlich bekämpfen, gibt es nicht. Eventuell setzt der Arzt virushemmende Medikamente (sogenannte Virostatika) ein; allerdings gibt es an deren Wirksamkeit zunehmend Zweifel. Also bekämpft man die Symptome: Schmerz-

Weshalb Viren einen Wirt brauchen

Ein Virus besteht nur aus Erbmaterial in einer Proteinhülle. Es kann sich nicht eigenständig vermehren, es braucht dafür einen Wirt. Deshalb dringt es in eine Zelle ein und programmiert diese so um, dass sie für die massenhafte Vermehrung des Virus sorgt. Die sogenannten Viroiden verlassen dann die Zelle und suchen sich neue Wirte. Es gibt Millionen von Virusarten, allerdings sind nur wenige für den Menschen krankheitserregend. Dazu zählen z. B. Grippe-, Pocken-, Masern- und Tollwutviren sowie die Erreger von Hepatitis, Erkältung, AIDS, Röteln, Gürtelrose und Warzen.

mittel, Bettruhe, viel Schlaf und viel Trinken, auch fiebersenkende Medikamente.

Mutationen des Virus

Besser ist es, vorzusorgen und sich rechtzeitig impfen zu lassen. Allerdings gibt es dabei Probleme. Das Influenza-Virus ist nämlich berüchtigt dafür, dass es sich schnell verändern (mutieren) kann. Selbst wenn man eine Influenza gehabt und Antikörper dagegen gebildet hat, kann das Immunsystem bei einem erneuten Angriff das Virus möglicherweise nicht erkennen und bekämpft es nicht.

Man kennt heute vier Arten von Influenza-Viren. Sie werden mit A bis D bezeichnet, von denen A die bei Weitem gefährlichste ist. Jede hat mehrere Subtypen. Sie werden nach zwei Arten von Proteinen an ihrer Hülle benannt, H und N. An diesen Proteinen kann unser Immunsystem sie erkennen. Der gefährlichste Subtyp, der z. B. die Spanische Grippe auslöste, ist A/H1N1. Aber auch andere Subtypen haben sich ausgebreitet, etwa A/H2N2 (Asiatische Grippe, 1957), A/H3N2 (Hongkong-Grippe, 1968, und Australische Grippe, 2017).

Angepasste Impfstoffe

Rechtzeitig vor jedem Winter legt die Weltgesundheitsorganisation (WHO) aufgrund der gerade zirkulierenden Viren fest, welche Zusammensetzung der Impfstoff für die kommende Grippesaison haben soll. In Deutschland prüft das Paul-Ehrlich-Institut in Langen die von den Herstellern gelieferten Impfstoffchargen, die nur für das jeweilige Jahr produziert werden, und gibt sie bei positivem Ergebnis für den Handel frei.

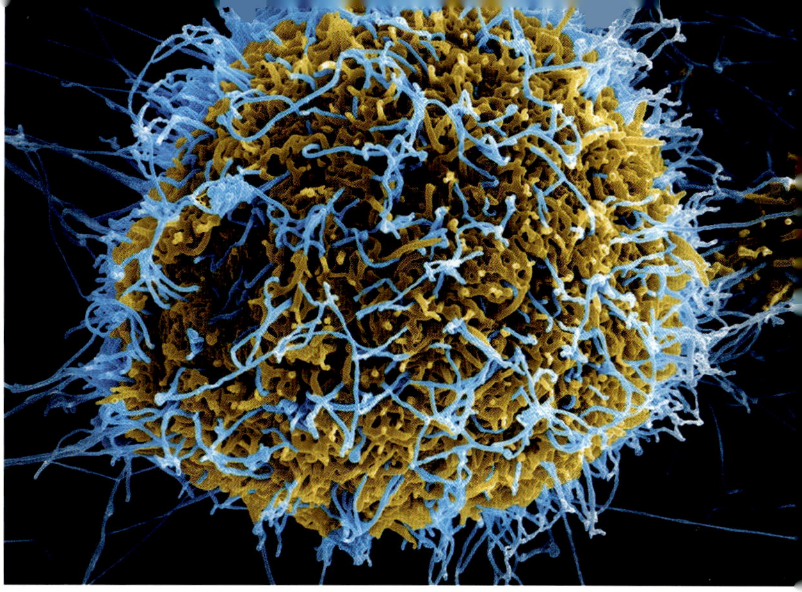

Ein Virus hat eine Zelle (gelb) gezwungen, für seine Vermehrung zu sorgen. Die Nachkommen (blau) machen sich nun auf den Weg zu neuen Wirtszellen.

Wann man nicht geschützt ist

Theoretisch kann man sich auch an einem Grippevirus infizieren, das zufällig nicht vom aktuellen Impfstoff erfasst ist. Aber die Wahrscheinlichkeit dafür ist gering, denn in der Regel werden die Impfstoffe so gemischt, dass sie gegen drei oder vier der gerade häufigsten Virustypen schützen. Natürlich besteht auch die Möglichkeit, dass man sich an der Grippe ansteckt, bevor der Impfschutz wirkt – er braucht dafür etwa 10 bis 14 Tage. Das kann vor allem passieren, wenn man sich erst nach Beginn der Grippewelle zur Impfung entschließt. Der beste Termin ist Oktober oder November. Das Impfrisiko ist gering: Der Impfstoff ist gut verträglich und kann keinesfalls selbst eine Grippe auslösen.

Theoretisch kann man sich an einem Grippevirus infizieren, das nicht vom aktuellen Impfstoff erfasst ist. Aber die Wahrscheinlichkeit ist gering, weil die Impfstoffe gegen mehrere Virustypen schützen.

Angesichts der Gefährlichkeit der Grippe wird Personen mit erhöhtem Risiko geraten, sich jährlich impfen lassen, etwa Senioren und Menschen mit bestehenden Leiden (z. B. Krebs, Diabetes, HIV) oder Immundefekten. Auch wer beruflich mit vielen Menschen Kontakt hat, sollte sich impfen lassen.

FALSCH

Man muss auf den Säure-Basen-Haushalt des Körpers achten

Es ist ganz erstaunlich, wie lange sich Vorstellungen halten, die längst wissenschaftlich widerlegt sind. Die Idee von einer „Übersäuerung" des Körpers durch falsche Essgewohnheiten zählt dazu.

Vor gut hundert Jahren bestimmte der schwedische Biochemiker Ragnar Berg die chemische Zusammensetzung unserer Nahrungsmittel, indem er sie verbrannte und die Asche untersuchte. Dabei fiel ihm auf, dass die Gemüseasche eher basische Stoffe enthielt, etwa Kalzium-, Magnesium-, Natrium- und Kaliumverbindungen. Fleisch hingegen lieferte eher Stoffe wie Schwefel oder Phosphor, die mit Wasser Säuren bilden.

Damals war die komplexe Biochemie unseres Stoffwechsels noch weitgehend unbekannt. So zog Ragnar Berg aus seinen Analysen den falschen Schluss, Fleischnahrung würde im menschlichen Organismus in Säuren umgewandelt, Gemüsenahrung in Basen.

Säuren in der Nahrung

Säuren nehmen wir stets in recht großen Mengen zu uns. Fruchtsäuren sind in Obst enthalten, Essig brauchen wir für unsere Salate. Kohlensäure macht Mineralwasser erfrischend, Vitamin C ist Ascorbinsäure. Keine dieser Säuren stört den Säurehaushalt des Körpers.

Gegen vielerlei Krankheiten?

Berg meinte nun, dass eine Ernährung mit zu viel Fleisch und zu wenig Gemüse zu einem Säureüberschuss im Körper führen könne, den man mithilfe basischer Lebensmittel ausgleichen müsse. Die Idee lebte fort, und heute empfehlen vor allem Heilpraktiker und Alternativmediziner „basische Ernährung" oder „basisches Wasser" gegen vielerlei Leiden, etwa Diabetes, Arthrose, Gicht, Rheuma, Osteoporose, Adipositas, Allergien, Bluthochdruck und sogar Krebs. Doch es gibt keinen wissenschaftlichen Beweis, dass der Abbau eines vermeintlichen Säureüberschusses gegen diese oder andere Krankheiten hilft.

Konstanter Säuregrad

Denn der Organismus hat eine ganze Reihe eigener Möglichkeiten, den jeweils optimalen Säuregrad des Blutes oder bestimmter Gewebe konstant zu halten. Im Blut etwa gibt es sogenannte Pufferstoffe, die bei einer Abweichung vom Sollwert sofort eingreifen. Sie sind Teil der Homöostase, der vielen fein abgestimmten Regelkreise, mit denen der Organismus die optimalen Körperwerte aufrechterhält. Und so liegt der pH-Wert des Körpers unabhängig von der Ernährung konstant bei etwa 7,4, das ist leicht im basischen Bereich (7 ist der Neutralpunkt, der Wert reinen Wassers).

Zwar gibt es tatsächlich eine Azidose genannte Übersäuerung des Blutes, die durch eine Entgleisung des Stoffwechsels entsteht. Sie tritt aber nur bei schwerkranken Patienten auf und muss sofort behandelt werden. Ähnlich gefährlich ist eine Alkalose, eine Untersäuerung. Beide krankhaften Zustände werden niemals durch Lebensmittel ausgelöst.

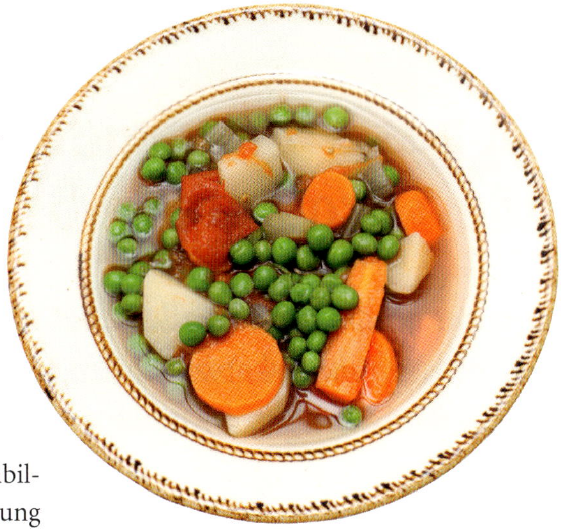

Eine typische Basensuppe, mit klarer Gemüsebrühe zubereitet, ohne Fleischbouillon und Sahne. Lecker und gesund – aber zum „Entsäuern" des Körpers sinnlos.

Einteilung der Lebensmittel

Es bleibt im Dunkeln, was unter „basenbildender" oder „säurebildender" Ernährung zu verstehen ist. Kartoffeln, Gemüse und Obst sehen Naturheilkundler als „basenbildend" an, andere wie Fleisch, Eier, Fisch, Nüsse oder Käse, die viel Eiweiß enthalten, als „säurebildend". Doch das Stoffwechselgeschehen im Körper ist längst nicht so einfach, als dass man Lebensmittel in zwei Gruppen einteilen könnte.

Gerade die Eiweiße können als Beispiel für die Komplexität des Stoffwechsels dienen. Sie werden im Darm zwar in ihre Bestandteile – Aminosäuren – zerlegt, doch die nutzt der Körper wieder zur Bildung körpereigener Eiweiße, oder er baut sie ab. Aber weil Aminosäuren auch Stickstoff enthalten, entstehen dabei vor allem basische Substanzen, nämlich giftige Ammonium-Verbindungen. Diese werden vom Körper entgiftet und dann als Harnstoff ausgeschieden.

Wenn der Urin sauer ist

Zweifelhaft sind auch die Diagnosen durch Untersuchungen von Speichel und Urin. In beiden Flüssigkeiten schwankt der Säuregrad in engen Grenzen, aber das hat keine medizinische Bedeutung. Ein saurer Urin ist nämlich kein Zeichen von Übersäuerung, sondern dafür, dass der Körper überschüssige Säure ausscheidet. Wenn tatsächlich eine Übersäuerung vorliegen würde, könnte man sie nur am Blut ablesen.

Doch auch wenn die Übersäuerung, die es zu bekämpfen gilt, ein Mythos ist, so werden zum Entsäuern und zum Kurieren von Krankheiten zahlreiche Produkte angeboten, von „Basenpulvern" bis zu Quellwasser aus weit entfernten Gegenden. Gern wird auch empfohlen, einmal in der Woche eine sogenannte Basensuppe zu essen.

Ein saurer Urin ist kein Zeichen von Übersäuerung, sondern dafür, dass der Körper überschüssige Säure ausscheidet. Wenn eine Übersäuerung vorliegen würde, könnte man sie nur am Blut ablesen.

Angesichts des Fehlens jeglicher Beweise lehnen daher Ernährungsforscher und Ärzte die basenüberschüssige Kost ab. Sie bringe „keine nachweisbaren gesundheitlichen Vorteile", urteilt z. B. die Deutsche Gesellschaft für Ernährung (DGE). Selbst wenn es natürlich gut ist, viel Gemüse und Obst zu essen – mit „Übersäuerung" kann man das nicht begründen.

FALSCH

Vitaminpillen sind notwendig, um gesund zu bleiben

Vitamine sind lebenswichtig. Doch das heißt noch lange nicht, dass wir sie als Nahrungsergänzungsmittel einnehmen müssen, noch dass sie, in solchen Mengen zugeführt, unserer Gesundheit förderlich sind.

Begriffserklärung: Der Begriff Vitamin ist ein Kunstwort. Es setzt sich zusammen aus dem lateinischen *vita* (Leben) und der Stickstoffverbindung Amin, weil man anfangs fälschlich annahm, alle Vitamine enthielten Stickstoff.

Etwa eine Milliarde Euro geben Bundesbürger pro Jahr für Nahrungsergänzungsmittel aus, und einen großen Teil davon für Vitaminpillen. Denn Vitamin C und Co. gelten durchweg als gesund – und von Gesundem kann man eigentlich nie zu viel haben, oder?

Viele Vitamine sind tatsächlich für uns lebenswichtig. Es sind Stoffe, die der Körper braucht, aber selbst nicht herstellen kann und mit der Nahrung aufnehmen muss. Passiert das nicht, treten Mangelerscheinungen ein, die sich schließlich zu schweren Krankheiten auswachsen.

Bis ins 20. Jahrhundert hinein war diese Tatsache unbekannt. Im Grunde dachte man, alle Nahrungsmittel seien ungefähr gleich, Hauptsache sättigend.

Bloß keinen Skorbut bekommen!

Wie falsch das ist, mussten Millionen von Seeleuten auf Segelschiffen erfahren. Ihre Nahrung auf den oft monatelangen Reisen war mangels geeigneter Konservierungsmöglichkeiten von schlechter Qualität, insbesondere fehlten frisches Fleisch, Obst und Gemüse. Die Folge war Skorbut: Nach zwei bis vier Monaten blutete das Zahnfleisch, Zähne fielen aus, die Männer waren ständig erschöpft, bekamen Fieber, Durchfall und Schwindel. Viele starben schließlich an Herzschwäche. Als Ursache vermutete man alles Mögliche, aber kaum die Ernährung.

Erst als man darauf kam, dass es lebensnotwendige Hilfsstoffe gibt, erkannte man, dass Skorbut von Vitaminmangel verursacht wird und auch andere Krankheiten.

Viel gepriesener Trend

Heute lässt sich praktisch jedes Vitamin günstig produzieren, und in jeder Apotheke, in Drogerien und sogar Supermärkten kann man sich damit eindecken. Dank ihrem guten Ruf sind Vitamine ein gutes Geschäft, zumal die Medien seit Jahren predigen, man ernähre sich ungesund. Man liest und hört oft, dass bestimmte Vitamine Krankheiten wie Herz-Kreislauf-Leiden oder gar Krebs verhindern und nichts weniger als das Altern aufhalten können.

Mediziner und Ernährungswissenschaftler sehen den Trend zur Vitaminpille allerdings kritisch. Deutschland sei in Sachen Vitamine keineswegs ein Mangelland. Immerhin verzehrt jeder Bundesbürger im Durchschnitt etwa 250 kg Obst und Gemüse pro Jahr. Vitaminpillen sind also unnötig, wir sind gut versorgt. Zudem zeigen Studien einhellig, dass zusätzliche Vitamingaben weder vor Herzinfarkt, Schlaganfall oder Krebs schützen noch irgendwelche anderen positiven Wirkungen haben.

Bis auf einige wenige Ausnahmen. Vitamin D etwa wird zwar in genügender Menge vom Körper selbst erzeugt, wenn man von Zeit zu Zeit wenigstens einige Minuten lang Sonne tankt. Trotzdem haben manche Menschen, die vor allem im Winter kaum vor die Tür kommen, daran Mangel. Weil das Vitamin für den Organismus besonders wichtig ist, sind in solchen Fällen Vitamin-D-Pillen sinnvoll, ebenso bei Krankheiten wie Osteoporose. Schwangere werden mitunter mit zusätzlicher Folsäure versorgt, Säuglinge mit Vitamin K, und Veganer müssen mangels Fleischnahrung B12 zu sich nehmen.

Allen anderen raten Ernährungsforscher zu einer ausgewogenen Kost mit natürlichen Vitaminquellen, die da sind: neben Obst und Gemüse auch Fleisch, Fisch, Eier, Milch, Käse, Nüsse und Getreideprodukte.

Gefahr bei Überdosierung

Vitaminpräparate in Pillenform enthalten oft große Mengen der Wirkstoffe, die über der jeweils empfohlenen Tagesdosis liegen. Insbesondere können sich fettlösliche Vitamine – etwa A, D, E und K – bei häufiger Überdosierung im Körper anreichern und schließlich sogar krank machen. Mehrere Studien, die die Wirkung höherer Vitamindosen gegen Krankheiten testen wollten, mussten vorzeitig abgebrochen werden, weil die Krankheitsrate unter den Probanden anstieg statt sank.

Das zeigt, dass man die Höchstdosis – welcher Vitamine auch immer – nicht ungestraft über längere Zeit überschreiten darf.

Mehrere Studien, die die Wirkung höherer Vitamindosen gegen Krankheiten testen wollten, mussten abgebrochen werden, weil die Krankheitsrate unter den Probanden anstieg statt sank.

Linus Pauling und Vitamin C

Der US-amerikanische Chemiker und Nobelpreisträger Linus Pauling zählte zu den Großen seines Fachs. Aber in einem Punkt irrte er: Er propagierte in den 1970er-Jahren extrem hohe Dosen Ascorbinsäure (Vitamin C), nicht nur gegen Erkältungen, sogar gegen Krebs. Aber Beweise blieb er schuldig. Die empfohlene Vitamin-C-Dosis liegt bei 100–150 mg pro Tag, Pauling selbst nahm bis zu 18 g. Zwar wurde er 93 Jahre alt, doch ob es am Vitamin C lag, ist zweifelhaft. Sein Rezept ist keineswegs zu empfehlen, denn hochdosiertes Vitamin C kann Nierensteine erzeugen.

Hilft es wenigsten gegen Erkältung? Im Auftrag des Wissenschaftler-Netzwerks Cochrane Collaboration wurden mehrfach alle Studien zum Thema ausgewertet. Man kam 2013 erneut zu dem Schluss: Vitamin C beugt weder Erkältungen vor noch verkürzt es die Dauer der Krankheit.

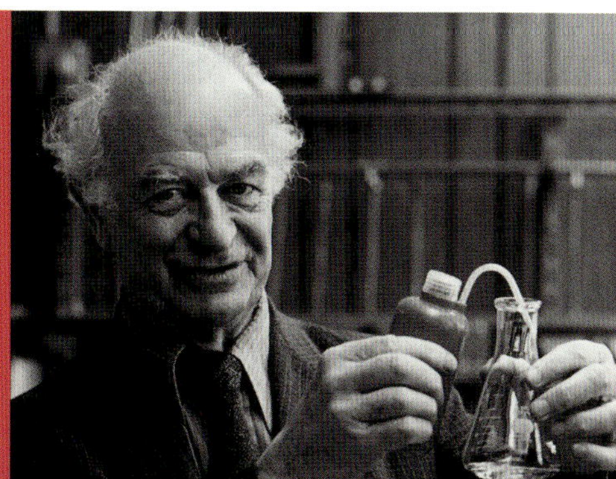

Linus Pauling (1901–1994) war Nobelpreisträger für Chemie. Doch seine Ansichten über den Nutzen von Vitamin C waren umstritten und sind längst widerlegt.

RICHTIG

Schlechte Zähne können Herz und Nieren schädigen

Zahnärzte warnen seit Langem: Eine schlechte Mundhygiene führt nicht nur zu Zahnschmerzen. Denn Bakterien, die in der Mundhöhle gedeihen, können an anderen Stellen des Körpers noch größeres Unheil anrichten.

Begriffserklärung:
Der Begriff Karies ist die Eindeutschung von lateinisch *caries,* was Morschheit oder Fäulnis bedeutet.

Unsere Mundhöhle ist ein Paradies für Keime. Es ist warm und feucht, es gibt reichlich Verstecke zwischen den Zähnen und am Zahnfleisch, und regelmäßig kommt Futter geliefert. Kein Wunder, dass sich hier Hunderte von Bakterienarten ansiedeln.

Diese Mundflora ist im Prinzip durchaus nützlich. Sie wehrt – in Zusammenarbeit mit dem desinfizierenden Speichel – Krankheitskeime ab, bevor sich solche „Konkurrenten“ im Mund einnisten können.

Karies und Entzündungen

Doch nicht alle Mundhöhlenbewohner tun Gutes. Das Bakterium Streptococcus mutans zum Beispiel vermehrt sich bei schlechter Zahnpflege übermäßig und bildet aus Kohlenhydraten Säuren, die Karieslöcher in die Zähne fressen. Treffen die Erreger auf das Zahnmark mit seinem Nerv, beginnen die Schmerzen. Bisweilen erreichen sie sogar die Zahnwurzel und verursachen eine Entzündung mit pochendem Schmerz.

Andere Arten gehen zunächst unauffälliger vor. Sie siedeln sich in den Zahnfleischtaschen an, den schmalen Räumen zwischen Zahnfleisch und Zahn. Da können sie ungestört Kalkablagerungen bilden, den „Zahnstein“. In dessen porösem Material finden sie optimale Verstecke. Die Folge: Das Zahnfleisch entzündet sich. Der Zahnarzt spricht dann von einer Parodontitis.

Vom Mund in den Körper

Die schädlichen Bakterien bleiben jedoch nicht unbedingt im Mund, sondern können mit dem Blutstrom und über die Lymphbahnen in alle Teile des Körpers vordringen. Vor allem dann, wenn die Kämpferzellen des Immunsystems gerade anderweitig beschäftigt sind, der Betroffene z. B. gerade eine Infektionskrankheit durchmacht.

Gefährdet: Herz und Nieren

Es gibt eine ganze Reihe von Krankheiten, die nachweislich durch Zahnbakterien ver-

Erhöhtes Risiko für Raucher

Raucher sind besonders gefährdet, Zahn- und Mundkrankheiten zu bekommen. Denn die Giftstoffe im Rauch mindern die Zahnfleischdurchblutung. Das Parodontitis-Risko steigt auf das Dreifache, die Schleimhäute werden anfälliger für Keime, und es kann sogar zu Mundkrebs kommen.

ursacht werden können, und viele weitere, wo es wahrscheinlich ist. Dazu zählen etwa Herz-Kreislauf-Krankheiten. Studien ergaben, dass Patienten mit einer Parodontitis ein 1,7-fach höheres Risiko für solche Leiden haben als Menschen mit gesunden Zähnen. Lebensbedrohlich wird es, wenn sich Bakterien auf den Herzklappen ansiedeln und die Herzfunktion gefährden.

Ein weiteres Zielorgan der Bakterien sind die Nieren. Zahlreiche Untersuchungen zeigen, dass eine Parodontitis die Nieren belastet. Bei einer bereits bestehenden Nierenerkrankung können sich die Nierenwerte deutlich verschlechtern. Umgekehrt verbessern sie sich nachweislich nach einer erfolgreichen Gebiss-Sanierung.

Weitere Zielorgane

Auch Gelenke werden befallen. Hier verursachen die Keime schmerzhafte Entzündungen, die ein Gelenk nach und nach schädigen. Es gibt Wissenschaftler, die selbst bei Blasenbeschwerden, Prostataproblemen und anderen Entzündungen, die den Körper schädigen, Zahnbakterien als Verursacher im Verdacht haben.

Natürlich können sich die Bakterien vom Mund aus auch über die Atemwege ausbreiten und beispielsweise eine Lungenentzündung verursachen. Nicht immer wird in solchen Fällen an Mundbakterien als mögliche Erreger gedacht.

Bei Frühgeburten weiß man es genau. Studien amerikanischer Forscher an der University of North Carolina in Chapel Hill zeigten, dass eine Parodontitis das Frühgeburtsrisiko auf das 7,5-fache steigert.

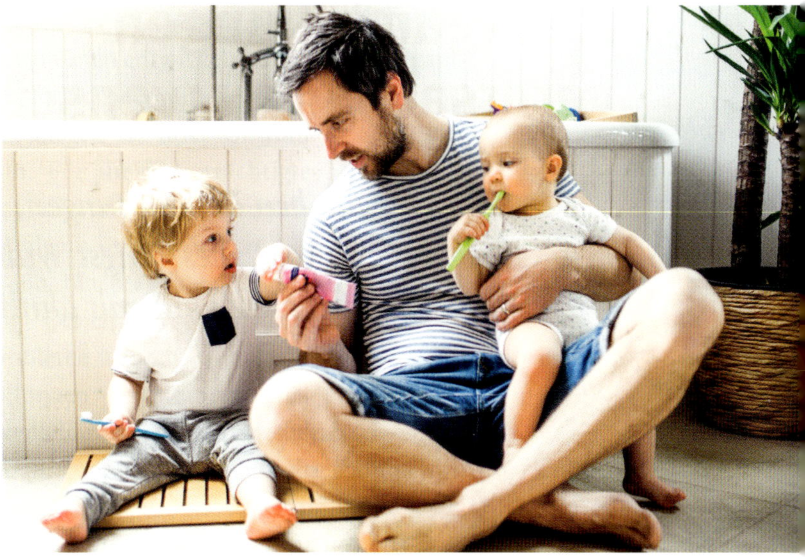

Man kann nicht früh genug anfangen, Kinder an eine gute Zahnhygiene zu gewöhnen.

Ein erhöhtes Parodontitis-Risiko haben Diabetiker, weil ihr Immunsystem geschädigt und das Zahnfleisch schlechter durchblutet ist. Parodontitis wiederum hat offenbar Einfluss auf den Blutzuckerspiegel und verstärkt die Diabetes-Symptome noch.

Natürlich sind wir heute in der Lage, gegen Zahn- und Munderkrankungen etwas zu tun. Besonders wichtig ist die Vorbeugung. Neben einer Gebiss-Sanierung ist eine gute Mundhygiene das Entscheidende. Regelmäßiges Zähneputzen, auch mit Zahnzwischenraumbürsten oder wahlweise Zahnseide, Mundspülungen und zweimal jährlich eine professionelle Zahnreinigung – dann hat man viel getan, um Zähne, Mund und Körper gesund zu halten.

Bei einer bereits bestehenden Nierenerkrankung können sich die Nierenwerte durch eine Parodontitis deutlich verschlechtern. Umgekehrt verbessern sie sich nach einer erfolgreichen Gebiss-Sanierung.

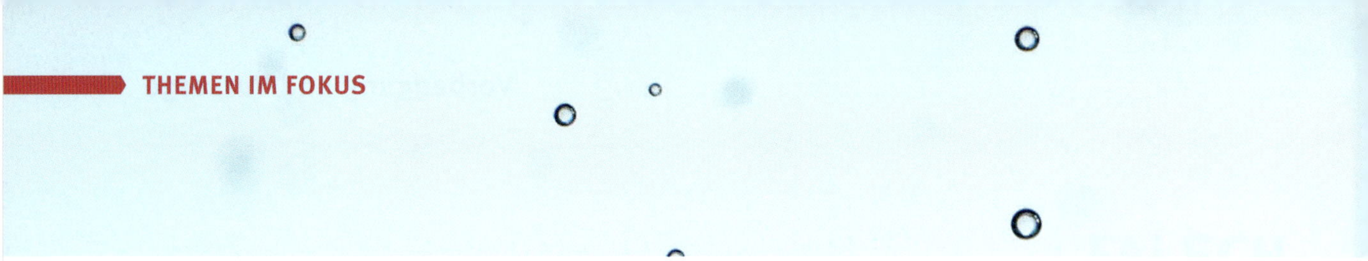

Lassen freie Radikale unsere Zellen altern?

Alle Lebewesen altern, doch was geht dabei im Körper vor sich und was ist die Ursache? Zeitweise galten sogenannte freie Radikale als die Übeltäter. Aber so einfach ist es nicht.

Fast alle Lebewesen auf unserem Planeten sind auf Sauerstoff angewiesen. Doch dieses Element ist chemisch sehr aktiv und kann auch Schaden anrichten. Vor allem dann, wenn es nach bestimmten chemischen Abläufen in einer besonders reaktionsfreudigen Form auftritt: als sogenanntes freies Radikal.

Seit es in der Atmosphäre freien Sauerstoff gibt, haben Lebewesen Abwehrmechanismen gegen die Radikal-Gefahr entwickelt.

Zellschädigungen

Solche Sauerstoff-Radikale können schwere Schäden in Körperzellen anrichten, die auch zum Ausbruch von Krankheiten wie Krebs, Alzheimer und Arteriosklerose beitragen. Das geschieht zum Beispiel, wenn starke Strahlungen oder Tabakrauch die Abwehrkräfte des Körpers mit Radikalen überschwemmen.

› Selbstverständlich haben die Lebewesen im Laufe der Jahrmilliarden, seit es in der Atmosphäre freien Sauerstoff gibt, Abwehrmechanismen gegen die von Radikalen ausgehende Gefahr entwickelt. In der Regel sind das bestimmte Substanzen, die als „Radikalfänger" wirken. Sie binden die Radikale chemisch und machen sie auf diese Weise unschädlich.

› Derartige Radikalfänger finden sich daher wenig überraschend in unseren pflanzlichen und tierischen Nahrungsmitteln: etwa sogenannte Antioxidantien wie Selen, die Vitamine A, C und E, Anthocyan-Farbstoffe und das im Grüntee vorkommende Epigallocatechingallat.

Vielversprechende Hypothese

1956 veröffentlichte der US-amerikanische Forscher Denham Harman die Hypothese, der Alterungsprozess der Zellen werde durch solche Radikale verursacht, die in der Zellsubstanz und vor

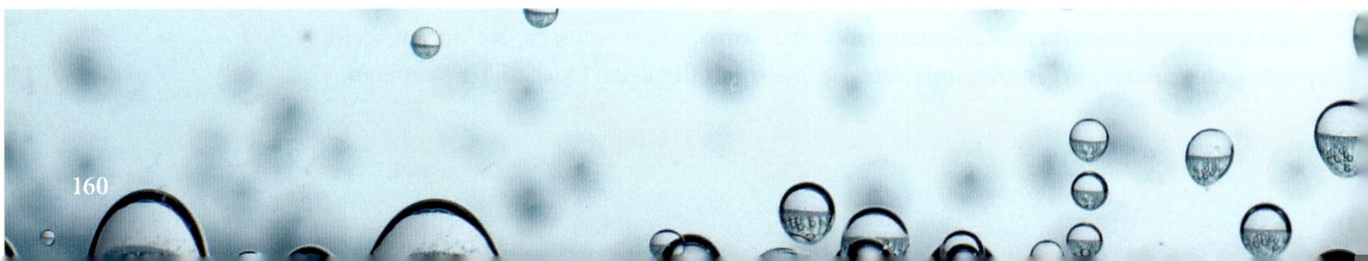

Ablauf eines Zellangriffs durch freie Radikale

Jede einzelne Körperzelle enthält Tausende von chemischen Stoffen, und in jeder Sekunde laufen in ihr unzählige chemische Reaktionen ab. Freie Radikale können darin so zerstörerisch wirken wie Fußbälle, die man in einen Porzellanladen schießt.

1 Gesunde Zelle. Alle chemischen Reaktionen darin laufen normal ab. Die Zelle erfüllt ihre Aufgaben im Körper, wie es ihr Erbgut vorsieht.

2 Die Zelle wird von freien Radikalen attackiert (hier als blaue Pünktchen angedeutet). Zunächst kann sie sich noch wehren, indem sie die Radikale mit anderen chemischen Stoffen wegfängt.

3 Wird der Angriff zu heftig, ist die Kapazität der Zelle erschöpft. Sie kann die chemischen Reaktionen, die sie am Leben halten, nicht mehr ausführen und stirbt.

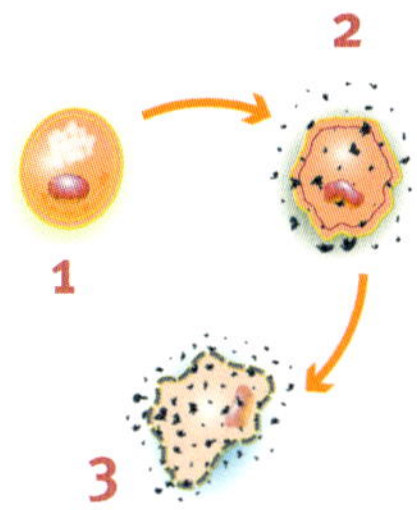

allem im Erbgut Schäden anrichteten. Mittels Radikalfängern wie etwa Antioxidantien aber sei das Altern zumindest zu verlangsamen. Zudem könne man damit bestimmte Krankheiten bekämpfen, nicht zuletzt Krebs.

› Es dauerte natürlich nicht lange, da überschwemmten Antioxidantien in Form von Säften, Pillen und Tees sowie einschlägige Bücher und Kuren die Märkte. Die Werbung dafür versprach Wunderdinge – und tut es bis heute.

Einsetzende Ernüchterung

Doch bereits nach ersten Ergebnissen wissenschaftlicher Studien zu Harmans Hypothese kehrte Ernüchterung ein. Selbst in hohen Dosierungen zeigten Radikalfänger durch die Bank keine Wirkung gegen Krankheiten und den Alterungsprozess. In vielen Fällen steigerten sie sogar die Krebsraten derart massiv, dass die entsprechenden Studien abgebrochen werden mussten.

› Inzwischen kennt man den Grund dafür. Radikale sind nicht immer schädlich. Der Körper bildet sie sogar gezielt und setzt sie beispielsweise als Mittel gegen Krankheitserreger sowie kranke oder entartete Zellen (also Krebszellen) ein. Mit Chemotherapien erzeugt man vor allem freie Radikale, um damit Krebszellen zu treffen. Antioxidantien können diese positive Wirkung abschwächen.

› Zahllose biochemische Prozesse stellen im Körper ein fein austariertes Gleichgewicht her zwischen nützlichen Radikalen und Radikalfängern, die sie notfalls in Schach halten. Greift man in dieses System ein, so hat das Folgen.

Komplexe Winzlinge

Die Zellen, die Bausteine unseres Körpers, sind trotz ihrer Winzigkeit höchst komplexe Gebilde. Sie bergen zahlreiche „Organellen“, die die Funktionen von Organen erfüllen, kommunizieren mit Nachbarzellen und empfangen und senden chemische Signale vieler Art.

FALSCH

Auf frisches Obst darf man kein Wasser trinken

Früher wurde Kindern eingeprägt: Trinke kein Wasser, nachdem du frisches Obst gegessen hat, sonst bekommst du Bauchschmerzen. Damals mag die Warnung ihren Sinn gehabt haben – heute ist sie überflüssig.

Kinder essen gern Kirschen, Zwetschgen und andere Früchte. Und wenn sie Durst bekommen, trinken sie ein paar Schluck Leitungswasser. Heute ist das auch kein Problem: Bauchschmerzen, Blähungen oder Durchfall muss niemand fürchten.

Doch warum warnte man Kinder damals? Vermutlich, weil viele Leute ihren eigenen Obstwein herstellten und dabei den Vorgang der Gärung beobachteten. Zur Weinherstellung weicht man Früchte in Wasser ein, und dann beginnen Hefezellen, die von Natur aus an den Früchten haften, mit dem Gärprozess: Sie wandeln den Zucker der Früchte in Alkohol und Kohlendioxid um. Während das Kohlendioxid entweicht, blubbert die Flüssigkeit kräftig.

Gärung im Verdauungstrakt?

Wenn also Kinder nach dem Obstessen und Wassertrinken über Magendrücken klagten, führte man das auf einen Gärprozess im Verdauungstrakt zurück.

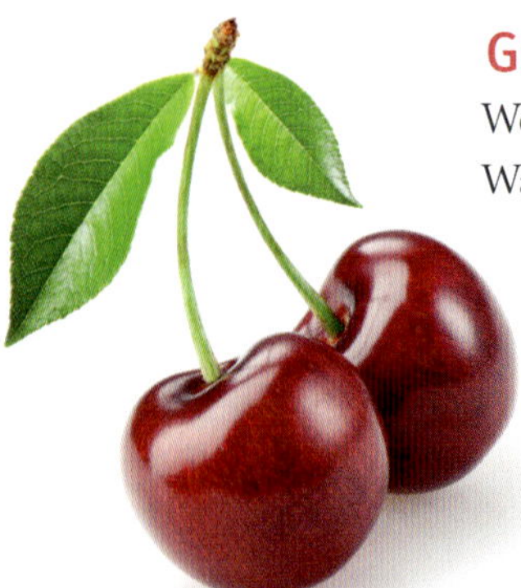

Aber diese Erklärung ist ein Irrtum. Hefezellen können im Magen keine Gärung verursachen. Unser Magen ist dank der Magensäure gegen Hefen und andere Keime gut geschützt. Es gibt auch einen Grund für die Entstehung dieser Barriere: Keimbelastete Früchte waren bereits bei den Frühmenschen ein wichtiger Teil der Nahrung. Deshalb hat sich unser Körper längst auf die Abwehr unterschiedlicher Keime eingestellt.

Keime im Trinkwasser

Allerdings gibt es Bakterien, die diese Barriere überwinden können. Vor allem sind dies Kolibakterien und Enterokokken aus Exkrementen. Noch vor wenigen Jahrzehnten hatten viele Familien auf dem Lande ihren eigenen Brunnen, und es kam durchaus vor, dass das Wasser darin mit Spuren von Tierexkrementen verunreinigt war.

Es war also wohl das keimbelastete Wasser, das Kinder über Bauchweh klagen ließ. Aber warum ausgerechnet nach dem Obstgenuss? Zu hastiges und reichliches Essen – vor allem leckere Kirschen wurden gern in großen Mengen vertilgt – kann dazu geführt haben, dass die Verdauung schwer in Gang kam und die schädlichen Keime im Wasser nach dem Trinken aktiv werden konnten.

Heute kommt keimfreies Wasser aus unseren Leitungen, und Kinder können unbesorgt Obst essen und Wasser dazu trinken.

FALSCH

Das Übereinanderschlagen der Beine verursacht Krampfadern

So hässlich, lästig und manchmal schmerzhaft das dunkle Adergeflecht an den Beinen ist: Die Beinhaltung ist dafür nicht verantwortlich. Die Ursachen liegen eher in einer Veranlagung und mangelnder Bewegung.

Bei manchen älteren Menschen – bisweilen aber auch bei jüngeren – zeichnen sich die äußeren Beinvenen bläulich-violett, knotig-dick und unregelmäßig geschlängelt unter der Haut ab. Das sind Krampfadern, die der Arzt Varizen nennt.

Auslöser ist meist ein Blutstau. Eigentlich sollen Venenklappen, eine Art Rückflussventile, solche Staus verhindern, aber manchmal funktionieren sie nicht gut. Dann fließt das Blut, das eigentlich nach oben Richtung Herz fließen soll, der Schwerkraft folgend nach unten und staut sich auf.

Dann kann es geschehen, dass sich Gefäße entzünden oder durch ein Blutgerinnsel verstopfen. Auch Hautveränderungen sowie schlecht heilende Geschwüre sind möglich, das sogenannte offene Bein.

Manchmal funktionieren die Venenklappen nicht gut. Dann fließt das Blut, das eigentlich nach oben Richtung Herz fließen soll, der Schwerkraft folgend nach unten und staut sich auf.

Jeder Dritte hat sie

Man schätzt, dass in Deutschland etwa ein Drittel der Erwachsenen Krampfadern haben. Frauen sind deutlich häufiger betroffen als Männer. Oft ist das Leiden genetisch bedingt und kommt in Familien gehäuft vor. Außerdem schädigt langes Stehen oder Sitzen, meist beruflich bedingt, mit der Zeit die Venenklappen. Hinzu kommt, dass Venen und Bindegewebe mit zunehmendem Alter schlaffer werden. Mangelnde Bewegung und Übergewicht verstärken das Problem.

Falscher Verdächtiger

Die Ursachen für Krampfadern sind nicht klar. Es ist keine Studie bekannt, die zu dem Schluss kam, dass gewohnheitsmäßiges Übereinanderschlagen der Beine als Ursache infrage kommt. Das ist auch der Standpunkt praktisch aller Spezialisten. Zumal die Vene in der Kniekehle in einer knöchernen Rinne verläuft und deshalb nicht einfach abgedrückt werden kann.

Man kann aber etwas tun. Die Landesärztekammer Baden-Württemberg empfiehlt zur Vorbeugung vor allem Sport. Auch Wechselgüsse nach Kneipp tun den Beinen gut. Sind die Krampfadern schon da, kann der Arzt Kompressionsstrümpfe verschreiben. Es ist auch möglich, Krampfadern zu entfernen („Stripping“) oder sie zu veröden.

Begriffserklärung:
Mit Krampf hat der Begriff Krampfader nichts zu tun. Er geht auf das mittelhochdeutsche Wort *krummader* zurück – wegen des geschlängelten Aussehens dieser Blutgefäße.

FALSCH

Dehnübungen können Muskelkater verhindern

Für Freizeitsportler, aber auch für manche Profis gehört das Dehnen zum Sport unbedingt dazu, weil es Muskelkater und auch größere Muskelverletzungen verhindern hilft, so heißt es. Doch das ist ein Mythos.

Immer wenn wir uns bewegen, setzen wir Muskeln ein. Insgesamt haben wir 656 einzelne Muskeln, die etwa ein Drittel des Körpergewichts ausmachen. Ohne sie könnten wir nicht atmen, das Blut würde stocken, wir könnten nicht gehen oder laufen und auch nichts heben. Es lohnt sich also, die Muskulatur zu stärken.

Schmerz ist kein Anzeichen für effektives Training – er ist eher ein Alarmzeichen.

Stärkung bedeutet Muskelaufbau. Das kann allerdings nur gelingen, wenn man die Muskeln regelmäßig beansprucht, und zwar durch Krafttraining. Zumindest im Tierversuch hat man nachgewiesen, dass nur dann neue Muskelfasern entstehen – allerdings erst nach dem Training, in einer Regenerationsphase. Deshalb sollte man nach intensivem Training eine zwei- bis dreitägige Erholungszeit zum Muskelaufbau einplanen. Der Vorteil des Krafttrainings: Die Muskulatur eines gut durchtrainierten Menschen reagiert flexibel auf schwere Belastungen und nimmt nicht so leicht Schaden.

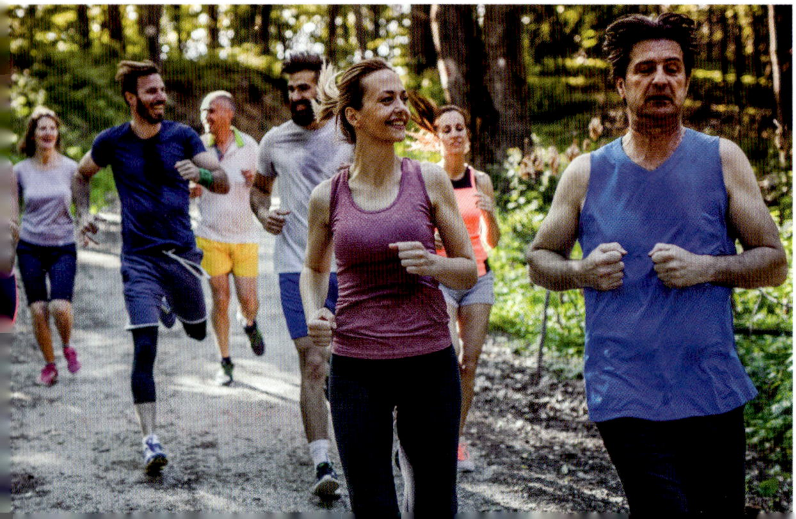

Muskelkräftigung durch Sport ist die beste Vorbeugung gegen Muskelkater.

Ganz anders sieht es bei sportlich wenig Aktiven aus. Wenn sie sich doch einmal zu heftigeren Bewegungen aufraffen, schmerzen ein paar Stunden später die Arme oder Beine: Sie haben Muskelkater.

Früher meinte man, das läge an zu viel Milchsäure (Laktat), die der Muskel bei großer Anstrengung produziert habe, weil ihn das Blut nicht rasch genug mit Sauerstoff versorgen konnte. Doch diese Laktat-Hypothese hat sich als falsch herausgestellt.

Winzige Muskelfaserrisse

Auch ist der Schmerz kein Anzeichen für effektives Training. In Wirklichkeit ist der oft so genannte „gute Schmerz“ eher ein Alarmzeichen. Die Überlastung des ungeübten weil zu selten beanspruchten Muskels erzeugt nämlich mikroskopisch kleine Faserrisse (Mikrotraumen), etwa so, wie wenn man an einem mürben Kleiderstoff zu heftig zieht. Diese Muskelrisse sind kleine Wunden, die der Körper reparieren muss. Dazu tritt das Immunsystem in Aktion, und das spüren wir als Entzündung. Diese Entzündung tut allerdings nicht sofort weh, denn erst nach einigen Stunden beginnt der Schmerz. Dann nämlich sickern die Entzündungsstoffe in das umliegende Gewebe ein.

Eigentlich sollte es einsichtig sein, dass man einen derart verletzten Muskel nicht auch noch durch Dehnen quälen darf. Es hat keinen Sinn, den Muskelkater „wegtrainieren" zu wollen, wie es oft von Sportlaien propagiert wird. So heilen die Mini-Risse schlechter. Angst braucht man allerdings nicht zu haben. Unsere Muskeln sind so robust, dass in der Regel kein bleibender Schaden eintritt.

Es sollte einsichtig sein, dass man einen verletzten Muskel nicht auch noch durch Dehnen quälen darf. Es hat keinen Sinn, den Muskelkater „wegtrainieren" zu wollen.

Auch Sportler sind betroffen

Doch nicht nur untrainierte Muskeln können Schaden nehmen – manchmal sind auch Sportler betroffen. Nämlich immer dann, wenn sie ihre Muskeln überlasten. Nur liegt bei ihnen die Belastungsgrenze sehr viel höher als bei Freizeitsportlern.

Im Grunde ist das plausibel: Schließlich kann man auch einen Zwirnsfaden nicht durch Zerren reißfester machen; man muss schon dickeren Zwirn nehmen, wenn er mehr aushalten soll.

Ist Vorbeugung möglich?

Sportärzte werden oft gefragt, ob man einen Muskelkater mittels Dehnen vor dem Sport verhindern kann. Diese Fachleute raten tatsächlich bei Sportarten, die den Gliedmaßen viel Bewegungsspielraum abverlangen, etwa Turnen oder Klettern, vor dem Training leichte Dehnübungen auszuführen. Dann sind die Gelenke beweglicher und der Muskeltonus, also die Muskelspannung, nimmt ab. Das mindert zwar die Verletzungsgefahr, aber bei Überlastung der Muskeln verhindert es auch keinen Muskelkater.

Bei Sportarten wie Basketball oder Gewichtheben hingegen seien Dehnübungen keinesfalls sinnvoll, weil es bei diesen Betätigungen oft Situationen gibt, die die volle Muskelspannung verlangen. Das Dehnen aber stärkt die Muskeln nicht.

Ein bewährtes Mittel, um gegen Muskelkater vorzubeugen ist das Aufwärmen der Muskulatur vor dem Sport, etwa durch langsames Laufen, leichte Bewegungsübungen oder Massieren. Warme Muskeln halten mehr aus. Laut Mitarbeitern der Mayo-Kliniken steigert Aufwärmen die Blutversorgung der Muskeln, wodurch sie Belastungen besser standhalten können.

Ratsam ist auch, sich nach längerer Unbeweglichkeit zu strecken. Das aktiviert vor allem Gelenke, Sehnen und Bänder. Hunde- und Katzenbesitzer können sich das von ihren Tieren abschauen: Sie recken und strecken sich nach dem Aufwachen und halten so ihren Bewegungsapparat in Form.

Muskelkater behandeln

Was tun, wenn man einen Muskelkater hat? Am besten helfen warme Bäder und eine ganz leichte Bewegung des schmerzenden Muskels, ohne ihn anzustrengen. Denn das fördert die Durchblutung und damit die Heilung.

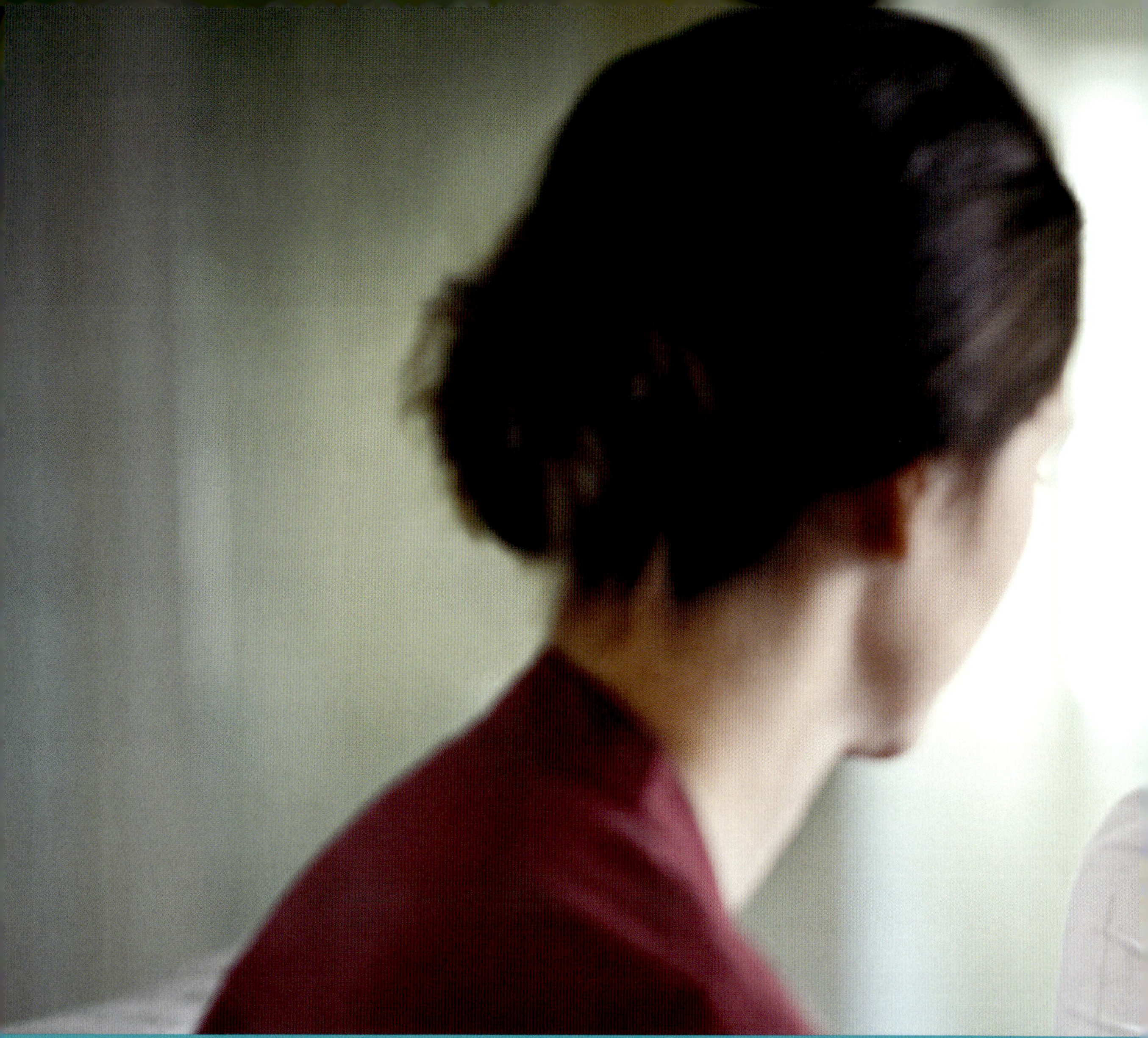

Diagnostik und Therapie

Um Heilmethoden – ob althergebracht oder neu – ranken sich viele Mythen. Was sollte man wissen über Homöopathie und Irisdiagnose, über Bluttransfusionen und Kortison? Die Antworten bergen manche Überraschung.

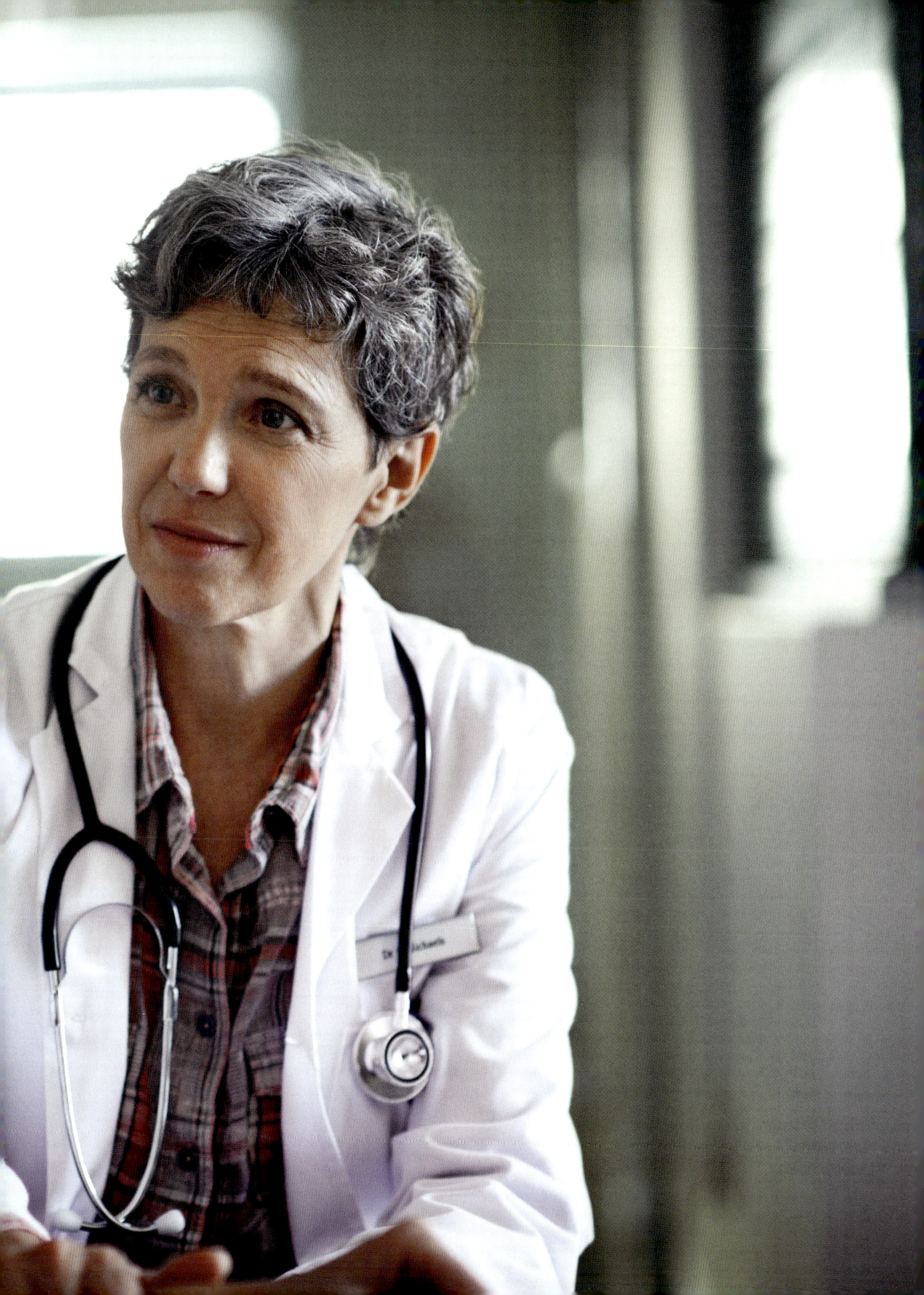

Richtig, aber ...

Akupunktur kann gegen Schmerzen helfen

Das Einstechen feiner Nadeln an bestimmten Stellen im Körper wird gegen unterschiedlichste Leiden eingesetzt. Obwohl wissenschaftliche Studien zeigen, dass die Erfolge weitgehend auf dem Placeboeffekt beruhen, machen die Ergebnisse bei einigen Schmerzarten Hoffnung.

Begriffserklärung: Das Wort Akupunktur kommt von lateinisch *acus* (Nadel) und *punctatus* (gestochen).

Vor über 2000 Jahren erschien in China das *Huangdi Neijing*, das *Akupunktur-Lehrbuch des Gelben Kaisers*. Es stellte dar, wovon Akupunkteure noch heute überzeugt sind: dass die Lebensenergie Qi in Kanälen durch den Körper fließt. Indem man diese Kanäle an gewissen Stellen, den Akupunkturpunkten, beeinflusst, kann man Leiden beseitigen.

Später entwickelten sich diverse Schulen mit unterschiedlichen Anschauungen über die Grundprinzipien der Akupunktur. Insgesamt gesehen wurde die Methode im Laufe der Jahrhunderte in China immer weniger praktiziert – bis zu Maos Zeiten. Staatspräsident Mao Zedong (1893–1976) wollte eine preiswerte medizinische Versorgung für alle und rief die Einrichtung der „Barfußärzte" ins Leben. Sie sollten traditionelle chinesische Heilverfahren anwenden, darunter Kräutermedizin und eben auch Akupunktur.

Als Vater der Akupunktur in Europa gilt der Franzose George Soulié de Morant

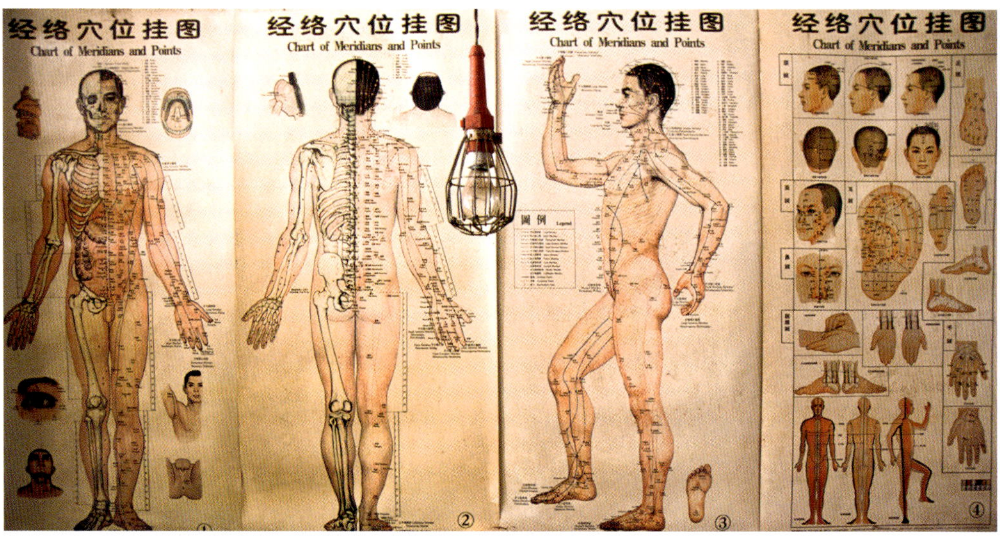

Akupunkturtafeln in einer Klinik für Kräutermedizin im Südwesten Chinas (Provinz Yunnan)

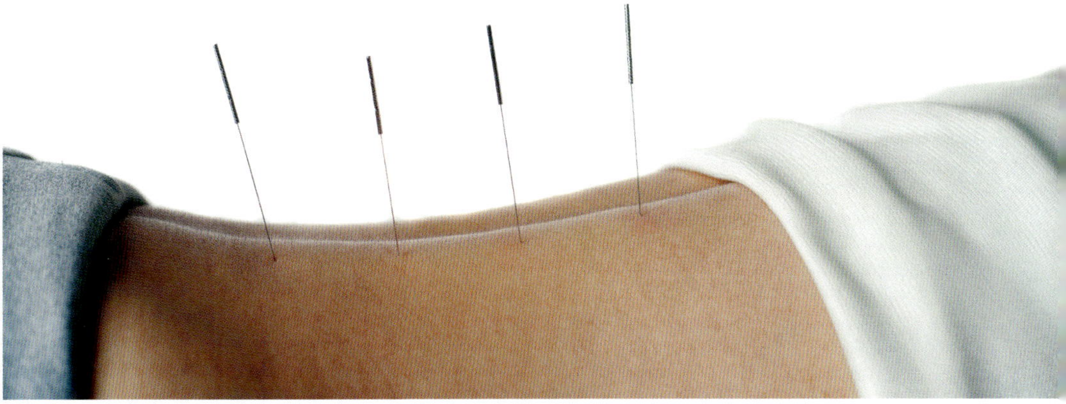

Manche Schmerzpatienten sprechen auf eine Behandlung mit Akupunkturnadeln an.

(1878–1955). Er prägte die Bezeichnung Meridiane und hatte mit einer Mixtur aus chinesischen Vorstellungen und westlichen Ideen großen Erfolg. Selbst Ärzte übernahmen die von de Morant entwickelten Thesen.

Keine Beweise, aber Hinweise

Wissenschaftlich ist die Existenz von Meridianen und Akupunkturpunkten bis heute nicht bewiesen. Ebensowenig ist eine Blockade von Lebensenergie, die Krankheiten erzeugt, belegt. Dennoch finden sich in Studien Hinweise auf eine positive Wirkung bei der Schmerzlinderung.

Der IGeL-Monitor des Spitzenverbands der Krankenkassen, der individuelle Gesundheitsleistungen beurteilt, bewertet die Akupunktur zur Migräneprophylaxe und bei Migräneschmerzen denn auch als „tendenziell positiv". Allerdings, so sagen die Autoren, „unterscheiden sich Scheinakupunktur und klassische Nadelakupunktur … nicht hinsichtlich ihrer Wirksamkeit". Ausschlaggebend für die eher positive Einschätzung im IGeL-Monitor sei, dass die Akupunktur ebenso effektiv sei wie eine medikamentöse Behandlung, aber ärmer an Nebenwirkungen.

Ausschlaggebend für die eher positive Einschätzung des IGeL-Monitors bei Migräne ist, dass die Akupunktur ebenso effektiv sei wie Medikamente, aber ärmer an Nebenwirkungen.

Die Tatsache, dass eine Scheinakupunktur ebenso hilft, wie eine „echte" und dass es, wie die Autoren sagen „keine Rolle zu spielen scheint, an welcher Stelle die Nadeln gesetzt werden", weist darauf hin, dass dem Placeboeffekt bei dieser Behandlungsmethode eine große Bedeutung zukommt. So urteilt auch Karin Niemann von der TU München nach einer umfangreichen Analyse der klinisch relevanten Effekte nach Akupunkturbehandlungen. Es gebe sie, aber sie seien großenteils „nicht auf die von den Anwendern postulierten Wirkmechanismen zurückzuführen, sondern auf andere, häufig als unspezifisch bezeichnete Faktoren".

Akupunktur als Kassenleistung

Wichtig zu wissen ist, dass eine Akupunktur-Behandlung bei chronischen Schmerzen der Lendenwirbelsäule und des Kniegelenks auch von den gesetzlichen Krankenkassen bezahlt wird. Aber nur, wenn die Schmerzen bereits seit sechs Monaten ärztlich dokumentiert bestehen und wenn ein speziell dafür qualifizierter, von der Krankenkasse anerkannter Arzt die Behandlung ausführt. Dann werden bis zu zehn Akupunktursitzungen erstattet.

Manche Kassen übernehmen die Kosten für eine Akupunktur auch bei anderen Leiden, etwa Allergien – das sollte man vor Beginn einer Behandlung abklären.

FALSCH

Homöopathische Medikamente enthalten nur pflanzliche Stoffe

Unter den alternativen Behandlungsmethoden ist die Homöopathie wohl die bekannteste. Manche sind der Meinung, diese Methode sei eine Form der Pflanzenheilkunde. Doch das ist nicht richtig.

Begriffserklärung: Das Wort Homöopathie ist abgeleitet von griechisch *homóios* (gleich, ähnlich) und *páthos* (Krankheit).

Vor über 200 Jahren entwickelte der Arzt Samuel Hahnemann (1755–1843) die Grundlage seiner Heilmethode, die er „Ähnlichkeitsprinzip" nannte. Danach könne man Krankheitszeichen, die von größeren Mengen einer Substanz ausgelöst werden, mit Kleinstmengen desselben Stoffes bekämpfen. Um so geringe Dosen zu erhalten, verdünnte er die Substanz in mehreren Schritten. Die Methoden bestanden in Lösen und Verschütteln mit Alkohol bzw. in Verreiben mit Milchzucker. Als Endprodukt ergaben sich Tropfen oder Kügelchen, die Globuli.

Die Methode besteht in Lösen und Verschütteln mit Alkohol bzw. in Verreiben mit Milchzucker. Als Endprodukt ergeben sich Tropfen oder Kügelchen, die Globuli genannt werden.

Globuli und Potenzen

Später ging Hahnemann davon aus, dass extreme Verdünnungen, die er Hochpotenzen nannte, noch sinnvoller seien. Bei der D-Potenz zum Beispiel verdünnt man die Stoffe mehrfach nacheinander im Verhältnis 1:10. Das bedeutet, dass nach zwölfmaligem Verdünnen (D12) ein Milliliter Wirkstoff in einer Billion Milliliter Alkohol enthalten ist. Homöopathen sind der Meinung, dass durch das Schütteln und Verdünnen die Wirksamkeit zunehme. Selbst wenn kein Molekül der Ausgangssubstanz mehr vorhanden sei, habe die Lösung eine Art Gedächtnis, das die Wirkung des Mittels speichere.

Es sind nicht nur Heilpraktiker und homöopathische Ärzte, die diese Methode für wirksam halten, sondern auch zahlreiche Patienten. Entsprechend sind mit der Zeit mehr als 2500 homöopathische Medikamente entwickelt worden. Die in ihnen enthaltenen Stoffe sind lediglich zu 60 % pflanzlichen Ursprungs.

Pflanzliche Inhaltsstoffe

Zu den pflanzlichen Substanzen, die zu Tinkturen und Globuli verarbeitet werden, zählen etwa die mythenumwobene Alraune (Mandragora), der hochgiftige Eisenhut (Aconitum napellus), Kirschlorbeer (Laurocerasus mactans) und Buchenholzteer (Kreosotum). Auch alltägliche Pflanzen finden Verwendung, zum Beispiel die Beeren des Weißdorns (Crataegus), die Küchenzwiebel (Allium cepa), der Efeu (Hedera helix) und das Gänseblümchen (Bellis perennis).

Aber vor allem die nichtpflanzlichen Ausgangsstoffe sind bemerkenswert. Ein Teil davon stammt aus dem Mineralreich, etwa Elemente wie Gold (Aurum metallicum), Platin (Platinum metallicum), Grafit (Graphites), Eisen (Ferrum metallicum) und Quecksilber (Mercurius solubilis).

Aus der unbelebten Natur

Außer den bekannten chemischen Elementen wie Phosphor (Phosphorus) und Iod (Iodum purum) verarbeitet man zudem zahlreiche chemische Verbindungen. Dazu gehören Bariumcarbonat (Barium carbonicum), Kalk (Calcium carbonicum), Salzsäure (Acidum hydrochloricum), Blausäure (Acidum hydrocyanicum), Arsenik (Arsenicum album), Kaliumbichromat (Kalium bichromicum) und Pikrinsäure (Acidum picrinicum). Zudem wird Kochsalz (Natriumchlorid) unter der Bezeichnung Natrium muriaticum verwendet.

Tierische Substanzen

Das Tierreich liefert unter anderem den einst als Aphrodisiakum genutzten Käfer Spanische Fliege (Cantharis), das Gift der Klapperschlange (Crotalus horridus) und die Wolfsspinne (Lycosa tarantula). Auch das Sekret des Stinktiers (Mephitis putorius) und Hundemilch (Lac caninum), gewonnen aus den Brustdrüsen meist des Rottweilers, kommen zur Verwendung.

Nosoden

Sogenannte Nosoden kommen ebenfalls zum Einsatz. Das sind Substanzen, die aus erkrankten Organen gewonnen werden – zum Beispiel Medorrhinum (Tripper), Psorinum (Krätze) oder auch Syphilinum (Syphilis).

Es versteht sich, dass eine nicht unbeträchtliche Menge dieser Mittel hochgefährlich und teilweise auch krebserregend ist. Doch Hahnemanns Lehre besagt, dass aufgrund der hochpotenzierten Verdünnung die Giftwirkung beziehungsweise die krebserregende Eigenschaft der Substanzen keine Rolle mehr spielen soll, sondern diese im Gegenteil nun ihre Heilwirkung entfalten würden.

Entsprechend bestehe zu Ängsten kein Anlass, sagt der Europäische Naturheilbund e.V. zu diesem Thema: „Es kann nicht oft genug betont werden, dass in jeder homöopathischen Arznei keinerlei Substanz mehr nachweisbar ist, denn Homöopathie heilt über energetische Reize.“

Doch in der Homöopathie werden auch Verdünnungen von 1:10000 bis 1:1 Mio. verwendet. In diesen Bereichen sind durchaus noch kleine Mengen der – keineswegs nur pflanzlichen – Wirkstoffe enthalten.

Streit mit Apothekern

Samuel Hahnemann war nicht nur Arzt, sondern auch Chemiker. Dass er seine Medikamente selbst herstellte, brachte ihn in Konflikt mit der Apothekerschaft. Ein Verfahren in Leipzig endete mit dem Kompromiss, dass Hahnemann seine eigenen Zubereitungen verwenden durfte, wenn keine Apotheke erreichbar war.

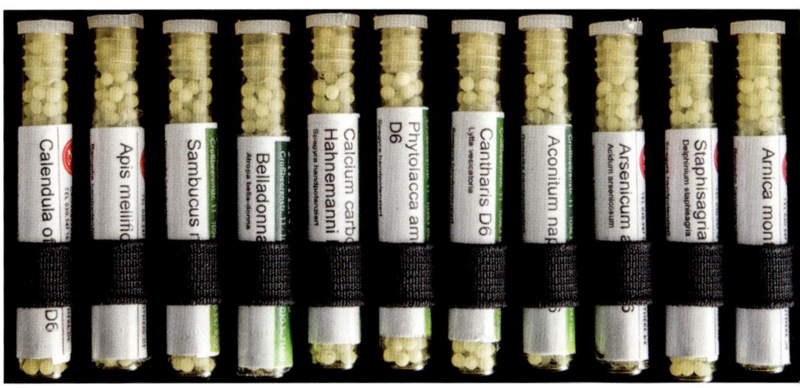

Homöopathische Globuli. Neben pflanzlichen erkennt man Arsen sowie Calcium carbonicum hahnemanni (Austernschalenkalk), eines der ersten von Hahnemann selbst zubereiteten Mittel.

Falsch, aber …

Durch eine Vollnarkose sterben Gehirnzellen ab

Viele Menschen haben Angst, bei einer Operation unter Narkose eine Hirnschädigung zu erleiden und danach nicht mehr „sie selbst" zu sein. Diese Gefahr ist gering; nur bei Risikogruppen kann es Probleme geben.

Moderne Anästhesietechniken ermöglichen eine weitgehende Ausschaltung von Bewusstsein und Schmerz. Gleichzeitig wird die Sauerstoffversorgung des Organismus sorgfältig kontrolliert. Die bei einer Vollnarkose genutzten Medikamente verändern die Nervenzellen im Gehirn nicht, schädigen sie also auch nicht. Sie wirken so: Entweder sie blockieren die Reizweiterleitung im Hirn (Hypnotika), oder sie verhindern die Bildung von Botenstoffen, die die Reize zwischen den Nervenzellen übertragen (Analgetika), oder aber sie unterbinden die Signalübertragung an die Muskeln (Muskelrelaxanzien).

Wie es früher war

In früheren Zeiten waren Operationen oft eine Tortur, die mit langen, intensivsten Schmerzen einherging. Die gebräuchlichen Narkosemittel – Alkohol, Opium und später Äther – waren höchst unvollkommen.

Bei einer Vollnarkose werden meistens drei Arzneimittelarten eingesetzt: Hypnotika, Analgetika und Muskelrelaxanzien. Jede dieser drei Wirkungen wird gebraucht.

Bei einer Vollnarkose werden meist alle drei Arzneimittelarten eingesetzt, weil jede dieser drei Wirkungen gebraucht wird. Am Ende wird die Zufuhr dieser Wirkstoffe gestoppt. Die Wirkung hört dann von selbst auf, und die Körper- und Hirnfunktionen setzen wieder ein. Im Normalfall sind also ein Zellverlust und eine Nervenschädigung im Gehirn nicht zu befürchten.

Probleme bei älteren Menschen

Forscher der Universität Toronto stellten 2014 fest, dass manche Betäubungsmittel bei Mäusen zu vorübergehenden Gedächtnisstörungen führten. Solche Probleme kann es auch bei Menschen geben, vor allem bei älteren. Der Grund: Nach einer Vollnarkose müssen sich die Hirnzellen an neue Anforderungen anpassen. Dazu gehört z. B., neue Rezeptoren für Botenstoffe auszubilden. Bei Älteren nimmt diese Fähigkeit ab, und es kann zu einer POCD kommen, einer postoperativen kognitiven Dysfunktion, die sich vor allem in Form von Gedächtnisstörungen äußert.

Komplikationen nach einer Vollnarkose können auch bei Diabetikern oder Depressiven auftreten, die Antidepressiva einnehmen. Bei ihnen ist das Hirn meist vorgeschädigt, und eine Narkose kann die Nerven weiter beeinträchtigen, sodass die Patienten Zerrbilder sehen oder desorientiert sind.

FALSCH

Mithilfe der Irisdiagnose lassen sich Krankheiten aufdecken

Irisdiagnostiker behaupten, sie könnten an den Mustern der Regenbogenhaut des Auges Krankheiten erkennen. Wissenschaftliche Beweise dafür gibt es nicht, und richtige Diagnosen bleiben Zufallstreffer.

Die Irisdiagnostik (Iridologie) ist eine Methode der Naturheilkunde. Die Iridologen unterteilen die Iris, die farbige Regenbogenhaut rund um die Pupille, in Bereiche, die ihrer Meinung nach mit bestimmten Körperfunktionen in Verbindung stehen. Der Stoffwechsel spiegele sich im Innenbereich der Iris wider, der Blutkreislauf weiter außen und die Ausscheidung von Stoffwechselendprodukten am äußersten Rand. Die feinen Muster, Flecken und Streifen in der Iris deuten sie als Anzeichen bestimmter Zustände oder krankhafter Veränderungen.

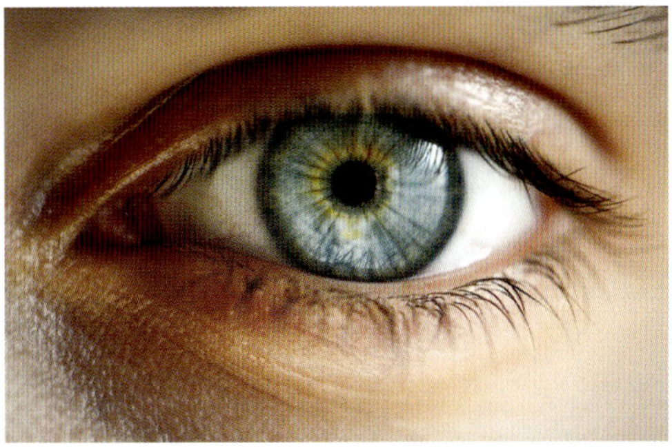

Die Iris – Schlüssel zur Bestimmung der Verfassung unseres Körpers?

Untersuchung mit der Lupe

Mit einer Lupe untersuchen die Diagnostiker die Regenbogenhaut der Augen, um daraus z. B. Erkrankungen von Leber, Herz, Niere, aber auch Rheuma oder andere Erkrankungen abzulesen. Veränderungen in der Iris sollen nicht nur auf bestehende Leiden hinweisen, sondern auch auf überstandene und sogar zukünftige.

Ignaz von Péczely

Iridologen berufen sich in der Regel auf den Ungarn Ignaz von Péczely (1826–1911). Dieser hatte als Elfjähriger eine Eule von seiner Hand gestoßen, auf der sie sich festgekrallt hatte, und ihr dabei ein Bein gebrochen. In dem Moment, so schreibt er, sah er einen schwarzen Strich in der Pupille der Eule. Spater, als er Arzt geworden war, entwickelte Péczely die Lehre, dass jedes Organ mit einem Bereich der Iris verbunden sei.

Doch das stimmt nicht. Anatomische oder physiologische Grundlagen für die Irisdiagnostik gibt es bis heute nicht, erklärte Prof. Martin Rohrbach von der Universitäts-Augenklinik Tübingen im Jahr 2018 auf dem 116. Kongress der Deutschen Ophthalmologischen (augenheilkundlichen) Gesellschaft. Und keine der publizierten klinischen Studien konnte nachweisen, dass dieses Verfahren zu zutreffenden Diagnosen führen kann.

RICHTIG

Die Hormonersatztherapie (HET) kann Risiken bergen

Wenn das Zusammenspiel der weiblichen Hormone im Alter nicht mehr gut funktioniert, lässt sich das durch eine Hormonzufuhr ausgleichen. Zwar ist diese Therapie mittlerweile sicherer geworden, doch kann sie trotzdem gesundheitliche Gefahren mit sich bringen.

Begriffserklärung: Der Begriff Hormon ist abgeleitet vom griechischen *horman,* was „in Bewegung setzen, antreiben, anregen" bedeutet.

Hormone, die Botenstoffe des Körpers, steuern einen Großteil der Lebensfunktionen. Doch mit zunehmendem Alter produziert der Organismus manche Hormone in geringerem Maße. Bei Frauen sind das vor allem Östrogene. Die Folge: Die Regelblutungen werden unregelmäßig und bleiben schließlich ganz aus.

Wechseljahre und ihre Folgen

Während dieser Wechseljahre muss sich der Organismus ein neues Gleichgewicht der Hormone aufbauen. Viele Frauen leiden aufgrund der Umstellung unter Hitzewallungen und Stimmungsschwankungen. Meist legen sie dann auch einige Kilos zu.

Als man begann, diese Therapie einzusetzen, stieg die Rate an Tumoren der Gebärmutterschleimhaut.

Außerdem fehlen nun einige wichtige Funktionen, die die Östrogene nebenbei erfüllten. So wird die Schleimhaut der Scheide trockener, was das Risiko für bakterielle Infektionen steigert. Vor allem aber erhöht sich die Osteoporosegefahr: Die Knochen werden poröser und instabiler, sodass die Bruchgefahr steigt.

Es gibt eine Möglichkeit, diese negativen Folgen zu verhindern: die Hormonersatztherapie (HET). Die Idee dahinter ist einfach. Wenn die körpereigene Hormonproduktion abnimmt, ersetzt man die Hormone durch entsprechende Präparate.

Ein Eingriff in das komplizierte Wechselspiel der Hormone ist jedoch nicht ungefährlich. Als man Anfang der 1970er-Jahre damit begann, diese Therapie einzusetzen, stieg die Rate an Tumoren der Gebärmutterschleimhaut. Erst als man die Hormonpräparate in Art und Mischung optimiert hatte, sanken die Erkrankungszahlen wieder.

Alarmierende Studien

Dennoch wird die HET seither sehr kontrovers diskutiert, zumal Studien alarmierende Schadwirkungen aufzeigten. So ermittelte eine Studie der US-amerikanischen Frauengesundheitsinitiative (WHI) ab 1994 an 160 000 Frauen die Raten von Krebs, Osteoporose und Herz-Kreislauf-Erkrankungen mit und ohne HET. Die Studie musste 2002 abgebrochen werden, weil sich bei der HET-Gruppe ein erhöhtes Risiko für Brustkrebs und Herz-Kreislauf-Erkrankungen zeigte.

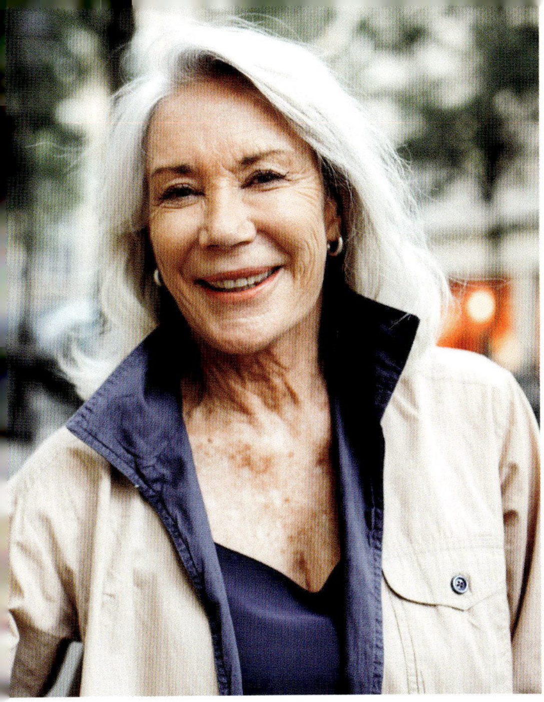

Nutzen und Risiko einer HET wird der Frauenarzt abwägen. Im Idealfall verbessert diese Therapie die Lebensqualität einer Frau.

Britische Forscher untersuchten von 1996 bis 2001 die Daten von einer Million Frauen zwischen 50 und 64 Jahren. Auch sie fanden ein erhöhtes Brustkrebsrisiko durch HET, auch eine leichte Zunahme von Endometrium- und Eierstockkarzinomen. Dabei hingen die Raten vom verwendeten Präparat ab.

Differenziertere Beurteilung

Fortan rieten Ärztevereinigungen von der HET ab. Allerdings setzte danach ein Umdenken ein. Es begann damit, dass in der amerikanischen WHI-Studie Fehler bei der Datenauswertung zugegeben wurden. Zwei der Autoren bedauerten im Jahr 2016, dass aufgrund ihrer Studie viele Frauen keine HET bekommen hätten und, wie sie sagten, „oft jahrelang unter gravierenden Wechseljahresbeschwerden" leiden mussten.

Die Auswirkungen künstlich hergestellter oder aus dem Urin trächtiger Stuten gewonnener Hormone wurden nun ebenfalls weiter erforscht, ebenso die Zusammensetzungen der Präparate. Schon die früheren Studien hatten gezeigt, dass es wichtig ist, welche Präparate verwendet wurden. Deshalb kann man heute weit besser dosieren und die Risiken in den Griff bekommen.

Trotzdem sind die Meinungen der Fachärzte nach wie vor unterschiedlich. Das Institut für Qualität und Wirtschaftlichkeit im Gesundheitswesen urteilte 2016: „Eine Hormonbehandlung kann bei starken Wechseljahresbeschwerden kurzfristig helfen. Die Einnahme von Hormonen über längere Zeit hat aber viele ernsthafte Nebenwirkungen. Das gilt insbesondere für Präparate mit Östrogen und Gestagen. Sie senken zwar das Risiko für Knochenbrüche, steigern aber unter anderem das Risiko für Herz-Kreislauf-Erkrankungen und Brustkrebs." Dagegen empfahl die Deutsche Gesellschaft für Endokrinologie 2017: „Entgegen der vorherrschenden Bedenken sollten Frauen mit Wechseljahresbeschwerden viel häufiger eine Hormontherapie erhalten."

Das bedeutet: Im Einzelfall wird der behandelnde Arzt Risiko und Nutzen für seine Patientin abwägen müssen.

Die HET und das Thromboserisiko

Im Jahr 2019 werteten britische Forscher die Daten von Frauen im Alter zwischen 40 und 79 Jahren aus, die eine HET begonnen und danach eine Thrombose erlitten hatten. Dabei interessierte die Wissenschaftler besonders die Art der Verabreichung der HET: Tabletten oder Hormonpflaster. Es zeigte sich, dass die Tabletten-HET das Thromboserisiko deutlich steigerte. Die Hormonpflaster-Therapie dagegen erhöhte das Thromboserisiko nicht.

FALSCH

IGeL-Leistungen sind allesamt überflüssig

Viele Ärzte bieten Leistungen an, deren Kosten nicht von den Krankenkassen übernommen werden müssen. Der Patient muss diese „individuellen Gesundheitsleistungen“ (IGeL) in vielen Fällen privat bezahlen. Da stellt sich die Frage, welche dieser Leistungen sinnvoll sind und welche nicht.

Grundsätzlich entscheidet der Gemeinsame Bundesausschuss (G-BA), ein Gremium aus Vertretern von Ärzten und gesetzlichen Krankenkassen, welche medizinischen Leistungen in den Katalog der gesetzlichen Pflichtleistungen der Krankenkassen aufgenommen werden. Dazu muss es wissenschaftliche Studien geben, aufgrund derer Nutzen, Schaden und Kosten bewertet werden können. Allerdings sind auch vom G-BA als „negativ“ bewertete Untersuchungs- und Behandlungsmethoden als IGeL erlaubt. In diesem Fall müssen die gesetzlichen Kassen sie nicht bezahlen, sie können es aber – das ist von Kasse zu Kasse unterschiedlich. Es ist also ratsam, bei der jeweiligen Krankenkasse nachzufragen, ob eine bestimmte IGeL-Leistung übernommen wird oder nicht – oder teilweise, das gibt es auch.

Orientierungshilfe im Internet

Wer beispielsweise wissen möchte, ob seine Krankenkasse die Kosten für eine etwas ausgefallenere Art von Akupunktur möglicherweise übernimmt, findet Hilfe auf folgender Homepage: www.krankenkassen.de.

Von der Startseite durchklicken zu > Gesetzliche Krankenkassen > Krankenkassen-Leistungen > Alternative Heilmethoden > Akupunktur; dort: Akupunktur über gesetzlichem Standard – „Suche starten“.

Werbung in der Arztpraxis

Es gibt mehrere hundert IGeL-Leistungen, aber keine verbindliche Übersicht, denn jeder Arzt kann Zusatzleistungen anbieten, auch wenn er sie selbst entwickelt oder von Firmen übernommen hat. Manche Ärzte werben mit Plakaten und Prospekten in der Praxis sowie auf ihrer Webseite für ihre IGeL-Angebote. Der Patient steht in einem solchen Fall vor einem nicht geringen Problem: Bietet mir der Arzt diese Leistung an, weil sie sinnvoll für mich ist, oder denkt er mehr an seine Zusatzeinnahmen?

Der IGeL-Monitor

Um den IGeL-Markt für Laien übersichtlicher zu gestalten und Patienten eine Entscheidungshilfe an die Hand zu geben, hat der Medizinische Dienst des Spitzenverbandes der Gesetzlichen Krankenversicherungen (MDS) 2012 einen sogenannten IGeL-Monitor ins Leben gerufen, der die in den Praxen angebotenen Leistungen bewertet (www.igel-monitor.de).

In diesem Monitor enthalten sind vielfältige IGeL-Leistungen. Dazu zählen beispielsweise die Blutegeltherapie bei Kniearthrose, Impfungen vor einer Reise, die Akupunktur und die Stoßwellen-Therapie. Auch Leistungen, die noch nicht hinreichend geprüft wurden oder nicht erwiesenermaßen „ausreichend, zweckmäßig und wirtschaftlich" sind, gehören dazu.

Die Mitarbeiter am IGeL-Monitor sichten zur jeweiligen individuellen Gesundheitsleistung die weltweit vorhandenen, wissenschaftlich einwandfreien Studien. Am Ende steht eine Bewertung: positiv, tendenziell positiv, unklar, tendenziell negativ, negativ.

Einschätzungen im Katalog

Als „tendenziell positiv" stuft der Monitor z. B. die IGeL-Leistungen Lichttherapie gegen Winterdepression, Akupunktur zur Migräneprophylaxe und Stoßwellentherapie gegen Fersensporn ein. Von manchen Krankenkassen werden die Kosten für diese Behandlungsmethoden daher übernommen. Als „unklar" bewertete der Monitor von den bisher geprüften Leistungen 20, als „tendenziell negativ" 21 und als „negativ" vier.

Ein Beispiel für „tendenziell negativ" ist die Augeninnendruckmessung zur Früherkennung eines Glaukoms, des grünen Stars. Bei dieser häufig vorgenommenen Untersuchung ergaben Studien, dass die Messung ein Glaukom nicht zuverlässig vorhersagte und falsche Diagnosen unnötige Behandlungen nach sich zogen. Bei einem konkreten Glaukom-Verdacht übernehmen die gesetzlichen Krankenkassen selbstverständlich die Kosten.

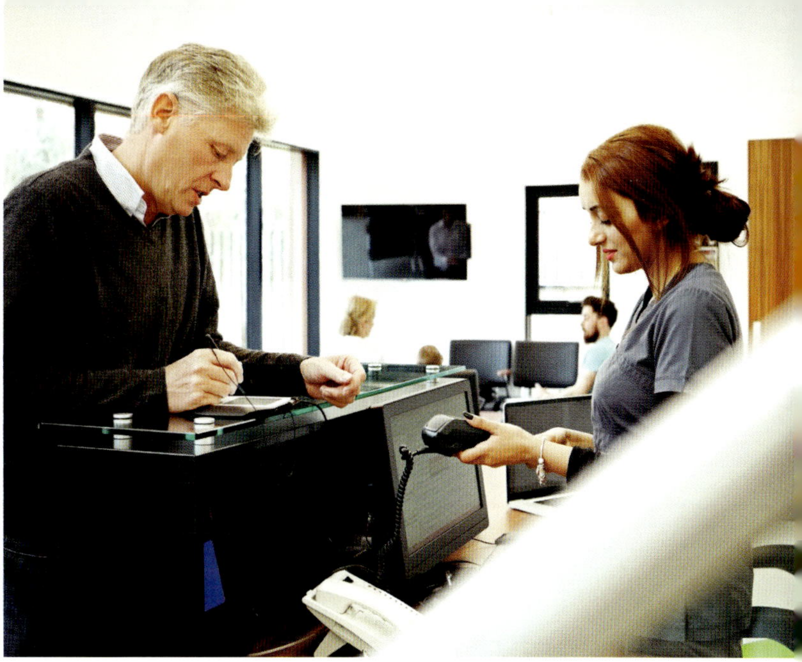

Wenn die Krankenkasse eines Patienten für eine IGeL-Leistung nicht aufkommt, muss er die Rechnung privat begleichen.

Negativ-Beurteilungen

In der „Negativ"-Gruppe findet sich beispielsweise die Ultraschalluntersuchung der Eierstöcke zur Krebsfrüherkennung. Das Eierstockkarzinom ist die fünfthäufigste Krebsursache bei Frauen. Die gesetzlichen Krankenkassen bezahlen eine jährliche Tastuntersuchung vom 20. Lebensjahr an, nicht aber die Ultraschalluntersuchung. Studien zeigten nämlich, dass die Todesrate der von Eierstockkrebs betroffenen Frauen mit oder ohne diese Ultraschalluntersuchung gleich war.

In der „Negativ"-Gruppe findet sich die Ultraschalluntersuchung der Eierstöcke zur Krebsfrüherkennung.

Nicht selten wünschen Patienten eine persönliche Beratung darüber, ob eine IGel-Leistung in ihrem Fall tatsächlich sinnvoll ist oder nicht. Man sollte das mit dem Arzt besprechen, doch wenn man nach seiner Erklärung immer noch unsicher ist, kann man bei der Krankenkasse oder einer Verbraucherzentrale anfragen.

FALSCH

Medikamente mit nur einem Wirkstoff sind stets die besten

Viele Medikamente enthalten nur einen Wirkstoff. Das hat Vorteile, weil der Organismus nur eine Fremdsubstanz zu verarbeiten hat. Ein Präparat mit mehreren Wirkstoffen hingegen ist oftmals therapeutisch sinnvoller, weil die einzelnen Stoffe in besonderer Weise zusammenwirken.

Arzneimittel mit einem einzigen Wirkstoff nennt man Monopräparate. So gibt es zum Beispiel Tabletten, die nur Acetylsalicylsäure als Wirkstoff enthalten, etwa Aspirin®. Als Monopräparate gibt es auch Benzodiazepine gegen Angstzustände, Neuroleptika zur Behandlung von Psychosen sowie bestimmte Antibiotika und Vitamine.

Antibiotika beispielsweise werden gern als Kombipräparat verschrieben, weil die gefährlichen Keime dann gleich an mehreren Fronten gegen das Medikament kämpfen müssen.

Für den Arzt haben solche Medikamente gleich mehrere Vorteile. Er kann damit den gewünschten Wirkstoff in der genau richtigen Dosierung verabreichen und braucht nicht zu befürchten, dass eine weitere enthaltene Substanz bei dem jeweiligen Patienten eventuell Allergien oder andere Nebenwirkungen auslöst.

Und es sind viele Menschen, die gewisse Substanzen nicht vertragen, wie die Eine-Million-Frauen-Studie (1996–2001) aus Großbritannien zeigte. Als die Hormonersatztherapien (HET) unter die Lupe genommen wurden, erwies es sich, dass damalige HET-Kombinationspräparate aus zwei Hormonen ein deutlich höheres Brustkrebsrisiko in sich bargen als Monopräparate.

Außerdem: Alle Medikamente müssen vom Körper verarbeitet, also auf dem Weg über die Leber entgiftet werden. Je weniger Wirkstoffe man zu sich nimmt, desto geringer ist die Belastung des Körpers.

Sinnvolle Kombinationen

Doch gegen viele Erkrankungen helfen Kombinationspräparate einfach besser. Antibiotika etwa werden gern als Kombipräparat verschrieben, weil die gefährlichen Keime dann gleich an mehreren Fronten kämpfen

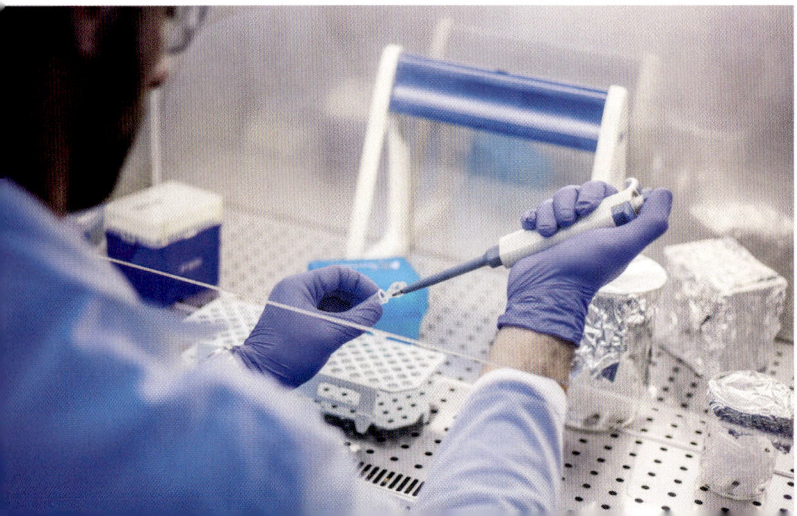

Die Entwicklung eines neuen Medikaments ist ein langwieriger Prozess. Bis zur Zulassung dauert es Jahre.

müssen. Die Trefferquote ist also höher. Der Blutdrucksenker Valsartan wird oft mit dem ebenfalls blutdrucksenkenden Hydrochlorothiazid kombiniert, falls eines der beiden Medikamente nur unzureichend wirkt.

Bisweilen verstärkt der Zusatzwirkstoff die Hauptwirkung, fungiert quasi als Booster. Er kann zum Beispiel die Aufnahme in den Körper beschleunigen, aber auch die Bildung der eigentlich wirksamen Substanz fördern. In anderen Fällen ist es sinnvoll, den raschen Abbau einer Arznei im Körper zu verhindern, damit er länger wirkt. So kombiniert man beispielsweise das Antikrebsmittel Trifluridin mit Tipiracil, das die biochemische Abbaureaktion hemmt.

Abgemilderte Nebenwirkungen

Kein Wirkstoff ist frei von Nebenwirkungen. Ein zweiter Wirkstoff, in der richtigen Menge beigemischt, kann diese abmildern. Das sehr starke Schmerzmittel Oxycodon wird meist mit Naloxon kombiniert, das die Nebenwirkung der Darmverstopfung vermindert, die mit Oxycodon verbunden ist.

Wollte ein Arzt mit einzelnen Monopräparaten solche Effekte erreichen, müsste er sie sehr gezielt dosieren. Aber er kann nicht erwarten, dass alle Patienten in der Lage sind, derart komplizierte Einnahmeregeln fehlerfrei zu befolgen.

Kombipräparate kosten in der Regel weniger als eine Kombination von Monopräparaten. Das wissen vor allem Kunden zu schätzen, die in der Apotheke etwas gegen eine Erkältung oder ein Hustenmittel wollen. Sie erhalten oft ein Kombipräparat, das ein oder mehrere Schmerzmittel (meist Paracetamol plus ASS), Vitamine, Koffein für

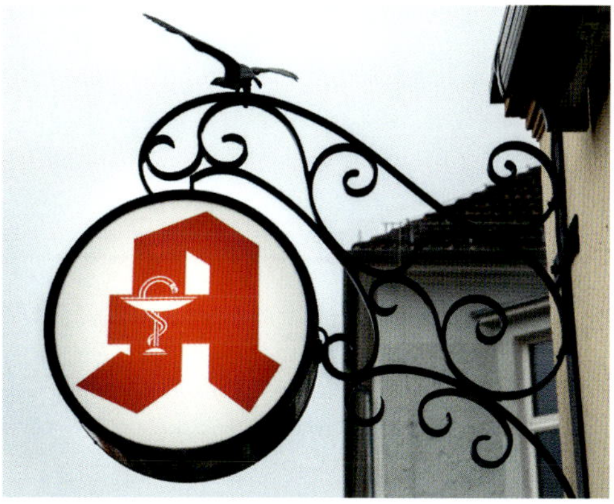

Beim Kauf einer Arznei sollte man stets erwähnen, welche anderen Medikamente man außerdem nimmt.

schnellere und bessere Wirkung, Stoffe zum Abschwellen der Schleimhäute, Schleimlöser und eventuell noch Entzündungshemmer enthält. In der Erkältungssaison sind solche Präparate gang und gäbe.

Und doch sehen Pharma-Experten solche Erkältungsarzneien kritisch. Im Jahr 2017 testete die Zeitschrift *Öko-Test* frei verkäufliche Arzneimittel gegen grippale Infekte. Von 15 Präparaten wurde eines mit „Gut“ bewertet – ASS-Brausetabletten mit (überflüssigem) Vitamin C. Der Rest der getesteten Produkte enthalte bedenkliche oder zumindest sinnlose Wirkstoff-Kombinationen, hieß es.

Wer erkältet sei, rät der Pharma-Experte Prof. Gerd Glaeske von der Universität Bremen, solle überlegen, welches Symptom ihn am meisten beeinträchtigt, und dieses mit einem Monopräparat bekämpfen. Gegen Schmerzen reiche jedenfalls ein einzelner Wirkstoff aus.

Wechselwirkungen

Arzneimittel können einander in ihrer Wirkung beeinflussen. Wenn es zu einer solchen Wechselwirkung kommt, ist bei einem Kombipräparat schwieriger zu beurteilen, welcher Wirkstoff die Ursache ist, als bei einem Monopräparat. Der Arzt berücksichtigt die Möglichkeit einer Wechselwirkung, wenn er ein Medikament verschreibt.

FALSCH

Rein pflanzliche Heilmittel sind immer frei von Nebenwirkungen

Heilmittel aus der Natur, vor allem von Pflanzen, gelten vielfach als „sanfte Medizin", also als harmlos, verglichen mit synthetisch erzeugten Arzneimitteln. Doch das stimmt nicht. Bei zahlreichen pflanzlichen Arzneien muss man ebenso mit Nebenwirkungen rechnen.

Die Pflanzenwelt hat der Pharmakologie eine Reihe hochwirksamer Heilmittel geliefert. Berühmt sind etwa Digitalis aus dem Fingerhut, Morphin aus dem Schlafmohn, Atropin aus der Tollkirsche, die Malariamittel Artemisinin aus dem Beifuß und Chinin aus der Rinde des Chinarindenbaums sowie die Acetylsalicylsäure aus der Weidenrinde.

Als sichere Medikamente wurden viele dieser in höherer Konzentration giftigen Stoffe allerdings erst dann verwendbar, als man sie aus der Pflanze isoliert, gereinigt, ihre Zusammensetzung und Eigenschaften erforscht und die Wirkungen und Nebenwirkungen getestet hatte.

Unbekannte Pflanzenwelt

Viele Heilmittel aus der Natur sind seit Jahrhunderten oder gar Jahrtausenden bekannt und in Gebrauch. Heute nimmt man an, dass mindestens 28 000 Pflanzen weltweit Heilwirkungen zeigen, vermutlich gibt es sogar noch viel mehr – mit unentdeckten Wirkungen. Nur ein Bruchteil davon wurde bisher wissenschaftlich untersucht. Das ergab vor einigen Jahren eine Bestandsaufnahme, erstellt von 128 Wissenschaftlern im Auftrag des botanischen Gartens in Kew (London).

Zulassungsverfahren

In der EU gibt es bei der Zulassung von Heilmitteln auf pflanzlicher Basis unterschiedliche Verfahren. Der Hersteller kann die Zulassung entweder aufgrund pharmakologischer und klinischer Studien oder aufgrund von Daten beantragen, die das Mittel als „allgemein medizinisch verwendete" Arznei ausweisen. Zudem gibt es ein vereinfachtes Verfahren, nämlich die Registrierung als traditionelles Arzneimittel. Dazu muss die Verpackung den Hinweis tragen, dass das Mittel aufgrund langjähriger Anwendung registriert ist.

Solche Heilmittel sind sehr beliebt, vor allem als „sanfte Medizin" zur Linderung vergleichsweise harmloser Leiden wie Erkältung, Verdauungsbeschwerden, Husten, Halsweh und Kopfschmerzen. Oder auch zur Be-

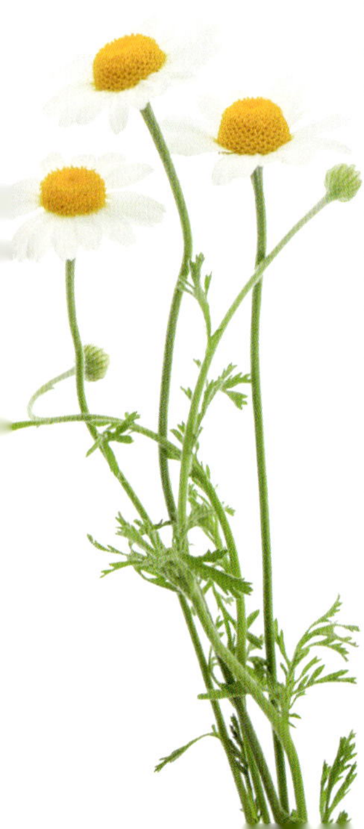

Aus Kamille lässt sich ein ausgezeichneter Beruhigungstee zubereiten. Als konzentrierter Extrakt kann Kamille allerdings Überempfindlichkeitsreaktionen hervorrufen.

ruhigung oder gegen Schlafstörungen. Nach Schätzungen der Weltgesundheitsorganisation (WHO) haben etwa 90 % der Menschen schon mindestens einmal pflanzliche Heilmittel genutzt, in der Regel jedoch nur gelegentlich und dann als Tee oder Aufguss; in Konzentrationen also, in denen sie kaum Schaden anrichten können.

Späte Nebenwirkungen

Doch die Natur ist nicht immer unser Freund. Die Pflanzen stellen ihre Wirkstoffe nicht für uns her, sondern als Schutz gegen Fressfeinde. Nicht wenige sind denn auch für uns hochgiftig oder krebserregend. Und natürlich gibt es, wie bei jedem Stoff, der eine Wirkung erzeugt, auch Nebenwirkungen.

Das Hauptproblem: Manche dieser unerwünschten Wirkungen treten erst Jahre nach der Einnahme des Arzneimittels auf oder sind zunächst unauffällig und wurden deshalb früher nicht erkannt. So wurde etwa Kava (Rauschpfeffer) im pazifischen Raum jahrhundertelang in Getränken verwendet und in westlichen Ländern auch als Arzneimittel gegen Angstzustände. Doch dann erkannte man, dass Kava Leberschäden verursacht. Daher widerrief das Bundesinstitut für Arzneimittel und Medizinprodukte 2002 die Zulassung des Stoffes. Und die in der traditionellen chinesischen Medizin gebräuchliche Evodia, die gegen Kopfschmerz und Übelkeit genutzt wird, kann Herzrhythmusstörungen auslösen.

Das Johanniskraut gegen leichte Depressionen wurde 2003 apothekenpflichtig, bestimmte Zubereitungen sogar verschreibungspflichtig, weil sich Wechselwirkungen mit anderen Medikamenten zeigten. Dazu gehörten die Anti-Baby-Pille und Antibiotika.

Auch manche Pflanzen, die in der Naturheilkunde viel verwendet werden, wie Huflattich, Beinwell, Pestwurz, Borretsch und Lungenkraut, sind nicht harmlos. Sie enthalten Pyrrolizidinalkaloide, die Krebs erregen und die Leber schädigen können. Für Kinder, bei längerer Aufnahme auch Erwachsene, können sie gesundheitlich bedenklich sein, obwohl sie nicht akut giftig sind.

Rat beim Apotheker

Der Ansprechpartner, wenn es um Fragen zur Pflanzenheilkunde geht, ist der Apotheker. Pflanzenkunde und die Kenntnis der in Pflanzen enthaltenen Wirkstoffe sind Teil seines Studiums.

Bloß keine Chemie!

Unser Organismus funktioniert auf chemischer Basis. Abertausende von chemischen Reaktionen spielen sich ständig in ihm ab, und diese Abläufe können durch zugeführte Chemikalien beeinflusst werden. Dabei ist es gleich, ob eine Pflanze die jeweilige Substanz „natürlich" oder ein pharmazeutisches Labor diese „synthetisch" erzeugt hat, denn auch die Wirkstoffe in Pflanzen sind chemische Verbindungen, also „Chemie". Problematisch ist, dass Pflanzen neben den erwünschten Stoffen immer auch zahlreiche weitere Substanzen enthalten, die unerwünschte Wirkungen hervorrufen können. Bei starken Stoffen kann das gefährlich werden, weil die Dosis, die heilt, oft nahe bei der Dosis liegt, die schadet. Ein von der Pharmaindustrie erzeugtes Präparat hingegen enthält immer den gleichen reinen Wirkstoff exakt in der angegebenen Menge.

FALSCH

Bei Arthrose im Knie hilft eine Gelenkspülung

Wenn das Knie bei Bewegung schmerzt und sogar steif wird, ist es höchste Zeit für einen Termin beim Arzt. Liegt eine Arthrose vor, wird er verschiedene Therapien vorschlagen. Die Gelenkspülung gehört nicht dazu.

Das Kniegelenk ist das größte Gelenk unseres Körpers und recht kompliziert aufgebaut. Hier treffen drei Knochen aufeinander (Ober- und Unterschenkel sowie Kniescheibe). Im Grunde besteht das Knie aus drei Teilgelenken, die dafür sorgen, dass sich der Unterschenkel beugen, strecken und ein wenig drehen lässt.

Mit der Zeit kann sich die Knorpelschicht abnutzen. Beschleunigt wird das durch anhaltende Überlastung.

Die Knochen scheuern bei diesen Bewegungen nicht direkt aufeinander. Da alle Gelenkflächen von einer mehrere Millimeter dicken Schicht Gelenkknorpel überzogen sind, gleiten sie fast reibungs- und verschleißfrei.

Das Knie bewegen

Das gesamte Gelenk ist von einer Kapsel umhüllt, die Gelenkflüssigkeit enthält. Da der Knorpel – anders als der Knochen – nicht durchblutet ist, erhält er Nährstoffe aus dieser Gelenkflüssigkeit. Das funktioniert jedoch nur, wenn man das Knie öfter bewegt. Dann saugt der Knorpel ähnlich einem Schwamm Flüssigkeit auf und gibt sie bei Belastung wieder ab.

Mit der Zeit kann sich die Knorpelschicht abnutzen. Beschleunigt wird das durch anhaltende Überlastung, etwa Übergewicht, sowie durch Bewegungsmangel. Angeborene Fehlstellungen können ebenfalls zu Mehrbelastungen führen. Irgendwann schmerzt das Knie bei jeder Bewegung, weil die Knochen aufeinander reiben. Oft schwillt es an, versteift sich vielleicht sogar.

Warnzeichen sind vor allem Schmerzen, oft an der Kniescheibe nach langem Sitzen. Sie treten meist bei feuchtkaltem Wetter auf. Aber auch knirschende Geräusche im Gelenk gehören zu den typischen Symptomen.

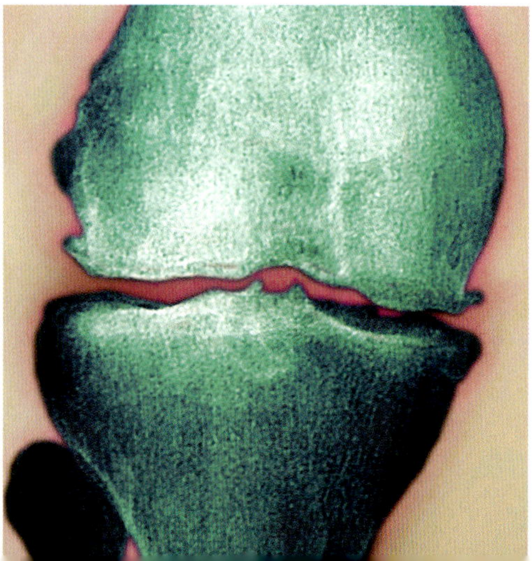

Röntgenbild eines von Arthrose betroffenen Kniegelenks

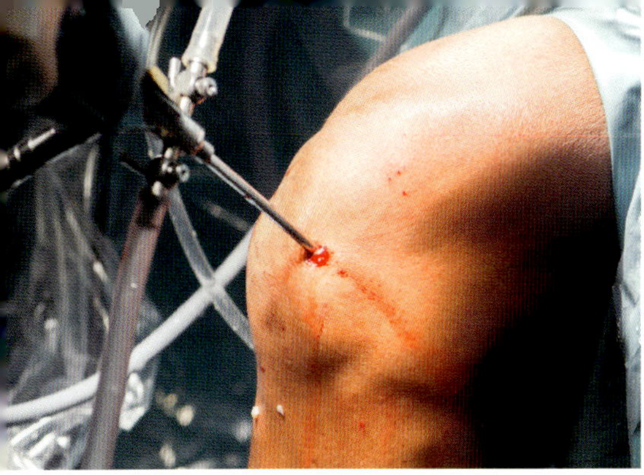

Die früher durchgeführten Spülungen im Kniegelenk erfolgten im Rahmen einer Arthroskopie (Gelenkspiegelung).

Der Arzt wird das Knie untersuchen und vermutlich röntgen. Dann steht voraussichtlich die Diagnose fest: Kniegelenksarthrose.

Vergebliche Hoffnung

Bis vor einigen Jahren sah man bei Kniegelenksarthrose die besten Heilungschancen in einer Gelenkspülung mittels der minimalinvasiven Schlüssellochmethode.

Eine solche Spülung erfolgte im Rahmen einer Arthroskopie, einer Gelenkspiegelung. Dazu schnitt der Arzt eine kleine Öffnung in die Gelenkkapsel und führte eine Spezialkamera ein, um den Zustand des Gelenks zu überprüfen. Daraufhin spülte er die Kapsel mit einer verdünnten Kochsalzlösung aus, um frei umhertreibende Gewebe- oder Knorpelreste zu entfernen. Oft wurde durch eine zweite Öffnung die Knorpeloberfläche geglättet.

Doch dann zeigten Studienergebnisse, dass Gelenkspülungen bei Arthrose im Knie wirkungslos waren. Das deutsche Institut für Qualität und Wirtschaftlichkeit im Gesundheitswesen stellte 2014 eine Übersicht der zu diesem Thema erschienenen Untersuchungen zusammen, die insgesamt 1200 Patienten umfassten.

Bei der einen Hälfte hatte man eine Arthroskopie mit Spülung durchgeführt, bei den anderen lediglich eine Arthroskopie mit Scheinbehandlung. Die Schmerzen waren danach bei beiden Gruppen etwa gleich; bei den Patienten mit Spülung ließ sich außerdem keine zusätzliche Besserung in Befinden und Lebensqualität erkennen.

Auch nach Injektion knorpelschützender Stoffe wie Glukosaminsulfat oder Chondroitinsulfat dürfe man bei Kniearthrose keine Wirkung erwarten, teilten Forscher auf dem Deutschen Kongress für Orthopädie und Unfallchirurgie 2017 in Berlin mit. Und selbst das Injizieren von Hyaluronsäure, einem Hauptbestandteil der Gelenkflüssigkeit, hat sich nicht bewährt. Auch wenn dieser Stoff eine gewisse Schmierwirkung besitzt, kann er Knorpel weder ersetzen noch neu bilden. Eine 2003 im Fachblatt *JAMA* erschienene Studie nennt den Nutzen der Hyaluronsäure-Therapie „bescheiden". Zudem besteht ein Allergierisiko, weil die Substanz aus Hahnenkämmen gewonnen wird.

Das Injizieren von Hyaluronsäure ins Gelenk hat sich nicht bewährt. Dieser Stoff besitzt zwar eine gewisse Schmierwirkung, kann aber Knorpel weder ersetzen noch neu bilden.

Option Gelenkersatz

Heilen kann man die Arthrose im Kniegelenk nicht. Durch eine rechtzeitige Behandlung lässt sich das Fortschreiten der Krankheit manchmal hinauszögern. Als letztes Mittel kann ein Gelenkersatz helfen. Mittlerweile wurden solche Implantate ganz entscheidend verbessert. Ihre Lebensdauer beträgt im Durchschnitt 10–15 Jahre.

Falsch, aber …

Ärzte früherer Zeiten wussten mehr von Heilkunde als wir heute

Wer früher, also bis ins 19. Jahrhundert hinein, ernsthaft krank wurde, hatte oft ein schweres Schicksal vor sich. Meist waren die Ärzte aufgrund mangelnden Wissens hilflos – aber einiges wussten sie doch.

In früheren Jahrhunderten hatten die Heilkundigen lediglich rudimentäre und vielfach falsche Vorstellungen vom menschlichen Körper. Zwar kannte man die größeren Organe bereits im Altertum, aber nicht ihre Arbeitsweise. In der Antike und im Mittelalter wurde das Herz als wichtigstes Organ und Zentrum der „wahrnehmenden Seele" angesehen, das Hirn als bloßes Kühlorgan für das Herz. Den Blutkreislauf kannte man nicht.

Die Verdauung sollte in drei Stufen vor sich gehen: im Magen, dann in der Leber, schließlich in den anderen Organen. Abfallprodukte würden als Galle durch den Darm oder als Schweiß ausgeschieden.

Die Säftelehre

Ebenso wenig wusste man über die Ursachen der Krankheiten. Dafür gab es die Säftelehre, die wohl schon in Ägypten entstand und dann durch den Griechen Hippokrates (460–370 v. Chr.) und den Römer Galen (2. Jh. n. Chr.) fortentwickelt wurde. Demnach seien für jeden Menschen vier Säfte bestimmend, die jeweils von einem Organ produziert und im Körper verteilt würden: Schleim, Blut, Gelbe und Schwarze Galle.

Diesen wurden die „Primäreigenschaften" warm, kalt, trocken und feucht zugeordnet. Krankheiten entstünden durch ein Ungleichgewicht der Säfte. Heilmittel wählte man danach aus, ob sie ein Zuviel oder Zuwenig bestimmter Säfte kompensierten, z. B. „feurig" oder „trocknend" waren.

Im übrigen vertraute man auf die seit alters bekannten Heilpflanzen, Gebete, Anrufung von Heiligen und viel Magie, etwa Heilpulver, Heilsteine und Zaubersprüche. In diese Kategorie fällt auch die sogenannte Dreckapotheke: Arzneien aus Ekelstoffen wie

Medizinische Schriften

In allen Hochkulturen sammelte man medizinisches Wissen und prüfte Pflanzen, Tiere und Mineralien auf Heilwirkungen. Der in der Antike begonnene *Corpus Hippocraticum* bekam im Laufe der Jahrhunderte einen Umfang von mindestens 70 Schriften. Im ersten Jahrhundert nach Christus verfasste der Römer Celsus eine achtbändige medizinische Enzyklopädie, und der griechische Arzt Dioskurides beschrieb in *Materia medica* über 1000 Arzneimittel und über 4700 Anwendungen bei diversen Leiden. Die medizinischen Schriften Hildegards von Bingen (12. Jh.) wiederum fußten auf antiken Lehrbüchern, Volksheilkunde und eigener Erfahrung.

All diese Medizinbücher wurden bis weit in die Neuzeit hinein verwendet. Aus heutiger Sicht enthalten sie natürlich eine Fülle von Irrtümern, weil man vieles einfach noch nicht wissen konnte.

Urin, Kot, Schleim, zerstoßenen Spinnen, Krötenschleim oder Mumienpulver.

Im 16. Jahrhundert brach einer mit der Säftelehre, gegen den erbitterten Widerstand der Ärzte: Theophrast von Hohenheim, der sich Paracelsus nannte. Seine Idee war, dass der Körper aus drei chemischen Substanzen bestehe: Schwefel, Quecksilber und Salz. Zwar brachte er die Heilkunde damit auch nicht voran, aber aus seinem chemischen Ansatz entwickelte sich eine medizinische Alchemie, die letzten Endes zum Arzneischatz der modernen Pharmakologie führen sollte.

Riskante Heilmethoden

Bis ins 19. Jahrhundert hinein gab es eine Reihe besonders riskanter Heilmethoden. Dazu zählen: das Kauterisieren, also das Setzen von Brandwunden (die sich entzünden konnten), das Schröpfen, bei dem ein Bluterguss entsteht (der für nichts gut war), und das Purgieren, das mithilfe von Einläufen den Körper reinigen sollte (und den Patienten dehydrierte). Am meisten angewendet aber wurde der Aderlass, das Abzapfen einer größeren Menge Blut. Er führte bei Schwerkranken nicht selten zum Tod.

Lange Zeit wurden auch giftige Mineralien wie Quecksilber- und Arsenpräparate verabreicht, die dem Patienten oft mehr schadeten als die Krankheit selbst. So fand man z. B. in Paracelsus' Skelett eine abnorm hohe Quecksilberkonzentration.

Selbst Ende des 19. Jahrhunderts war der Gang zum Arzt noch bisweilen gefährlich. Allerdings waren „studierte" Ärzte – medizinische Schulen gab es seit dem Mittelalter – für viele Menschen ohnehin zu teuer. Sie fragten den Apotheker oder ein Kräuterweib.

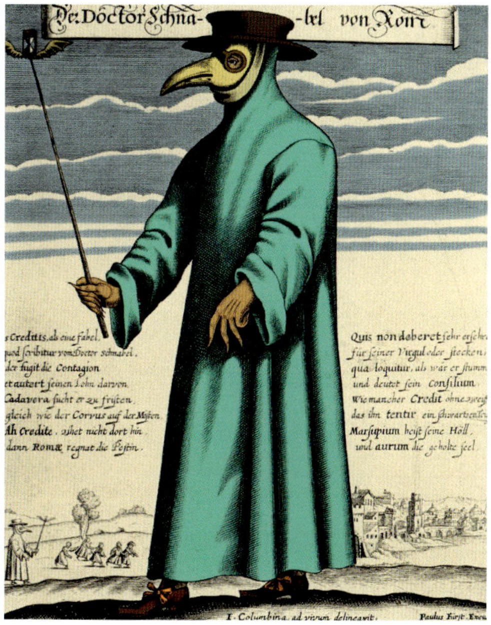

Darstellung eines römischen Pestarztes von 1656. Der „Schnabel" enthielt Duftkräuter, die eine Ansteckung verhindern sollten. Außerdem vermied der Arzt jede Berührung des Pestkranken.

Gute Beobachter

Trotz falscher Annahmen über die wirklichen Vorgänge hatten Heiler schon früh ein scharfes Auge für Krankheitszeichen. Sie waren in der Lage, Brüche, Verletzungen, Löcher im Zahn und bestimmte Augenprobleme zu therapieren. Sie erkannten sogar die Ansteckungsgefahr bei manchen Krankheiten und sorgten dafür, dass Maßnahmen getroffen wurden – etwa die Absonderung von Leprakranken und Quarantäne bei Schiffen aus Seuchengebieten.

Trotz falscher Annahmen hatten Heiler ein scharfes Auge für Krankheitszeichen.

Zudem wandten die Ärzte manche der heute noch gültigen Heilmethoden an. Dazu zählen Bäder, Wärmebehandlungen und frische Luft. Sie wussten um die Gefahr verschmutzten Wassers, und Mahnungen zu mehr Bewegung und Maßhalten beim Essen gab es bereits vor 2500 Jahren.

Sind Antibiotika wirklich Wundermittel?

Penicillin und Co. haben schon Millionen Menschen das Leben gerettet. Aber ihre sorglose und massenhafte Verwendung birgt die Gefahr, dass diese einstigen Wunderwaffen stumpf werden.

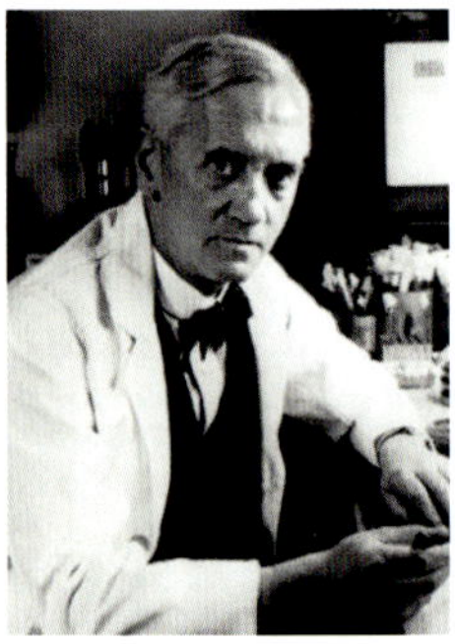

Alexander Fleming, einer der drei Nobelpreisträger von 1945, die für die Entdeckung und Entwicklung des Penicillins ausgezeichnet wurden

Antibiotika sind Naturstoffe, die vor allem von Schimmelpilzen, aber auch von Bakterien gebildet werden, um sich gegen die Konkurrenz anderer Keime zu wehren. Zwar sind antibiotische Wirkungen von Schimmel schon seit Jahrhunderten bekannt, doch erst der britische Mediziner Alexander Fleming (1881–1955) deckte die Ursachen und Wirkmechanismen dieses Phänomens auf.

Nicht alle entdeckten Antibiotika waren als Heilmittel brauchbar.

› Flemings Beobachtung, dass der Schimmelpilz Penicillium notatum offenbar eine Substanz ausscheidet, welche die gefährlichen Staphylokokken-Bakterien abtötet, erregte die Aufmerksamkeit anderer Forscher. Es gelang dann dem Australier Howard Florey und dem Deutsch-Briten Ernst Chain, den Pilz Penicillium notatum zu züchten und die nun Penicillin getaufte Substanz zu isolieren. 1945 wurden alle drei mit dem Nobelpreis ausgezeichnet.

› In den folgenden Jahren suchte man gezielt nach ähnlichen Substanzen und fand – bisweilen erst nach jahrelanger systematischer Durchforstung von Erdproben – Dutzende weiterer Stoffe. Manche vernichteten nur bestimmte Keime, es tauchten aber auch „Breitbandantibiotika" auf mit einer oft raschen Wirkung gegen zahlreiche Arten von Krankheitserregern. Diese wahren Wundermedikamente kamen u. a. gegen Tuberkulose, Wundbrand, Blutvergiftung und Geschlechtskrankheiten zum Einsatz.

Wundermittel mit Einschränkungen

Allerdings waren längst nicht all diese Stoffe als Heilmittel brauchbar: Manche erwiesen sich als giftig für den menschlichen Organismus oder hatten zu schwerwiegende Nebenwirkungen, andere zerfielen zu schnell oder waren zu teuer. Durch chemische Modifikation der Moleküle ließen sich

Gebrauch von Reserveantibiotika im Vergleich zur Gesamtmenge der Antibiotika

Während die Gesamtmenge der verschriebenen Antibiotika über 20 Jahre weitgehend konstant blieb, stieg der Anteil der verschriebenen „Reserveantibiotika" um das Dreieinhalbfache an.

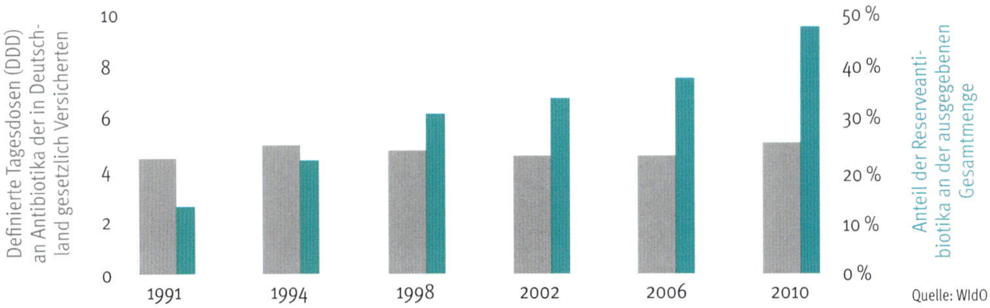

Quelle: WIdO (2010)

manche Nachteile beheben, andere nicht, zum Beispiel Störung der Darmflora, Hörschäden oder Schockreaktionen. Forscher in den USA fanden heraus, dass eine antibiotische Behandlung bei wenige Monate alten Säuglingen deren sich erst entwickelnde Darmflora derart schädigte, dass sie bis zum Alter von vier Jahren ein 84 % höheres Risiko für Nahrungsmittelallergien entwickelten.

Wachsende Resistenzen

Das größte Problem bei Antibiotika sind die wachsenden Resistenzen der Bakterien. Diese entwickeln Gegenmittel, die z. B. die Antibiotika rasch abbauen oder aus der Zelle pumpen. Solche Tricks können zahlreiche Keime durch Gentransfer sogar an andere weitergeben.

› Resistenzbildung ist weit verbreitet. Es gibt immer ein paar Keime, die von Natur aus resistent sind und sich ungehindert vermehren können, wenn das Antibiotikum die Konkurrenz anderer Keime vernichtet hat. Die unkontrollierte und übermäßige Anwendung von Antibiotika fördert diesen Vorgang. Auch werden immer mehr sogenannte Reserveantibiotika verschrieben, die eigentlich nur selten eingesetzt werden sollen, damit sie langfristig wirksam bleiben.

› Inzwischen sind schon vielfach multiresistente Erreger (MRE) aufgetaucht, denen keines der üblichen Antibiotika etwas anhaben kann. Laut der Europäischen Seuchenbehörde ECDC sterben deshalb in Europa pro Jahr mehr als 33 000 Menschen an Krankheiten, die noch vor einigen Jahren leicht zu kurieren waren.

Warnung der WHO

Weil sich multiresistente Keime immer weiter ausbreiten (nicht zuletzt in Krankenhäusern) und die Wundermittel unwirksam machen, warnte die Weltgesundheitsorganisation WHO 2017 vor einem kommenden „postantibiotischen Zeitalter". Dringend mahnte sie die Suche nach Alternativen an.

FALSCH

Die Fußreflexzonenmassage ist wissenschaftlich begründbar

Die Methode kommt nicht aus China, wie man denken könnte, sondern aus den USA. Ihre theoretische Grundlage wurde bislang nicht bewiesen, und für die seltenen Fälle von Wirksamkeit gibt es keine Erklärung.

Unsere Haut ist voll von Nervenenden und Sensoren. Im Jahr 1913 berichtete nun der US-amerikanische Arzt William Fitzgerald, er habe darüber hinaus Reflexbahnen entdeckt, die von Arealen an den Fußsohlen zu Organen und Körperteilen führen.

Fitzgerald teilte den Körper in 30 Zonen ein, zehn längs und drei waagrecht, und erstellte farbige Karten, die die Areale an den Füßen und die dazugehörige Zone bzw. deren Organe zeigen. Da findet man Bereiche z. B. für Auge, Ohr, Herz, Zwerchfell, Achsel, Leber, Gallenblase und Magen. Fitzgeralds Nachfolger arbeiteten das System immer weiter aus, sodass es heute verschiedene „Landkarten" der Fußsohlen gibt.

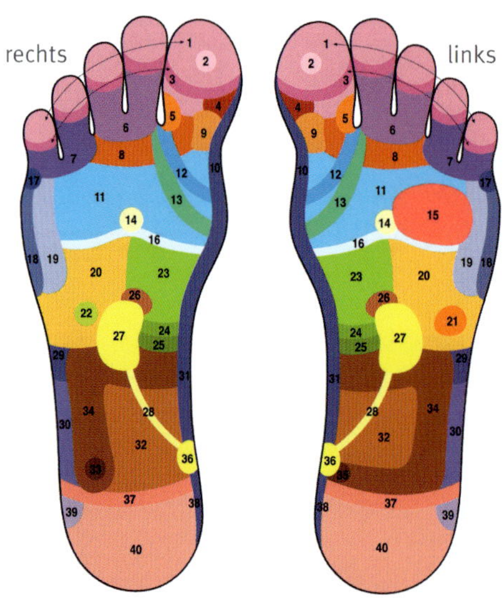

Beispiel eines Reflexzonenschemas, das zeigen soll, wie sich der Körper auf den Fußsohlen abbildet. Die 4 bezeichnet z. B. die Nase, die 21 die Milz, die 24 die Bauchspeicheldrüse und die 38 das Knie.

Solche Karten nutzt ein Fußreflexzonenmasseur: Spürt er beim Abtasten des Fußes in einem Bereich eine Verhärtung, führt er das auf Probleme in dem entsprechenden Organ zurück. Dann massiert er diesen Bereich, um so die Probleme des Organs zu beheben.

Suche nach solchen Bahnen

Allerdings hat man solche Reflexbahnen auch mit modernsten Methoden bis heute nicht gefunden, während z. B. der Verlauf jedes Nervs genau bekannt ist. Medizinwissenschaftler halten es deshalb für kaum möglich, dass eine Massage am Fuß Organprobleme etwa der Lunge oder des Hirns lösen kann. Dennoch sind sich nicht wenige Patienten sicher, dass dies funktioniert.

Um der Sache auf den Grund zu gehen, prüften Forscher aus Taiwan die einschlägigen Studien, stützten sich auf Daten medizinischer Datenbanken und veröffentlichten das Ergebnis 2008 im *Journal of Advanced Nursing*. Ihr Résumé: Es gebe „keine Anhaltspunkte für eine spezifische Wirkung der Reflexzonenmassage auf jegliche Erkrankungen". Bis auf eine Einschränkung: Eine Wirkung auf den Harntrakt bei multipler Sklerose war nachweisbar.

RICHTIG

Joghurt ist ein wirksames Mittel gegen Scheidenpilz

Hefepilze der Gattung Candida können sehr lästig werden. Wenn sie sich in der Scheide einnisten, verursachen sie Jucken, Brennen und Ausfluss. Dagegen gibt es Medikamente – aber auch ein wirksames Hausmittel.

Der weibliche Genitaltrakt ist eine Art Einfallpforte in den Körper, weshalb die Natur die Scheide mit einer Sperre aus Milchsäurebakterien versehen hat, die Glykogen aus abgestorbenen Scheidenzellen in Milchsäure umbauen. Daher hat die Scheidenflüssigkeit einen leicht sauren pH-Wert von etwa 4,5, was viele Keime nicht gut vertragen.

Gestörtes Scheidenmilieu

Dennoch breiten sich bisweilen in der Scheide Hefepilze der Gattung Candida aus. Meist sind sie sowieso vorhanden, werden aber durch die Milchsäurebakterien und das Immunsystem in Schach gehalten. Doch Hormonveränderungen, Antibiotika, Diabetes oder ein geschwächtes Immunsystem können das Scheidenmilieu aus dem Gleichgewicht bringen und den Candida-Pilzen eine übermäßige Vermehrung ermöglichen. Auch Waschsubstanzen, die den nützlichen Bakterien zu Leibe rücken, machen oftmals den Weg für die Hefepilze frei.

Erster Weg: zum Gynäkologen

Eine Scheideninfektion erkennt man am Juckreiz oder Brennen in der Scheide und einem cremigen Ausfluss. Als Erstes sollte der Gynäkologe aufgesucht werden, damit er anhand eines Abstrichs feststellt, welche Art von Infektion vorliegt. Handelt es sich um eine Hefepilz-Infektion, wird der Arzt Antimykotika empfehlen, die es z. B. als Creme oder als Zäpfchen zum Einführen gibt.

Doch man kann auch zu einem Hausmittel greifen: Joghurt. In einer ägyptischen Studie, die 2012 im Fachblatt *Archives of Gynecology and Obstetrics* erschien, erwies sich eine Mischung aus Joghurt und Honig als erstaunlich wirksam. Die Forscher probierten das an insgesamt 129 Schwangeren aus, die eine Candida-Infektion hatten, teils auch zusätzlich mit Staphylokokkenbefall. Sie gaben 47 der Frauen ein Antimykotikum (Tioconazol), 82 sollten dagegen zweimal täglich eine Mischung aus 62,5 % Bienenhonig, 25 % Joghurt und 12,5 % destilliertem Wasser in die Scheide einführen. Beiden Gruppen ging es bereits nach wenigen Tagen besser, vor allem der Joghurt-Honig-Gruppe. Offenbar sind es die im Joghurt enthaltenen Milchsäurebakterien und die desinfizierenden Eigenschaften des Honigs, die diese Wirkung entfalten.

Hormonveränderungen, Antibiotika oder ein geschwächtes Immunsystem können das Scheidenmilieu aus dem Gleichgewicht bringen.

Begriffserklärung:
Der Name des Hefepilzes Candida stammt aus dem Lateinischen, und *candida* heißt „die weiß Glänzende". Das bezieht sich auf das Erscheinungsbild des Pilzbelags.

Falsch, aber …

Kortison ist schädlich

Als Kortison bezeichnet man eine Gruppe synthetisierter Hormone, die in ihrer Naturform – als Glucocorticoide – in der Nebennierenrinde gebildet werden. Kortison ist hochwirksam, sodass der Arzt die Anwendung sorgfältig überwachen wird, um Nebenwirkungen vorzubeugen.

Begriffserklärung:
Die Bezeichnung Cortison (so fachsprachlich) ist abgeleitet vom lateinischen *cortex,* was Rinde bedeutet. Denn der Stoff wird in der Nebennierenrinde (Cortex) erzeugt.

Die Glucocorticoide steuern vor allem den Mineral- und Wasserhaushalt des Körpers. Zudem beeinflussen sie den Stoffwechsel und das Immun- und Nervensystem sowie Kreislauf, Blut, Augen, Knochen und Muskeln.

Gegen Ende des 19. Jahrhunderts entdeckte man, dass die Schädigung der Nebennierenrinde zu Krankheiten führt und ihre Entfernung binnen Tagen zum Tod. Daraus schloss man, dass dieser Teil der Nebenniere lebenswichtige Stoffe produziert. Tatsächlich zeigte sich, dass Tiere, denen man die Nebennierenrinde entfernt hatte, am Leben blieben, wenn man ihnen Extrakte aus diesem Organ verabreichte.

Nun suchten mehrere Arbeitsgruppen nach dem Wirkstoff, und man fand sogar drei Stoffe. Im Jahr 1940 waren sie definiert: Cortisol, Corticosteron und Cortison. Bald ließen sie sich auch synthetisch erzeugen und mussten nicht aus der Nebennierenrinde von Tieren gewonnen werden.

Das Kortison-Wunder

Im Jahr 1948 geschah dann, was man später „Kortison-Wunder“ nannte. In der Mayo-Klinik in Rochester (US-Bundesstaat Minnesota) lag eine Patientin mit einer schweren chronischen Polyarthritis. Sie war wegen der schmerzhaften Entzündungen bettlägerig und bewegungsunfähig, und die Ärzte sahen keine Möglichkeit, ihr zu helfen.

So entschlossen sie sich, das erst kurz zuvor synthetisierte neue Medikament Kortison auszuprobieren. Mit unglaublichem Erfolg: Bereits am dritten Tag nach Beginn der Behandlung hatte die Patientin keine Schmerzen mehr, und nach einer Woche konnte sie entlassen werden. Das wurde rasch zu einer Weltsensation, und man setzte das „Wundermittel“ bald auch bei Rheuma, Asthma

Nobelpreis für Medizin

Drei Wissenschaftler wurden 1950 für die Erforschung der Hormone der Nebennierenrinde mit dem Nobelpreis für Medizin ausgezeichnet: der Schweizer Tadeusz Reichstein sowie die US-Amerikaner Edward C. Kendall und Philip S. Hench. Sie nahmen den Preis aus der Hand von König Gustav VI. Adolf von Schweden entgegen.

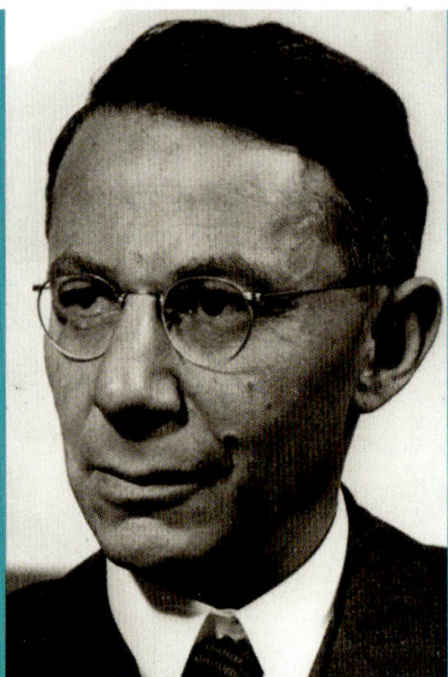

Tadeusz Reichstein (1897–1996)

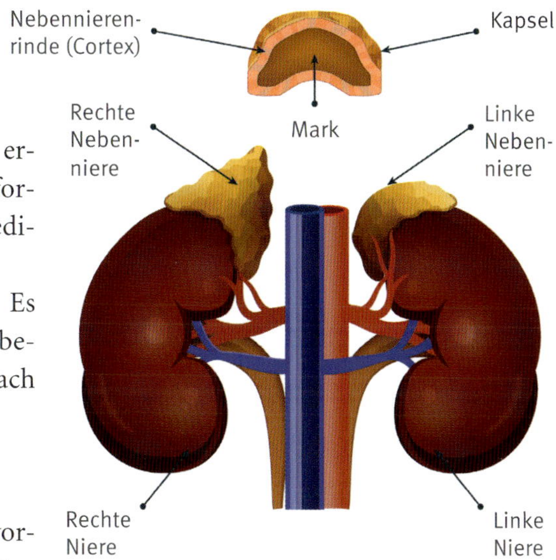

Die Nebennierenrinde ist ein lebenswichtiger Teil der Nebenniere. Dort werden Hormone gebildet, u. a. Cortison.

und entzündlichen Hauterkrankungen erfolgreich ein. Im Jahr 1950 wurde die Erforschung dieser Hormone mit dem Medizin-Nobelpreis belohnt.

Doch bald trat Ernüchterung ein. Es zeigte sich, dass Kortison nur Symptome behandelt, Krankheiten aber nicht heilt. Nach dem Absetzen kam es oft zum Rückfall.

Ein Teufelszeug?

Natürlich müssen hochwirksame Mittel vorsichtig angewendet werden. Anfangs hatten die Ärzte aber noch wenig Erfahrung damit. Daher gaben sie bisweilen zu hohe Dosen oder setzten die Behandlung zu lange fort. Dadurch zeigten sich zahlreiche Nebenwirkungen, wie Müdigkeit, Muskelabbau, Anstieg von Blutdruck und Blutzuckerspiegel, Wasser- und Fetteinlagerungen, Osteoporose, Augenprobleme und Wundheilungsstörungen. Diese Komplikationen trugen dem Medikament einen schlechten Ruf ein: Nun sprach man vom „Teufelszeug".

Heute unverzichtbar

Doch die Anfangsfehler der Kortisonbehandlung sind längst überwunden. Heute können Ärzte auf einen umfangreichen Schatz an Erfahrungen mit diesen Hormonen zurückgreifen. Nicht zuletzt haben sie unterschiedliche weiterentwickelte Glucocorticoide zur Hand, etwa Prednison, Prednisolon, Dexamethason und Kortisonacetat. Sie unterscheiden sich vor allem in der Wirkungsstärke und der Verweildauer im Körper.

Diese Präparate haben weniger Nebenwirkungen als frühere und zählen zu den stärksten bekannten antientzündlichen Arzneien. Sie helfen gegen ein breites Spektrum von Symptomen, etwa bei Rheuma, Asthma, Allergien, Darmentzündungen, Haut- und Lungenerkrankungen sowie bei Schüben von multipler Sklerose. Auch wenn man die Ursache einer Krankheit oft nicht kennt oder diese nicht heilen kann, verschafft Kortison dem Patienten mit dem Verschwinden der Symptome große Erleichterung.

Keineswegs müssen immer Tabletten geschluckt, Spritzen gesetzt oder Infusionen gegeben werden, die den Stoff im Körper verteilen (systemische Behandlung). Meist bringt man das Medikament nur an die gewünschte Stelle, etwa in Form von Cremes, Nasensprays, Augentropfen oder Inhalaten.

Ärzte setzen Kortison nach dem Motto ein: „So wenig wie möglich, so viel wie nötig."

Ärzte setzen Kortison nach dem Motto ein: „So wenig wie möglich, so viel wie nötig." Bei kurzer Anwendungsdauer treten kaum Nebenwirkungen auf. Langfristige Anwendung aber darf nur unter strenger ärztlicher Aufsicht erfolgen, sonst drohen schwere Nebenwirkungen, darunter Osteoporose, Hautverdünnung, grauer Star, Akne und bei Kindern Wachstumsstörungen.

RICHTIG

Personalisierte Medizin ist mehr als nur ein neuer Trend

Jeder Mensch ist anders. Das hat auch Auswirkungen auf die Medizin: Therapien müssen an den jeweiligen Patienten und sein Leiden angepasst werden. Ein neues Forschungsgebiet, das große medizinische Fortschritte erwarten lässt, ist die personalisierte oder individualisierte Medizin.

<u>Begriffserklärung:</u>
Der Anfang des 20. Jahrhunderts geprägte Begriff Gen ist abgeleitet vom griechischen *génos* (Verwandtschaft) und bezeichnet einen aus Nukleinsäuren bestehenden Träger von Erbanlagen.

Diagnosen, Medikamente und Therapien werden in der Regel für „Durchschnittsmenschen" entwickelt. Sie wirken aber längst nicht bei allen Patienten, manchmal nur bei 50 % oder sogar nur bei 25 %. Auf wiederum andere wirkt die Maßnahme gar nicht, oder sie verschlimmert vielleicht sogar die Krankheit oder zeigt Nebenwirkungen. Daher können zwei Patienten mit gleicher Diagnose auf die gleiche Therapie ganz unterschiedlich reagieren.

Der genetische Typ

Das liegt daran, dass jeder Mensch eine andere genetische Ausstattung hat. Doch seit einigen Jahren können wir diese genetische Ausstattung, das sogenannte Genom, bestimmen. Zunehmend arbeitet die Medizin nun daran, mithilfe von Computern und Datenbanken die jeweils beste Behandlung für einen bestimmten genetischen Typ herauszufinden. Demzufolge kommen auch immer mehr „individualisierte" Medikamente auf den Markt.

In den USA lässt die Aufsichtsbehörde FDA seit einigen Jahren Medikamente zu, die gezielt nur auf Menschen mit einer bestimmten Genausstattung zugeschnitten sind. Eine solche personalisierte Medizin ist nicht nur wirksamer, sondern auch sicherer.

Was früher passieren konnte

Denn andernfalls können recht üble Dinge geschehen. Ein Beispiel: In den 1950er-Jahren gab man Patienten vor schweren Operationen das Mittel Succinylcholin zur Muskelentspannung. Meist funktionierte das gut, denn der Körper baut den Arzneistoff nach kurzer Zeit mithilfe eines Enzyms ab. Es gibt aber Menschen, die dieses Enzym nicht bilden. Trennte man diese Patienten zu rasch nach der Operation von der Beatmungsmaschine, war deren Atemmuskulatur noch gelähmt und sie konnten ersticken.

Hoffnung für viele Patienten

Eine große Zukunft hat die personalisierte Medizin in der Krebsbekämpfung. Dazu muss man wissen, dass Krebs nur ein allgemeiner Begriff ist – jede der unterschiedlichen Zelltypen des Körpers kann zur Krebszelle entarten. Die Krebszellen unterscheiden sich sowohl in ihrer individuellen Genausstattung als auch in den krebsauslösenden

Mutationen. Da das Geninventar der Immunzellen des Menschen ebenfalls unterschiedlich ist, kann der Organismus auf unterschiedliche Weise reagieren. Daher wird eine Behandlung, die für einen speziellen Fall optimiert ist, wirksamer sein als eine allgemeine Therapie. Ähnliches gilt für die Reaktionen auf die Gene eines Virus. Schon jetzt gibt es ja für die sich rasch verändernden Grippeviren immer angepasste Impfstoffe.

Variationsbreite von Krebszellen

Die Vorteile der personalisierten Medizin zeigen sich auch bei der Behandlung von Lungenkrebs. Nur etwa 10 % der Lungenkrebspatienten sprechen auf bestimmte Medikamente an, die sogenannten Tyrosinkinase-Inhibitoren (TKI). Für die Ärzte blieb es ein Rätsel, warum andere Patienten nicht reagierten – bis sich bei der Untersuchung der Krebszellen herausstellte, dass sich die krebsauslösenden Erbgutveränderungen deutlich unterschieden. Es gibt sozusagen mehrere Gruppen von Schalterstellungen im Erbgut einer Zelle, die diese zur Krebszelle werden lassen. Und die TKI wirkten eben nur auf Zellen mit einer bestimmten Gruppe von Mutationen.

Bei einer besonders gefährlichen Form von Leukämie haben Untersuchungen gezeigt, dass es sich in Wahrheit um elf unterschiedliche Krankheiten handelt. Ähnlich ist es bei Hepatitis C, HIV und Alzheimer. Gut möglich, dass man solche Entdeckungen noch öfter macht, nämlich dass ein Krankheitsbild ganz unterschiedliche Ursachen hat, die jeweils anders behandelt werden müssen.

Auch in solchen Fällen verspricht die personalisierte Medizin bemerkenswerte Therapien. So erzeugt man beispielsweise sogenannte CAR-T-Zellen. Das sind Immunzellen des Patienten selbst, die im Labor mit gentechnischen Methoden so programmiert werden, dass sie die jeweiligen Tumorzellen erkennen und angreifen können. Dann injiziert man diese Immunzellen wieder in den Körper des Patienten, damit sie ihre Arbeit tun.

Am europaweiten Projekt „Personalized Medicine 2020 and Beyond“ sind 27 Partner aus 14 Ländern beteiligt.

In den USA baut die Nationale Gesundheitsbehörde (NIH) mit dem Projekt „All of Us“ eine große Datenbank auf, die die genetischen Daten von zunächst einer Million Freiwilliger enthalten soll und vom NIH als „bahnbrechendes nationales Forschungsressourcen-Programm“ beworben wird. In Deutschland fördert das Bundesforschungsministerium diesen Zweig der Medizin und hat einen Aktionsplan „Individualisierte Medizin“ ins Leben gerufen. Zudem beteiligt es sich am europaweiten Projekt „Personalized Medicine 2020 and Beyond“ (Personalisierte Medizin 2020 und darüber hinaus), an dem 27 Partner aus 14 Ländern mitarbeiten.

Neuartige Krebsbekämpfung: Eine Krebszelle wird von gentechnisch veränderten Immunzellen des Erkrankten angegriffen.

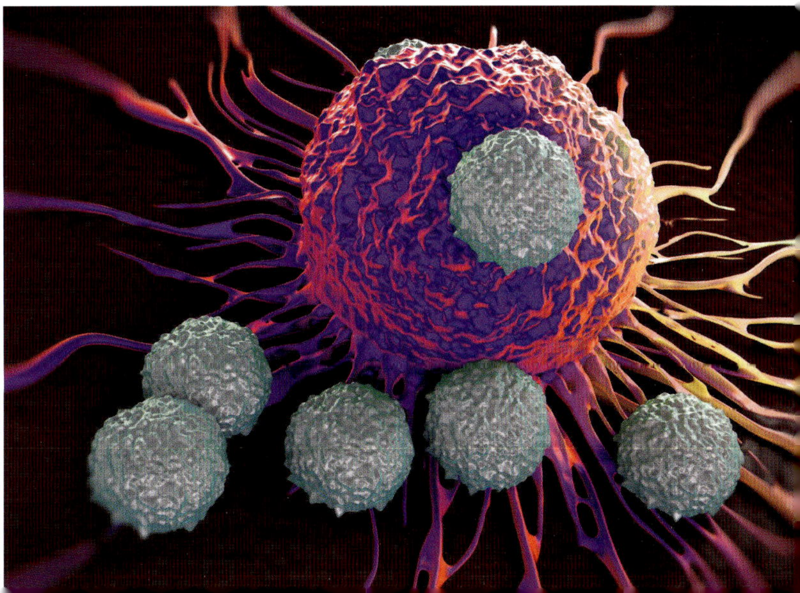

FALSCH

Schüßler-Salze sind echte Heilmittel

Krankheiten beruhen auf einer Störung des Mineralstoffwechsels, glaubte Wilhelm Heinrich Schüßler. Noch heute, etwa 150 Jahre später, gibt es seine Salze in jeder Apotheke. Aber heilen sie wirklich Krankheiten?

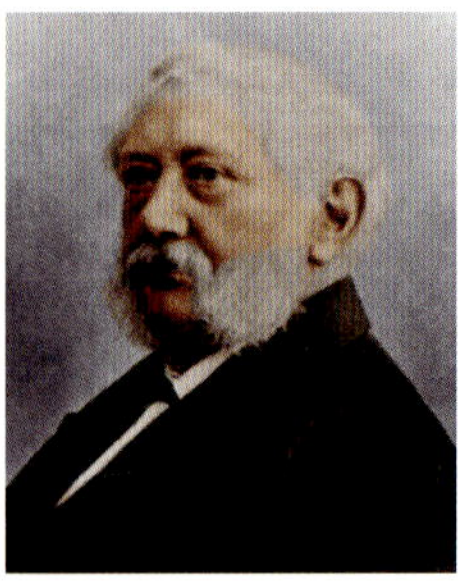

Wilhelm Heinrich Schüßler (1821–1898)

Um das Jahr 1873 entwickelte der deutsche Homöopath Wilhelm Heinrich Schüßler die Idee, mit Mineralsalzen in extrem hoher Verdünnung eine Fülle von Krankheiten kurieren zu können. Man brauche lediglich jeweils eines seiner ursprünglich zwölf „biochemischen Mittel" einzunehmen.

Damit setzte sich Schüßler von der „klassischen" Homöopathie nach Samuel Hahnemann (1755–1843) ab. Allerdings werden seine Salze ebenfalls unter Schütteln und Verreiben hergestellt und stark verdünnt. Die Mineralsalze – etwa Kaliumsulfat, Natriumchlorid (Kochsalz), Kalziumsulfat (Gips), Eisenphosphat und Kieselsäure – werden dabei zu Tabletten gepresst.

Um ein Milligramm eines von Schüßlers Mineralsalzen aufzunehmen, müsste man mehr als 1000 Tabletten schlucken; der Rest ist Milchzucker oder Rohrzucker.

Schüßler war ein Kind seiner Zeit, er kannte weder Viren noch Bakterien und ahnte nichts vom Immunsystem. Den Mineralstoffwechsel kennt man inzwischen recht genau und weiß: Die in Schüßlers Salzen eingesetzten Mengen sind viel zu gering, um irgendwelche Wirkung zu haben. Um nur ein Milligramm aufzunehmen, müsste man mehr als 1000 Tabletten schlucken; der Rest ist beispielsweise Milchzucker. Allein mit der täglichen Nahrung nehmen wir ein Vielfaches der in Schüßlers Tabletten enthaltenen Menge an Mineralien auf.

Die Komplex-Biochemie

In den 1920er-Jahren entwickelte der Arzt Konrad Grams eine „Komplex-Biochemie" mit etwa 30 Kombinationspräparaten aus Schüßler-Salzen. Sie waren zur Selbstbehandlung gedacht, indem einfach die Krankheitsbilder angegeben wurden, gegen die sie wirken sollten, z. B. Husten. Es gibt diese Kombinationspräparate heute noch.

Die mittlerweile 27 Schüßler-Salze (die Anhänger fügten 15 weitere hinzu) werden von Heilpraktikern gern eingesetzt. Den Wünschen der Kunden entsprechend werden heute auch die Schüßler-Salze Nr. 1 bis 12 glutenfrei, laktosefrei und vegan angeboten. Und obwohl Schüßler-Salze in jeder Apotheke erhältlich sind, gibt es keine wissenschaftliche Studie, die eine Wirksamkeit der Salze nachweisen würde – abgesehen vom reinen Placeboeffekt.

FALSCH

Gähnen ist ein Hinweis auf Sauerstoffmangel

Tiere tun es, Menschen tun es, selbst schon im Mutterleib. Doch bis heute weiß niemand, was eigentlich der Sinn des Gähnens für den Organismus ist. Sauerstoffmangel ist es jedenfalls nicht.

Wir gähnen praktisch jeden Tag mindestens einmal, im gesamten Leben vermutlich rund 250 000-mal. Der Mund öffnet sich weit, die Muskeln des Gesichts sowie die Brust- und Nackenmuskulatur werden angespannt, wir atmen tief ein und wieder aus. Nach etwa sechs Sekunden ist alles vorbei – wenn man sich nicht, was zum Glück nur selten vorkommt, das Kiefergelenk ausgehängt hat.

Nicht auf Menschen beschränkt

Doch warum wir gähnen, ist von alters her ein Rätsel. Müdigkeit, Langeweile, Psychostress? Angelernt ist Gähnen nicht, da schon Ungeborene im Mutterleib ab der elften Schwangerschaftswoche gelegentlich gähnen. Dieser Reflex ist übrigens nicht auf den Menschen beschränkt: Auch viele Tiere gähnen, wie Hunde- und Katzenbesitzer wissen.

In zahlreichen Kulturen zählt es zum guten Ton, das Gähnen zu unterdrücken – das funktioniert mit einiger Anspannung durch Zusammenbeißen der Zähne – oder wenigstens die Hand oder den Ärmel vor den Mund zu halten. Teils mag das mit der Vorstellung einhergehen, Gähnen sei ein Anzeichen von Desinteresse, was man dem Gesprächspartner nicht zumuten möchte.

Im Mittelalter hielt man Gähnen für riskant, da durch den offenen Mund ein Teufel eindringen bzw. die Seele entweichen könne; das sollte die vorgehaltene Hand verhindern.

Später glaubte man, Gähnen steigere die Sauerstoffversorgung des Blutes. Aber 1987 stellte der amerikanische Psychologe Robert R. Provine von der Universität Maryland fest, dass der Kohlendioxidgehalt der Umgebungsluft keinen Einfluss auf die Gähnfrequenz hat. Seither ist die Sauerstoffhypothese vom Tisch.

Auf jeden Fall ist Gähnen „ansteckend“. Manche gähnen schon, wenn sie ein Bild mit einem Gähnenden sehen. Offenbar spielt dabei die Empathie, das Einfühlenkönnen in die Stimmung anderer, eine Rolle.

Nachmittags haben viele Menschen ein Aufmerksamkeitstief. Dann wird besonders häufig gegähnt.

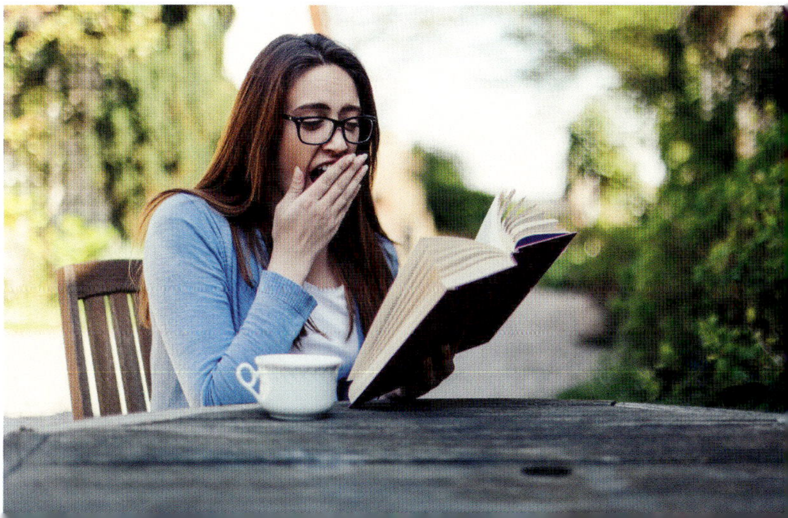

RICHTIG

Cannabis kann ein wertvolles Medikament sein

Jahrzehntelang war die alte Kulturpflanze Hanf – Fachbegriff Cannabis – vor allem als Lieferant von Marihuana und Haschisch bekannt. Seit einigen Jahren werden ihre Wirkstoffe aber auch medizinisch genutzt.

Hanf oder Cannabis gilt seit Urzeiten als ausgesprochen nützliches Gewächs. Aus den Fasern der Stängel fertigt man Seile, und aus den Samen lässt sich ein feines Speiseöl pressen. Die Blüten liefern neben Rauschdrogen wie Haschisch und Marihuana ein ätherisches Öl, das in Kosmetika verwendet wird und dank seines Duftes Spürhunden hilft, Drogenschmuggler zu enttarnen. Auch botanisch ist Cannabis bemerkenswert: Es gibt männliche und weibliche Hanfpflanzen, die jeweils männliche oder weibliche Blütenstände tragen.

Uraltes Heilkraut

Wie bei vielen Arzneipflanzen waren auch beim Hanf schon vor Jahrtausenden die Heilwirkungen bekannt. In China etwa galt das Harz aus der Blüte als hilfreich gegen Malaria, Rheuma und Gicht. Orientalische Ärzte wendeten Hanfwirkstoffe gegen Hautkrankheiten, Ohrenleiden, Würmer und zur Schmerzstillung an. Die heilkundige Hildegard von Bingen verzeichnete Wirkungen gegen Übelkeit und Magenprobleme.

Rauschmittel

Hanfprodukte zu Rauschzwecken sind ebenfalls seit langer Zeit in Gebrauch und werden unter vielen Namen gehandelt. Unter Haschisch versteht man das Harz, das aus den weiblichen Blüten gewonnen wird. Haschischöl presst man ebenfalls aus diesen Blüten. Marihuana dagegen besteht aus den zerkleinerten und getrockneten Blütentrauben und Blättchen der weiblichen Pflanze.

Im Jahr 1925 setzte die Zweite Internationale Opiumkonferenz Hanf als Rauschgift auf den Index. Das Verbot wurde in das deutsche Opiumgesetz von 1929 und dann erneut in das Betäubungsmittelgesetz von 1971 aufgenommen.

Obwohl eine US-amerikanische Forschergruppe 1944 viele der dem Hanf zugeschriebenen negativen Berichte nicht bestätigte, änderte sich nichts an den Verboten. Aller-

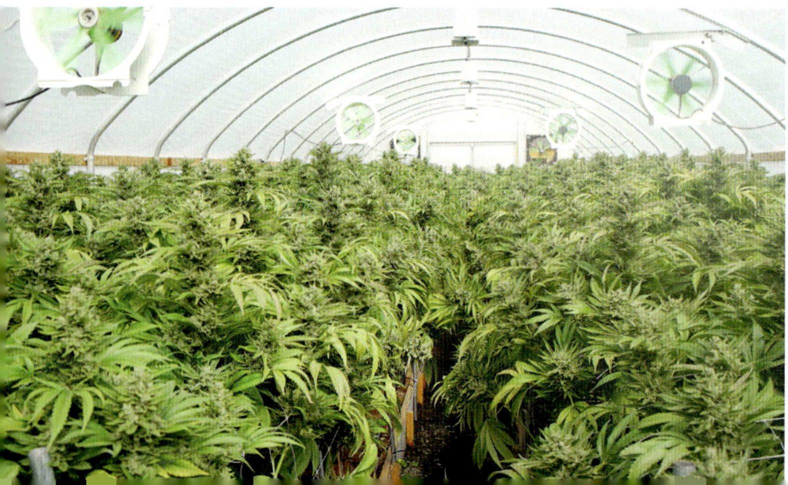

Legaler Anbau von Hanfpflanzen zum medizinischen Gebrauch in Kanada. Von dort stammen die deutschen Cannabisimporte hauptsächlich.

dings gab es zunehmend Stimmen, die dafür eintraten, Hanfwirkstoffe in der Medizin zu verwenden. So besteht z. B. seit 2000 die Internationale Arbeitsgemeinschaft für Cannabinoidmedikamente (IACM), die sich der Forschung und dem Austausch zwischen Wissenschaftlern, Ärzten und Patienten verschrieben hat. Das ist auch nötig, denn trotz aller Erfolge sind Cannabismedikamente in vielen Ländern immer noch illegal.

In Deutschland wurde 2011 das Betäubungsmittelrecht so modifiziert, dass cannabishaltige Fertigarzneien verschrieben werden dürfen. Seit einigen Jahren gibt es daher einen Mundspray gegen Spastik bei multipler Sklerose und ein Medikament gegen Erbrechen bei der Krebs-Chemotherapie.

Die Cannabisagentur

Am Bundesinstitut für Arzneimittel und Medizinprodukte in Bonn wurde eine neue staatliche Stelle gegründet, die den gesamten Bereich „Hanf als Arzneimittel" steuern und kontrollieren soll: die Cannabisagentur. Sie erteilt Anbaugenehmigungen und nimmt das Produkt nach der Ernte in Besitz, lagert es aber nicht selbst. Sie prüft Qualität, Verarbeitung, Preisgestaltung, Weiterverarbeitung und Lieferung an Apotheken. Einstweilen steht in Deutschland nur importiertes Cannabis zur Verfügung; mit Produkten aus eigenem Anbau wird ab 2020 gerechnet.

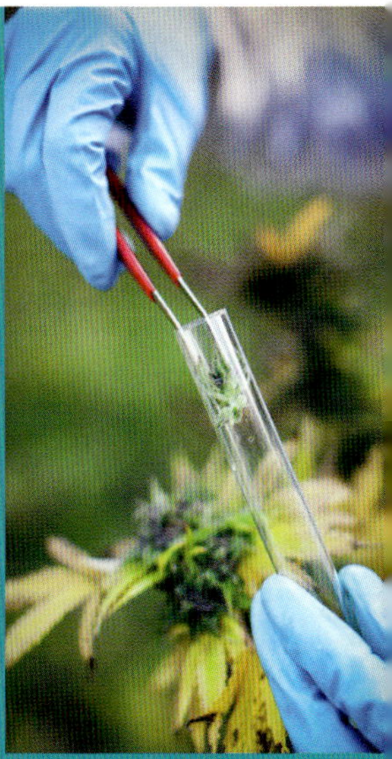

Entnahme einer Cannabisblüte zum Zweck der Überprüfung im Labor

Gegen schwere Krankheiten

Wie es typisch ist für Arzneipflanzen, so enthält auch der Hanf Wirkstoffe mit unterschiedlichen Eigenschaften. Bei der Hanfpflanze sind dies neben aberhundert weiteren chemischen Verbindungen vor allem das Tetrahydrocannabinol (THC) und das Cannabidiol (CBD). Rauscherzeugend ist vor allem das THC. Das CBD dagegen hat zahlreiche medizinische Vorteile. Studien geben Wirkungen an gegen Epilepsie, Übelkeit nach Chemotherapie, Tourette-Syndrom, Schmerzen, Angst, multiple Sklerose und Schizophrenie. Allerdings sind, wie ein von der Techniker-Krankenkasse 2018 erstellter Report feststellt, in vielen Fällen die Studien nicht aussagekräftig genug. Weitere Forschung ist nötig, aber auch sie wird vermutlich noch eine Reihe von interessanten Ergebnissen bringen.

Der Inhaltsstoff CBD hat zahlreiche Vorteile. Studien ermittelten Wirkungen gegen Epilepsie, Übelkeit nach Chemotherapie, Tourette-Syndrom, Schmerzen, Angst, multiple Sklerose und Schizophrenie.

Grundsätzlich werden Cannabismedikamente erst verschrieben, wenn bei schweren Leiden alle anderen Therapien gescheitert sind. Seit im März 2017 das Betäubungsmittelgesetz erneut geändert wurde, sind auch Cannabisblüten und Cannabisextrakte erlaubt. Allerdings müssen diese legal importiert sein. Pro Jahr genehmigen die Krankenkassen mehrere tausend Anträge auf Cannabistherapien. Zuvor brauchten Ärzte und Patienten dafür eine Ausnahmegenehmigung der Bundesopiumstelle.

RICHTIG

Im Krankenhaus kann man sich gefährliche Keime zuziehen

Krankenhäuser sind eine segensreiche Einrichtung. Aber dort tummeln sich auch besonders viele Keime, die für schwerkranke Patienten ein großes Risiko darstellen. Deshalb spielt das Thema Krankenhaushygiene heutzutage eine besondere Rolle in der Gesundheitspolitik.

Begriffserklärung: Der Begriff Hygiene geht auf die griechische Göttin der Gesundheit zurück, Hygieia. Ihr Vater war Asklepios, der Gott der Heilkunst.

Ein Krankenhausaufenthalt kann für Menschen mit geschwächtem Immunsystem ein besonderes Infektionsrisiko bedeuten. Keime, die etwa ein 30-jähriger Besucher mitbringt und die ihm nichts ausmachen, können für einen 80-jährigen frisch Operierten tödlich sein. Zu diesen Keimen, die Besucher ins Krankenhaus tragen, gesellen sich jene, die im Krankenhaus selbst trotz aller Hygienemaßnahmen allgegenwärtig sind: die sogenannten Krankenhauskeime.

Erschreckende Zahlen

Nach Informationen der Europäischen Seuchenbehörde ECDC von 2015 sterben pro Jahr etwa 33 000 Menschen in der EU an Mikroben, die sie sich erst im Krankenhaus zugezogen haben. In Deutschland erkrankten im gleichen Jahr etwa 55 000 Menschen an solchen, wie die Mediziner sagen, „nosokomialen Infektionen“ (Krankenhausinfektionen), und 2400 starben daran.

Ein Patient auf der allgemeinen Station hat ein Infektionsrisiko von etwa 3 %. Auf der Intensivstation steigt die Rate auf 15 %. Am häufigsten sind Harnwegsinfekte, Sepsis (Blutvergiftung) aufgrund von Verunreinigungen durch Venenkatheter, Lungenentzündungen sowie Entzündungen von Operationswunden.

Selbst ein harmloser Routineeingriff kann durch Krankenhauskeime zu einer Sepsis führen: Rasch breiten sich die Keime im Körper aus, überwältigen das Immunsystem, führen zu Organversagen, oft monatelangem Leiden, manchmal auch zum Tod.

Normalerweise kann man eine Sepsis rasch durch Antibiotikagaben bekämpfen. Doch zunehmend breiten sich gerade in

Hygienevorschriften

Das Thema Krankenhaushygiene beschäftigt die Politik seit Jahren. Es gibt ein Infektionsschutzgesetz, gemäß dem der ärztliche Klinikleiter die Verantwortung für die diesbezügliche Sicherheit trägt. Zudem schreiben die meisten Bundesländer die Einstellung eines „hygienebeauftragten Arztes“ vor. Er muss zwei Jahre klinisch gearbeitet und eine Weiterbildung absolviert haben. Zusätzliche Hygienefachkräfte erstellen Hygienepläne und achten auf deren Durchführung.

Krankenhäusern Keime aus, denen Antibiotika nichts mehr anhaben können, weil sie resistent geworden sind. Das bedeutet: Entweder haben sie biochemische Tricks entwickelt, um das Antibiotikum rasch abzubauen, oder sie haben ihre biochemischen Eigenschaften so verändert, dass der antibiotische Angriff sie gar nicht erst trifft.

Wie es zur Resistenz kommt

Die Resistenzentwicklung von Keimen ist ein typisches Beispiel für Evolution. Bakterien vermehren sich bei guten Bedingungen rasch und verändern dabei bisweilen ihr Erbgut ein wenig. Manchmal hat eines unter Millionen zufällig eine Fähigkeit erworben, die es gegen den chemischen Angriff eines bestimmten Antibiotikums immun macht.

Das bietet dem Keim einen großen Vorteil, wenn die Bakterienpopulation mit diesem Antibiotikum konfrontiert wird: Er überlebt, vermehrt sich ungehindert und seine Nachkommen sind ebenfalls mit den Resistenzgenen ausgestattet.

Es sind meist gar keine exotischen Keime, die Resistenzen zeigen, sondern oft alte Bekannte. Der berüchtigte MRSA (Methicillin-Resistenter Staphylococcus Aureus) zum Beispiel ist eigentlich ein verbreitetes und meist harmloses Bakterium namens Staphylococcus aureus. Dieses Bakterium hat nun Stämme entwickelt, die gegen das Antibiotikum Methicillin resistent sind. Aber nicht nur dagegen, sondern inzwischen auch gegen andere Antibiotika, weshalb MRSA heute oft im Sinne von „Multi-Resistenter Staphylococcus Aureus“ gebraucht wird.

Die Multi-Resistenz ist, wie man sich denken kann, besonders gefährlich. Dazu kommt es, wenn Bakterien Gentransfer betreiben, d. h. chemische Informationen in Form von Erbgutpaketchen untereinander austauschen. Solche Keime sind – wie die MRSA – gegen ganze Gruppen von Antibiotika gefeit, selbst wenn sie das entsprechende Antibiotikum noch nie erlebt haben.

Dass es heute mehr als ein Dutzend multiresistenter Keime gibt und sie sich immer weiter verbreiten, daran ist der Mensch schuld. Denn wir nutzen seit Jahren Antibiotika selbst bei Krankheiten, gegen die sie gar nicht helfen können, und in manchen Ländern kann man sie billig und rezeptfrei kaufen. Auch brechen viele Kranke die Antibiotika-Therapie vorzeitig ab, nämlich sobald sie sich besser fühlen. Dann haben noch genügend Bakterien Gelegenheit, sich wieder zu vermehren.

Viele Kranke brechen die Antibiotika-Therapie ab, sobald sie sich besser fühlen.

Die eiserne Reserve

Ärzte dürfen bei schweren Infektionen mit multiresistenten Keimen auf „Reserveantibiotika“ zurückgreifen, doch auch die verlieren nach und nach ihre Wirksamkeit. Deshalb sucht die Pharmaforschung unter enorm hohem Aufwand ständig nach neuen antibiotisch wirkenden Stoffen. Werden welche gefunden, sollen sie als Reserveantibiotika eingesetzt werden.

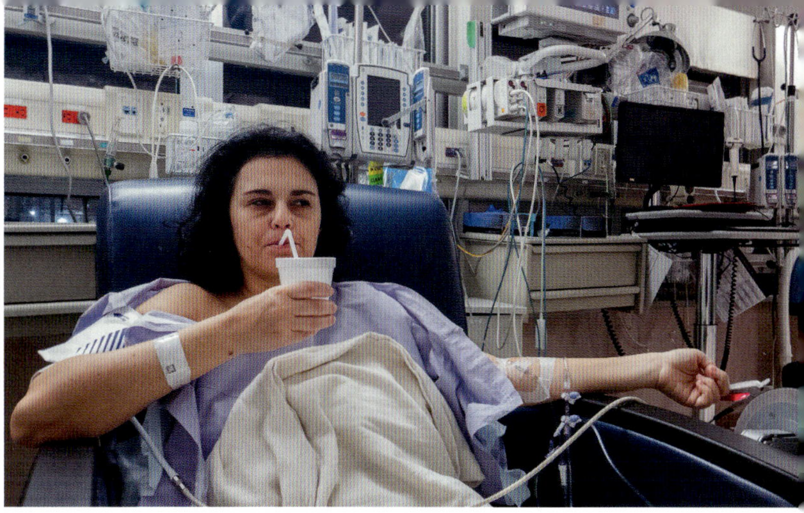

Eine frisch operierte Patientin. In Räumen wie diesem müssen höchste Hygienestandards herrschen.

RICHTIG

Bei Erkältung sind Hausmittel immer noch sinnvolle Maßnahmen

Erkältung, der grippale Infekt, ist eine Viruserkrankung, der mit Medikamenten kaum beizukommen ist. Der Körper muss sich selbst wehren. Alles was man tun kann, ist, die Symptome abzumildern. Und dabei können Hausmittel ausgezeichnet helfen.

Bei schwerem Krankheitsgefühl und hohem Fieber muss der Arzt gerufen werden, doch bei Halsschmerzen, Schnupfen, Husten und leichtem Fieber helfen die althergebrachten Hausmittel. Sie halfen schon früher, als man über die Ursachen eines solchen Infekts nicht Bescheid wusste. Man dachte, dass man sich eine Erkältung holte, wenn man zu dünn bekleidet oder mit nassen Haaren in die Kälte hinaus ging. Heute weiß man: Erkältungserreger sind nicht die Außentemperaturen, sondern Viren, und eine Erkältung bekommt man durch Ansteckung.

Nur für Erwachsene

Die hier beschriebenen Hausmittel sind nur bei Erwachsenen und Jugendlichen ab 16 Jahren anzuwenden. Für Kinder gibt es andere Mittel, die der Kinderarzt empfiehlt. Er wird vor allem zu Paracetamol raten, um einem Kind die Krankheitstage zu erleichtern.

Inhalieren und Hühnerbrühe

Ist dann die Nase verstopft, kocht man Wasser auf, schüttet es in eine Schüssel und legt ein Handtuch über den Kopf. Dann folgt die heilende Handlung: Man zieht langsam den Dampf in die Nase. Die Wärme verflüssigt den Nasenschleim, sodass er abläuft. Auf diese Weise hindert man die Viren daran, in die Nasennebenhöhlen aufzusteigen, wo sie eine Sinusitis verursachen können.

Ein populärer Tipp bei Erkältung ist seit alten Zeiten auch die Hühnerbrühe. Es gibt

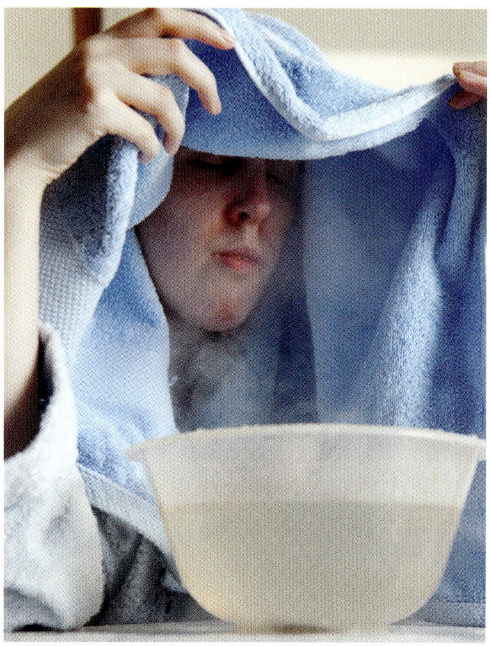

Inhalieren, bei Erkältung eines der besten Hausmittel, befeuchtet die Nasenschleimhaut und löst den Schleim.

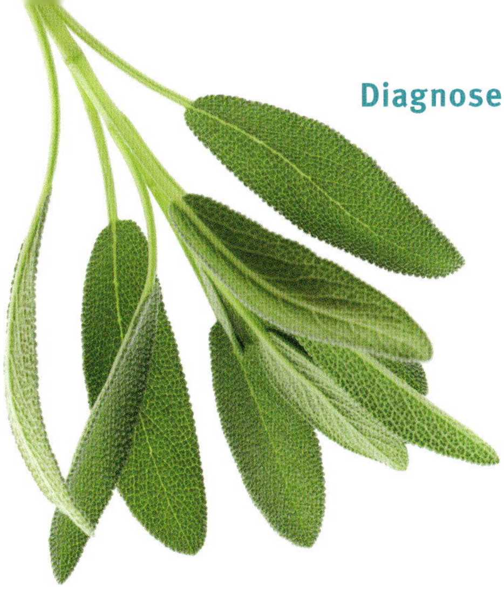

Salbei (Salvia officinalis) ist ein aromatisches Heilkraut, das vor allem bei Erkältungen als Tee nützlich ist.

zwar keinen wissenschaftlichen Nachweis, dass Hühnerbrühe Erkältungsviren bekämpft, aber sie hilft beim Abmildern der Symptome. Sie trägt dazu bei, den Flüssigkeitsverlust zu ersetzen, den der Körper durch Schwitzen und Schnupfen erleidet, sie enthält Mineralsalze und tut dem Magen bei Appetitlosigkeit gut. Und wenn sie Zwiebeln und Lauch enthält, nimmt man sogar antibakterielle Naturstoffe zu sich.

Ein typisches Hausmittel bei Erkältung und Fieber ist auch heißer Holundersaft mit Honig – ein Getränk mit wertvollen Inhaltsstoffen und wohltuender Wirkung. Holundersaft enthält neben vielen anderen Substanzen Anthocyane, Honig wirkt bakterizid.

Salbei, ein bewährter Helfer

Eine der lästigsten Nebenwirkungen einer Erkältung sind Halsschmerzen und Husten. Aber auch in einem solchen Fall wusste man früher Rat: Mehrfach täglich Gurgeln mit Salbeitee war der Ratschlag der Wahl. Salbei bekämpft zwar auch keine Viren, wirkt aber vermutlich leicht bakterizid. Und die virengeschädigten Schleimhäute werden oftmals von Bakterien besiedelt – eine sogenannte Sekundärinfektion. Tatsächlich unterstützt Salbei die Schleimhaut dabei, ihren natürlichen Zustand wiederherzustellen und so auch die Viren loszuwerden. Zudem wirkt der Tee lindernd auf den kratzenden Hals.

Gegen Husten kann ein Honig-Zwiebel-Sirup bereitet werden: Man schneidet eine Zwiebel klein und legt sie einige Stunden in ein Schälchen mit drei Esslöffel Honig. Davon wird mehrmals täglich ein Löffel eingenommen. Zwiebeln und Honig enthalten antibakterielle Wirkstoffe und können daher zumindest bakterielle Sekundärinfektionen lindern.

Wadenwickel bei Fieber

Fieber ist eine sinnvolle Maßnahme des Körpers bei Erkältung, denn die Temperaturerhöhung hilft ihm bei der Bekämpfung der Krankheitserreger. Warmer Tee, etwa aus Lindenblüten, fördert das Schwitzen und gleicht den Flüssigkeitsverlust aus.

Bei hohem Fieber allerdings sind – in Absprache mit dem Arzt – Wadenwickel angebracht. Diese Maßnahme wirkt oft genauso gut wie fiebersenkende Medikamente. Um die Unterschenkel wickelt man ein handwarmes feuchtes Tuch und hüllt darum ein dickes Handtuch. Der Patient wird nur leicht zugedeckt, und stündlich werden die Wickel erneuert. Dabei geht es nicht nur um die Wärmeabfuhr, sondern auch um die Anregung des vegetativen Nervensystems. Die Wadenwickel wirken entspannend und schlaffördernd. Und Schlaf ist wichtig, wenn man schnell wieder gesund werden will.

Zu hohes Fieber ist nicht gut. In diesem Fall sind Wadenwickel angebracht: Um die Unterschenkel wickelt man ein handwarm feuchtes Tuch und hüllt darum ein dickes Handtuch.

FALSCH

Verbrennungen sollte man mit Butter oder Mehl behandeln

Verbrennungen und Verbrühungen, die mehr als 10 cm² Haut geschädigt haben, gehören sofort in die Hand des Arztes. Kleinere Hautpartien kann man selbst behandeln – aber nicht mit Butter oder Mehl.

Verbrennungen und Verbrühungen (mit heißer Flüssigkeit) sind schon immer eine allgegenwärtige Gefahr im Haushalt gewesen. Deshalb gibt es eine Fülle von traditionellen Ratschlägen, wie damit umzugehen ist. Einer besteht darin, die geschädigte Hautpartie, sofern sie keine offenen Blasen aufweist, mit Butter zu bedecken. Butter kühlt im ersten Moment und man nahm an, dass sie die Regeneration der Haut fördert. Das ist nicht richtig. Im Gegenteil: Die Butterschicht verhindert, dass die Hitze der verbrannten Partie nach außen abgegeben wird. Durch diese Maßnahme dringt die Hitze nur noch tiefer ins Gewebe ein und verursacht weitere Schäden.

Kinder immer zum Arzt

Hat sich ein Kind oder gar ein Baby verbrannt oder verbrüht, bringt man es umgehend in die Notaufnahme, ganz egal, wie groß die Hautschäden sind. Oder man ruft den Rettungsdienst.

Was stattdessen zu tun ist

Erste Maßnahme ist in Fällen geringerer Verbrennungen oder Verbrühungen, die betroffene Stelle sofort unter dem Wasserhahn zu kühlen, aber nicht unter eiskaltem Wasser, sondern unter handwarmem. Auch handwarmes Wasser nimmt die Hitze aus dem Gewebe, denn die verbrannte Hautpartie ist ja heiß. Eiskaltes Wasser hingegen birgt die Gefahr von Erfrierungen.

Haben sich Brandblasen gebildet, so dürfen diese nicht aufgestochen werden, auch wenn sie schmerzen, denn das erhöht die Infektionsgefahr. Auf keinen Fall darf man jetzt, wozu früher oft geraten wurde, Mehl auf die Wunde streuen. Mehl kann Keime in die offene Wunde eintragen. Stattdessen sollte man ein Schmerzmittel nehmen.

Immer steril abdecken

Nach einigen Minuten der Kühlung wird die Verbrennung oder Verbrühung abgedeckt. Auf Blasen, die sich von selbst geöffnet haben, kommt eine sterile Wundauflage mit nichthaftender Beschichtung. Hautpartien, die gerötet, aber geschlossen sind, werden mit einer sterilen Mullbinde abgedeckt.

Ein ernster Fall liegt vor, wenn die verbrannte Hautstelle schwarz oder grau ist. Solche Verbrennungen können z. B. durch Hantieren mit brennbaren Flüssigkeiten beim Grillen entstehen. Die verbrannte Fläche schmerzt zunächst nicht, weil die Nervenenden in der Haut zerstört sind. Solche Brandverletzungen müssen unbedingt ärztlich behandelt werden.

FALSCH

Nach einem Herzinfarkt ist sexuelle Enthaltsamkeit nötig

Ein überstandener Herzinfarkt sollte zwar als Alarmzeichen und als Aufforderung gewertet werden, eine gesündere Lebensführung anzustreben. Aber er verurteilt nicht zu einem freudlosen Leben.

In Deutschland liegt die Wahrscheinlichkeit, an einem akuten Herzinfarkt zu sterben, zwischen 6 und 10 %. Oft sind Männer die Betroffenen. Meist haben Faktoren wie Rauchen, Übergewicht, erhöhte Blutfettwerte, Bluthochdruck oder Diabetes die Blutgefäße geschädigt und zu einem Infarkt geführt.

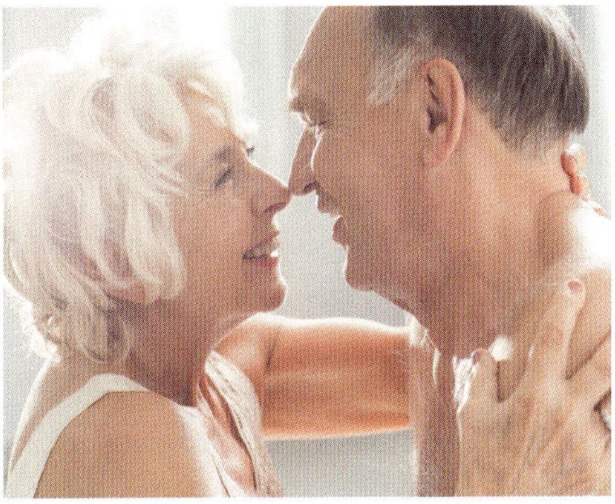

Auch nach einem Herzinfarkt muss auf Sex keineswegs verzichtet werden.

Wieder ins Leben finden

Ein Herzinfarkt ist ein einschneidendes Erlebnis. Man sollte das Ereignis als Warnzeichen betrachten, das Rauchen aufgeben, etwaiges Übergewicht abbauen und mehr Bewegung in den Alltag integrieren.

Worauf man dagegen nicht verzichten sollte, ist ein erfülltes Geschlechtsleben. Weil viele Herzinfarktpatienten einen erneuten Infarkt während des Geschlechtsakts befürchten, gibt es dazu eine Reihe von Studien. Forscher haben diese Frage 2012 für die American Heart Association untersucht und über 150 wissenschaftliche Publikationen ausgewertet. Sexuelle Betätigung sehen die Forscher für die meisten Herzinfarktpatienten als sinnvoll an. Denn Männer mit einem wieder regelmäßig und stabil arbeitenden Herzen haben, wie die Wissenschaftler schreiben, „im Allgemeinen ein geringes Risiko für unerwünschte kardiovaskuläre Ereignisse bei sexueller Aktivität".

Prof. Dietrich Rothenbacher (Universität Ulm) hält sexuelle Aktivität für wichtig im Hinblick auf die Psyche und die Partnerschaft. Er fand 2015 keine Anzeichen für negative Folgen von Sex bei Herzinfarktpatienten. Die Herzklinik Ulm erklärt dazu in ihrer Leitlinie Sexualität und Herzkrankheit für Ärzte: „Sex nach einem Herzinfarkt führt extrem selten zum plötzlichen Herztod und dann überwiegend bei außerehelichem Sex (ein Herzinfarkt auf zehn Millionen sexuelle Aktivitäten)."

Sex nach einem Herzinfarkt führt extrem selten zum plötzlichen Herztod.

RICHTIG

Bei einer MRT bekommt man keine Röntgenstrahlung ab

Jahrtausendelang wünschten sich Heiler, ins Innere des lebendigen Körpers zu schauen, ohne ihn zu verletzen. Röntgen machte es dann möglich. Heute gibt es Verfahren wie die MRT, die ohne Strahlen auskommen.

Es war eine Sensation, als Wilhelm Conrad Röntgen im November 1895 die nach ihm benannten durchdringenden Strahlen entdeckte. Und schon im Dezember stellte er ein erstes medizinisches Röntgenbild her: die Hand seiner Frau mit Ehering. Sie musste dafür 25 Minuten lang ruhig sitzen.

Wie Röntgen funktioniert

Gewebe lässt die Strahlen besser durch als etwa Knochen oder gar metallene Fremdkörper. Diese zeichnen sich daher besonders deutlich auf dem Röntgenbild ab.

Fortan ließen sich Knochenbrüche besser richten und Fremdkörper orten. Später konnte man auch Krebsherde und andere Krankheitsfolgen ermitteln. Die energiereichen Strahlen brachten manchen Ärzten allerdings einen frühen Tod, weil man anfangs die Gefahren nicht kannte beziehungsweise missachtete.

Moderne Röntgentechnik

Heute werden weltweit jährlich Milliarden von Röntgenbildern angefertigt. Strenge Sicherheitsmaßnahmen und Überwachungen verhindern Schäden bei Ärzten und Helfern. Dank hochempfindlicher Digitalkameras mit weit geringeren Strahlendosen als bei älteren Geräten sind Patienten ebenfalls nach Möglichkeit geschützt. Dennoch wägt ein Röntgenarzt vor jeder Durchleuchtung Nutzen und Risiko ab.

Bei der Röntgentomografie wird der Patient in eine Röhre geschoben. Während er dort still liegt, kreisen Röntgenstrahler und digitale Aufnahmegeräte um ihn herum und nehmen das Bild seines Körperinnern aus mehreren hundert unterschiedlichen Richtungen auf. Ein Computer setzt dann aus den so gewonnenen Daten ein scharfes räumliches Bild des Körperinnern oder bestimmter Bereiche zusammen, das herkömmliche Röntgenaufnahmen in der Qualität weit übertrifft.

Wenn möglich strahlungsfrei

Diese Verfahren arbeiten mit schwacher Strahlung, die im Vergleich zum Nutzen bei entsprechender Anwendung tolerierbar ist. Dennoch sind strahlungsfreie bildgebende Verfahren nach Möglichkeit zu bevorzugen.

In zahlreichen Arztpraxen findet man Ultraschallgeräte, die es erlauben, mithilfe von Echos hochfrequenter unhörbarer Schallwellen in den Körper zu schauen. Weit genauere Bilder liefert die Magnetresonanztomografie (MRT), auch Kernspintomografie genannt, aber sie ist auch viel aufwendiger.

Vor allem in der Darstellung von Weichteilgewebe ist die MRT der Röntgentechnik überlegen. Sie fußt auf Wasserstoffatomen, der häufigsten Atomsorte im Körper.

Funktion der Wasserstoffatome

Man muss sich die Kerne von Wasserstoffatomen wie winzige Kreisel vorstellen, deren Achsen in alle Richtungen zeigen. Ein starkes Magnetfeld im Gerät richtet sie so aus, dass alle in die gleiche Richtung weisen.

Nun schickt man einen kurzen Radiopuls aus, der wie ein kräftiger Windstoß auf eine Kompanie Soldaten wirkt: Alle kippen um und richten sich langsam wieder auf. Bei den Wasserstoffkernen bedeutet dass: Sie nehmen die Radiowellenenergie auf, können sie aber nicht behalten und geben sie als Radiowelle ab, während sie sich wieder im Magnetfeld ausrichten. Hochempfindliche Antennen im Gerät nehmen diese schwachen Abkling-Radiowellen auf, und ein Computer setzt die Daten zu einem räumlichen Bild zusammen.

So erhält man genaue Bilder etwa von Details der Organe, von Bandscheiben, Muskeln, Gehirn und Tumoren. Wenn nötig, verstärkt man den Bildkontrast durch vorheriges Injizieren von Kontrastmitteln.

Die Echtzeit-MRT wiederum kann Bewegungen im Körper, etwa den Blutstrom oder das arbeitende Herz, sichtbar machen. Die funktionelle MRT dient dazu, die Arbeit des Gehirns zu untersuchen. Sie kann beispielsweise aktive oder inaktive Bereiche aufdecken und so zeigen, welche Gehirnregionen am Lösen bestimmter Aufgaben beteiligt sind.

Die funktionelle MRT kann beispielsweise aktive oder inaktive Bereiche des Gehirns aufdecken und so zeigen, welche Gehirnregionen am Lösen bestimmter Aufgaben beteiligt sind.

Mit radioaktiver oder Röntgenstrahlung hat die MRT also nichts zu tun, und es sind auch keine Nebenwirkungen bekannt oder zu erwarten. Unangenehm ist für manche höchstens das lange Stillliegen in einer relativ engen Röhre.

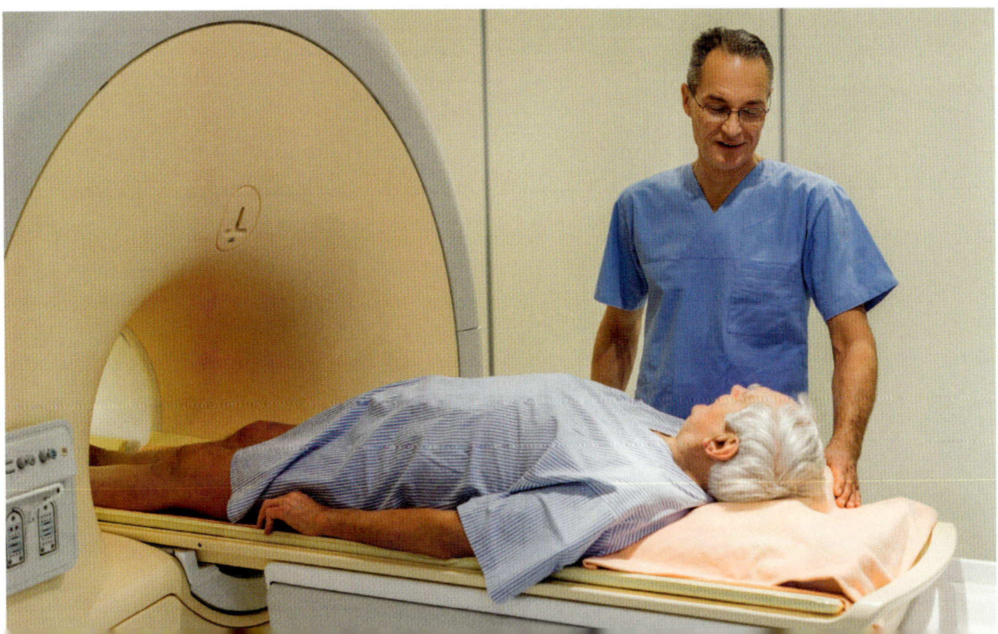

Da die MRT mit einem Magnetfeld arbeitet, werden Träger von Herzschrittmachern unter größter Vorsicht untersucht. Implantate aus nichtmagnetisierbarem Metall sind meist unproblematisch.

Richtig, aber …

Bluttransfusionen sind heutzutage sehr sicher

Bisweilen rettet nur übertragenes Fremdblut das Leben. Das Risiko, dabei mit einer Krankheit infiziert zu werden, ist inzwischen äußerst gering, auch wenn es in sehr seltenen Fällen zu Komplikationen kommt.

Begriffserklärung: Das Wort Transfusion setzt sich zusammen aus lateinisch *trans* (jenseits, hinüber) und *fusio* (Schmelze). Zwei Lebewesen werden quasi über ihr Blut verschmolzen.

Blut ist bekanntlich ein besonderer Saft. Das wusste man schon vor Jahrtausenden und trank (meist) tierisches Blut zur Verjüngung und zur Förderung der Gesundheit. Erst 1666, nach Entdeckung des Blutkreislaufs, begann man mit der direkten Übertragung von Blut zu experimentieren, teils an Tieren, teils schon an Menschen. Gelegentlich rettete das ein Leben, aber häufig gab es auch beklagenswerte Misserfolge, bei denen der Patient in kürzester Zeit verstarb.

Das änderte sich erst, als der Arzt Karl Landsteiner das Blut näher erforschte und im Jahr 1901 entdeckte, dass es unterschiedliche Blutgruppen gibt. Blut unterschiedlicher Gruppen darf nicht vermischt werden, weil sonst die roten Blutkörperchen sofort verklumpen – eine Reaktion des Immunsystems, das dieses Blut als fremd erkennt und bekämpft. Kein Wunder daher, dass es zuvor so viele Todesfälle gab.

Wichtige Übereinstimmung

Inzwischen kennt man noch weitere Blutmerkmale, darunter den bekannten Rhesusfaktor. Die meisten rufen bei Nichtübereinstimmung nur leichte Reaktionen wie Fieber und Schüttelfrost hervor. Dennoch wird die Transfusion bei Auftreten solcher Symptome sofort gestoppt.

Heute trennt man das Blut meist auf und extrahiert jeweils rote Blutkörperchen (Erythrozyten), weiße Blutkörperchen (Granulozyten), Blutplättchen (Thrombozyten) und das wasserklare Blutplasma. Der Empfänger erhält dann nur den Blutbestandteil, den er braucht – rote Blutkörperchen bei Blutarmut und akuten Blutverlusten, weiße zur Unterstützung des Immunsystems bei Krebs. Thrombozyten dienen zur Steigerung der Blutgerinnung, Blutplasma kommt bei Mangel an Bluteiweißstoffen zum Einsatz.

Rückleitung von patienteneigenem Blut

Seit einigen Jahren setzt sich eine Methode durch, die besonders sparsam mit dem patienteneigenen Blut umgeht: das „Patient Blood Management". Die WHO empfiehlt diese Methode seit 2010.

Bei Operationen wird das dabei austretende Blut gesammelt und direkt wieder in den Patienten geleitet. An der Universitätsklinik Frankfurt spart dieses Verfahren rund 40 % der Blutkonserven ein, ohne dass dadurch die Patienten gefährdet würden. Untersuchungen in vier großen westaustralischen Kliniken zeigten, wie 2017 im Fachblatt *Transfusion* zu lesen, dass die Sterblichkeit und die Rate an Herzinfarkten um etwa ein Drittel zurückging, nachdem die Ärzte Blutkonserven sparsamer einsetzten.

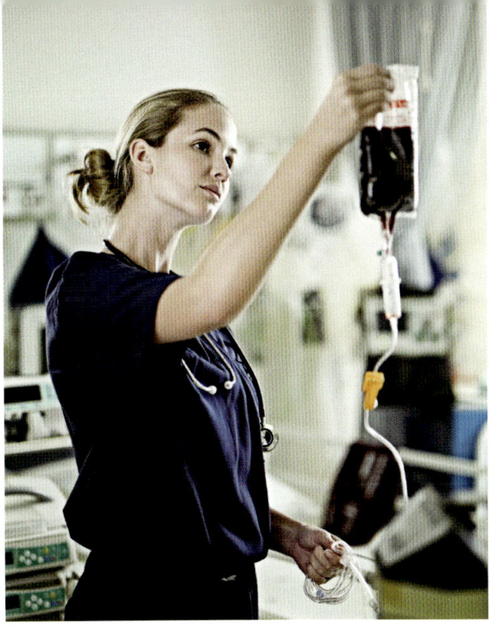

Krankenschwester bei der Überprüfung einer Blutkonserve

Gelagertes Spenderblut

Anfangs übertrug man Blut direkt von Blutgefäß zu Blutgefäß; später entdeckte man, wie man Blutkonserven haltbar machen und lagern kann. So konnte 1921 in London der erste Bluttransfusionsdienst entstehen, der Blut freiwilliger und unbezahlter Spender sammelte und zur Verfügung stellte.

Heute werden in Deutschland jährlich mehr als 4,5 Mio. Blutspenden verabreicht. Der größte Teil davon wird zur Versorgung von schwer Erkrankten eingesetzt, kleinere Teile bei Geburtskomplikationen und akuten lebensbedrohlichen Verletzungen.

Einverständnis des Patienten

Insgesamt sind Bluttransfusionen in Bezug auf Immunreaktionen sehr sicher geworden. Dennoch besteht ein gewisses Risiko, weshalb der Patient, außer in Notfällen, schriftlich sein Einverständnis erklären muss. Schließlich ist eine Transfusion im Grunde eine Organverpflanzung. Um Verwechslungen auch wirklich auszuschließen, wird kurz vor der Transfusion am Bett des Patienten noch eine Probe gemacht.

Die Gefahr, dass mit dem Fremdblut gefährliche Krankheitserreger übertragen werden, ist heute äußerst gering, und zwar dank moderner Testverfahren und strenger Überwachung. Das Risiko ist deutlich niedriger als eins zu einer Million. Früher waren es vor allem die AIDS erzeugenden HI-Viren, die eine Gefahr darstellten, sowie Hepatitis-Viren, die Leberentzündung verursachen. Normale Viren spielten kaum eine Rolle.

Der kalifornische Arzt Lawrence Goodnought von der Stanford University ist allerdings der Meinung, die sicherste Bluttransfusion sei die, die nicht erfolgt. Er kann dabei auf Erfahrungen am Krankenhaus Stanford Health Care verweisen. Als man dort aus Ersparnisgründen die Ärzte dazu anhielt, die Notwendigkeit jeder geplanten Transfusion zu begründen, sank die Anzahl der Transfusionen um ein Viertel. Gleichzeitig nahmen die Sterblichkeitsraten und die Aufenthaltsdauer der Patienten im Krankenhaus ab.

Da jede Fremdbluttransfusion das Immunsystem schwächt, ist es besser, das Eigenblut des Patienten zu nutzen.

Da jede Fremdbluttransfusion das Immunsystem, auf dessen Dienste kranke Menschen besonders angewiesen sind, schwächt, ist es sinnvoller, Eigenblut von Patienten zu nutzen. Mehrere Studien zeigten schon vor Jahren, dass die Rate an Todesfällen und schweren Komplikationen bei Fremdblut-Empfängern deutlich höher lag als bei Empfängern von Eigenblut. Vor voraussehbaren schweren Operationen gibt es daher die Möglichkeit, eigenes Blut zu spenden, das eingelagert und bei Bedarf verwendet wird.

Kann man Organe künstlich züchten?

Eidechsen ersetzen ihren abgeworfenen Schwanz, Regenwürmer bilden ihr Hinterteil notfalls neu. Beim Menschen allerdings wachsen beschädigte Organe nicht nach – noch nicht.

Schon im Altertum ersetzte man bisweilen fehlende Zähne, Füße oder Beine durch Prothesen. Später gab es auch eiserne Hände – etwa bei Götz von Berlichingen. Das waren sicher nützliche Hilfsmittel, doch konnten sie die Funktionen des Originals nicht annähernd ersetzen. Heute gibt es Beinprothesen, die selbst Leistungssportlern wieder volle Beweglichkeit geben. Zudem retten Geräte wie Dialysemaschinen als künstliche Nieren, Herz-Lungen-Maschinen oder Herzschrittmacher vielen Patienten das Leben.

In Versuchstieren arbeiten bereits künstliche Herzklappen, die mitwachsen.

› Selbst innere Organe werden in Zukunft zunehmend ersetzt werden. Bei einigen ist es bereits gelungen. So wurde 1969 das erste Kunstherz aus Metall und Kunststoff eingesetzt. Zuerst waren solche Versuche wenig erfolgreich, aber heute ist das Einsetzen eines künstlichen Herzens fast schon eine Routineoperation.

› Tausende von Typ-1-Diabetes-Patienten allein in Deutschland tragen eine Insulinpumpe am Körper, die ihnen in regelmäßigen Abständen durch eine Kanüle Insulin zuführt. Recht weit in der Entwicklung sind auch künstliche Bauchspeicheldrüsen für Diabetiker. Im Körper implantiert sollen sie mithilfe von Sensoren die jeweils nötige Insulinmenge bestimmen und abgeben.

Organe aus biologischem Gewebe

Der nächste Schritt war die Gewebekonstruktion (Tissue Engineering), Organe aus biologischem Gewebe statt aus Kunststoffen und Metall. Seit Jahren gibt es Knorpeltransplantate, die aus Gewebezellen von Knorpel oder Knochen des Patienten erzeugt werden und keine Abstoßungsreaktion provozieren. In Versuchstieren arbeiten bereits künstliche Herzklappen, die mitwachsen.

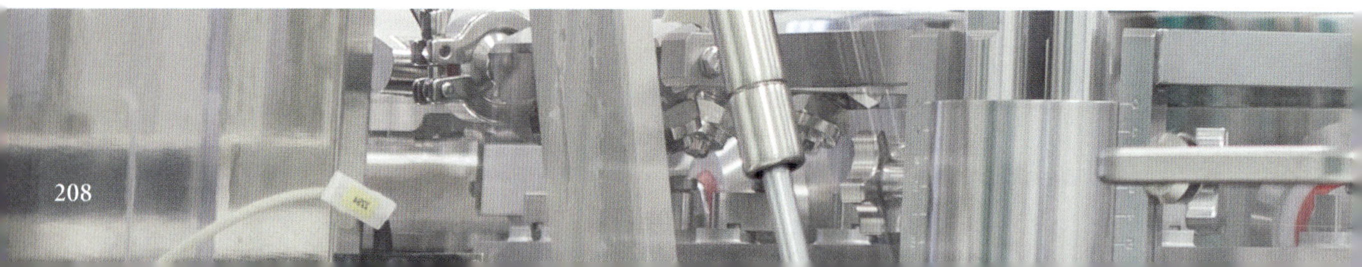

Erste Schritte auf dem Weg zur Entwicklung künstlicher Organe

Der Weg zum gezüchteten Organ ist lang und mühevoll. Aber es gibt eine Reihe erfolgversprechender Fortschritte, wenn auch zunächst vor allem an Tieren ausprobiert.

1969 Eingesetztes Kunstherz aus Metall und Kunststoff arbeitet 65 Stunden lang.

1981 Erste tragbare Insulinpumpe der Welt wird von Siemens angeboten. Sie kostet 6000 D-Mark und wird per Leihvertrag an die Benutzer übergeben.

2016 Japanische Forscher erzeugen bei Mäusen künstliche Haut. Sie hoffen, das Verfahren auch bald beim Menschen anwenden zu können.

2018 In mehreren Labors gelingt es, aus menschlichen Stammzellen erstes funktionsfähiges Nierengewebe herzustellen.

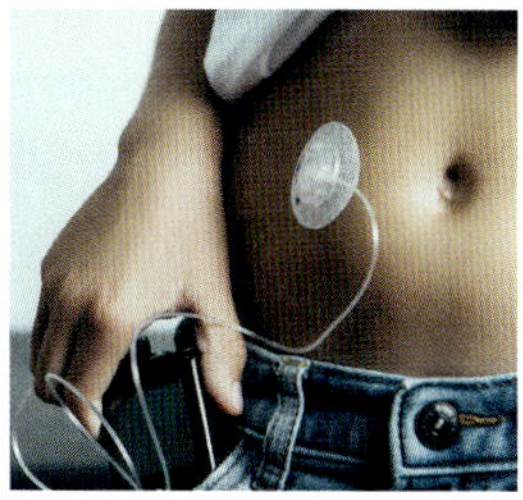

Junge Frau mit Insulinpumpe

Organoide

Besonders schwierig ist das Aufbauen ganzer Organe mithilfe patienteneigener Stammzellen, die mittels chemischer Signalstoffe in die jeweils gewünschte Zellart umgewandelt werden. In Schottland hat eine Arbeitsgruppe bereits funktionierendes Nierengewebe erzeugt, wenn auch nur im Kleinen als „Organoid". Japanischen Forschern gelang es, künstliche Haut aufzubauen, und auch Gehirngewebe ließ sich so zum Wachsen bringen. Vielleicht könnte auch solch ein Leber-Organoid eines Tages zu einer echten Leber heranreifen.

› Ein künstliches Herz allerdings ist ein viel größeres Problem. Meistens bauen die Wissenschaftler zunächst ein Gerüst aus biologischem Material, an das sich dann lebende Stammzellen anlagern können. Das Ganze liegt in einer Nährlösung und wird, soweit möglich, durch Wachstumsfaktoren unterstützt, also Wirkstoffe, wie sie auch der Körper zu diesem Zweck bildet. Schon 2008 gelang es, ein schlagendes, wenn auch unvollkommenes Rattenherz aufzubauen.

› Echte künstliche Organe liegen noch Jahrzehnte in der Zukunft, aber viele Forscher und Firmen arbeiten daran – schließlich wären sie auch ein grandioses Geschäft. Allerdings haben gerade die bisherigen Versuche den Forschern vor Augen geführt, wie wenig sie immer noch über das Zusammenspiel der einzelnen Zellen in den Organen wissen.

› Immerhin können auch die Organoide von Nutzen sein: Damit ist es möglich, die Wirkung bestimmter Medikamente besser zu studieren als im Tierversuch.

3D-Drucker

Mittels 3D-Drucker kann man bereits passende Knochenteile aus Knochenersatzmaterial erzeugen, die dann von echten Körperzellen besiedelt werden. Eines Tages lassen sich so vielleicht Zellen positionieren, die ein Organ mit Blutgefäßen, Nerven und anderen Gewebearten aufbauen.

RICHTIG

Placebos helfen manchmal tatsächlich

Scheinmedikamente sind in der Medizin extrem wichtige Mittel. Einerseits, weil man mit ihrer Hilfe die Wirkung echter Arzneistoffe testen kann. Andererseits, weil der Placeboeffekt tatsächlich zu heilen vermag.

Begriffserklärung:
Der Begriff Placebo kommt aus dem Lateinischen und bedeutet „Ich werde gefallen".

Um die Wirkung eines neuen Wirkstoffs zu testen, gilt in der medizinischen Forschung als Goldstandard der randomisierte Doppelblindversuch. Bei dieser Methode verabreicht man einer nach dem Zufallsprinzip ausgewählten (randomisierten) Gruppe von Personen den echten Wirkstoff (das Verum). Eine zweite Gruppe dagegen bekommt ein Präparat, das genauso aussieht, aber keinen Wirkstoff enthält, sondern zum Beispiel Mehl oder Zucker – ein Placebo.

Weder die Probanden noch die Ärzte wissen, wer das Verum und wer das Placebo erhält (daher doppelblind). Nur so lässt sich unterschwellige Beeinflussung vermeiden. Erst wenn alle Wirkungen in beiden Testgruppen aufgezeichnet sind, wird die Versuchsanordnung offengelegt. Hat das Verum deutlich besser gewirkt als das Placebo, kann es nur am Arzneistoff liegen.

Japans weiße Pillen

Die meisten Tabletten sind weiß. In Japan allerdings müssen sie weißer als weiß sein, denn dort lassen sie sich nur an den Patienten bringen, wenn dieser die Assoziation der absoluten Reinheit mit ihnen verbinden kann. Firmen, die ihre Pillen nach Japan exportieren, setzen daher Check- und Sortierprogramme ein.

Der Placeboeffekt

Es zeigt sich dabei immer wieder, dass etwa 30–40 % der Teilnehmer in der Placebogruppe ebenfalls eine Wirkung verspüren. Das bezeichnet man als Placeboeffekt. Eltern kennen dieses Phänomen: Wenn der mütterliche Zuspruch sowie „Pusten und Piratenpflaster" die Schmerzen des Kindes lindern.

Dieser Effekt wird auch von Heilern aus der Esoterikszene genutzt. Handauflegen, Geistheilungen, Besprechen von Warzen und Gürtelrose, Heilsteine oder magisches Wasser können auf diese Weise eine gewisse Heilwirkung zeigen.

Aktivierte Selbstheilungskräfte

Wahrscheinlich hat sich die Empfänglichkeit für psychische Heilwirkungen im Laufe der Evolution herausgebildet. Jahrmillionenlang mussten unsere Vorfahren ohne Ärzte auskommen und waren ausschließlich auf die Fürsorge von Gruppenmitgliedern und magische Praktiken des Schamanen angewiesen. Wer mit Körper und Psyche darauf ansprach und so seine Selbstheilungskräfte aktivieren konnte, hatte deutlich bessere Überlebenschancen.

Auf Einbildung beruht der Placeboeffekt keineswegs. Zahlreiche Studien zeigten tatsächliche, messbare Wirkungen im Körper. Beispielsweise lösen Placebos gegen Schmerz

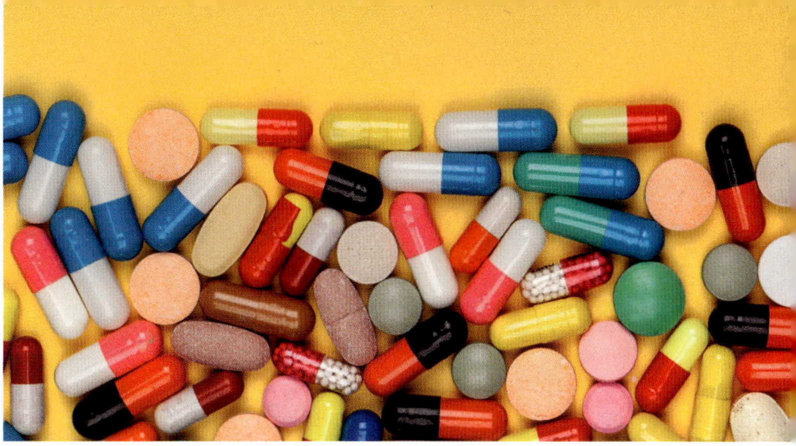

im Körper die Ausschüttung von körpereigenen schmerzlindernden Endorphinen aus. Kanadische Wissenschaftler haben mit Placebos auch Erfolge bei Parkinson-Patienten erzielt. Ihr Organismus produzierte nach der Verabreichung von Scheinmedikamenten den Botenstoff Dopamin, der Bewegungssteuerungen beeinflusst.

Allerdings tritt der Effekt nur ein, wenn der Patient an die Heilkraft des Medikaments oder an die Fähigkeiten des Mediziners glaubt. Empathische, dem Patienten zugewandte Ärzte haben daher ein höheres Heilungspotenzial, was manchmal als „Droge Arzt" bezeichnet wird. Es kommt aber tatsächlich vor, dass Ärzte in seltenen Fällen Placebos verschreiben, meist weil die Patienten unbedingt ein Arzneimittel wollen, es aber kein geeignetes gibt. Doch diese Methode ist umstritten, weil sie nicht mit der ärztlichen Aufklärungspflicht vereinbar ist.

Der Organismus der Parkinson-Patienten produzierte nach der Verabreichung von Scheinmedikamenten den Botenstoff Dopamin, der Bewegungssteuerungen beeinflusst.

Scheinoperationen

Auch Behandlungsmethoden unterliegen dem Placeboeffekt. Recht einfach funktioniert es bei der Akupunktur, und zwar mit Nadeln, die sich bei Berühren der Haut in die Hülle zurückschieben, also nicht eindringen – was der Patient nicht merkt.

Scheinoperationen sind aus ethischer Sicht bedenklich, weil man bei ihnen den Patienten „etwas vormacht". Dennoch gibt es Studien, bei denen Scheinoperationen zum Einsatz kamen. Forscher der Universität Oxford beispielsweise veröffentlichten 2014 im *BMJ (British Medical Journal)* die Ergebnisse ihrer Überprüfung von 53 Studien, die über medizinische Eingriffe und den Vergleich mit Placebogruppen berichtet hatten. Es handelte sich dabei nicht um große mehrstündige Operationen, sondern um vergleichsweise geringfügige Eingriffe, beispielsweise endoskopische Verfahren und Laserbehandlungen bei blutenden Magengeschwüren, bei Krampfadern der Speiseröhre oder bei einer Reflux-Krankheit.

Die Sichtung der Oxforder Forscher ergab, dass man in 26 der 53 Fälle bei den tatsächlich operierten Patienten geringfügige Verbesserungen gegenüber den Mitgliedern der Placebogruppe beobachtet hatte. Bei 27 Eingriffen aber war beim Grad der Verbesserungen überhaupt kein Unterschied zwischen beiden Gruppen festzustellen.

Nicht überbewerten

Trotzdem sind die Möglichkeiten des Placeboeffekts begrenzt. Bei schweren Leiden, etwa der echten Depression, Alzheimer, lebensgefährlichen Infektionen oder metastasierenden Tumoren, können sich der Organismus und die Psyche nicht selbst helfen. Dann bringen nur Operationen oder echte Wirkstoffe wie etwa Antibiotika oder Chemotherapeutika Nutzen.

Werden im Rahmen einer Studie Placebos eingesetzt, sehen sie genauso aus wie die echten Pillen.

FALSCH

An Wunden sollte man viel Luft und Licht lassen

Ein Sturz aufs harte Pflaster, ein Schnitt mit dem Küchenmesser, eine Schürfwunde – schon fließt Blut. Wenn es mehr als eine winzige Verletzung ist, darf man keine Zeit verlieren und muss die Wunde abdecken.

Die Haut schützt uns vor allerlei Angriffen von außen und heilt Verletzungen selbstständig aus. Kurz nach der blutenden Verletzung verengt sie beschädigte Blutgefäße, leitet die Blutgerinnung ein und beginnt mit der Reparatur der Gefäßwände. Sie setzt Botenstoffe wie Histamin frei, die an der Wunde eine Entzündungsreaktion einleiten. Die Wände der feinen Blutgefäße werden durchlässig, sodass farbloses Blutplasma austritt, das die Wunde säubert und ausspült.

Die Haut verengt die beschädigten Blutgefäße und leitet die Blutgerinnung ein.

Weiße Blutkörperchen und andere Immunzellen finden sich ein, um etwaige eingedrungene Fremdkörper, besonders Keime, zu vernichten. Außerdem bauen sie die Reste der beschädigten Hautzellen ab. Eine in diesem Stadium nässende Wunde zeigt somit an, dass der Heilungsprozess einsetzt.

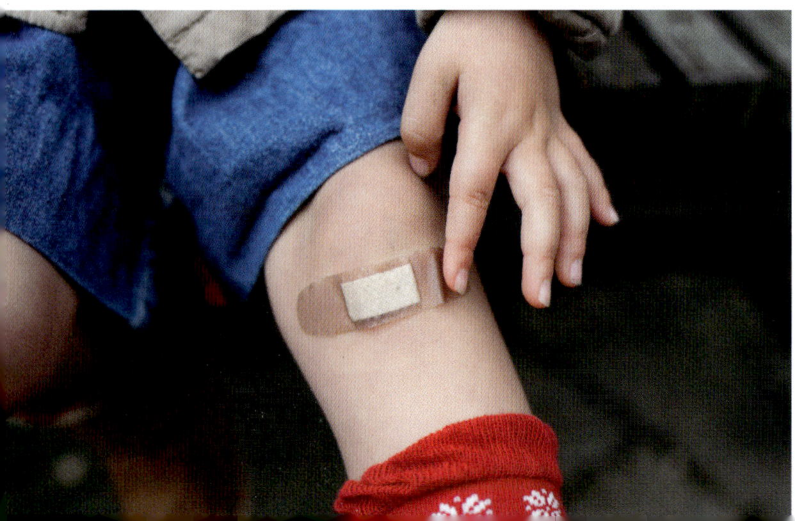

Bei Kindern im Haus sollten Pflaster stets in Reichweite sein.

Bahnbrechende Entdeckung

Obwohl es jahrhundertelang üblich gewesen war, Wunden mit Umschlägen abzudecken, die in Honig, Öl oder Wein getränkt waren, glaubte man in neuerer Zeit, an eine Wunde müssten Licht und Luft gelangen, damit sie austrockne. Man ließ sie also unbedeckt.

Doch 1963 veröffentlichte der britische Arzt George Winter in der Zeitschrift *Nature* seine Untersuchungen an Wunden von Schweinen. Unter feuchten Verbänden wuchsen rasch neue Hautzellen, während trockene Zellen viel langsamer heilten. Zudem bildete sich an der Luft oder unter trocknenden Verbänden Schorf, der Immunzellen den Weg zum Wundzentrum versperrte.

Winters Erkenntnisse setzten sich nur langsam durch. Doch heute lässt man höchstens kleine Kratzer oder Nadelstiche unbehandelt, deren Blutung schnell aufhört. Alle anderen Wunden sollten nach Aufhören der Blutung desinfiziert und mit einem Pflaster bedeckt werden. Sobald die Wunde nicht mehr nässt, wird das Pflaster abgenommen.

Falsch, aber ...

Blutvergiftung zeigt sich als roter Strich unter der Haut

Die Sepsis, die sogenannte Blutvergiftung, zählt zu den häufigsten Todesursachen in Deutschland. Deshalb ist es wichtig, die Gefahr rechtzeitig zu erkennen. Der rote Strich allerdings ist in der Regel kein Anzeichen.

Wenn von einer Wunde ein schmerzhafter, mehrere Zentimeter langer roter Streifen ausgeht, so muss er zwar ernst genommen werden – er ist aber kein Symptom für eine Sepsis, die landläufig als Blutvergiftung bezeichnet wird.

Der rote Streifen kann auftreten, wenn sich eine unter Haut liegende Lymphbahn entzündet hat. Eine solche Lymphangitis kann infolge einer Verletzung durch Bakterien ausgelöst werden, z. B. Streptokokken und Staphylokokken, oder durch Fremdkörper wie Rost. Meist hilft sich das Immunsystem selbst, aber wenn das nicht geschieht und die Wunde nicht korrekt behandelt wird, kann es zu einer Sepsis kommen – und die ist echt gefährlich. In den meisten Fällen jedoch hat eine Sepsis andere Ursachen.

Septischer Schock

Neben verkeimten Wunden können auch z. B. ein vereiterter Zahn oder eine Lungenentzündung zu einer Sepsis führen. Ist das Immunsystem geschwächt oder sind ihm die Keime durch ihre große Zahl oder ihre Widerstandsfähigkeit überlegen, sodass sie sich über die Blutbahn oder das Lymphsystem zu anderen Organen ausbreiten, kann das Immunsystem überreagieren: Es überschwemmt den Körper geradezu mit alarmierenden Botenstoffen, und dabei werden nicht nur die Keime angegriffen, sondern auch körpereigene Zellen. In kürzester Zeit sterben Organteile ab, oft versagen ganze Organe. Der Blutdruck fällt rasch ab, der Blutkreislauf bricht zusammen, die Sauerstoffversorgung bleibt aus, Herz und Lunge werden geschädigt. Binnen Stunden kann solch ein „septischer Schock“ zum Tod führen.

In Deutschland sterben im Jahr etwa 60 000 Menschen an einer Sepsis. Jeder vierte dieser Todesfälle wäre vermeidbar, doch eine Sepsis wird oft nicht erkannt. Bei der Bevölkerung und selbst beim medizinischen Personal sind die Symptome, laut Gesundheitsministerium, zu wenig bekannt.

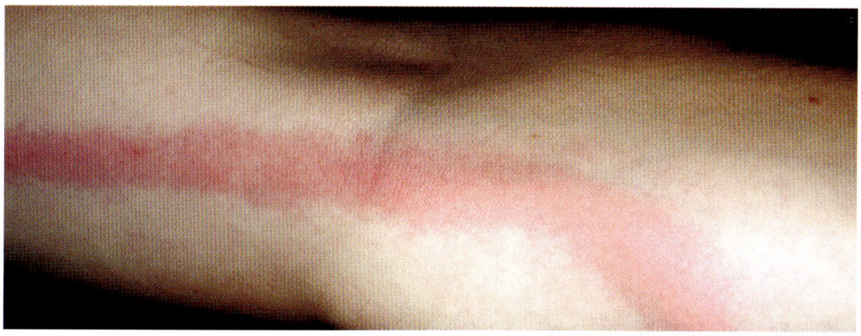

Dieser rote Streifen am Arm zeigt eine entzündete Lymphbahn unter der Haut an, keine Sepsis.

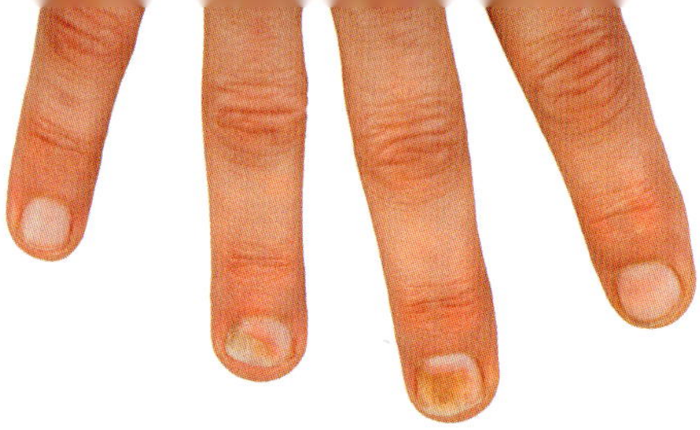

Richtig, aber ...

Nagelveränderungen können auf Gesundheitsprobleme hindeuten

Bisweilen reagieren Finger- und Zehennägel mit Wachstumsstörungen und sichtbaren Veränderungen auf bestimmte Probleme im Körper. Allerdings haben manche Nagelveränderungen auch eine harmlose Ursache.

Die Nägel an Fingern und Zehen sind im Grunde Auswüchse der Oberhaut und bestehen aus Horn, also festen Eiweißstoffen. Etwa 100 bis 150 Hornzellen bilden eine stabile Platte, die den empfindlichen Finger- und Zehenbeeren Schutz bietet. Sie liegt fest auf dem Nagelbett auf und kann daher auch als „Werkzeug", z. B. zum Kratzen, verwendet werden.

Ortsfest oder nicht?

Ortsfeste Nagelveränderungen zeigen Probleme am Nagelbett unter dem Nagel auf, mitwachsende Nagelveränderungen hingegen signalisieren Störungen des Nagelwachstums.

Im Durchschnitt wachsen Nägel zwei bis fünf Millimeter pro Monat. Während dieses Wachstums zeichnen sie etwaige Störungen gleichsam wie auf einem Band auf.

Streifen, Rillen und Dellen

Das zeigt sich deutlich an bestimmten Querstreifen, etwa den mattgrauen Mees-Nagelbändern, die nach dem niederländischen Arzt R. A. Mees benannt sind.

Dieses Phänomen ist für Rechtsmediziner sehr interessant, denn solche Rillen können auf eine langsame Vergiftung hindeuten, z. B. mit Arsen oder Thallium. Aber auch als Folge einer Chemotherapie kann diese Art von Nagelbändern auftreten.

Längsrillen im Nagel wiederum sind normal und kein Störungsanzeichen. Meist treten sie mit zunehmendem Alter auf. Kleine rundliche Dellen („Tüpfelnägel") hingegen treten meist als Begleiterscheinung von Schuppenflechte (Psoriasis) auf.

Verfärbungen

Ein gesunder Nagel sieht matt und rosa aus. Nagelverfärbungen können Anzeichen einer Erkrankung sein, müssen es aber nicht. So liest man vielfach, dass weiße Flecken oder kurze weiße Querstreifen auf Kalzium- oder Eiweißmangel beruhen. Das ist wissenschaftlich nicht belegt. Eher sind kleine Verletzungen oder Medikamente die Ursache. Die Flecken rühren davon her, dass sich in dem betroffenen Bereich das Nagelbett vom Nagel gelöst hat, was die Lichtreflexion des Nagels an diesen Stellen verändert.

Andere Nagelverfärbungen sind deutliche Anzeichen für Erkrankungen. Sind die Nägel trüb-weißlich verfärbt (Milchglasnägel), so deutet dies meist auf Diabetes, Leber- oder Herzleiden hin, die Gefäßveränderungen im Nagelbett bewirken.

Die meisten Menschen kennen die Ursache einer schwarzen Nagelverfärbung, denn sie haben sie schon erlebt. Die Schwarzfärbung rührt von einem Hämatom, also einem Bluterguss, her und entsteht etwa, wenn der Hammer auf dem Fingernagel landet. Kommt diese Ursache nicht in Frage, ist ein Arztbesuch ratsam, denn unter dem Nagel kann sich ein Schwarzer Hautkrebs gebildet haben. Allerdings färben auch manche Medikamente die Nägel bläulich oder dunkel – das wiederum ist harmlos. Ist nur ein Teil des Nagels grünlich-schwarz verfärbt, liegt vermutlich eine Infektion mit Pseudomonas-Bakterien vor, die sich unter dem Nagel eingenistet haben.

Gelblich-bräunliche Nägel sind natürlich oft das Resultat von Arbeiten etwa mit Holzbeizen oder Haarfärbemitteln sowie vom Halten von Zigaretten. Kann man diese Ursachen ausschließen, sollte ein Arzt konsultiert werden, denn manchmal zeigen gelbe Fingernägel Atemwegsleiden oder Probleme des Lymphsystems an.

Verfärbt sich das Nagelbett rasch bläulich, könnte das auf eine Zyanose hindeuten, einen gefährlichen Sauerstoffmangel im Blut, etwa durch eine Störung der Herzfunktion oder eine Gasvergiftung. Allerdings nicht durch das geruchlose und hochgefährliche Kohlenmonoxid, das den Sauerstofftransport des Blutes stört – dieses Gas färbt das Nagelbett kräftig rot.

Verfärbt sich das Nagelbett rasch bläulich, könnte das auf eine Zyanose hindeuten, einen gefährlichen Sauerstoffmangel im Blut, etwa durch eine Störung der Herzfunktion oder eine Gasvergiftung.

Nagelpilz

Gelblich-braune Verfärbungen hingegen sprechen für einen Nagelpilz – also einen Pilzbefall des Nagelbetts und des Nagels selbst. Nagelpilz kann auch nach Nagelverletzungen auftreten und ist dann besonders an den Zehennägeln sehr hartnäckig. Das ist ein Fall für den Hautarzt. Er wird versuchen, den Nagel möglichst dünn abzufeilen und dem Pilz mit Antimykotika (pilzhemmenden Mitteln) in Form von Tinkturen oder Salben beizukommen.

Muss man mit Tabletten nachhelfen, ist es wichtig, dass man die Behandlung viele Monate fortführt. Pilze überleben gern in irgendeinem Winkel und sprießen nach Absetzen der Medikamente wieder aus.

Brüchige Nägel

Besonders lästig sind brüchige, splitternde Nägel. Bei Frauen sind häufig acetonhaltige Nagellackentferner die Schuldigen, denn sie greifen die Hornstruktur der Nägel an. Bisweilen steckt auch ein Mangel an Biotin dahinter, denn das Vitamin, auch als B7 oder H bezeichnet, ist für die Bildung von Keratin, also dem Material der Nägel, unabdingbar.

Ötzis Beau-Linien

Tiefe Rillen, die sich quer über den Nagel ziehen, werden Beau-Linien oder Beau-Reil-Furchen genannt (nach den Ärzten, die sie zuerst beschrieben). Sie können unter anderem Folge einer Verletzung, einer Infektion des Nagelbetts oder von Mangelernährung sein. Letzteres war vermutlich bei der Eismumie Ötzi – sie weist mehrere Beau-Linien auf – die Ursache.

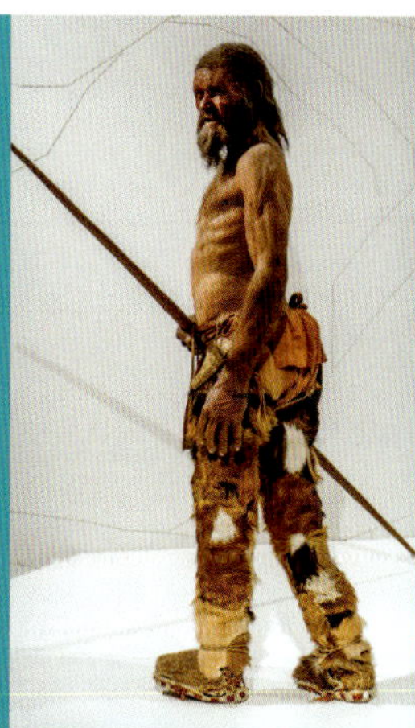

Rekonstruktion in Bozen

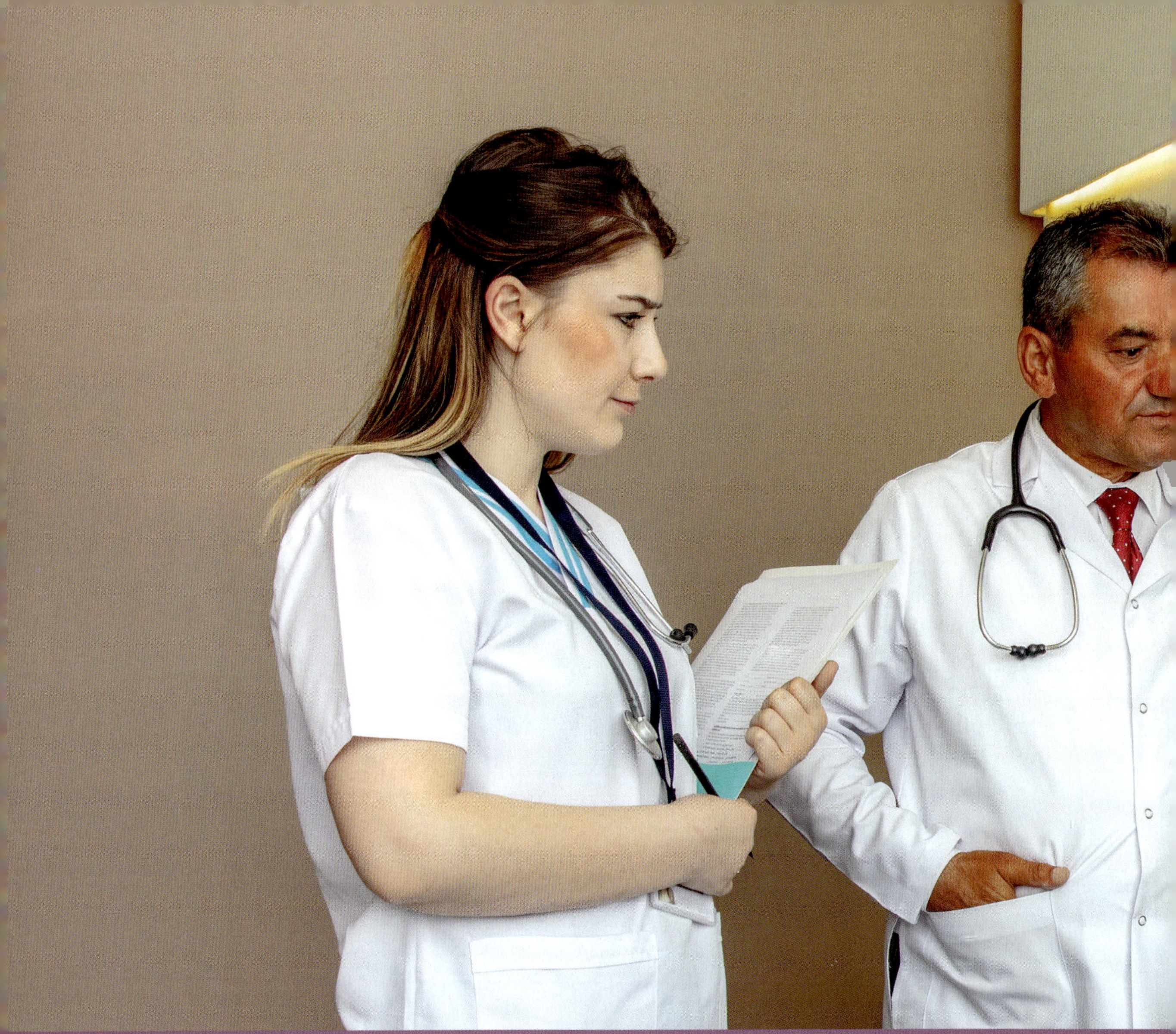

Krankheiten und Beschwerden

Ob Laktoseintoleranz oder Bluthochdruck, ob Gicht oder Migräne: So manche Behauptungen über Ursachen und Heilungsmöglichkeiten halten der Nachprüfung stand – und manche nicht.

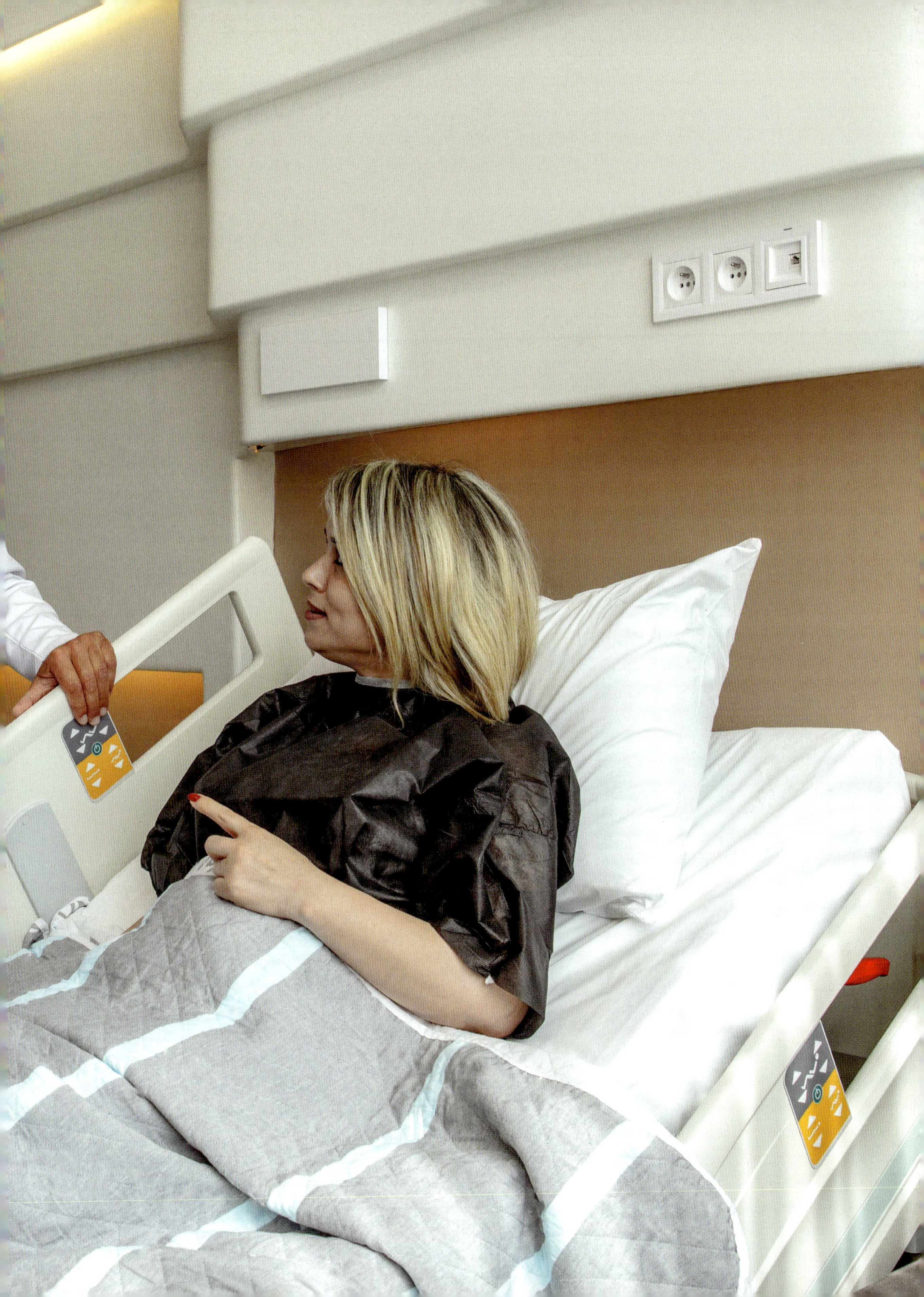

Richtig, aber …

Gicht bekommt man vom übermäßigen Fleischessen

Dass übermäßiger Fleischgenuss zu Gicht führen kann, ist erwiesen. Doch längst nicht jeder Fleischliebhaber bekommt Gicht – es müssen andere Risikofaktoren hinzukommen, um diese Stoffwechselkrankheit auszulösen.

Ein Gichtanfall tritt oft nachts auf. Meist schmerzt als Erstes das Grundgelenk des großen Zehs heftig, aber auch andere Gelenke können sich plötzlich melden. Sie sind angeschwollen und gerötet, und bei Berührung ist der Schmerz besonders stark.

Bei einem Gichtanfall sind die Gelenke angeschwollen, gerötet und schmerzen stark.

Etwa 80 % der von Gicht Betroffenen sind Männer ab 40 Jahren, und bisweilen erleben sie ihren ersten Anfall nach einem üppigen Mahl mit viel Alkohol. Deshalb galt Gicht lange als „Krankheit der Reichen".

Unbehandelt hält ein Gichtanfall etwa zwei Wochen lang an, kann aber auch länger dauern. Laufen, Treppensteigen oder etwas greifen ist praktisch unmöglich; außerdem ist der Nachtschlaf massiv gestört.

Harnsäure-Kristalle

Ursache sind winzige nadelförmige Harnsäure-Kristalle, die sich in den Gelenken abgelagert haben und Entzündungen verursachen. Harnsäure entsteht beim Abbau von Purinen, das sind wichtige chemische Verbindungen, die man insbesondere im Erbgut findet. Ihr Abbau gehört zu den normalen Stoffwechselprozessen. Die Harnsäure wird dann aus den Zellen mit dem Blutstrom zu den Nieren transportiert, dort aus dem Blut ausgefiltert und mit dem Urin ausgeschieden. Blut enthält also stets einen gewissen Harnsäurespiegel.

Für die im Körper entstehende Harnsäure sind die körpereigenen Purine normalerweise zu etwa 70 % verantwortlich. Dagegen entsteht etwa 30 % der Harnsäure beim Abbau von Purinen, die mit der Nahrung aufgenommen werden.

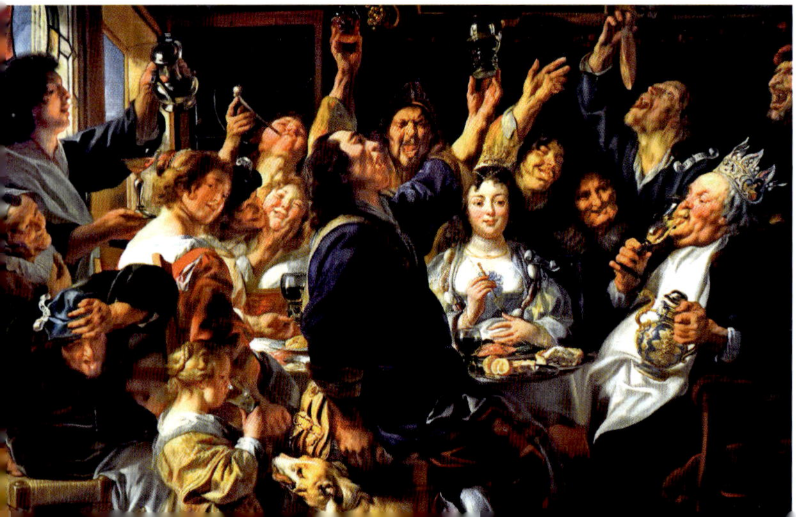

Schon früh stellte man fest, dass opulente Gelage einen Gichtanfall auslösen können.

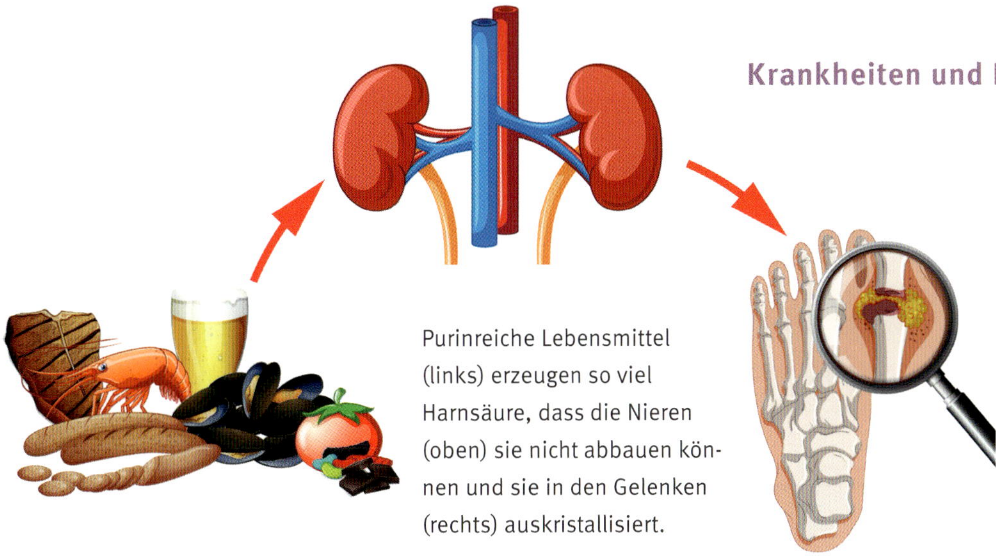

Purinreiche Lebensmittel (links) erzeugen so viel Harnsäure, dass die Nieren (oben) sie nicht abbauen können und sie in den Gelenken (rechts) auskristallisiert.

Zum Problem wird die Harnsäure aber erst ab einer gewissen Konzentration im Blut. Ein zu hoher Spiegel im Blut bedeutet: Die Harnsäure beginnt auszukristallisieren – und zwar vor allem in den Gelenken.

Typische Gichtauslöser

Zu den Nahrungsmitteln, die den Harnsäurespiegel übermäßig ansteigen lassen, weil sie viele Purine enthalten, gehören Fleisch, Wurst, Innereien, getrocknete Sardellen, Makrele, Hering, Muscheln, Garnelen, getrocknete Pilze und Bierhefe. Aber auch viele Pflanzen sind reich an diesen Stoffen, etwa Sojabohnen und Kartoffeln. Bei Getränken ist es vor allem Alkohol. Seit einiger Zeit gelten selbst Erfrischungsgetränke als gichtfördernd, und zwar aufgrund des darin meist in großen Mengen enthaltenen Fruchtzuckers.

Forscher in Boston haben ermittelt, dass bei Gichtpatienten die Aufnahme von purinreichen Speisen, besonders von Fleisch, das Risiko von Gichtattacken nicht weniger als verfünffacht. So ist es kein Wunder, dass Gichtanfälle oft nach Grillpartys mit reichlichem Fleisch- und Alkoholgenuss auftreten.

Der erste Gichtanfall

Ein Gichtanfall ist so schmerzhaft, dass der Betroffene unverzüglich einen Arzt aufsuchen wird. Der Arzt wird zunächst Schmerzmittel und Entzündungshemmer geben, um den akuten Schmerz zu bekämpfen. Oft hilft es zudem, das Gelenk zu kühlen. Wichtig ist auch, viel zu trinken, um die Nieren bei ihrer Filterarbeit zu unterstützen. Möglicherweise wird der Arzt harnsäuresenkende Mittel verschreiben. Es muss verhindert werden, dass die Erkrankung chronisch wird.

Hochwirksam: Allopurinol

Besonders hilfreich gegen Gicht ist das Medikament Allopurinol. Es wurde sogar von der WHO in die Liste der „unentbehrlichen Arzneimittel“ aufgenommen. Allopurinol hemmt ein Enzym, das im Organismus den Abbau von Purinen zu Harnsäure bewirkt. So verhindert es die Bildung von Harnsäure, und stattdessen entstehen Xanthine, die über die Nieren ausgeschieden werden.

Allerdings kann Allopurinol Nebenwirkungen haben und auch mit anderen Arzneimitteln kollidieren. Deshalb darf es nur auf Rezept und unter ärztlicher Kontrolle eingenommen werden. Aber Allopurinol verhindert Gichtanfälle zuverlässig.

Tröstlich zu wissen ist, dass nicht jeder Gicht bekommt, der gern Fleisch isst und Alkohol trinkt. Es müssen Risikofaktoren dazukommen. Das sind vor allem: eine genetische Veranlagung, Diabetes sowie Übergewicht (etwa ab Body-Mass-Index 34).

Ballaststoffe schützen vor Darmkrebs

Nicht alles, was wir essen, verdaut unser Körper auch. Aber gerade die unverdaulichen Ballaststoffe in der Nahrung tun dem Darm gut, auch wenn sie keinen sicheren Schutz vor einer Krebserkrankung bieten.

Laut Daten des Robert-Koch-Instituts von 2015 ist Darmkrebs in Deutschland bei Frauen die zweit- und bei Männern die dritthäufigste Krebserkrankung. Dass die Zahlen seit vielen Jahren steigen, liegt vor allem am zunehmenden Alter: Einerseits nimmt dann der Anteil an entarteten Zellen im Körper zu, andererseits lässt die Aktivität des Immunsystems nach, das sie zuvor erfolgreich bekämpft hat.

Mögliche Krebsursachen

In der Regel versteht man unter Darmkrebs einen Tumor im Dickdarm; der Dünndarm wird nur selten befallen. Die Ursachen von Darmkrebs sind weitgehend ungeklärt. Es gibt allerdings eine erbliche Komponente. Auch chronische Darmentzündungen wie etwa Morbus Crohn erhöhen das Risiko, ebenso Darmpolypen. Solche Polypen sind bei älteren Menschen oft in großer Zahl vorhanden. Meist bleiben sie gutartig, aber manchmal eben nicht: Ihre Zellen können im Laufe der Jahre zu Krebszellen entarten und zu Tumoren heranwachsen, die möglicherweise auch andere Organe befallen.

Grundsätzlich lässt sich jedoch nicht für jede Krebserkrankung eine bestimmte Ursache finden – oft ist Krebs ein multifaktorielles Geschehen, bei dem manchmal der Zufall die Regie führt.

Bei den Empfehlungen, wie man das Darmkrebsrisiko senken könnte, steht an erster Stelle eine Ernährung mit reichlich Ballaststoffen. Das sind die meist unverdaulichen Nahrungsbestandteile, etwa die Zellulose aus den Zellwänden von Obst und Gemüse oder die Randschichten von Getreide. Aber können diese Stoffe das Risiko senken, an Darmkrebs zu erkranken?

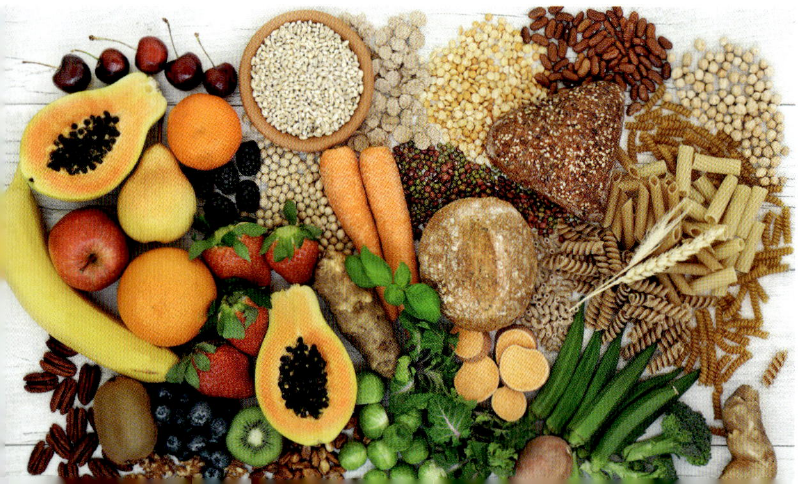

Obst, Gemüse und Getreideprodukte enthalten große Mengen an Ballaststoffen.

Umstrittene Ergebnisse

Dazu gibt es eine Reihe von Studien. 2011 zeigte eine in der Fachzeitschrift *BMJ* erschienene Analyse von 25 Studien, dass das Risiko für Darmkrebs von Gesunden pro

10 g aufgenommene Ballaststoffe um jeweils 10 % sank. Das bedeutet natürlich nicht, dass man es mit 100 g auf Null senken könnte.

Hingegen liest und hört man seit 2017 oft, dass die Verringerung des Darmkrebsrisikos durch Ballaststoffe neuerdings umstritten sei. Chinesische Forscher hatten eine Übersichtsstudie über Arbeiten zu diesem Thema veröffentlicht und keinen Rückgang bei der Entstehung von Darmpolypen, die als Darmkrebs-Vorstufe gelten, gefunden – auch nicht bei jenen, die sich ballaststoffreich ernährt hatten.

Das Cochrane-Netzwerk, das wissenschaftliche Studien bewertet, kritisiert die Ergebnisse aus China wegen methodischer Mängel, bestätigt aber die Schlussfolgerung, dass das Darmkrebsrisiko „durch ein paar Jahre mit ballaststoffreicher Ernährung" nicht zu sinken scheine. Allerdings gebe es Hinweise darauf, dass eine ballaststoffreiche Ernährung vor anderen Krankheiten schütze, etwa vor Herz-Kreislauf-Erkrankungen.

Und bei Darmkrebs?

Die Forschungslage ist also noch unübersichtlich. Klarer sind die Ergebnisse in Bezug auf Menschen, die bereits die Diagnose Darmkrebs erhalten haben. Für sie kann eine Nahrungsumstellung sinnvoll sein, wie eine 2017 im Fachblatt *JAMA Oncology* erschienene Studie zeigt. Dazu hat ein Forscherteam der Boston University Daten von Menschen ausgewertet, die in Gesundheitsberufen tätig waren. Die Forscher verglichen dabei die Ernährungsgewohnheiten der Teilnehmer mit der Anzahl an Darmkrebs-Todesfällen pro Jahr.

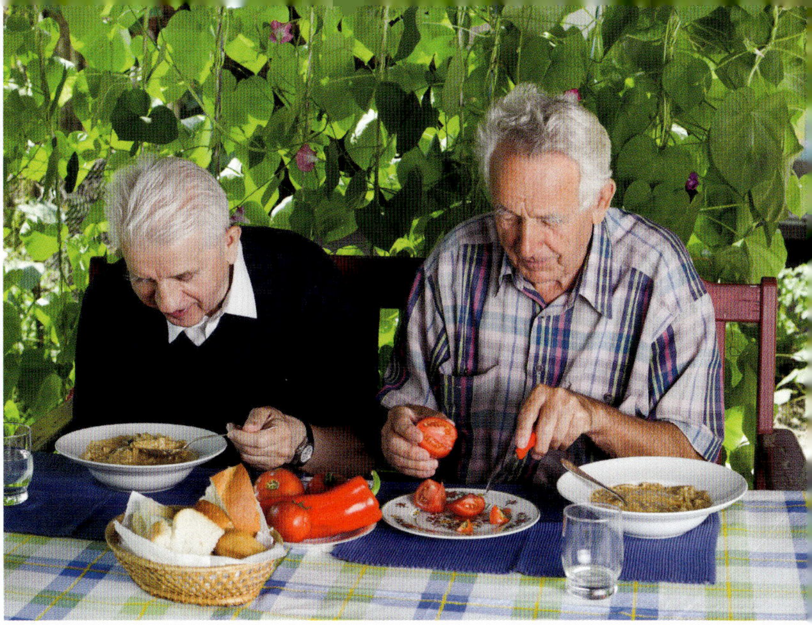

Eine ballaststoffreiche Ernährung ist auch für ältere Menschen gut – ob sie nun vor Darmkrebs schützt oder nicht.

Von der Gruppe mit geringer Aufnahme an Ballaststoffen starben 16,8 von 1000 Probanden pro Jahr, von der Gruppe mit der höchsten Aufnahme (etwa 30 g pro Tag) waren es nur 10 von 1000. Wunder darf man also von einer Ernährung mit reichlich Ballaststoffen nicht erwarten, aber ein messbarer Vorteil ist doch festzustellen.

Heute werden Theorien diskutiert, wieso sich Ballaststoffe positiv auswirken könnten. Einige Keime der Darmflora scheinen Ballaststoffe teilweise abzubauen und setzen dabei kurzkettige Fettsäuren frei, etwa Acetate und Butyrate, denen eine krebshemmende Wirkung zugeschrieben wird.

Nach Abwägung der heutigen Erkenntnisse ist also nicht gesichert, dass Ballaststoffe das Darmkrebsrisiko mindern. Doch da eine ballaststoffreiche Ernährung in jedem Fall gut ist für den Organismus, sollte man dafür sorgen, dass Obst, Gemüse und Vollkornprodukte reichlich im Speiseplan vertreten sind.

Einige Keime der Darmflora scheinen die Ballaststoffe teilweise abzubauen und setzen dabei kurzkettige Fettsäuren frei, denen eine krebshemmende Wirkung zugeschrieben wird.

RICHTIG

Schmerz wird heute oft als eigenständige Krankheit angesehen

Schmerzen sind in den meisten Fällen ein vorübergehendes Warnsignal des Körpers. Manchmal jedoch machen sie sich selbstständig und bleiben. Die Behandlung solcher chronischen Schmerzzustände ist schwierig, doch heute gibt es vielfältige therapeutische Angebote.

Eigentlich müssten wir dem Schmerz dankbar sein. Immerhin warnt er uns, wenn im Körper etwas nicht in Ordnung ist. So macht uns ein schmerzender Zahn dringlich klar, dass sich eine Entzündung entwickelt hat. Oder wenn uns ein Schaden von außen gefährdet, ist es der Schmerz, der uns rettet. Wer eine heiße Herdplatte berührt, würde sich die Hand schwer verbrennen, wenn der Schmerz nicht bewirken würde, dass man sie schnell zurückzieht.

Schmerzrezeptoren

Unser Körper ist an zahlreichen Stellen mit Schmerzrezeptoren ausgestattet, die über Nervenfasern etwaige Reize melden – thermische, wie eine heiße Kerzenflamme, mechanische, wie einen kräftigen Stoß, oder chemische bei Gewebeschädigungen.

Es gibt verschiedene Arten von Schmerzrezeptoren. Eine Form z. B. ist evolutionsgeschichtlich alt; sie bewirkt eher dumpfe, schlecht lokalisierbare Schmerzen. Der Reiz läuft zunächst ins Rückenmark. Dort gibt es Schaltstellen, die sofort Muskelreflexe auslösen. Deshalb zieht man die Hand blitzschnell („instinktiv") von der Herdplatte weg.

Mit minimaler Verzögerung wird auch die jüngere Form der Rezeptoren aktiv und informiert das Gehirn; dort entsteht die Schmerzempfindung. Der Entstehungsort des Schmerzes wird lokalisiert, und der Schmerz wird bewertet, etwa als pochend, stechend oder dumpf.

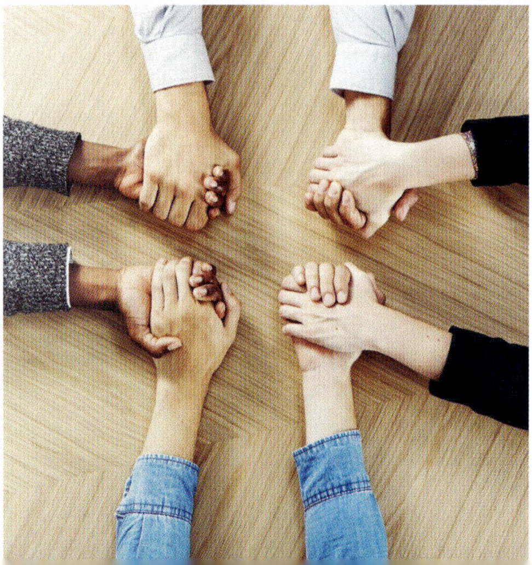

In Selbsthilfegruppen können Schmerzpatienten Erleichterung und Trost erfahren. Solche Gruppen sind sinnvolle Ergänzungen für therapeutische Behandlungen.

Akuter und chronischer Schmerz

In vielen Fällen verschwinden Schmerzen wieder: Wenn der auslösende Reiz abklingt oder die Krankheit geheilt bzw. geschädigtes Gewebe repariert ist. Doch im Gegensatz zu solchen akuten Schmerzen gibt es auch Schmerzen, die nicht aufhören: Sie werden chronisch. So können zum Beispiel geschädigte Nerven ständig Schmerzsignale aussenden, obwohl gar kein Außenreiz da ist. Oder ein Nerv meldet Schmerzen von einer Stelle, die in Wirklichkeit gar nicht geschädigt oder gar nicht mehr vorhanden ist. Letzteres ist der bekannte Phantomschmerz.

Genau dieses Fehlen einer feststellbaren Ursache ist das Problem. Man hat Schmerzen, aber kein Arzt findet die Ursache. So mancher schmerzgeplagte Patient hat eine Ärzte-Odyssee hinter sich, ohne dass ihm geholfen werden konnte. Hinzu kommt die psychische Belastung, hervorgerufen von der Angst, als Hypochonder zu gelten.

Das Schmerzgedächtnis

Solche chronischen Schmerzzustände werden heute als eigenständige Krankheit betrachtet, unabhängig von den bekannten oder unbekannten Ursachen. Denn mit der Zeit können chronische Schmerzen bestimmte Veränderungen in Rückenmark und Gehirn bewirken, die dann Dauerschmerzen erzeugen. Der Körper hat sozusagen ein „Schmerzgedächtnis". Dieses kann zwar nicht gelöscht werden, aber da der Schmerz im Gehirn entsteht, gibt es therapeutische Ansätze, Patienten zu lehren, den Schmerz zu „verlernen".

Begründete Hoffnung

Schmerzgeplagte haben heute deutlich bessere Chancen als früher, dass ihnen geholfen werden kann. Denn in der Ärzteausbildung hat sich viel getan. Schmerzmedizin ist seit 2016 Teil des Medizinstudiums. Andererseits gibt es umfassende Weiterbildungen für Ärzte, die zwar nicht in einer Facharztausbildung bestehen, doch ein Arzt kann nach einer abschließenden Prüfung die Zusatzbezeichnung „Spezielle Schmerztherapie" führen.

Wo es Rat und Hilfe gibt

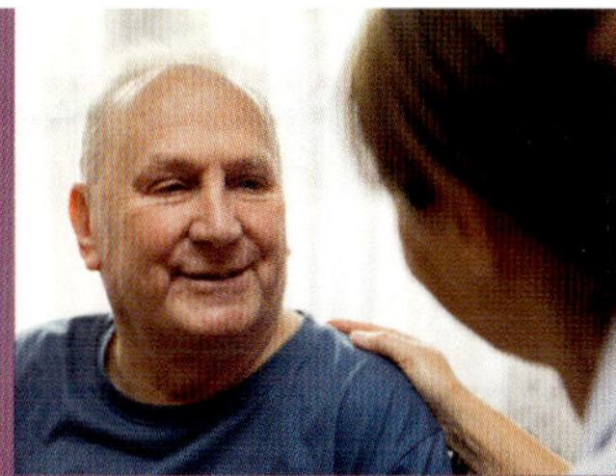

- Ärzte mit der Zusatzbezeichnung „Spezielle Schmerztherapie"
- Schmerzpraxen (Kassenärztliche Schwerpunktpraxen)
- Gemeinschaftspraxen, die multimodale (interdisziplinäre) Schmerztherapie anbieten und in denen verschiedene Fachärzte, Psychologen, Physiotherapeuten und oft auch Ergotherapeuten zusammenarbeiten
- Schmerzkliniken, die oft Tagesaufenthalte anbieten (Tageskliniken)
- Selbsthilfegruppen; Adressen bei der Deutschen Schmerzliga (s. u.)
- Internetseiten, die vielfältige Informationen anbieten:

– Deutsche Schmerzgesellschaft (www.dgss.org)
– Deutsche Schmerzliga, mit Schmerztelefon (www.schmerzliga.de)
– Schweiz: Change-Pain, von Grünenthal Pharma (www.change-pain.ch)
– Österreich: Allianz chronischer Schmerz (www.schmerz-allianz.at).

Multimodale Schmerztherapie

Eine vielversprechende Therapiemethode ist heute die multimodale Schmerztherapie. In Praxen und Kliniken arbeiten Fachleute verschiedener Disziplinen zusammen. Dies sind auf Schmerzbehandlung spezialisierte Ärzte, Psychologen, Physio- und Ergotherapeuten sowie Sozialarbeiter. Auch wenn sich der Schmerz vielleicht nicht ganz besiegen lässt, so können diese Experten ihren Schmerzpatienten doch zur besseren Alltagsbewältigung und Lebensqualität verhelfen.

Im Idealfall arbeiten auf Schmerz spezialisierte Ärzte, Psychologen, Physio- und Ergotherapeuten zusammen.

FALSCH

Akne ist eine Folge falscher Ernährung

Nicht alle Jugendlichen bekommen Akne, andere trifft es dafür umso härter. Und das gerade in einer so schwierigen Lebensphase wie der Pubertät. Ob ihnen vielleicht eine Ernährungsumstellung helfen könnte?

Die kleinen roten Pustelchen im Gesicht sind die Folge von Hormonveränderungen, denn die Hormone regen auch die Fettbildung in der Haut an. Manchmal bilden sich Hautverdickungen am Ausgang der Talgdrüsen und verstopfen ihn. Meist enthalten diese Hornhautzellen den Farbstoff Melanin und erscheinen als dunkle Punkte („Mitesser"). Nach der Pubertät bilden sich die Pickel von selbst zurück.

Akne und Hauttypen

Akne kommt bei Dunkelhäutigen und Asiaten häufiger vor als bei Hellhäutigen. Nur drei Populationen sind bekannt, bei denen Akne gar nicht auftritt, nämlich bei zwei Völkern in Papua-Neuguinea und einem in Paraguay.

Lange Zeit suchte man den Schuldigen für die unreine Haut in Lebensmitteln. So wurde etwa Schokolade verantwortlich gemacht – es hieß, ihr Fettgehalt würde die Ölproduktion der Talgdrüsen steigern. Später galten zu hoher Kohlenhydratkonsum als Auslöser, dann hielt man Milch und Fett für problematisch.

Als jedoch Studien in den 1960er-Jahren keinen Zusammenhang zwischen Akne und Kohlenhydratkonsum feststellen konnten, wurde das Thema Lebensmittel als Akneverursacher jahrzehntelang kaum noch verfolgt.

Doch nicht das letzte Wort?

Neuere Studien ließen jedoch einen Einfluss der Ernährung wieder möglich erscheinen. Forscher der New York University veröffentlichten 2013 eine Übersichtsstudie im *Journal of the Academy of Nutrition and Dietetics*. Das Ergebnis: Ob der Fett- oder Fischkonsum Einfluss habe, sei ungewiss, aber offenbar könne ein verringerter Konsum von Kohlenhydraten die Symptome reduzieren. Allerdings sei die Studienlage insgesamt nicht so überzeugend, dass man konkrete Ernährungsempfehlungen geben könne.

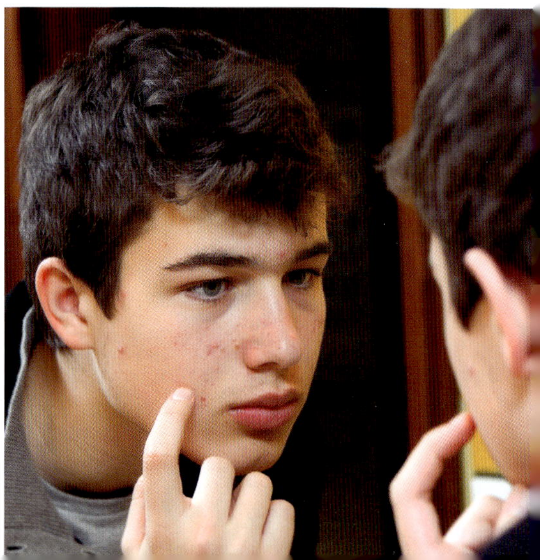

Weltweit sind 70–95 % aller Jugendlichen von Akne betroffen.

Falsch, aber …

Häufige Verwendung von Deos kann Brustkrebs verursachen

Auch manche Deos enthalten Aluminiumsalze, die für die schweißhemmenden Antitranspirantien unverzichtbar sind. Da Aluminium aber in der Kritik steht, werden solche Kombi-Deos zunehmend seltener produziert.

Schweiß ist zunächst nahezu geruchlos. Aber sobald sich Bakterien ans Werk machen, entstehen Geruchsstoffe. Dagegen lässt sich natürlich etwas tun: Man kann Deodorantien oder Antitranspirantien auftragen.

Wirkungsweisen

Antitranspirantien vermindern die Produktion von Schweiß, indem sie die Aktivität der Schweißdrüsen hemmen. Das funktioniert mit Alaun, einem Aluminiumsalz, das die Poren der Schweißdrüsen verengt. Dabei steht Aluminium eigentlich in der Kritik, seitdem bekannt ist, dass dieses Element Schadwirkungen an den Nerven zeigt.

Deodorantien hingegen wirken, indem sie die geruchserzeugenden Bakterien abtöten oder hemmen. Meist enthalten sie angenehme Duftstoffe, die Körpergeruch überdecken. Weil diese Produkte aber auch die nützlichen Hautkeime abtöten, sollte man sie sparsam verwenden.

Aber manche Deos enthalten zusätzlich ein schweißhemmendes Aluminiumsalz, und schon vor Jahren fiel auf, dass Brustkrebs öfter nahe den Achselhöhlen auftrat. Zudem wiesen diese Tumoren eine erhöhte Konzentration an Aluminium auf. Aus diesem Grund warnte das Bundesinstitut für Risikobewertung (BfR) im Jahr 2014, zu einer Zeit also, als solche Kombi-Deos mit Aluminiumsalzen noch üblicher waren, vorsorglich vor langfristiger Nutzung aluminiumhaltiger Deodorantien.

Allerdings ist nach wie vor nicht erwiesen, dass Aluminiumverbindungen Brustkrebs erzeugen. Es gibt aber einige Hinweise. Zum Beispiel befragten im Jahr 2017 Wissenschaftler der Universität Innsbruck 209 brustkrebskranke Frauen und ebenso viele gesunde zu ihrem Gebrauch von Deos in der Jugend. Dabei zeigte sich, dass die kranken Frauen häufiger Deos benutzt hatten als die gesunden und dass ihr Tumorgewebe deutlich mehr Aluminium als normal aufwies.

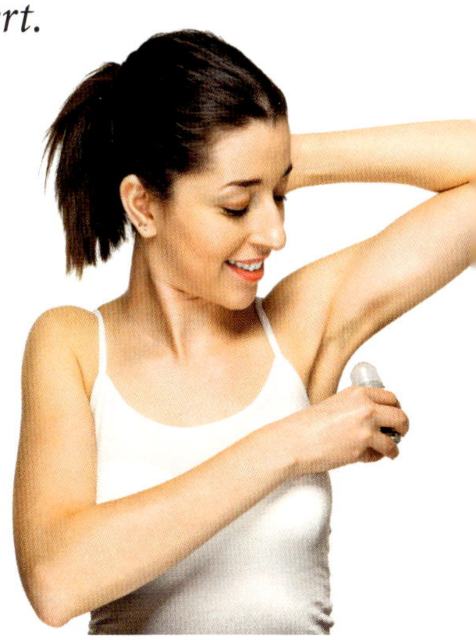

Es ist möglich, dass Inhaltsstoffe eines Deos durch kleinste Verletzungen in die Blutbahn gelangen.

Da die Kunden nun verunsichert sind, bringen die Hersteller zunehmend aluminiumfreie Deos auf den Markt. Enthält eines dennoch ein Aluminiumsalz, ist dies auf der Verpackung angegeben. Der Kunde ist somit in jedem Fall auf der sicheren Seite.

Da die Kunden verunsichert sind, bringen die Hersteller zunehmend aluminiumfreie Deos auf den Markt.

FALSCH

Frauen erleiden seltener einen Herzinfarkt als Männer

Ein Herzinfarkt wird meist als eine typische Männerkrankheit angesehen. Dabei sind auch bei Frauen Herz-Kreislauf-Erkrankungen die häufigste Todesursache, zumal es bestimmte weibliche Risikofaktoren gibt.

Wir alle halten unser Herz zu Recht für lebenswichtig. Aber die wenigsten machen sich klar, welche ungeheure Leistung es vollbringt. Rund 3000 Mio. Mal schlägt es während eines normalen Lebens. Und dabei pumpt es etwa 250 Mio. Liter Blut durch ein Gefäßsystem, das bei einem Erwachsenen etwa 100 000 km lang ist, mehr als zweimal rund um den Äquator.

Und wehe, es setzt aus. Dann treten bereits nach drei bis vier Minuten erste Defekte im Körper auf. Vor allem das Gehirn, aber auch das Herz selbst erleiden irreparable Schäden. Deshalb ist es so wichtig, dass der Herzmuskel ständig mit Nährstoffen und Sauerstoff versorgt wird.

Frauen neigen offenbar dazu, Brustschmerzen fehlzudeuten. Nach den Zahlen der Deutschen Herzstiftung dauert es bei Frauen im Durchschnitt 108 Minuten bis zum Notruf.

Mangelnde Blutversorgung

Aber gerade das ist beim Herzinfarkt nicht mehr der Fall. Denn meist hat sich eines der versorgenden Gefäße nach und nach verengt und so den Blutfluss gedrosselt. Zunächst geschieht das meist unbemerkt. Oft haben Risikofaktoren schon jahrelang die Gefäße geschädigt, aber nur Symptome bewirkt, die meist nicht ernst genug genommen werden, etwa leichte wiederkehrende Brustschmerzen oder Atemnot bei Anstrengung.

Der Infarkt

Doch wenn sich dann ein Blutgerinnsel an der Engstelle festsetzt, kann der Blutstrom sehr plötzlich auf Null zurückgehen: Herzinfarkt. Typische Erkennungszeichen sind Schmerzen im Brustraum, die in verschiedene Körperregionen ausstrahlen können, etwa in die Arme, den Oberbauch, zwischen die Schulterblätter oder in Hals und Kiefer. Bei solchen Symptomen muss man so rasch wie möglich den Notruf 112 wählen. Im Durchschnitt dauert es nach den Zahlen der Deutschen Herzstiftung bei Männern 80 Minuten, bis ein Betroffener den Notarzt ruft.

Bei Frauen hingegen dauert es im Durchschnitt 108 Minuten, bis sie die 112 wählen. Das hat verschiedene Gründe. Frauen neigen offenbar dazu, die Schmerzen in der Brust fehlzudeuten. Bei ihnen macht sich ein Herzinfarkt im Vergleich zu Männern häufiger mit sogenannten unspezifischen Symptomen bemerkbar, beispielsweise mit Kurzatmigkeit, Übelkeit, Erbrechen oder auch mit Beschwerden im Oberbauch. Ein weiterer Unterschied sind die Schmerzen im Brustbereich: Meist sind sie weniger stark als bei Männern und äußern sich vor allem als Druck- oder Engegefühl. Auch Atemnot und Übelkeit sehen sie nicht unbedingt als Anzeichen eines Notfalls an. Deshalb rufen sie seltener oder später den Rettungsdienst. Selbst manche Ärzte denken bei betroffenen Frauen oft nicht gleich an einen Herzinfarkt.

Die Folge: Herz-Kreislauf-Krankheiten, nicht Krebs, sind bei deutschen Frauen die Haupttodesursache. Ungefähr 21 000 sterben pro Jahr in Deutschland daran. Besonders bei über 60-jährigen Frauen haben Herz-Kreislauf-Erkrankungen den Brustkrebs als Todesursache überholt. Die verminderte Hormonproduktion nach den Wechseljahren könnte dafür verantwortlich sein. Zur Möglichkeit einer Hormonersatztherapie sagte die Deutsche Herzstiftung im Februar 2018 allerdings: „Nicht empfohlen wird eine östrogenhaltige Ersatztherapie für Frauen nach den Wechseljahren, weil eine Hormontherapie das Risiko für Herz-Kreislauf-Komplikationen eher erhöht.“

Die Risikofaktoren

Im übrigen sind die Risikofaktoren bei Frauen die gleichen wie bei Männern. Stress zählt auch bei Frauen zu den Gefahren: Berufstätige Frauen haben oft neben ihrem Job zusätzlich Haushalt und Kinder zu versorgen. Das geht an die Substanz. Außerdem sind es auch bei Frauen die „üblichen Verdächtigen“: Übergewicht, Rauchen, Bewegungsmangel, Bluthochdruck und Diabetes. In diesen Fällen ist für sie das Risiko sogar höher als für Männer. Das KORA-Herzinfarktregister des Universitätsklinikums Augsburg zeigt zum Beispiel, dass Raucherinnen ein deutlich höheres Herzinfarktrisiko haben als männliche Raucher. Und Diabetikerinnen haben ein fast vierfaches Risiko gegenüber gesunden Frauen, während das Verhältnis bei Männern nur etwa das Doppelte beträgt.

Unterschiede gibt es auch in der Reha. Eine in der Klinik Höhenried der Deutschen Rentenversicherung durchgeführte Studie zeigte, dass Frauen besonders von einer auf weibliche Vorlieben zugeschnittenen Rehabilitation profitieren. Dazu zählen Sport und Bewegung mit Musik und Spaß sowie Stärkung des Selbstbewusstseins, um öfter einmal Zumutungen des Alltags von sich zu weisen.

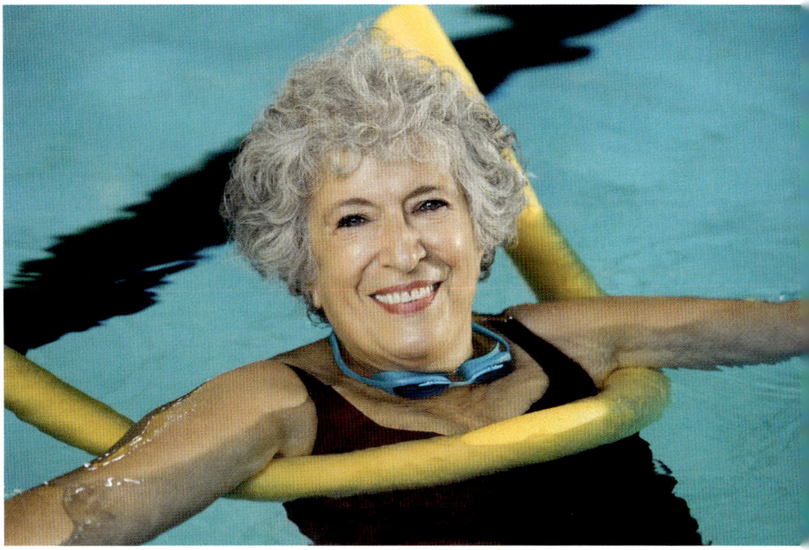

Die Reha nach einem überstandenen Herzinfarkt gelingt bei Frauen besonders gut, wenn sie mit Freude und Spaß an der Bewegung verbunden ist.

Auch Stress zählt zu den Gefahren, die Frauen belasten. Berufstätige haben oft zusätzlich Haushalt und Kinder zu versorgen.

Richtig, aber ...

Gegen Migräne kann man nur wenig tun

Für die Betroffenen ist Migräne eine leidvolle Erfahrung, die sie oft lebenslang begleitet. Es gibt immer noch kein Gegenmittel, nicht einmal die Ursache ist klar. Trotzdem kann man individuelle Strategien entwickeln, die, wenn man Glück hat, vor einem Anfall schützen.

Begriffserklärung:
Der Begriff Migräne ist abgeleitet vom griechischen *hemi* (halb) und *kranion* (Schädel), da dieser Kopfschmerz sehr oft halbseitig auftritt.

Eigentlich gibt es *die* Migräne gar nicht. Dutzende von Krankheitserscheinungen zählen zu diesem Formenkreis – von kurzen, extrem schmerzhaften Kopfstichen bis zum Sehen von Lichtblitzen. Mit „gewöhnlichen" Kopfschmerzen hat Migräne nichts zu tun.

Oft, aber nicht bei jedem Betroffenen, kündigt sich ein Migräneanfall vorher an, etwa durch Sehstörungen oder Kribbeln am Kopf (Haarspitzenkatarrh). Die Haut wird berührungsempfindlich. Diese sogenannte Aura verschwindet nach etwa einer Stunde, und dann setzen die Migränesymptome ein: halbseitiger Kopfschmerz, pulsierend, stechend oder hämmernd. Oft kommen Schwindel, Erbrechen sowie Licht- und Geräuschempfindlichkeit hinzu. Frauen sind doppelt so häufig betroffen wie Männer.

Die Trigger

Eine bedeutende Rolle spielen diverse äußere Auslöser (Trigger). So werden etwa Stress, Reizüberflutung und eine durch Fernreisen oder Schichtarbeit gestörte innere Uhr für einen Migräneanfall verantwortlich gemacht. Auch Nahrungsmittel wie Rotwein, Schokolade, Alkohol und Zitrusfrüchte kommen als Migränetrigger infrage. Häufig hängen die Anfälle auch mit hormonellen Schwankungen zusammen, denn bei Frauen fallen sie oft in die Tage der Menstruation.

All diese Faktoren sind aber nur die Auslöser, während die Ursache der Krankheit unbekannt ist. Sie muss im Gehirn liegen. Wie bildgebende Verfahren zeigen, sind bei einem Anfall gewisse Regionen in Mittelhirn und Hirnstamm besonders aktiv. Sie könn-

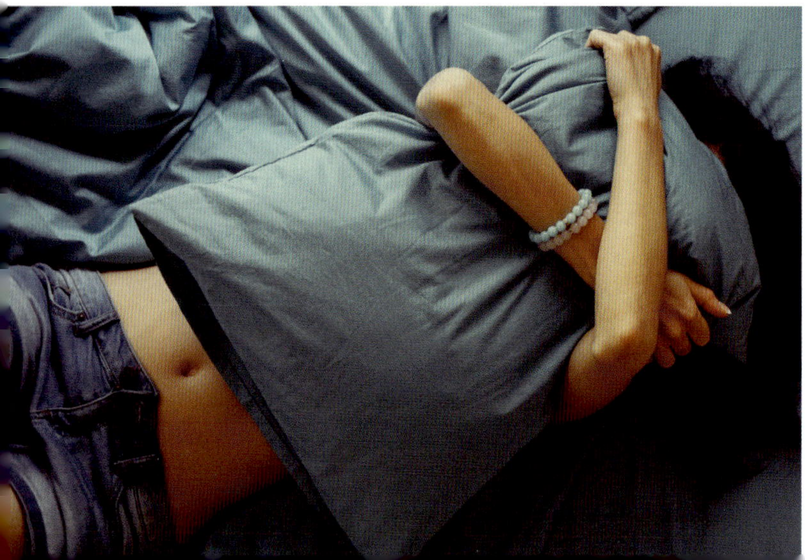

Licht- und Geräuschempfindlichkeit sind typische Symptome bei einem Migräneanfall.

ten auf den Trigeminus wirken, der große Teile des Kopfes versorgt. Und dieser Nerv mag dann an Blutgefäßen oder Nerven Reizzustände auslösen und bestimmte Botenstoffe im Hirn freisetzen, z. B. Serotonin. Hier besteht noch viel Forschungsbedarf.

Migräne-App als Trigger-Finder

Um den Triggern auf die Spur zu kommen, sollte man ein Migränetagebuch führen. Das kann man schriftlich, aber auch mit einer App tun. Eingetragen werden – mit Zeitangaben – Symptome, Medikamente, Nahrungsmittel und das psychische Befinden. Nach einiger Zeit lassen sich vielleicht Trigger-Muster erkennen und mit einem Arzt besprechen. Leider begibt sich nur die Hälfte aller Leidenden in ärztliche Behandlung.

Ruhe und Medikamente

Naheliegend ist es dann, die identifizierten Trigger zu meiden. Es gibt aber auch Maßnahmen, die bei einem Anfall helfen. Dazu zählen Bettruhe in einem stillen, abgedunkelten Raum und eine warme Decke. Manchmal lassen sich die Schmerzen mit einem Eisbeutel vorübergehend dämpfen. Wichtig ist dabei, schon bei den ersten Anzeichen der Aura mit der Bekämpfung zu beginnen. Dann kann man möglicherweise den Anfall selbst vermeiden.

Bei leichten Anfällen kann ASS oder Ibuprofen helfen. Die Dosierung muss man ausprobieren. Bei schweren Attacken wirken allerdings nur kräftige Schmerzmittel, die verschreibungspflichtig sind. Auch hier ist das Migränetagebuch von Nutzen, wenn man die Ergebnisse der Medikation einträgt.

Hoffnung auf die Wechseljahre?

Man hört oft, dass Migräne bei Frauen mit dem Alter an Häufigkeit und Intensität abnehmen soll. Doch Studien zeigten, dass bei über 50 % der Betroffenen während der Wechseljahre und danach keine Veränderung zu beobachten war. Bei etwa 47 % der Patientinnen war sogar eine Verschlechterung des Migräneleidens zu verzeichnen.

Triptane

Gegen schwere Anfälle verordnet der Arzt manchmal Triptane. Sie docken im Gehirn an den gleichen Rezeptoren an wie der Botenstoff Serotonin, vermindern also dessen Einfluss, was die Schmerzen eindämmt. Allerdings darf man Triptane nicht immer einsetzen, etwa bei Bluthochdruck und Problemen mit den Herzkranzgefäßen. Außerdem können diese Medikamente bei längerer Einnahme selbst starke Kopfschmerzen auslösen.

Gegen schwere Anfälle kann der Arzt Triptane verordnen. Sie docken im Gehirn an den gleichen Rezeptoren an wie Serotonin, vermindern also dessen Einfluss, was die Schmerzen eindämmt.

Alternative Methoden

Von alternativen Heilmethoden rät die Deutsche Migräne- und Kopfschmerzgesellschaft (DMKG) ab: Fastenkuren, Heilschlaf oder Darmsanierung seien wirkungslos. Dennoch sollte man selbst entscheiden, ob man eine dieser Methoden ausprobieren möchte. Wenn der Leidensdruck groß ist, kann man dies niemandem verdenken.

FALSCH

Ein Schlaganfall tritt stets ohne Vorwarnung ein

Es scheint einen urplötzlich zu treffen: Lähmungen und Sprachstörungen durch eine Mangeldurchblutung im Gehirn. Aber hat sich der Schlaganfall vielleicht nicht doch schon vorher mit Warnzeichen angekündigt?

Bei einem Schlaganfall können Betroffene einen Arm oder ein Bein nicht mehr bewegen, die sich wie „eingeschlafen" anfühlen. Schwindel stellt sich ein, manche sehen alles doppelt oder das Gesichtsfeld ist einseitig beschränkt. Manche Betroffene sprechen unbeholfen oder verstummen ganz. Das ist ein Fall für den Notarzt (112), denn jetzt tickt die Uhr. Es wäre ein schwerer Fehler abzuwarten, ob die Symptome wieder verschwinden.

Bei einem Schlaganfall hat meist ein Blutgerinnsel ein Gefäß im Gehirn verstopft.

Auflösung des Gerinnsels mit Medikamenten

Das Fachblatt *Lancet* veröffentlichte 2014 eine am Universitätsklinikum Heidelberg durchgeführte Studie zur Auflösung eines Blutgerinnsels mit Medikamenten (Lyse-Therapie). Die Chancen, dass ein Patient einen ischämischen Schlaganfall ohne größere Behinderungen übersteht, waren bei einer Lyse-Therapie in den ersten drei Stunden nach dem Schlaganfall um 75 % höher als in der Kontrollgruppe ohne diese Behandlung. Wurde die Lyse 3–4,5 Stunden nach dem Schlaganfall begonnen, betrug der Vorteil immer noch 26 %.

Ein Schlaganfall beruht meist auf einer Durchblutungsstörung im Gehirn, weil dort ein Blutgerinnsel, ein Thrombus, ein Gefäß verstopft hat (ischämischer Schlaganfall). Dagegen entsteht knapp ein Fünftel aller Schlaganfälle, weil im Gehirn ein (meist schon vorgeschädigtes) Blutgefäß eingerissen ist und Blut ausströmt (hämorrhagischer Schlaganfall).

Den Nervenzellen im betroffenen Hirnbereich fehlt nun vor allem Sauerstoff. Ohne Sauerstoff aber sterben sie schnell ab. So können binnen Minuten ganze Hirnareale zerstört werden. Die Schäden im Körper hängen dann davon ab, welche Teile des Gehirns geschädigt sind.

Pro Jahr trifft es etwa 270 000 Bundesbürger. Ein Fünftel bis ein Drittel stirbt innerhalb der ersten zwölf Monate, viele andere sind fortan mehr oder weniger schwer behindert. Das Risiko steigt mit dem Alter an; stark gefährdet sind über 75-Jährige.

TIA – ein Mini-Schlaganfall

Manchmal jedoch hält die mangelhafte Durchblutung des betroffenen Hirnareals nur kurze Zeit an. Dabei treten zwar die für einen Schlaganfall typischen Beschwerden

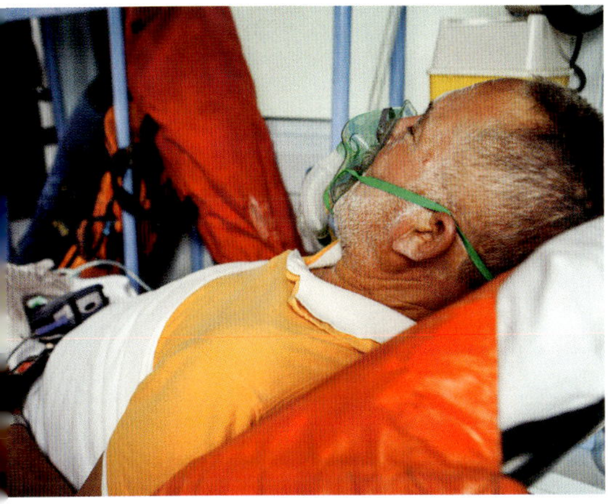

Auch ein Mini-Schlaganfall ist ein Notfall, der sofort in die Stroke Unit gebracht werden muss.

auf, allerdings bilden sie sich innerhalb von Stunden zurück und hinterlassen keine Schäden. In einem solchen Fall spricht man von einer transitorischen (vorübergehenden) ischämischen Attacke (TIA), einem „Mini-Schlaganfall". Der hämorrhagische Schlaganfall hingegen, die Hirnblutung, ist nie ein vorübergehendes Ereignis, sondern immer ein „echter" Schlaganfall.

Manchmal hält die mangelhafte Durchblutung des betroffenen Hirnareals nur kurze Zeit an. Ein solcher „Mini-Schlaganfall" ist oft Vorbote eines echten Schlaganfalls.

Eine TIA ist in den meisten Fällen Vorbote eines echten ischämischen Schlaganfalls. Da sich zunächst nicht unterscheiden lässt, ob es sich um eine TIA oder einen „vollendeten" Schlaganfall handelt, ist sofortiges Handeln geboten. Ob es eine TIA war, weiß man immer erst hinterher.

Betroffene müssen umgehend zu einem Schlaganfall-Zentrum (Stroke Unit) gebracht werden, eventuell mittels Rettungshubschrauber. Dort stellt man durch eine Computer- oder Kernspintomografie (MRT) die Ursache fest. Eventuell muss dann schnell ein Mittel intravenös verabreicht werden, das Blutgerinnsel auflöst (Lyse-Therapie). Sollte es sich allerdings um einen hämorrhagischen Schlaganfall handeln, muss operiert werden, um die Blutung zu stoppen. Eine Lyse-Therapie kommt in einem solchen Fall natürlich nicht infrage.

Nach einem ischämischen Schlaganfall oder einer TIA bekommt der Betroffene vorbeugend blutverdünnende Medikamente, um die Gefahr einer erneuten Thrombenbildung zu minimieren.

Risikofaktor Lebensstil

Ein Schlaganfall hat Ursachen. Alter und genetische Veranlagungen lassen sich nicht beeinflussen, wohl aber die Lebensführung. Bluthochdruck ist einer der Risikofaktoren. Auch Rauchen erhöht die Gefahr eines Schlaganfalls. Übergewicht, zu viel Alkohol, Bewegungsmangel, Diabetes – er schädigt die Blutgefäße – und bestimmte Herz-Kreislauf-Leiden, beispielsweise Vorhofflimmern, sind ebenfalls gefährlich.

Bis zu einem gewissen Grad hat man es also selbst in der Hand, ob man Opfer eines Schlaganfalls wird. Und falls bereits eine deutliche Warnung durch einen Mini-Schlaganfall erfolgte, muss das sehr ernst genommen werden.

FALSCH

Scharfe Gewürze können Magenkrebs erzeugen

Manche mögen's derart scharf, dass es ihnen buchstäblich die Tränen in die Augen treibt. Das ist Geschmackssache. Magenkrebs bekommen sie davon allerdings bestimmt nicht. Der hat viele andere Ursachen.

Etwa 17 000 Männer und Frauen erkranken jährlich in Deutschland an Magenkarzinomen. Meist entdecken sie es ziemlich spät, da im Frühstadium kaum Symptome auftreten. Und selbst wenn der Tumor schon größer ist, sind die Anzeichen wenig spezifisch, etwa Müdigkeit und Gewichtsabnahme, manchmal auch Schmerzen im Oberbauch.

Zu den größten Risiken für Magenkrebs zählt eine Infektion mit Helicobacter pylori. Die Entdeckung dieses Bakteriums in Mägen stellte 1983 für die Fachwelt eine Überraschung dar, denn man hatte angenommen, dass im stark sauren Milieu des Magens keine Keime überleben könnten.

Helicobacter pylori

Helicobacter pylori lebt in vielen Menschen. Es steigert die Sekretion von Magensäure und kann zu Magenentzündungen sowie Magen- und Zwölffingerdarmgeschwüren führen. Auch wenn keineswegs jeder, der diesen Keim in sich trägt, an Magenkrebs erkrankt, tragen fast alle Patienten, die im Mageninnern Karzinome entwickeln, Helicobacter pylori in sich.

Scharf gewürzte Speisen hingegen zählen nicht zu den Risikofaktoren für Magenkrebs, auch wenn nach dem Genuss sehr scharfer Chilis Übelkeit oder Schleimhautreizungen auftreten können. Deshalb riet das Bundesinstitut für Risikobewertung 2011 auch zur Vorsicht, vor allem bei Scharfesswettbewerben. Von Magenkrebs war aber nicht die Rede.

Positive Effekte von Gewürzen

Viele Gewürze regen die Verdauung an und wirken bakterienhemmend. Capsaicin könnte sogar krebshemmend sein. Forscher an der University of California stellten 2014 bei Mäuseexperimenten fest, dass dieser Stoff im Darm einen Faktor aktiviert, der die Entartung von Darmzellen verhindern kann.

Das Fachblatt *BMJ* berichtete 2015 über eine chinesische Studie an 500 000 Männern und Frauen. Jene zwischen 30 und 79, die mindestens zweimal wöchentlich Chili oder andere scharfe Lebensmittel aßen, hatten ein um 10 % geringeres Sterberisiko als andere, die selten oder nie scharf aßen.

Schweißtreiber

Capsaicin aus Chilischoten steigert die Schweißbildung. Da verdunstender Schweiß die Haut kühlt, lieben Bewohner warmer Länder scharfe Speisen und nehmen ein Vielfaches der bei uns üblichen Mengen an Gewürzen auf.

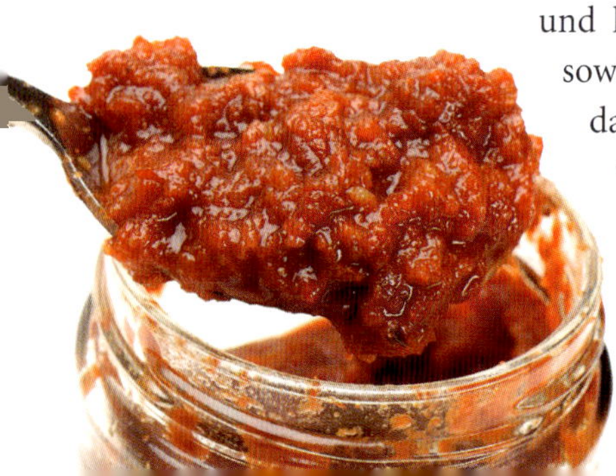

Harissa, eine extrem scharfe Gewürzmischung mit Chilis, serviert man im warmen Marokko zu Couscous.

Falsch, aber ...

Glutamat verursacht Kopfschmerzen und Übelkeit

Glutamat wird vielfach als Geschmacksverstärker genutzt. Dass es aber das „Chinarestaurant-Syndrom" erzeugt, ist unwahrscheinlich. Allerdings reagieren manche Menschen empfindlicher auf Glutamat als andere.

Viele Menschen essen gern chinesisch, weil es so ganz anders schmeckt als die heimische Küche. 1968 allerdings stellte ein amerikanischer Arzt nach einer solchen Mahlzeit seltsame Symptome bei sich fest, unter anderem Herzklopfen, Hitzewallungen, Kopfschmerzen, Kribbeln und Hautrötungen.

Das Chinarestaurant-Syndrom

Als das öfter vorkam, veröffentlichte er seine Erfahrungen im *New England Journal of Medicine* und nannte die Symptome Chinarestaurant-Syndrom. Andere berichteten von ähnlichen Erfahrungen. Als Auslöser hatte man bald einen häufig gebrauchten Geschmacksverstärker in Verdacht: Glutamat.

Glutamate sind die Salze der Glutaminsäure und in zahlreichen Nahrungsmitteln enthalten, vor allem in Hefeextrakt und Sojasauce. Aber auch Parmesan und andere Käsesorten, Sardellen und Würzmischungen enthalten Glutamat. Als Geschmacksverstärker erzeugt es die würzige Geschmacksnote „umami".

Jeder Mensch nimmt mit der normalen Nahrung recht große Menge Glutamat und über Eiweißstoffe weitere Portionen Glutaminsäure zu sich, denn die Eiweiße werden bei der Verdauung in die Aminosäuren aufgespalten. Insgesamt sind das etwa 10 g pro Tag, also weit mehr als das halbe Gramm, das man als Geschmacksverstärker durchschnittlich täglich aufnimmt.

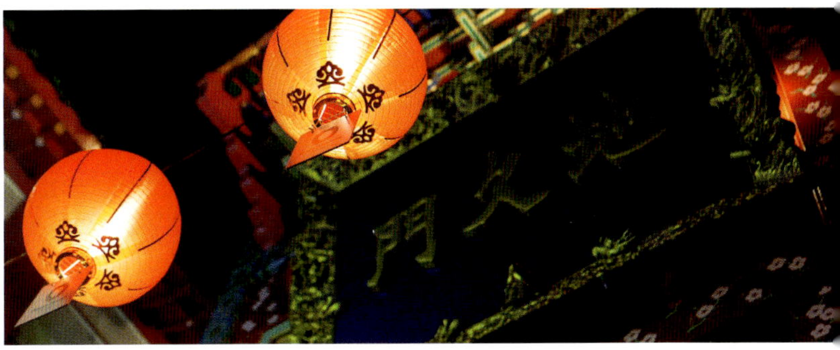

Wissenschaftlich kontrollierte Doppelblindversuche konnten keinerlei Hinweise darauf geben, dass das Chinarestaurant-Syndrom wirklich existiert. Wohl aber gibt es Menschen, die allein schon beim Gedanken, Glutamat zu sich zu nehmen, Kopfschmerzen bekommen. Es ist auch vorstellbar, dass manche aufgrund besonderer genetischer Veranlagung extrem empfindlich auf diese Substanz reagieren. Die Lebensmittelüberwachungsbehörden haben Glutamate jeden falls als unbedenklich eingestuft.

Der Mythos vom Chinarestaurant-Syndrom hält sich hartnäckig, obwohl es keine wissenschaftlichen Beweise dafür gibt.

Richtig, aber ...

Diabetes Typ 2 lässt sich oft mit einem Magenbypass kurieren

In extremen Fällen von Übergewicht und Diabetes legen Ärzte oftmals einen Magenbypass, um den Magen zu verkleinern. Das bewirkt nicht nur einen Gewichtsverlust, sondern bessert oder heilt sogar den Diabetes.

Diabetes ist geradezu eine Volkskrankheit. Laut Zahlen des „Deutschen Gesundheitsberichts Diabetes" leiden 6,7 Mio. Bundesbürger daran, und täglich gibt es etwa 1000 Neuerkrankungen.

Die Betroffenen haben unbehandelt ein deutlich höheres Risiko für Schlaganfall, Herzinfarkt, Herz-Kreislauf-Probleme und Nieren- oder Augenschäden. Auch müssen sie mit Amputationen geschädigter Zehen, Füße oder Beine rechnen. Darüber hinaus ist bei ihnen die Mortalität erhöht.

Zu den Hauptursachen besonders von Diabetes Typ 2 gehört Übergewicht, hervorgerufen durch falsche Ernährung und vor allem zu hohe Mengen an Fruchtzucker. Daher wird Diabetikern zu einer Kost geraten, die weniger Kohlenhydrate und dafür mehr Fisch, Gemüse, Obst, Nüsse und Pflanzenöle enthält. Damit – und mit dem Verzicht aufs Rauchen – kann es ihnen gelingen, ihre Blutzucker-, Blutdruck-, Blutfett-, und Nierenwerte im Normalbereich zu halten. In diesem Fall, so zeigte eine 2018 im *New England Journal of Medicine* veröffentlichte Studie, ist ihr Risiko für Folgekrankheiten und auch ihr Sterberisiko praktisch gleich mit dem von Nichtdiabetikern.

Fettleibigkeit infolge übermäßiger Kalorienaufnahme ist ein Risikofaktor für Diabetes.

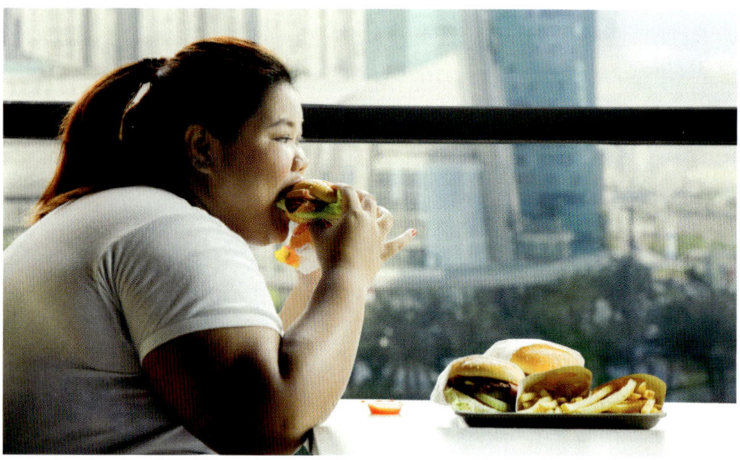

Wenn man die Diät nicht schafft

Doch nicht jeder Übergewichtige ist mit der nötigen Disziplin gesegnet, die eine solche Diät erfordert. Dann hilft oft ein Magenbypass, die weltweit häufigste Methode der Magenverkleinerung. Dieser Eingriff wirkt nicht nur gegen die Symptome, sondern auch gegen die Ursache des Leidens.

Bei einer Magenbypass-Operation wird der Magen nahe dem Ausgang der Speiseröhre aufgetrennt und direkt mit dem mittleren Dünndarm verbunden. Gleich hinter einem winzigen Minimagen, der nun die

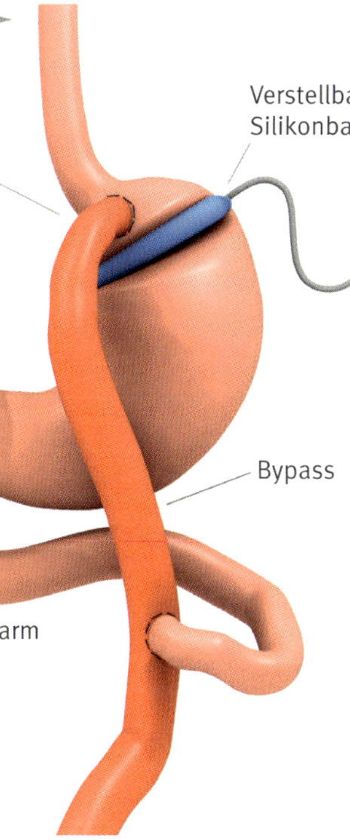

Die Vorverdauung im Magen wird durch den Bypass weitgehend ausgeschaltet.

Magenfunktion allein übernimmt und kaum einen Esslöffel voll Speisebrei fasst, wird der übrige, um ein Vielfaches größere Magenabschnitt mit einem Silikonband abgebunden.

Überraschender Effekt

Nach der Operation tritt rascher ein Sättigungsgefühl ein, da der kleine Restmagen schnell gefüllt ist. Die Nahrung wird aufgrund des verkürzten Wegs durch den Dünndarm nicht so gründlich verdaut, sodass der Organismus weniger Nährstoffe aufnehmen kann.

Das Überraschende ist, dass die Operation auch Einfluss auf den Hormonhaushalt hat. Bestimmte Hormone, die aufgrund der schnellen Passage unverdauter Nahrung verstärkt erzeugt werden, stimulieren die Insulinsekretion und fördern die Insulinsensitivität. So wird bei vielen Patienten, die vor der Operation einen Typ-2-Diabetes hatten, der Insulinbedarf geringer, sodass die Medikation reduziert werden kann oder sogar gar nicht mehr nötig ist.

Nachhaltiger Erfolg

Die Erfolge sind meist nachhaltig. Prof. Beat Müller, Leiter der Sektion Minimal Invasive Chirurgie an der Chirurgischen Universitätsklinik Heidelberg, sieht die Bypassoperation bei Diabetikern daher sehr positiv: „Studien mit Patienten, die wegen massiven Übergewichts eine Magenbypass-Operation durchführen ließen und gleichzeitig an Diabetes litten, haben ergeben, dass sich der Blutzuckerspiegel bei mehr als 90 % dieser Patienten normalisierte und Medikamente nicht mehr nötig waren – und das unabhängig vom Gewichtsverlust."

Und dieser Effekt hält in den meisten Fällen auch lange an. Eine 2017 im *New England Journal of Medicine* veröffentlichte Studie US-amerikanischer Forscher belegt das sehr deutlich. Rund ein Viertel der Patienten wies noch fünf Jahre nach der Operation normale Blutzuckerwerte auf, und bei der Hälfte war der Blutzucker-Gedächtniswert (HbA1c-Wert) normal.

Langzeiteffekte bei Magenbypass-Patienten

Das Fachblatt *JAMA Surgery* berichtete 2016 über eine Studie dänischer Forscher vom Universitätsklinikum Aarhus über Langzeiteffekte bei Bypass-Patienten. 87 % von ihnen gaben 4,7 Jahre nach der Magenoperation an, es gehe ihnen gesundheitlich besser als vor dem Eingriff. Aber 89 % klagten über Abgeschlagenheit, Bauchschmerzen, Übelkeit, Blähungen, Durchfall und Krämpfe. Gut ein Viertel der Operierten berichtete über wenigstens einen Krankenhausaufenthalt wegen solcher Symptome. Die Wissenschaftler führten das auf die Magenverkleinerung und den damit verbundenen plötzlichen Übertritt des Speisebreis in den Dünndarm („Sturzentleerung") zurück sowie auf Eisen- und Vitaminmangel.

FALSCH

Cellulite kann man erfolgreich behandeln

Die meisten Frauen müssen sich, wenn sie älter werden, mit der Verschlechterung ihres Hautbildes abfinden. Die gute Nachricht ist aber, dass es sich bei der Cellulite, der Orangenhaut, nicht um eine Krankheit handelt.

Wie heißt es denn nun?

Der manchmal gebrauchte Ausdruck Cellulitis oder Zellulitis ist falsch: Dieses Wort beschreibt eine Entzündung des Unterhautgewebes. Die Endung -itis steht immer für eine Entzündung.

Es trifft 80 bis 90 % der Frauen ab einem gewissen Alter, Männer dagegen kaum: die Cellulite, auch Orangenhaut genannt. Die Haut ist dann nicht mehr straff und glatt, sondern weist Dellen und Erhebungen auf. Diese Hautveränderung schmerzt nicht, aber sie stört das Erscheinungsbild. Meist sind Po und Oberschenkel betroffen, bisweilen aber findet sich Orangenhaut auch an Bauch oder Oberarmen.

Obwohl das Phänomen alt ist – man erkennt es sogar auf jahrhundertealten Frauenbildnissen – wurde der Ausdruck erst in den späten 1960er-Jahren weithin bekannt.

Die Ursache der Cellulite liegt in der Unterhaut. Ihre Aufgabe ist vor allem, die unter ihr liegenden Muskeln, Knochen und Organe von den oberen Hautschichten zu trennen. Sie fungiert sozusagen als Polster. In ihr liegen die Fettzellen, und zur Stabilisierung dieser Schicht, die Bindegewebe genannt wird, dienen Bindegewebsfasern aus dem Eiweißstoff Kollagen.

Bindegewebsschwäche

Diese Kollagenfasern sind der Grund, warum Cellulite praktisch nur bei Frauen vorkommt. Bei Frauen verlaufen die Fasern nämlich senkrecht zur Hautfläche. Jede von ihnen hält ein Stückchen der Haut fest. Zwischen diesen Fasern liegen Fettzellen. Wenn diese gut gefüllt sind, drücken sie die Hautfläche zwischen den Fasern nach oben. Dazwischen bilden sich Dellen. Als Folge verliert die Oberhaut ihre Glätte. Das verstärkt

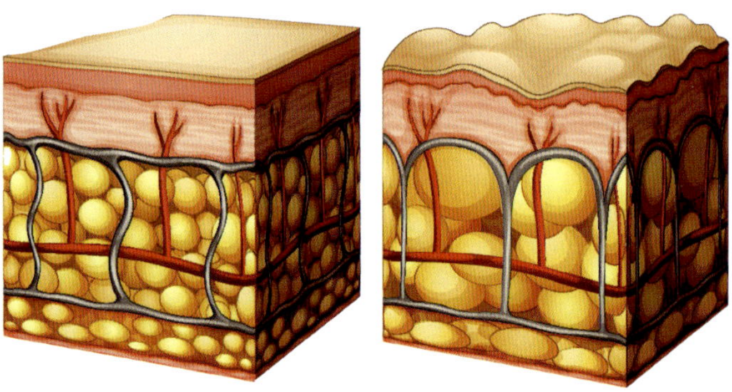

Linke Abbildung: normale Haut. Kollagenfasern (grau) stabilisieren die Unterhaut. Rechts: Cellulite-Haut. Vergrößerte Fettzellen drücken die Kollagenfasern nach oben, sodass die Oberhaut uneben wird.

sich besonders unter dem Einfluss der Produktion weiblicher Hormone wie Östrogen.

Bei Männern dagegen liegen die Bindegewebsfasern kreuz und quer; sie bilden ein räumliches Gitter. Dadurch ist ihr Verbund erheblich fester als bei Frauen. Zudem schließen die gitterartig verlaufenden Fasern die Fettzellen wirksam ein.

Natur gegen Schönheit

Grundsätzlich ist dies von der Natur so gewollt: Für sie zählt weniger die Schönheit als die Fortpflanzung. Denn das Unterhaut-Fettgewebe dient Frauen als lebenswichtige Fettreserve im Fall einer Schwangerschaft.

Gegen die Natur zu arbeiten ist immer schwierig. Das gilt auch für das Problem der Cellulite. Denn die Ursache, der Aufbau der Unterhaut bzw. des Bindegewebes, ist nicht beeinflussbar. Übergewicht allein ist jedenfalls nicht schuld, denn Cellulite trifft auch schlanke und sportliche Frauen, allerdings seltener. Cellulite wird daher in der Medizin nicht als Krankheit geführt, sondern als normale, altersbedingte Veränderung des weiblichen Körpers.

Behandlungsangebote

Dennoch gibt es unzählige Behandlungsverfahren. Manche von ihnen stützen sich auf die (falsche) Behauptung, Cellulite werde von Stoffwechselschlacken hervorgerufen, die sich unter der Haut abgelagert hätten.

Cremes dringen gar nicht bis zur Unterhaut vor, Massagen, Lymphdrainagen, Kältetherapien, Wechselduschen, Meersalzbäder und Vakuumbehandlungen versagen. Keine der Behandlungsmethoden hat bisher wissenschaftlichen Untersuchungen standgehalten. Selbst wenn sie zu helfen scheinen, ist der positive Effekt nur von kurzer Dauer.

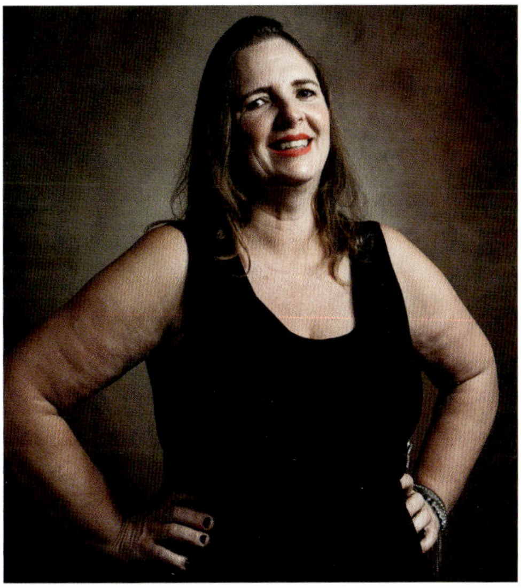

Bei Cellulite an den Armen kann man mit intensiven Übungen im Fitnessstudio den Muskeltonus verbessern. Die Orangenhaut bleibt allerdings.

Übergewicht allein ist jedenfalls nicht schuld an dieser Veränderung des Körpers, denn Cellulite trifft auch schlanke Frauen. In der Medizin wird Cellulite daher auch nicht als Krankheit geführt.

Unter den invasiven Verfahren wird z. B. die Injektions-Lipolyse („Fett-weg-Spritze“) angeboten. Dabei wird jede Hautwölbung angestochen und ein Präparat eingespritzt, das die Fettzellen zerstört. Ärztegesellschaften, etwa die American Society of Plastic Surgeons, warnen vor dieser Methode.

Zur Vorbeugung gibt es aber Ratschläge. Die Techniker Krankenkasse z. B. empfiehlt eine Ernährung mit reichlich Gemüse und Obst sowie viel Sport. Ob man Cellulite damit verhindern kann, bleibt fraglich. Doch eine solche Lebensführung ist sicher gut für Gesundheit und Schönheit gleichermaßen.

RICHTIG

Die Diagnose Krebs muss heute kein Todesurteil mehr sein

Bis ins frühe 20. Jahrhundert hinein bedeutete die Diagnose Krebs meist den Tod. Doch seit 1950 hat die Medizin große Fortschritte gemacht, sodass heute sechs von zehn Patienten ihre Erkrankung viele Jahre überleben.

Begriffserklärung: Der Anblick einer bösartigen Wucherung mit ihren Ausläufern erinnerte die Ärzte des Altertums an einen Krebs. Sie bezeichneten sie daher als *karkinos,* griechisch Krebs.

Noch im letzten Drittel des 19. Jahrhunderts stand Krebspatienten eine Tortur auf dem Operationstisch bevor – weitgehend ohne Betäubung, mit wenig Hygiene. Dazu ein Chirurg, der ohne Garantie auf Heilung große Teile des Körpers wegschnitt.

Langsam gab es Fortschritte in Diagnose und Therapie, und 1899 wurde in Stockholm der erste Tumor mit Röntgenstrahlen bekämpft. Ab 1913 war es möglich, die weibliche Brust mit Röntgenstrahlen auf Krebsknoten zu untersuchen. 1949 lernte man, bei einer Früherkennung Krebszellen von gesunden Zellen zu unterscheiden. 1960 stellte man fest, dass sich Tumorzellen von Leukämiepatienten von normalen Zellen durch Genveränderungen unterscheiden.

Gestiegene Überlebensraten

In den letzten Jahrzehnten sind die Überlebensraten von Krebspatienten weltweit gestiegen, mit starken Unterschieden je nach Land und Krebsart. Das zeigte die internationale Concorde-3-Studie, deren Ergebnisse Forscher der London School of Hygiene and Tropical Medicine 2018 im Fachblatt *The Lancet* veröffentlichten. Die Studie verwendete Daten von über 37 Mio. Patienten aus 71 Ländern und Regionen und untersuchte 18 Krebsarten; das sind etwa drei Viertel aller häufigeren Krebserkrankungen.

In Deutschland haben sich die 5-Jahres-Überlebensraten in den Jahren 2010 bis 2014 fast überall verbessert, verglichen mit den Überlebensraten von 2000 bis 2004. Allerdings stammen die Zahlen nur von 36,8 % der Bevölkerung – mehr decken unsere Krebsregister nicht ab.

Im weltweiten Vergleich steht Deutschland im oberen Drittel. So stieg die Überlebensrate beim Melanom von 91 auf 93,1 %,

Tumorzellen enttarnen

2018 ging der Medizin-Nobelpreis an den US-Amerikaner James P. Allison und den Japaner Tasuku Honjo, weil sie Mittel fanden, um das Immunsystem besser auf den Kampf gegen den Krebs einzustellen.

Krebszellen sind u. a. deshalb so erfolgreich, weil sie sich tarnen und so dem Angriff der Immunzellen entgehen können. Oder sie scheiden Substanzen aus, die die Immunzellen hemmen. Den beiden Forschern gelang es nun, diese Strategien der Tumorzellen unwirksam zu machen.

bei Prostatakrebs von 90,4 auf 91,6 %, beim Brustkrebs von 83,9 auf 86 %. Niedrig ist sie trotz Steigerung immer noch bei Lungenkrebs (14,9 auf 18,3 %), Leberkrebs (12,5 auf 13 %) und bei Pankreaskrebs, dem Bauchspeicheldrüsenkrebs (8 auf 10,7 %). Bei akuter lymphatischer Leukämie von Kindern ist die Überlebensrate leider sogar von 94 auf 91,1 % gesunken.

Dass die Aussicht für die Patienten, länger zu leben, mittlerweile größer ist, hat gleich mehrere Gründe. Viele Tumoren werden dank guter Vorsorgeuntersuchungen und Früherkennungsmethoden (Bluttests, bildgebende Verfahren) heute bereits im Frühstadium entdeckt und sind dann noch deutlich besser zu behandeln als später. Und das Wissen über die Ursachen diverser Krebsarten nimmt ständig zu.

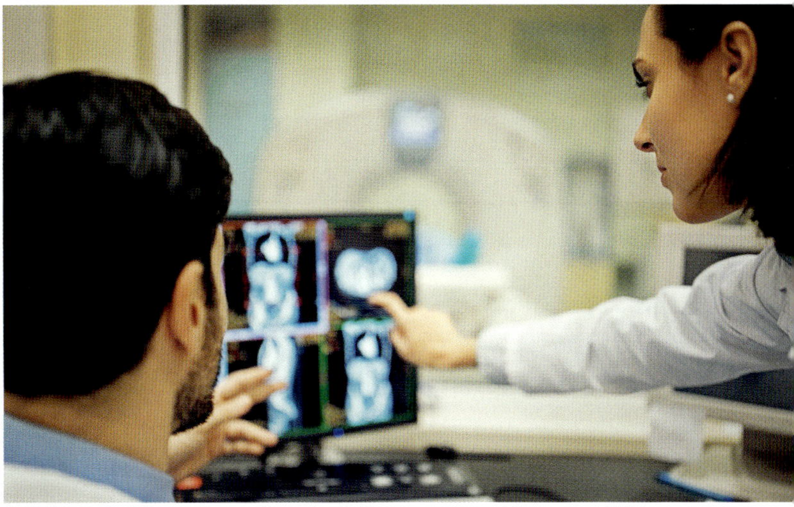

Bei einer CT lassen sich auf den Schnittbildern des Körpers sogar kleine Tumoren gut erkennen.

Neues Wissen über Krebszellen

Ein ganz modernes Verfahren ist die genetische Untersuchung von Krebszellen. Je nachdem, welche Fehler im Erbgut die Zellen entarten ließen, können sich Tumoren selbst bei scheinbar identischen Krebsarten stark voneinander unterscheiden. Daher wirken zum Beispiel Lungenkrebsmedikamente meist nur bei bestimmten Zelltypen.

Viele Tumoren werden dank guter Vorsorgeuntersuchungen und Früherkennungsmethoden heute bereits im Anfangsstadium entdeckt und sind dann deutlich besser zu behandeln als später.

Schon jetzt werden weltweit Antikörper erforscht, die man gegen Krebszellen einsetzen kann. Da sich die genetischen Details der jeweiligen Krebszellen rasch bestimmen lassen, ist es zunehmend möglich, in kurzer Zeit maßgeschneiderte Antikörper herzustellen und gegen den Tumor einzusetzen. Bei solchen Verfahren werden einzig und allein die Krebszellen geschädigt; die Antikörper greifen keine normalen Zellen an.

Eine weitere Methode isoliert im Blutstrom mitschwimmende Krebszellen. Ein Tumor kann über 1000 Zellen pro Minute ins Blut abgeben. Forscher an der Universität Michigan testeten an Hunden erfolgreich ein von ihnen entwickeltes kleines Gerät, das mithilfe eines Chips und spezifischen Antikörpern Krebszellen aus dem durch das Gerät geleiteten Blutstrom „fischt“. Damit lässt sich ein Tumor züchten und ein darauf zugeschnittenes Gegenmittel entwickeln.

CT, MRT und PET

Eines der wichtigsten Diagnoseverfahren ist nach wie vor Röntgen – dank empfindlicher Bildempfänger mit weit niedrigerer Strah-

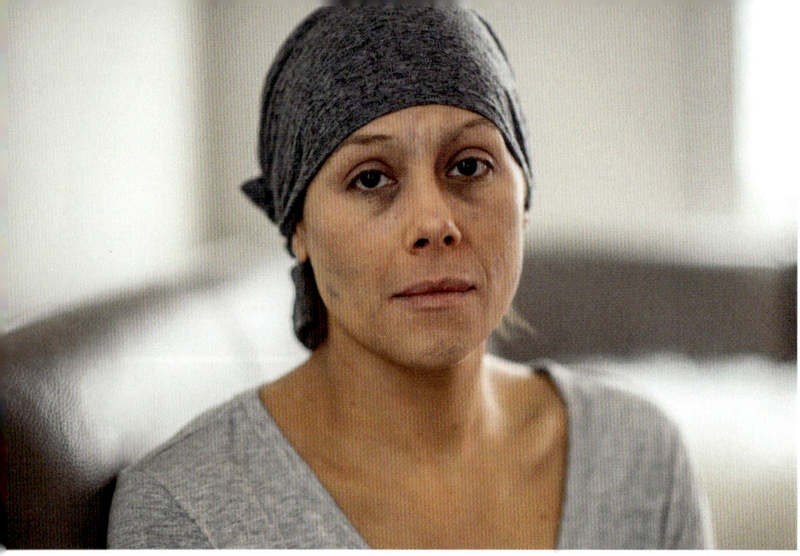

Eine Patientin während einer Chemotherapie. Das Kopftuch verbirgt den kahlen Kopf.

lendosis als früher. Vor allem zum Erkennen von Lungen- und Brustkrebs ist es das Verfahren der Wahl. Noch genauer arbeitet die Computertomografie (CT), bei der eine Röntgenröhre den Patienten durchstrahlt und Schichtaufnahmen vom Gewebe erzeugt.

Gänzlich ohne Strahlung kommt die Magnetresonanztherapie (MRT) aus, bei der ein starker Magnet die Röhre mit dem Patienten umgibt. Mithilfe der Wasserstoffatome im Körper, die zum Aussenden von Radiosignalen angeregt werden, entsteht im Computer ein räumliches Bild, auf dem sich Tumoren deutlich abzeichnen.

Da bösartige Krebszellen extrem schnell wachsen, haben sie einen viel intensiveren Stoffwechsel als normale Gewebe. Das nutzt die Positronen-Emissions-Tomografie (PET) aus. Dem Patienten wird schwach radioaktiver Traubenzucker gespritzt. Ein elektronischer Detektor fängt die Strahlung aus verschiedenen Richtungen auf, und ein Computer errechnet ein räumliches Bild. Weil ein Tumor Traubenzucker sehr rasch aufnimmt, strahlt er intensiv.

Moderne Geräte richten nach und nach eine Reihe schwächerer Strahlen aus verschiedenen Richtungen in den Körper, die sich im Tumor kreuzen. Nur er bekommt die volle Strahlendosis ab.

Bei der Endoskopie zur Früherkennung wird ein dünner Schlauch in den Körper geschoben, der eine Lichtquelle, eine Mini-Kamera und manchmal eine kleine Zange oder Schlinge zu einer Probenentnahme enthält. Mit dieser Diagnosemethode lassen sich auf dem Bildschirm Magen, Darm, Blase und Lunge auf krebsverdächtige Veränderungen hin untersuchen.

Heute angewandte Therapien

Die Behandlungsmöglichkeiten von Krebserkrankungen sind heute weit erfolgreicher und verträglicher als früher. Da man den Krebs oft im Frühstadium erkennt, kann man ihn relativ sicher vollständig entfernen. Oft reichen dazu kleine Schnitte (minimalinvasive oder Schlüsselloch-Operation), die den Körper weniger belasten als die großen Schnitte früherer Zeiten. Eventuell schließt sich an die Operation noch eine Nachbehandlung an, etwa eine Chemo- und/oder Strahlentherapie.

Eine Strahlentherapie kommt bei durchschnittlich jedem zweiten Patienten zum Einsatz, entweder allein (etwa bei Kehlkopf- und Prostatakrebs) oder zusammen mit anderen Therapiemethoden. Der Tumor wird dabei von außen mit energiereichen Strahlen behandelt. Allerdings dringen die Strahlen durch viel gesundes Gewebe, bis sie auf einen Tumor treffen, und dabei können sie Schäden verursachen.

Moderne Geräte richten daher nach und nach eine Reihe schmaler, schwächerer Strahlen aus verschiedenen Richtungen in den Körper, die sich im Tumor kreuzen. Nur er bekommt die volle Strahlendosis ab.

Eine weitere Strategie, die umliegendes Gewebe schont, bringt radioaktive Substanzen direkt in das befallene Organ ein. Die Strahlung zerstört die Erbsubstanz der Tumorzellen und tötet sie so ab.

Die Chemotherapie wiederum arbeitet mit Substanzen, die auch für gesunde Zellen giftig sind und viele Nebenwirkungen haben, nicht zuletzt Haarausfall. Andererseits verteilen sich die Substanzen im ganzen Körper und greifen auch einzelne unauffällige und bisher unentdeckte Tumorzellen an.

Die Blockade des Immunsystems durch Strahlen- oder Chemotherapie macht den Patienten schutzlos gegen Infektionen von außen oder bereits vorhandenen Pilzen im Körper. Nach der Therapie muss er daher längere Zeit in einer hochsterilen Umgebung bleiben, bis das körpereigene Immunsystem wieder seine Aufgaben bewältigen kann.

Die Stammzelltransplantation

Bei manchen Krebserkrankungen, z. B. Leukämie und Non-Hodgkin-Syndrom (bösartige Erkrankung des Lymphsystems), helfen weder Bestrahlung noch Chemotherapie. Dann bleibt oft nichts anderes übrig, als mittels hochdosierter Chemotherapie alle kranken Zellen und das gesamte blutbildende Knochenmark zu zerstören und neues Knochenmark oder Blutstammzellen von geeigneten Spendern zu implantieren.

Das Problem dabei ist, dass Gewebemerkmale (HLA-Merkmale) von Spender und Empfänger übereinstimmen müssen, um eine Stammzelltransplantation möglich zu machen. Es gibt nämlich etwa 7000 solcher Gewebemerkmale. Manchmal eignen sich Geschwister als Spender. Gute Chancen gibt es auch dank internationaler Knochenmarkspenderregister. In 80 % der Suchanfragen findet man dort einen Spender.

In seltenen Fällen wachsen die neuen Stammzellen aber nicht an oder das Immunsystem des Empfängers erkennt sie als fremd und bekämpft sie. Da dies zu gefährlichen Komplikationen führen kann, gibt man nach einer Transplantation Mittel zum Unterdrücken der Immunreaktion.

Für alle Krebstherapien gilt, dass die Möglichkeit eines erneuten Auftretens der Krankheit nicht auszuschließen ist. Doch die Chancen, die Krankheit endgültig zu besiegen, sind enorm gestiegen, und so ist die Hoffnung auf Genesung fast nie grundlos.

Nanotechnik gegen Krebs

Bei dieser neuen Therapie werden magnetische Nanopartikel in den Tumor eingebracht (1 Nanometer ist 1 Millionstel Millimeter). Durch Erhitzung der Nanopartikel sterben die Krebszellen ab oder reagieren zumindest empfindlicher auf Strahlen- und Chemotherapie.

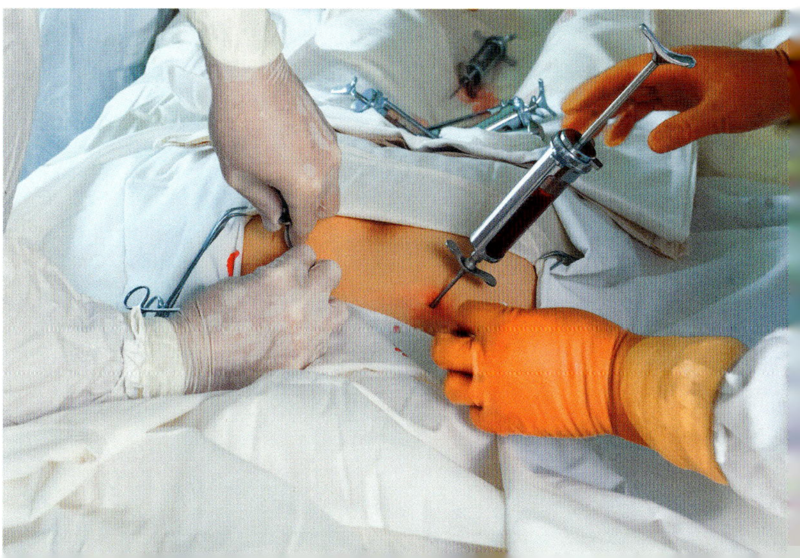

Bei einer Stammzelltransplantation werden Spenderzellen in eine Vene eingeführt. Die Zellen wandern selbsttätig an den richtigen Ort, vermehren sich und beginnen mit der Blutbildung.

RICHTIG

Allergien sind in den letzten Jahrzehnten häufiger geworden

In den vergangenen Jahrzehnten mussten immer mehr Menschen erfahren, dass ein überschießendes Immunsystem die Lebensqualität verschlechtert. Trotz intensiver Forschung kennt man die Ursachen von Allergien noch nicht, und es gibt lediglich Hypothesen, warum sie häufiger geworden sind.

Begriffserklärung:
Der Begriff Allergie stammt ab vom griechischen *allos* (anders, fremd) und *ergon* (Werk, Geschaffenes). Also: Etwas, das anders wurde, als es geschaffen war.

Unser Immunsystem schützt uns vor dem Angriff der allgegenwärtigen Bakterien und anderer Keime. Erkennt es einen Fremdkörper, ein Antigen, erzeugt es Antikörper in Form von Eiweißstoffen, die sich an den Eindringling heften. Gleichzeitig rufen sie bestimmte weiße Blutkörperchen, die Fresszellen, herbei, die den Fremdling auflösen.

Schädlicher Fehlalarm

In der Regel unterscheidet das Immunsystem gut zwischen eigenen Zellen und harmlosen Fremdstoffen einerseits und unbekannten und vielleicht gefährlichen andererseits. Deshalb lösen die als harmlos beurteilten Fremdstoffe keine Immunantwort aus.

Doch manchmal funktioniert das nicht richtig, und das Immunsystem bekämpft auch harmlose Stoffe. Das können Nahrungsbestandteile sein, etwa in Nüssen oder Milch. Weitere Allergene sind Blütenstaub, Tierhaare, Bienengift, Milbenkot, Schimmelpilze oder Arzneimittel (z. B. Penicillin).

Kontaktallergien

Unangenehm sind auch Kontaktallergien, das sind Hautreaktionen auf bestimmte Stoffe. Mindestens 3000 Substanzen sind als Auslöser bekannt. Dazu zählen Duftstoffe, Kosmetika, Haarfärbemittel, Kunststoffe, Metalle, Konservierungsstoffe, Pflanzen und Chemikalien. Besonders häufig ist die Kontaktallergie gegen Nickel, das oft in Modeschmuck verwendet wird.

Verdoppelte Allergierate

Verglichen mit den 1970er-Jahren ist die Allergiehäufigkeit in der Bevölkerung stark gestiegen. Allein zwischen 1992 und 2011 hat sich nach Angaben des Robert-Koch-

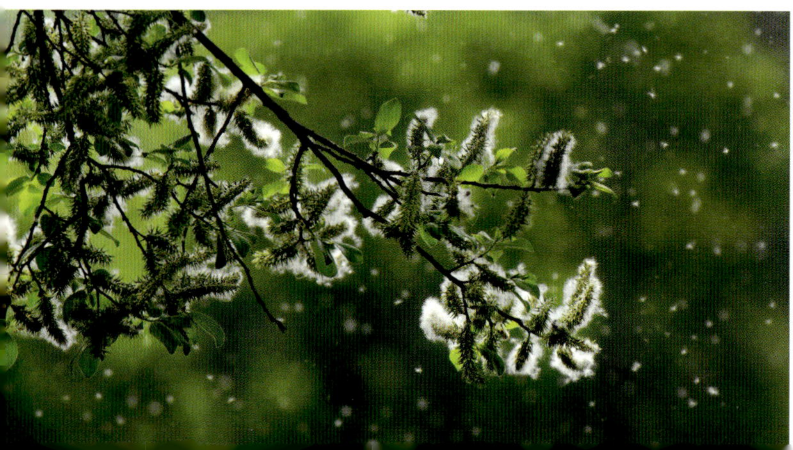

Die Weide entsendet ihre Samen von März bis Mai und macht damit vielen Pollenallergikern schwer zu schaffen.

Instituts (RKI) in Berlin die Allergierate in Deutschland nahezu verdoppelt.

Einem 2016 veröffentlichten Positionspapier der Kommission Umweltmedizin am RKI zufolge leiden mindestens 20 % der erwachsenen Bevölkerung in Deutschland an mindestens einer Allergie. Bei Kindern und Jugendlichen sind nach Angaben der Eltern 26 % betroffen; besonders verbreitet sind Heuschnupfen und Asthma bronchiale.

Ursachen unbekannt

Die komplexen Mechanismen des Immunsystems sind Gegenstand intensiver Forschung. Aber solange man die Ursachen von Allergien nicht kennt, kann man auch die Steigerungsraten nicht erklären. Dennoch gibt es Hypothesen. Die eine ist, dass wir immer mehr möglichen Allergenen ausgesetzt sind. Infrage kommen Umweltgifte und Chemikalien aller Art, etwa als Bestandteil von Alltagsgegenständen. Eine andere Hypothese stützt sich auf die Zunahme von Hygienemaßnahmen, also zu wenig Kontakt mit „Schmutz".

Wie man vorbeugen könnte

Eine zurzeit diskutierte Möglichkeit ist, das Immunsystem von Kindern früh zu trainieren, u. a. aufgrund der 2015 veröffentlichten LEAP-Studie (Learning Early About Peanut, Frühzeitiges Training auf Erdnüsse). Darin zeigten Forscher an über 600 Kindern, dass frühzeitiger Kontakt mit Erdnussbutter das Auftreten einer Erdnussallergie deutlich verringerte. Bei den Kindern, die zu Beginn der Studie zwischen vier und elf Monate alt waren, bestand aufgrund schwerer Ekzeme ein hohes Risiko, eine Erdnussallergie zu entwickeln. Die Hälfte der Kinder aß nun regelmäßig Erdnussbutter, während die andere Hälfte ohne dieses Lebensmittel aufwuchs. Das Ergebnis: Nur 3 % der Erdnussbutter-Esser entwickelten bis zum Alter von fünf Jahren eine Erdnussallergie, während 17 % der Nichtesser allergisch wurden.

Es scheint also möglich zu sein, dass das Immunsystem früh lernen kann, harmlosen Stoffen keine Immunantwort entgegenzusetzen. Für Kinder würde das bedeuten, sie z. B. mit Matsch, Tieren und Pflanzen spielen zu lassen und ihnen früh potenziell allergene Lebensmittel zu geben.

Einstweilen bleibt als Therapie neben dem Bekämpfen der Symptome durch Tabletten, Sprays und Tropfen nur die Hyposensibilisierung. Das bedeutet: Über mehrere Jahre hinweg spitzt der Arzt das Allergen regelmäßig unter die Haut, um die Sensibilität des Organismus für die Substanz herabzusetzen.

„Gefühlte" Allergien

Der Unterschied zwischen „gefühlter" Allergie und tatsächlich nachgewiesener kann beträchtlich sein. Das gilt besonders für Nahrungsmittelallergien. Etwa 25–30 % der Bevölkerung berichten von Beschwerden nach Genuss bestimmter Lebensmittel. Doch Studien ergaben, dass nur etwa 2–5 % aller Erwachsenen eine echte Lebensmittelallergie aufweisen. Typisch für eine echte Allergie ist, dass schon kleinste Mengen eines Allergens Immunreaktionen auslösen. Das unterscheidet Allergien von Überempfindlichkeiten ohne Beteiligung des Immunsystems, etwa gegen Milchzucker, Fruktose oder Gluten.

Eine der Hypothesen für die gestiegene Allergierate ist, dass wir mehr möglichen Allergenen ausgesetzt sind.

FALSCH

Viele von uns leiden an einer Laktoseunverträglichkeit

Etwa jeder zehnte Europäer reagiert auf Milch mit Verdauungsproblemen. Das sind nicht wenige, aber keineswegs so viele, wie man angesichts der starken Nachfrage nach laktosefreien Produkten denken sollte.

Begriffserklärung:
Die Bezeichnung Laktose für Milchzucker ist vom lateinischen *lac* (Milch) abgeleitet.

Mit laktosefreien Lebensmitteln setzt der Handel in Deutschland jährlich Hunderte von Millionen Euro um. Die Verbraucherzentrale Hamburg errechnete 2012, dass solche Waren im Durchschnitt 2,4-mal teurer sind als vergleichbare laktosehaltige. Dabei stellte die Gesellschaft für Konsumforschung (GfK) fest, dass nur einer von fünf befragten Käufern laktosefreier Produkte tatsächlich an einer Intoleranz litt.

Als Babys vertragen praktisch alle Menschen Milch. Muttermilch enthält neben wertvollen Eiweiß- und Mineralstoffen eine relativ große Menge Milchzucker – die wichtigste Energiequelle für Säuglinge. Der Milchzucker wird während der Verdauung von einem Enzym, der in der Dünndarmschleimhaut gebildeten Laktase, in zwei verdauliche Bestandteile aufgespalten.

Wenn Kleinkinder etwa drei Jahre alt sind, zeigen sich weltweit gesehen Unterschiede in der Fähigkeit, Milch zu verdauen. Kinder vor allem in Asien und Afrika bilden dann immer weniger Laktase und müssen entwöhnt werden: Sie werden laktoseintolerant und bleiben es. Das betrifft etwa 90 % aller Menschen auf diesen Kontinenten; sie vertragen keine Milch und Milchprodukte.

Wenn Kleinkinder ungefähr drei Jahre alt sind, zeigen sich weltweit gesehen Unterschiede in der Fähigkeit, das Enzym Laktase zu bilden und Milch zu verdauen.

In unserem Teil der Welt ist das anders. Hier bilden lediglich 10 % der Menschen keine Laktase. Alle anderen haben keine Probleme mit dem Verzehr von Milch und Milchprodukten.

Begünstigte Milchtrinker

Die Erklärung dafür liegt vermutlich darin, dass sich vor etwa 7500 Jahren im europäischen Raum plötzlich ein bestimmtes Gen im Erbgut der Menschen veränderte. Diese Mutation verhinderte die Abnahme der Laktase-Aktivität und machte auf diese Weise Milch für Menschen jenseits des Säuglingsalters verträglich. In jener Zeit ging man in vielen Weltgegenden zur Viehzucht über und hielt zunehmend Schafe, Ziegen und Rinder. Da sicherte in Notzeiten die nährstoffreiche Tiermilch jenen, die sie vertrugen, das Überleben.

Diejenigen Völker, die laktoseintolerant geblieben waren, mussten ihre Nutztiere schlachten, um den Hunger zu stillen. Doch das Fleisch hielt nur ein paar Tage vor, während Milchtrinker jeden Tag Nachschub erhielten. Da sie aufgrund dieses Vorteils mehr Nachkommen hatten, verbreitete sich die Mutation rasch, sodass heute bei uns nur eine Minderheit laktoseintolerant ist.

Symptome einer Intoleranz

Trinken Menschen, deren Dünndarm keine Laktase produziert, dennoch Milch, vergären Dickdarmbakterien den Milchzucker. Dabei entstehen Milchsäure sowie Wasserstoff und Methan. Diese Gase bewirken Blähungen und Bauchschmerzen, während die Milchsäure Wasser in den Darm einströmen lässt und Durchfall auslöst. Manchmal gehen damit Übelkeit, Herzrasen, Kopfschmerzen und Schwindelgefühle einher.

Ein Wasserstoffatemtest liefert die Diagnose. Dabei wird der Wasserstoffgehalt im Atem gemessen, der bei einer Intoleranz nach Laktoseaufnahme ansteigt, da sich das im Darm gebildete Gas im Körper verteilt.

Hilfreiche Laktasepräparate

Wer laktoseintolerant ist, kann sich mit Laktasepräparaten behelfen. Das Enzym muss gleichzeitig mit den laktosehaltigen Nahrungsmitteln eingenommen werden.

Laktoseintolerante sollten auf die Liste der Inhaltsstoffe von Lebensmitteln schauen; dort ist auch Laktose angegeben. Zum Beispiel fallen bei der Käseherstellung große Mengen Laktose an, die vielen Lebensmitteln zugesetzt wird. Oft sind Produkte als „laktosefrei“ gekennzeichnet; allerdings tragen auch manche Nahrungsmittel, die von Natur aus gar keinen Milchzucker enthalten, das Label „laktosefrei“.

Bei der Käseherstellung fallen große Mengen Laktose an, die vielen Lebensmitteln zugesetzt wird.

Die in Tabletten in geringsten Mengen enthaltene Laktose ist für Laktoseintolerante meist unbedenklich, und vergorene Milchprodukte wie Joghurt und Dickmilch sowie Hartkäse sind praktisch laktosefrei.

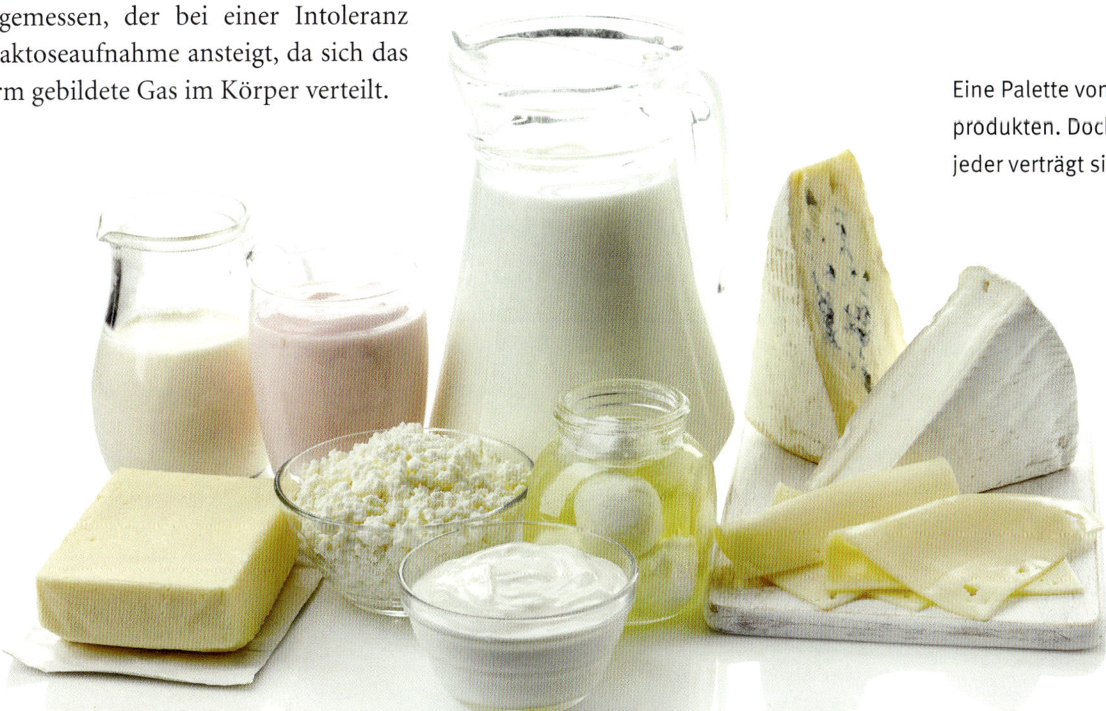

Eine Palette von Milchprodukten. Doch nicht jeder verträgt sie gut.

Müssen Erbkrankheiten Schicksal sein?

Es gibt Krankheiten, bei denen ein bestimmter Faktor im Erbgut das Risiko erhöht, sie zu bekommen. Manche Menschen können auch Träger solcher Gene sein, ohne selbst zu erkranken.

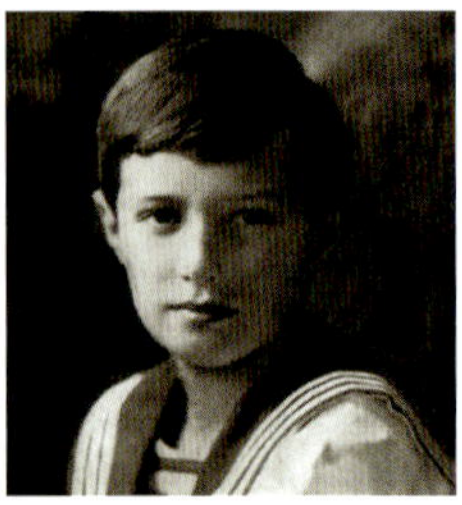

Die Hämophilie von Zarewitsch Alexej (1904–1918) machte die Bluterkrankheit in ganz Europa bekannt, vor allem, weil seine verzweifelte Mutter Hilfe beim Wanderprediger Rasputin suchte.

Bekannte Beispiele für genetisch beeinflusste Leiden sind die Erbkrankheiten. Ihre Ursache sind bestimmte Fehler irgendwo im Erbgut. Das beschädigte Gen verhindert, dass sich zum Beispiel ein Organ korrekt entwickelt oder Stoffwechselvorgänge wie beim Gesunden ablaufen. Es wird vielleicht ein unabdingbarer Hilfsstoff nicht hergestellt. Oder Schadstoffe im Körper werden nicht abgebaut, sammeln sich an und vergiften den Organismus.

Die Gene von Vater und Mutter werden in Kindern neu gemischt.

Funktionstüchtige und defekte Gene

Aber nicht immer wird defektes Erbgut an die Kinder weitergegeben. Sowohl Vater als auch Mutter vererben dem Kind je ein Paar seiner Gene, die im Kind neu gemischt werden. Wenn nun zwar das Kind ein defektes Gen vom Vater erbt, von der Mutter aber ein funktionstüchtiges Gegenstück, bricht die Krankheit nicht aus. Das passiert nur, wenn Vater und Mutter das gleiche defekte Gen besitzen. Das ist normalerweise allerdings recht unwahrscheinlich – außer bei Inzucht. In Familien, die immer untereinander heiraten, vererben sich Merkmale oft über Generationen.

› Es gibt Krankheiten, bei denen das defekte Gen auf einem der beiden Geschlechtschromosomen X oder Y sitzt. Ein Mann hat ein X- und ein Y-Chromosom, eine Frau zwei X-Chromosomen. Ein Sohn erbt von seinem Vater das Y-Chromosom, von seiner Mutter ein X-Chromosom. Eine Tochter erbt von ihrem Vater das X-Chromosom, von ihrer Mutter ebenfalls ein X-Chromosom. Ist nun ein Gen auf dem X-Chromosom des Vaters beschädigt, erkrankt der Sohn nicht, während die Tochter das beschädigte Chromosom erbt, neben dem zweiten X-Chromosom von der Mutter. Die Tochter erkrankt aber nicht, weil sie das fehlerfreie X-Chromosom der Mutter

Genetisch bedingte Anfälligkeit zur Ausbildung bestimmter Krankheiten

Ein bestimmter Prozentsatz des Risikos liegt in erblichen Faktoren. Ein 40-prozentiges genetisches Risiko etwa heißt, dass von 100 so disponierten Menschen durchschnittlich 40 erkranken, 60 nicht.

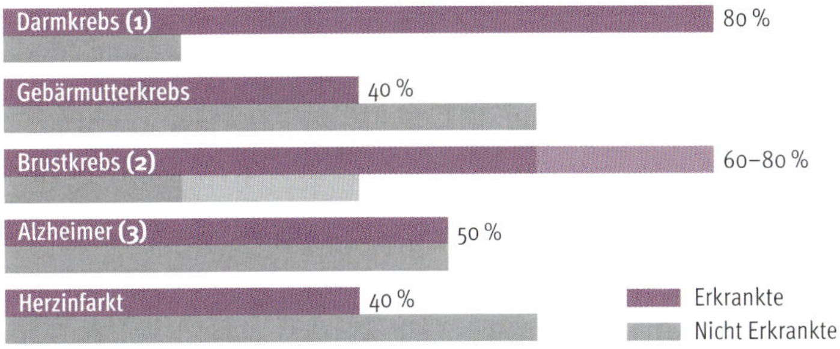

1 Bei dem erblichen Darmkrebs (HNPCC)

2 Familiärer Brustkrebs mit Veränderungen in den „Brustkrebsgenen“ BRCA1 und -2

3 Wenn ein Elternteil an der genetisch bedingten Form erkrankt ist

hat. Allerdings gibt sie die Krankheit an ihren Sohn weiter, da er von ihr ein X-Chromosom bekommt – mit einer Wahrscheinlichkeit von 50 % das beschädigte. So ist es bei der Bluterkrankheit (Hämophilie). Solchen Erbkrankheiten entrinnt man nicht, aber die Symptome lassen sich heute bekämpfen.

Disposition heißt nicht Unentrinnbarkeit

Bei vielen Krankheiten ist lediglich die Veranlagung (Disposition) erblich, denn nur wenige Mutationen wirken sich tatsächlich aus. Es ist also keineswegs sicher, dass die Krankheit auch ausbricht. Zu diesen Krankheiten gehören z. B. Bluthochdruck, Diabetes, Alzheimer und Depression.

› Deshalb ist es wichtig, dem Hausarzt etwaige in der Verwandtschaft aufgetretene Leiden mitzuteilen. Der Arzt kann dann genetische Tests veranlassen, um zu sehen, ob man selbst auch eine solche Veranlagung mitbekommen hat. Ist das tatsächlich der Fall, wird er zu Frühuntersuchungen raten oder eine bestimmte Lebensweise empfehlen. Bei einem ererbten Hämochromatose-Risiko (Eisenspeicherkrankheit) etwa wird er zu Frühtests raten, damit vorbeugende Maßnahmen einen Ausbruch der Krankheit verhindern. Und bei einer ererbten Alzheimer-Disposition wiederum wird er vor Alkohol warnen, weil er das Erkrankungsrisiko erhöht.

› Eine Veranlagung bestimmt also nur selten das Schicksal. Es kommt darauf an, die Herausforderung anzunehmen.

Eingriffe ins Genom

In einer gewaltigen Forschungsanstrengung entschlüsselte das „Humangenomprojekt“, an dem mehr als 1000 Wissenschaftler aus 40 Ländern beteiligt waren, bis zum Jahr 2003 das gesamte Erbgut des Menschen – an die 25 000 Gene. Zwar ist das Genom kein einfacher Bauplan, sondern ein Zusammenspiel vieler Komponenten, doch man kann schon jetzt genetisch bedingte Krankheiten durch gezielte Eingriffe in die DNA behandeln.

FALSCH

Verschluckte Kirschkerne können Blinddarmentzündung verursachen

Kirschkerne zu verschlucken ist ungefährlich. Sie reisen unverdaut durch das Verdauungssystem, bis sie ausgeschieden werden. In den Wurmfortsatz des Blinddarms können sie unterwegs nicht geraten.

Schmerzen im rechten Unterbauch, Fieber, Erbrechen: die typischen Symptome einer Appendizitis, landläufig Blinddarmentzündung genannt. Sie kommt vor allem bei Kindern und jungen Menschen im Alter zwischen 5 und 29 Jahren vor.

Ein Blick in unser Verdauungssystem: Der vom Magen kommende Dünndarm mündet im rechten Unterbauch in den dort beginnenden Dickdarm. Diese Einmündung befindet sich einige Zentimeter über dem Anfang des Dickdarms. Der Dickdarmteil zwischen dieser Einmündung und dem Dickdarmanfang wird Blinddarm genannt, weil er „blind“ endet, also ohne Fortsetzung.

Kirschkerne passen überhaupt nicht durch die 2–3 mm kleine Öffnung zum Blinddarm.

Der Blinddarm ist eine etwa sechs Zentimeter lange Sackgasse. Er stellt einen wichtigen Teil unseres Organismus dar – ausgekleidet mit Lymphgewebe und offenbar Teil des Immunsystems. Man vermutet auch, dass er eine Art Rückzugsraum für die Darmflora darstellt: Falls Durchfall den Dickdarm leerräumt, kann die Darmflora ihn von dort aus wieder besiedeln.

Die Appendizitis

Eigentlich ist der Name Blinddarmentzündung falsch. Denn die Appendizitis betrifft nur das kleine Anhängsel am unteren Ende, den Appendix oder Wurmfortsatz, der ebenfalls Lymphzellen enthält. Es kommt nicht selten vor, dass er sich entzündet. So können ihn Kotbröckchen verstopfen oder schädliche Keime sowie unverdauliche Nahrungsbestandteile in ihn eindringen. Kirschkerne jedoch passen nicht durch die 2–3 mm kleine Öffnung zum Blinddarm.

Eine akute Appendizitis muss sofort operiert werden, denn es besteht die Gefahr, dass der Wurmfortsatz platzt und seinen infektiösen Inhalt in die Bauchhöhle ergießt. Früher, vor Entdeckung der Antibiotika, war ein solcher Durchbruch oft ein Todesurteil.

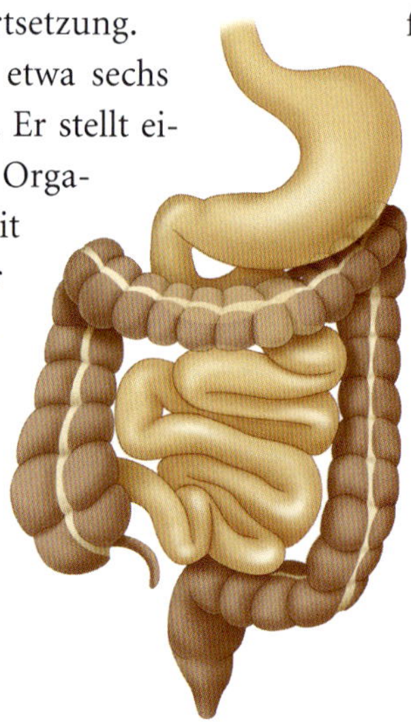

Auf der rechten Körperseite (im Bild links) befindet sich der kleine Appendix.

RICHTIG

Rosskastanienextrakt ist gut für die Venen

Geschwollene Beine, besonders am Abend – das deutet auf eine Venenschwäche hin. Ändern lässt sich daran wenig, doch man kann zumindest eine Verschlechterung verhindern und die Symptome lindern.

Damit das Blut entgegen der Schwerkraft nach oben zum Herzen fließen kann, hat die Natur in den Beinvenen „Rückschlagventile" eingebaut: die Venenklappen. Sie verhindern den Rückfluss des Blutes nach unten.

Mit zunehmendem Alter allerdings schließen die Venenklappen nicht mehr so gut. Dann staut sich das Blut. Gleichzeitig werden die Venenwände durchlässiger, sodass es zu Ödemen (Wasseransammlungen im Gewebe) kommt. Die Beine schwellen an.

Frauen sind von einer solchen chronischen Veneninsuffizienz (CVI) häufiger betroffen als Männer. Es gibt aber Faktoren, die man selbst beeinflussen kann: Übergewicht, langes Stehen oder Sitzen sowie Bewegungsmangel fördern die Venenschwäche.

Therapeutische Maßnahmen

Der Arzt wird als erste Maßnahme Kompressionsstrümpfe verschreiben, die das Gewebe zusammendrücken und die Venenwände entlasten. Sie sind aber unbeliebt, weil das Anziehen schwierig ist.

Empfohlen werden auch einzunehmende Extrakte aus Rosskastanien. Sie enthalten Aescin, ein Stoffgemisch, das die Durchlässigkeit der Venenwände vermindert, sie sozusagen „abdichtet". 1996 wurde an der Universität Heidelberg eine Studie durchgeführt, in der man die Wirkung von Kompressionsstrümpfen und getrocknetem Rosskastanienextrakt an 240 CVI-Patienten über zwölf Wochen hinweg verglich. Außerdem gab es eine Placebogruppe. Gemessen wurde die Auswirkung anhand des Unterschenkelvolumens, also der Ödeme.

Bei der Kompressionsgruppe, so schrieben die Autoren im Fachblatt *Lancet*, verringerte sich das Volumen um 46,7 Milliliter, bei der Rosskastaniengruppe um 43,8 Milliliter. Bei der Placebogruppe hingegen nahm es um 9,8 Milliliter zu. Der Rosskastanienextrakt hatte sich also durchaus bewährt.

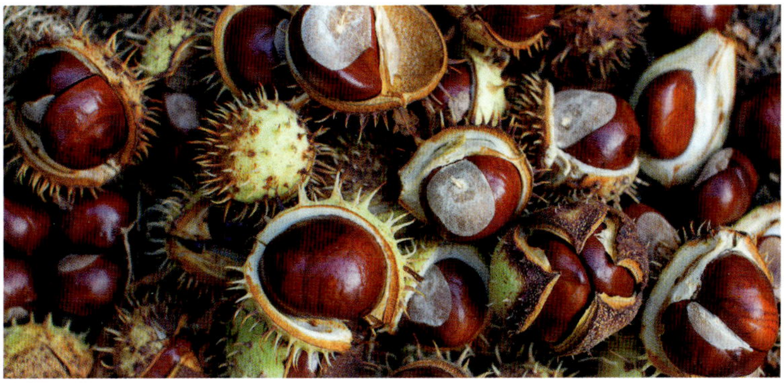

Was wir als Kastanien bezeichnen, sind die Samen des Rosskastanienbaums (Gattung Aesculus).

RICHTIG

Abführmittel können zu Verstopfung führen

Ein Drittel der Deutschen leidet zeitweilig unter Verstopfung. Wer Hausmittel vergeblich probiert hat, greift zu Abführmitteln. Doch da ist Vorsicht geboten: Sie bergen die Gefahr einer chronischen Verstopfung.

Natürlich gibt es Zeiten, in denen ein paar Tage lang nichts passiert. Und wenn es denn endlich doch klappt, ist der Stuhl hart, man muss intensiv pressen, und vermutlich tut es sogar weh. Gerade dieser harte Stuhl ist das deutlichste Anzeichen von Verstopfung. Die Ursache liegt normalerweise im Dickdarm.

Der Dickdarm entzieht dem Darminhalt einen großen Teil des Wassers und transportiert ihn weiter Richtung Anus. Das macht er mit abwechselnd kontrahierenden und entspannenden Bewegungen, der sogenannten Peristaltik. Der letzte Teil des Dickdarms, der Mastdarm, speichert den Stuhl dann bis zur Entleerung.

Manche Mittel machen den Darm so träge, dass am Ende eine chronische Verstopfung steht.

Verschiedene Störfaktoren

Das funktioniert nicht immer problemlos. Verstopfung trifft etwa jeden Zweiten auf Reisen. Auch auf Ernährungsumstellungen oder Stress kann der Darm sensibel reagieren. Das allein ist noch kein Grund zur Beunruhigung. Nur wenn man über drei Monate weniger als drei Stuhlentleerungen pro Woche hat, sollte man den Arzt aufsuchen. Besonders wichtig ist dies, wenn andere Symptome hinzukommen, z. B. das Gefühl, den Darm nicht ganz entleeren zu können, Bauchschmerzen oder Fieber. All dies kann Anzeichen einer Darmerkrankung sein.

Mit Ballaststoffen vorbeugen

Eine ballaststoffreiche Ernährung ist die beste Vorbeugung gegen Verstopfung. Ballaststoffe erhöhen das Stuhlvolumen, was den Darm zum Weitertransport Richtung Anus anregt. Ballaststoffe sind vor allem in pflanzlichen Nahrungsmitteln enthalten, beispielsweise in Obst, Gemüse und Getreide.

Hausmittel

Kommen keine derartigen Symptome hinzu und lässt der Stuhlgang einfach nur auf sich warten, stehen einige Hausmittel zu Gebote. Sehr hilfreich ist es, viel zu trinken, damit der Stuhl nicht trocken und hart wird. Eine andere Möglichkeit: Bewegung. Sie hilft, die Peristaltik in Schwung zu bringen.

Der Stuhlgang lässt sich auch durch Ernährungsmaßnahmen fördern. Trockenobst, in Wasser eingeweicht, wirkt abführend, vermutlich durch den hohen Anteil an Ballaststoffen, die den Darm füllen. Flohsamen oder Leinsamen, die mit viel Wasser eingenommen werden müssen, quellen im Darm auf und machen den Stuhl voluminöser und weicher, allerdings erst nach ein paar Tagen.

Andere Mittel binden Wasser im Darm und verhindern so die Verhärtung des Stuhls. Dazu gehören Glaubersalz und organische Stoffe wie Sorbitol und Laktulose. Auch sie wirken langsam. Aloe und Sennesblätter hemmen ebenfalls die Eindickung des Darminhalts, können aber eventuell die Darmschleimhaut reizen.

Unter ärztlicher Kontrolle

Es gibt auch Abführmittel, sogenannte Prokinetika, die in die biochemische Steuerung der Darmbewegungen eingreifen und die Peristaltik fördern, damit der Darminhalt schneller transportiert wird. Zu diesen zählt z. B. Prucaloprid. Solche das vegetative Nervensystem beeinflussenden Mittel sind rezeptpflichtig und sollten nur unter ärztlicher Aufsicht eingesetzt werden.

Niemals langfristig einnehmen

Bei der Anwendung von Abführmitteln besteht immer die Gefahr, dass der verflüssigte Stuhl Mineralien ausschwemmt, was den Elektrolythaushalt empfindlich stören kann.

Grundsätzlich gilt: Abführmittel immer nur einige Tage am Stück einnehmen. Dabei ist die Drei-Tage-Regel zu beachten. Es ist nämlich so, dass wir bei normalem Stuhlgang den Dickdarm immer nur etwa zu einem Drittel leeren. Abführmittel aber können ihn auf einen Sitz leerfegen. Dann dauert es umso länger, bis er wieder aufgefüllt ist, und es entsteht der Eindruck, man habe wieder Verstopfung.

Dann ist die Versuchung groß, erneut zu einem Abführmittel zu greifen. Problemlos möglich ist das lediglich bei Quellstoffen wie z. B. Flohsamen, sofern sie mit viel Wasser eingenommen werden. Ohne Wasser darf man sie nicht anwenden, weil Quellstoffe zum Darmverschluss führen können.

Es gibt Abführmittel, die in die biochemische Steuerung der Darmbewegungen eingreifen. Zu diesen Prokinetika zählt z. B. Prucaloprid. Solche Mittel sollten nur unter ärztlicher Aufsicht eingesetzt werden.

Andere abführende Mittel bergen das Risiko, dass der Darm träge wird, weil die meisten dieser Medikamente die Peristaltik tiefgreifend beeinflussen. Man gerät dann in einen Teufelskreis, an dessen Ende eine chronische Verstopfung steht, d. h. ein normaler Rhythmus der Stuhlentleerung ist überhaupt nicht mehr möglich.

Zudem ist stets zu bedenken, dass Abführmittel – genau wie Durchfall – die Wirkung anderer Medikamente, deren Substanzen durch den Darm aufgenommen werden, beeinflussen können.

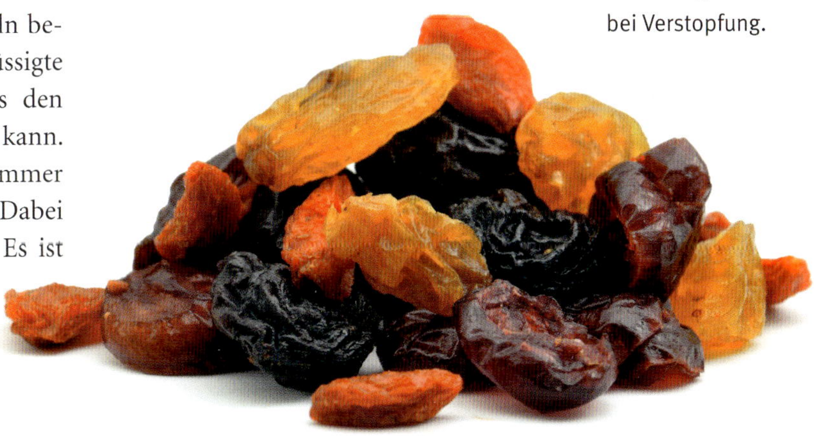

Trockenfrüchte wie beispielsweise Backpflaumen oder Aprikosen sind gute Helfer bei Verstopfung.

FALSCH

Silikonimplantate erhöhen das Brustkrebsrisiko

Eine Krebsgeschwulst in der weiblichen Brust kann zahlreiche Ursachen haben. Es ist aber erwiesen, dass Brustimplantate nicht zu den Auslösern zählen, auch wenn man regelmäßig von dieser Befürchtung hört.

Jede Frau hat Angst vor der Diagnose Brustkrebs. Zu Recht: In Deutschland ist dies die häufigste Krebserkrankung bei Frauen. Statistisch muss jede achte Frau im Laufe ihres Lebens mit dieser Diagnose rechnen. Und zwischen dem 30. und 60. Lebensjahr ist das Mammakarzinom, wie die Krankheit fachsprachlich genannt wird, die häufigste Todesursache – in dieser Altersgruppe noch vor Herz-Kreislauf-Krankheiten.

Selbst wenn größere Teile des Brustgewebes entfernt werden müssen, bieten sich Möglichkeiten, die Brust optisch wiederherzustellen.

Immerhin kann man heute den Tumor entfernen oder mit Bestrahlung und Chemotherapie bekämpfen, sehr oft erfolgreich. Zudem sind Chirurgen in etwa 70 % der Fälle in der Lage, brusterhaltend zu operieren, sodass das Aussehen wenig leidet.

Material Silikon

Aber selbst wenn größere Teile des Brustgewebes entfernt werden müssen, bietet die Chirurgie Möglichkeiten, die Brust optisch weitgehend wiederherzustellen. Meist geschieht das mit kissenartigen Einlagen, den Brustimplantaten. Und weil nicht nur Brustkrebs häufig ist, sondern auch viele gesunde Frauen sich zur Brustvergrößerung Implantate einsetzen lassen, verfügt die Medizin über viel Erfahrung mit dieser Methode.

Vor allem Fachärzte für Plastische, Rekonstruktive und Ästhetische Chirurgie haben sich auf derartige Eingriffe spezialisiert. Zudem existieren in Deutschland Brustzentren, meist an Krankenhäusern, wo sich Ärzte unterschiedlicher Fachrichtungen um alle mit der weiblichen Brust zusammenhängen-

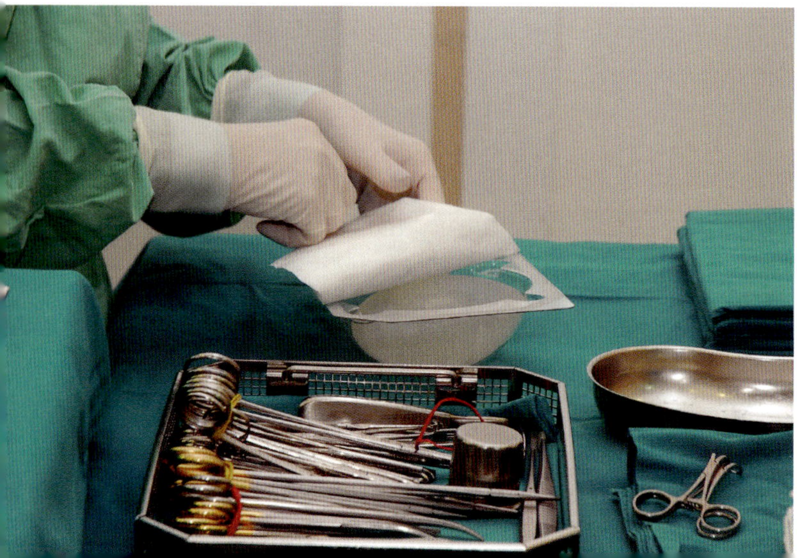

Ein Arzt entnimmt ein steril verpacktes Brustimplantat. Es gibt diese Kissen in unterschiedlichen Größen und Formen.

den medizinischen Leistungen kümmern. Zudem bieten Privatkliniken solche Dienste an.

Qualitätssicherung

Für Brustimplantate gilt das recht strenge Medizinproduktegesetz (MPG). Jedes Vorkommnis im Zusammenhang mit einem Implantat muss der Arzt melden. In den USA ist die Behörde FDA (Food and Drug Administration) zuständig. Ihre Kriterien sind noch strenger, sodass Implantate mit FDA-Zulassung als besonders sicher gelten.

In seltenen Fällen kommt es tatsächlich zu Komplikationen. So bildet sich bei etwa 5 % aller Implantatträgerinnen eine Bindegewebsschicht um das Implantat herum und kapselt es ein. Das kann stören und schmerzen, ist aber ungefährlich; das Implantat wird in einem solchen Fall ausgetauscht.

Aber natürlich stand und steht die alles entscheidende Behauptung im Raum: Implantate verursachen Brustkrebs.

Keine Brustkrebsgefahr

Die Amerikanische Krebsgesellschaft (ACS) nennt die Ursachen für Mammakarzinome: Lebensalter, genetische Faktoren, Übergewicht, Rauchen und hoher Alkoholkonsum. Brustimplantate dagegen zählen nicht zu den Brustkrebsrisiken, schreibt die ACS.

So berichteten im Jahr 2007 US-amerikanische Mediziner in *Annals of Plastic Surgery*, dass sie nach der Analyse sehr großer Studien, die auch die Langzeitnachsorge in den Blick nahmen, keinen ursächlichen Zusammenhang zwischen Brustimplantaten und Brustkrebs feststellen konnten.

Die Entscheidung der Angelina Jolie

Brustimplantate werden in seltenen Fällen auch eingesetzt, um Brustkrebs vorzubeugen. Aufsehen erregte die Schauspielerin Angelina Jolie, nachdem sie sich das Drüsengewebe beider Brüste hatte entfernen und durch Implantate ersetzen lassen. In der *New York Times* schrieb sie 2013, ihre Mutter sei früh an Brustkrebs gestorben, und sie selbst trage das Brustkrebsgen BRCA1 in sich; die Ärzte schätzten ihr Brustkrebsrisiko auf 87 %. Um die Gefahr zu minimieren, habe sie sich – sechsfache Mutter – zu diesem Schritt entschlossen.

Und 2015 kamen Forscher um Eline Noels von der Universität Amsterdam zu demselben Ergebnis. Im *Aesthetic Surgery Journal* schrieben sie, dass es nach Durchsicht von 17 Studien keinerlei Anhaltspunkte für ein erhöhtes Brustkrebsrisiko bei Frauen gab, die Brustimplantate aus kosmetisch-ästhetischen Gründen erhalten hatten.

Vor einigen Jahren fiel allerdings auf, dass einige Implantatträgerinnen eine sehr seltene Form von Lymphdrüsenkrebs – keinen Brustkrebs – entwickelten. Studien schätzen dieses Risiko, wie das Deutsche Krebsforschungszentrum (DKFZ) mitteilt, als extrem gering ein: 1 zu 500 000 bis 1 zu 3 Mio. In Deutschland wurden bis 2017 sieben Fälle bekannt. Die Heilungsaussichten sind bei dieser Erkrankung laut DKFZ sehr gut.

Nach Durchsicht von 17 Studien keinerlei Anhaltspunkte für ein erhöhtes Brustkrebsrisiko bei Frauen gab, die Brustimplantate aus kosmetisch-ästhetischen Gründen erhalten hatten.

Richtig, aber ...

Bei Bluthochdruck sollte man sich salzarm ernähren

Kochsalz kann schaden, wenn es im Übermaß genossen wird. Das gilt insbesondere für Menschen mit hohem Blutdruck. Andererseits ist Salz für den menschlichen Organismus unentbehrlich – aber eben in Maßen.

Etwa 20–30 Mio. Bundesbürger haben Bluthochdruck (Hypertonie), und im Alter zwischen 70 und 80 sind sogar drei von vieren davon betroffen. In den meisten Fällen finden die Ärzte keine organische Ursache. Lediglich bei etwa 10 % der Bluthochdruck-Patienten lässt sich das Problem einer bestimmten Erkrankung, etwa einer Verengung der Nierenarterien, zuordnen.

Bekannt ist, dass ein kompliziertes Zusammenspiel von Organen, Nerven, Hormonen und bestimmten Regelkreisen den Blutdruck reguliert. In diesem System spielt auch der Flüssigkeitshaushalt des Körpers eine Rolle. Und dieser hängt eng mit der Salzaufnahme zusammen.

Kochsalz, chemische Bezeichnung Natriumchlorid, ist hydrophil, also wasseranziehend. Es bindet Wasser im Körper, erhöht den Flüssigkeitsgehalt des Blutes und damit den Druck in den Gefäßen. Die Folge: Der Blutdruck steigt. Angegeben wird der Wert

Das Blutdruckmessen

Der Arzt misst den Blutdruck, indem er eine Oberarmarterie des Patienten mit einer Manschette abklemmt, dann den Druck vermindert und dabei mit dem Stethoskop auf den Puls hört. Nimmt er das Pulsgeräusch erstmals wahr, hat er den Druckwert für den systolischen Blutdruck. Diesen Druck baut der Herzmuskel auf, wenn er sich zusammenzieht und Blut in die Gefäße pumpt.

Bei weiterem Druckabbau in der Manschette setzt das Klopfen aus – jetzt liest der Arzt den niedrigeren diastolischen Blutdruck ab. Das ist der Wert in dem Moment, in dem sich der erschlaffte Herzmuskel des Patienten wieder mit Blut füllt.

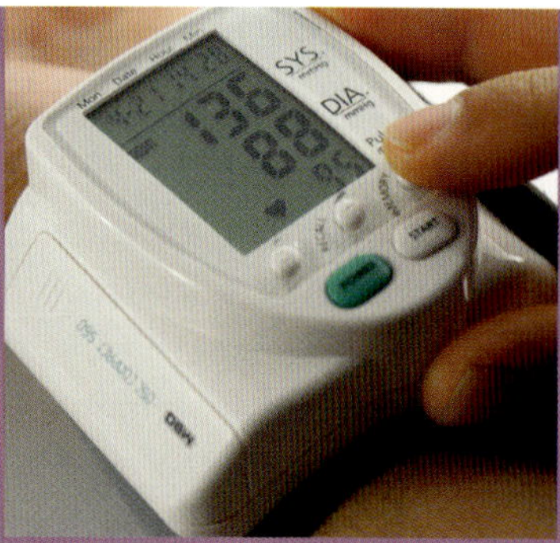

Dieses Blutdruckmessgerät für das Handgelenk zeigt den systolischen und den diastolischen Blutdruck sowie die Pulsfrequenz an (v.o.n.u.).

in Millimeter Quecksilbersäule (mmHg), obwohl er längst nicht mehr mit quecksilbergefüllten Druckmessern bestimmt wird. Hypertonie beginnt ab 140 mmHg systolisch, schwere Hypertonie bei 180 mmHg.

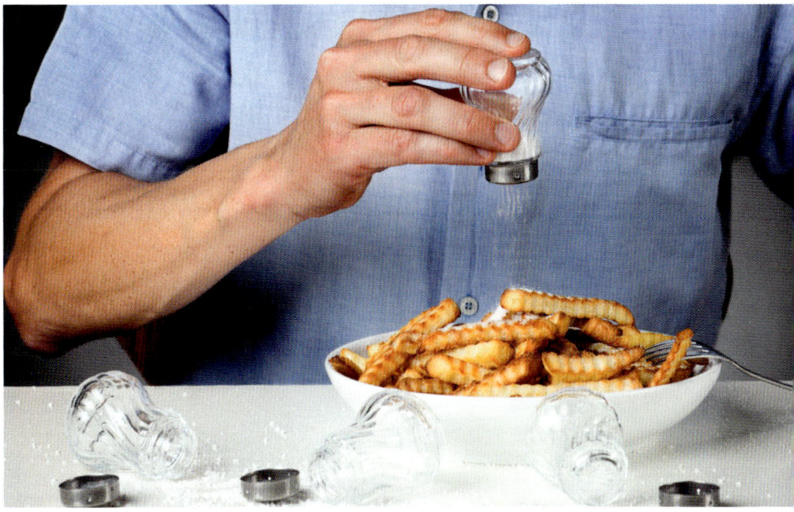

Studien belegen, dass zwischen Hypertonie und hohem Salzkonsum ein Zusammenhang besteht. Eine der jüngsten, im Fachblatt *Lancet* 2018 erschienene Studie zeigte anhand der Daten von nahezu 95 000 Erwachsenen in 18 Ländern eine deutliche Verbindung zwischen Hypertonie und reichlicher Salzaufnahme.

Behandlung von Bluthochdruck

Daher ist – neben Medikamenten, die auf unterschiedlichen Wegen den Blutdruck beeinflussen – die Wasserausscheidung eine der Säulen der Hochdruckbehandlung, um den Flüssigkeitsgehalt im Blut und somit den Druck zu senken. Dazu gibt man Entwässerungsmittel, die in den Nieren bewirken, dass Salz ausgeschieden wird und das daran gebundene Wasser mitnimmt.

Aber nicht auf Salz verzichten

Die *Lancet*-Studie von 2018 stellte allerdings auch fest, dass ein zu geringer Salzkonsum ebenfalls schädlich ist. Daten der 95 000 Probanden zeigten nämlich, dass die Herzinfarkt- und Sterblichkeitsrate anstieg, wenn weitestgehend auf Salz verzichtet wurde. Offenbar ist ein moderater Salzkonsum für Gesunde wie auch für Hypertoniker optimal. Einer der Co-Autoren der Studie, Martin O'Donnell von der kanadischen McMaster University, bekräftigt dies: „Es gibt keine überzeugenden Belege, dass Menschen mit moderater Natriumaufnahme diese weiter reduzieren müssen, um Herzerkrankungen und Schlaganfällen vorzubeugen."

Männer in Deutschland nehmen doppelt so viel Salz zu sich wie empfohlen, bei Frauen ist es etwas weniger.

Auch bei schwerem Bluthochdruck darf man Salz keinesfalls meiden, denn Natriumchlorid ist lebenswichtig. Den Natriumanteil brauchen die Nerven, und ein Teil des Chloridanteils wandert in die Magensalzsäure. Unser Körper enthält normalerweise 150–300 g Kochsalz. Und das Salz, das er täglich verliert, beispielsweise mit Schweiß und Urin, muss ersetzt werden.

Neben Medikamenten, die den Blutdruck auf unterschiedlichen Wegen beeinflussen, ist die Wasserausscheidung eine der Säulen der Hochdruckbehandlung, um den Flüssigkeitsgehalt im Blut senken.

Männer verzehren hierzulande täglich etwa 10 g Salz, Frauen etwa 8 g. Das ist auch für Gesunde viel. Als optimal geben die Weltgesundheitsorganisation WHO und die Deutsche Hochdruckliga 5–6 g pro Tag an.

FALSCH

Bei alten Menschen wächst Krebs langsamer

Ältere Menschen erkranken häufiger an Krebs als junge. Dabei hält sich die landläufige Meinung, dass Tumoren bei alten Menschen langsamer wachsen, weil der Stoffwechsel bei ihnen verlangsamt ist. Doch das Wachstum von Krebszellen verläuft unabhängig vom Alter.

Krebs ist eine Krankheit, die vor allem im Alter auftritt. Dass diese Erkrankung seit Jahren zunimmt, hat daher weniger mit irgendwelchen Umweltfaktoren zu tun als mit dem zunehmenden Durchschnittsalter. Immerhin lag die Lebenserwartung 1871 bei lediglich etwa 40 Jahren, heute beträgt sie hierzulande mehr als das Doppelte.

Rolle des Erbguts in den Zellen

Der Grund, warum eine normale Körperzelle in eine Krebszelle entartet, liegt in ihrem Erbgut, im DNA-Molekül. Normalerweise wachsen Zellen nur so lange, wie es für den Organismus sinnvoll ist. Diese Hemmung ist bei Krebszellen aufgehoben, meist aufgrund eines Fehlers im DNA-Strang. Strahlung oder bestimmte Umweltgifte können solche Fehler bewirken; viel häufiger allerdings entstehen sie bei der Vermehrung, also Teilung der Zellen, nämlich durch Ablesefehler beim Kopieren des Erbguts.

Solche Erbgutfehler sind sehr häufig. Dennoch wird längst nicht jede derartige Zelle zu einer Krebszelle. Die Zellen verfügen nämlich über interne Mechanismen (Tumorsuppressorgene), die sie bei irreparablen Fehlern quasi in den Selbstmord treiben (Apoptose). Zudem patrouillieren Immunzellen unablässig durch den Körper und eliminieren verdächtige Zellen.

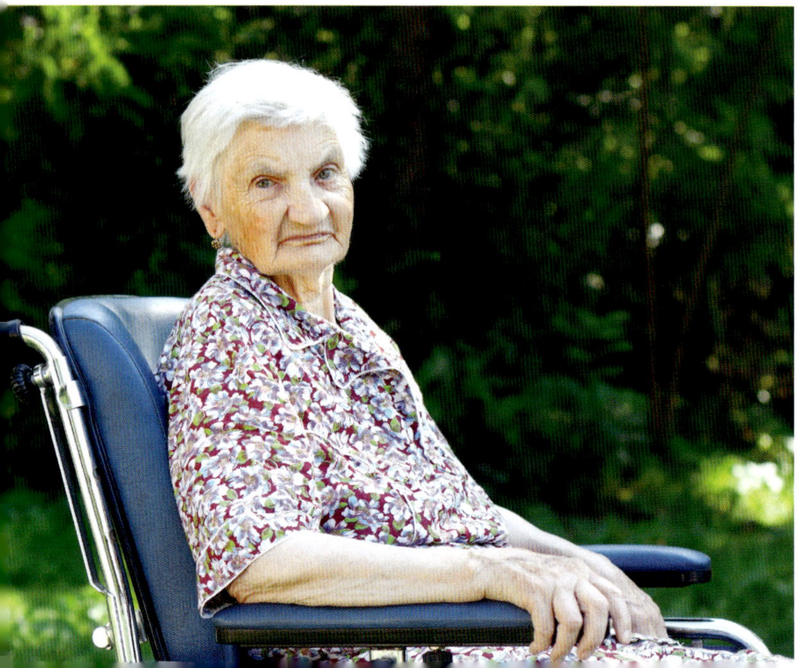

Je älter die Menschen dank besserer Lebensbedingungen werden, umso höher wird das Krebsrisiko.

Voraussetzungen für Tumoren

Damit ein Tumor entstehen kann, muss die Apoptose-Funktion ausgeschaltet sein und das Immunsystem überlistet werden. Zudem muss die Krebszelle Botenstoffe erzeugen können, die das Wachstum von Blutgefäßen zu ihr hin forcieren. Sobald diese Faktoren allesamt gegeben sind, kann sich die Zelle ungebremst teilen und wächst durch Vermehrung zum Tumor heran.

Die Teilung der Körperzellen in bestimmten Abständen ist notwendig, weil ältere oder beschädigte Zellen abgebaut und durch neue ersetzt werden müssen. Im alten Körper aber haben sich die Zellen naturgemäß schon häufiger geteilt als in einem jungen; daher haben sich beim Kopieren des Erbguts zwangsläufig mehr Fehler angesammelt. Auch arbeitet dieser Kopierprozess im Alter weniger zuverlässig. Und da die Aktivität des Immunsystems in dieser Lebensphase ebenfalls nachlässt, haben Krebszellen eine größere Chance zu überleben.

Es ist aber ein Mythos, dass Krebs im Alter langsamer wächst. Es gibt, wie das Deutsche Krebsforschungszentrum (DKFZ) in einer Veröffentlichung betont, keinen Hinweis darauf, dass Krebszellen in alten Menschen grundsätzlich langsamer wachsen.

Umgestellter Stoffwechsel

Der Stoffwechsel wiederum arbeitet bei älteren Menschen in der Regel tatsächlich langsamer, denn spätestens ab dem Alter von 40 Jahren stellt sich der Körper von Wachstum auf Erhaltung um. Und das geht mit einem Rückgang des Stoffwechsels um bis zu 15 % einher. Doch die meisten Krebsarten werden davon nicht beeinflusst.

Allerdings gibt es Krebsarten wie das vergleichsweise häufige Prostatakarzinom, die vor allem im Alter auftreten und in vielen Fällen eher langsam verlaufen. Sie mögen zu dem Mythos beigetragen haben.

Doch viele Krebsarten sind auch in Menschen fortgeschrittenen Alters sehr aggressiv. Sie breiten sich rasch aus und bilden sogar oft schon in frühen Stadien Metastasen.

Eine schwere Entscheidung

Wenn ein sehr alter Mensch an Krebs erkrankt, steht er vor einer schweren Entscheidung. Er weiß um seinen allgemeinen Gesundheitszustand und ist darüber aufgeklärt worden, welche Belastung, welche Beschwerden und welcher Verlust an Lebensqualität eine oder mehrere Operationen mit Vollnarkose, Strahlen-und Chemotherapie für ihn bedeuten würden. Ob er dies auf sich nehmen will, liegt allein bei ihm.

Es gibt, wie das Deutsche Krebsforschungszentrum (DKFZ) in einer Veröffentlichung betont, keinen Hinweis darauf, dass Krebszellen in alten Menschen grundsätzlich langsamer wachsen als in jungen.

Wenig Wissen zur Therapie bei alten Menschen

Obwohl Krebs eine Erkrankung vor allem älterer Menschen ist, gibt es laut dem Deutschen Krebsforschungszentrum (DKFZ) für die meisten Krebstherapien kaum Daten zu ihrer Wirksamkeit und Verträglichkeit bei älteren Patienten. Das ist ein Manko, denn immerhin altern auch Leber und Nieren – die wichtigsten Organe zum Abbau von Medikamenten, insbesondere der Chemotherapeutika. Zudem unterscheiden sich die Krebsformen bei älteren Menschen von denen jüngerer, obwohl sie scheinbar das gleiche Erscheinungsbild bieten. Krebszellen älterer Menschen haben mehr und oft andere Fehler im Erbgut, und das kann eine Therapie entscheidend beeinflussen.

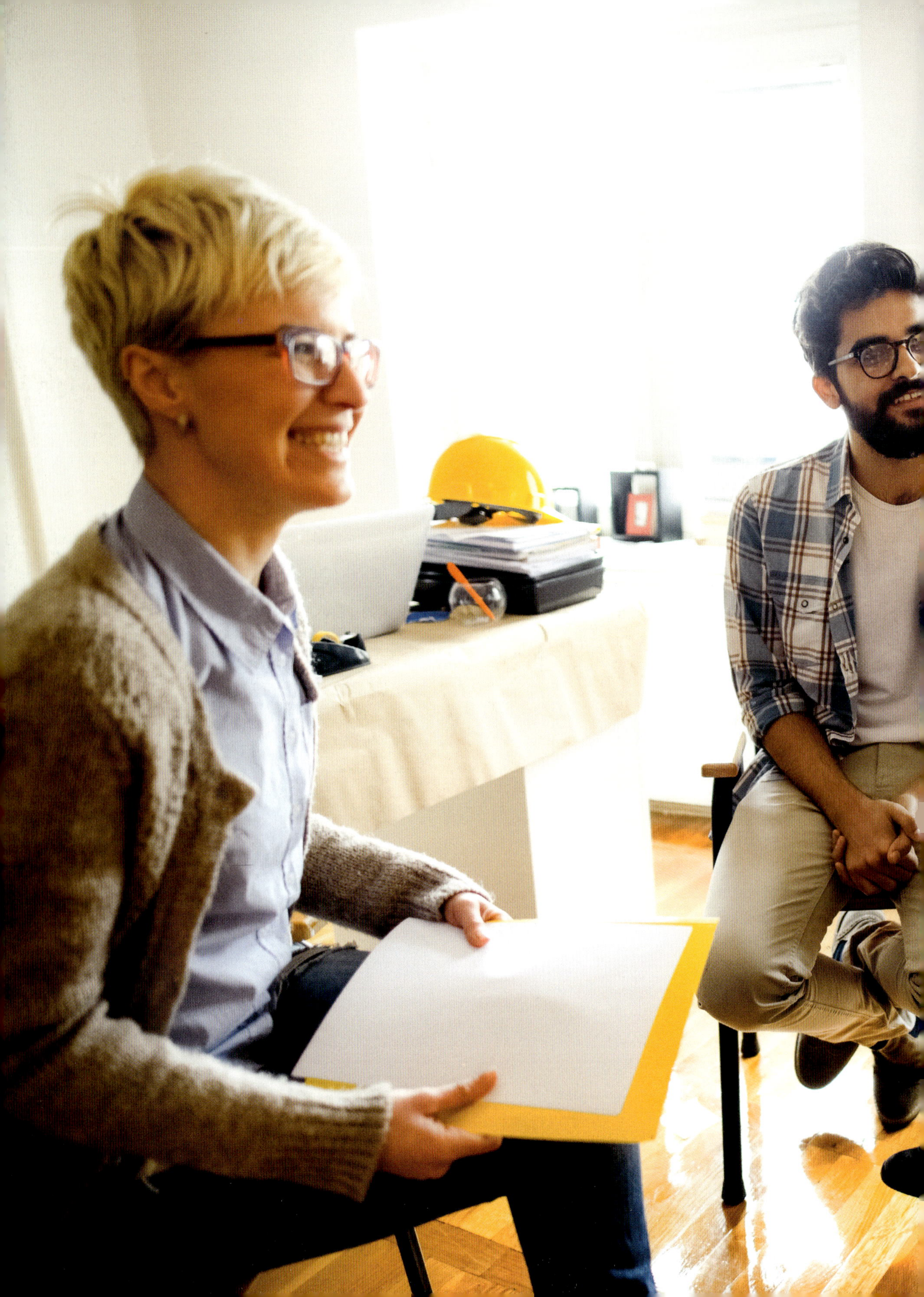

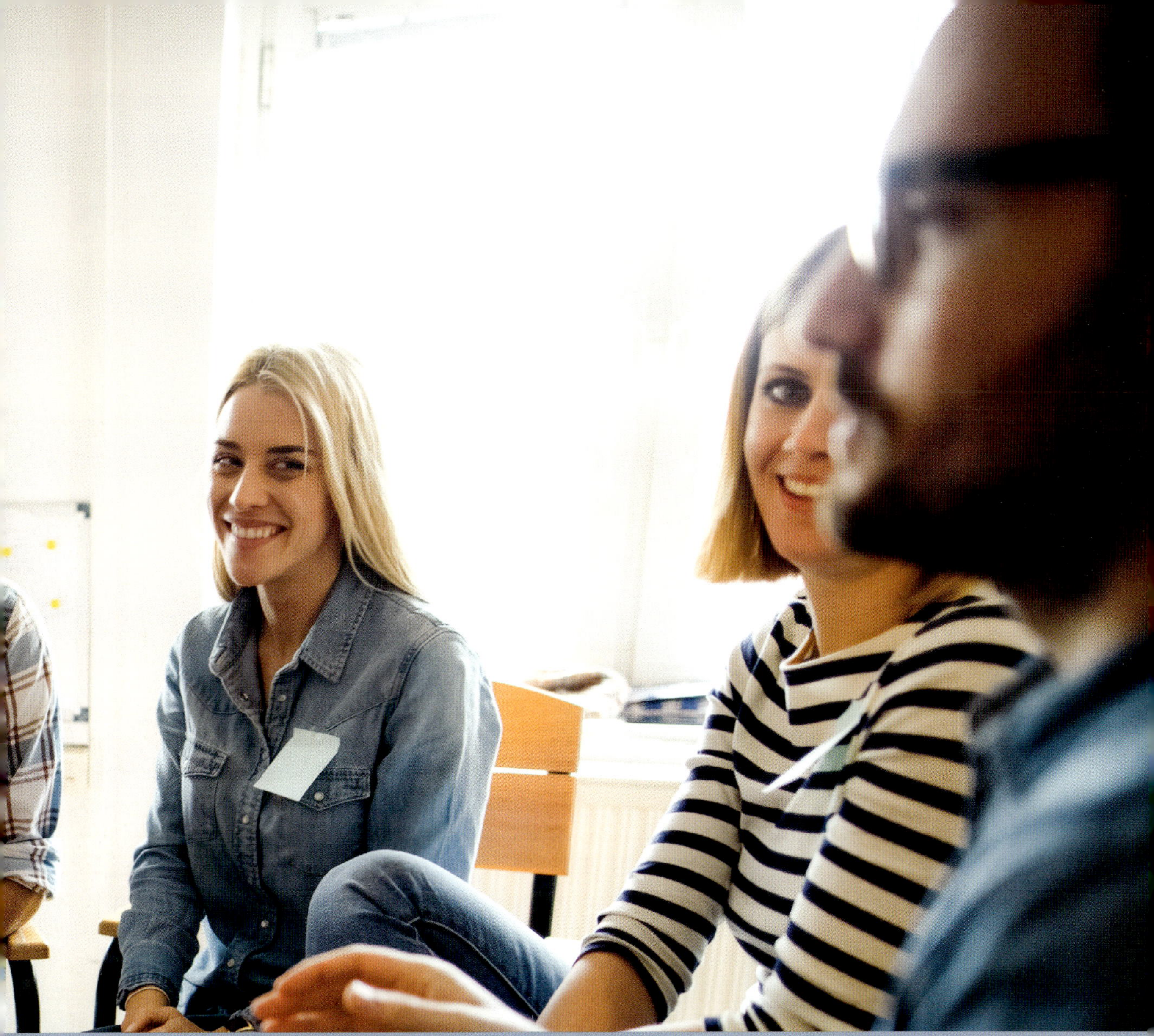

Gehirn und Psyche

Verletzungen der Seele sind nicht leicht zu erkennen. Deshalb werden über psychische Störungen oft Vermutungen angestellt – wie diese: Ängste bekommt man selbst in den Griff, man muss nur wollen. Lesen Sie, was davon zu halten ist.

FALSCH

Wir nutzen nur zehn Prozent unseres Gehirns

Der Mythos, dass wir nur einen kleinen Teil unserer Hirnkapazität nutzen, hält sich erstaunlich hartnäckig. Und das, obwohl moderne bildgebende Verfahren zeigen, dass alle Hirnbereiche irgendwann aktiv sind.

Das menschliche Gehirn ist ein Wunderwerk. Es besteht aus rund 86 Mrd. Nervenzellen. Die Nervenbahnen haben eine Gesamtlänge von über 5 Mio. Kilometern und sind verbunden durch 100 000 Mrd. Synapsen. Das Hirn steuert teils bewusst, teils unbewusst den Körper und ist praktisch rund um die Uhr aktiv, auch während wir schlafen.

100-jähriger Mythos

Der Zehn-Prozent-Mythos wird seit etwa 100 Jahren kolportiert. Zur Verbreitung trug wesentlich der Schriftsteller Lowell Thomas in seinem Vorwort zu dem Weltbestseller „Wie man Freunde gewinnt" des Motivationstrainers Dale Carnegie bei. Thomas nannte den Harvard-Psychologen William James als Quelle für die Zehn-Prozent-Angabe – die sich jedoch in keinem von James' Werken findet.

Unser Wissen über die einzelnen Bestandteile des Gehirns hat in den letzten Jahrzehnten gewaltig zugenommen. Theorien und Vorstellungen aus früheren Zeiten haben sich dabei meist als falsch erwiesen. Das erstaunte niemand, da die damaligen Forscher nicht über geeignete Untersuchungsmethoden verfügten.

Umso mehr überrascht es, dass heutzutage der Mythos von den 10 % des Gehirns immer noch lebt. Man findet ihn in populärwissenschaftlicher und vor allem in esoterischer Literatur, in denen Ratschläge gegeben werden, wie man die brachliegende Kapazität – möglichst kreativ – nutzen soll. Auch entsprechende Internetseiten gibt es zuhauf, oftmals mit Zitaten garniert, die angeblich von Albert Einstein stammen. Dazu werden raffinierte Methoden, kluge Bücher und erfolgversprechende Kurse angepriesen, die die ungenutzten 90 % des Gehirns aktivieren sollen.

Auch viele gebildete Menschen glauben an den Mythos. Dabei ist er, wie es der US-amerikanische Neurologe Prof. Barry Gordon von der Johns-Hopkins-Universität in Baltimore ausdrückte, „lächerlich falsch". Natürlich sind nicht alle Nervenzellen in jedem Augenblick im Einsatz, aber deshalb sind sie nicht ungenutzt.

Unser Gehirn – ein teures Organ

Dass wir ein Organ wie das Gehirn nur zu 10 % nutzen, wäre geradezu naturwidrig. Es ist nämlich ein „teures" Organ, das zwar nur etwa zwei Prozent des Körpergewichts ausmacht, aber ein Fünftel der aufgenommenen Nahrungsenergie verbraucht.

Im Licht dieser Tatsache wäre es ausgesprochene Verschwendung, dieses Organ nur zu einem Zehntel zu nutzen und den Rest brachliegen zu lassen. Die Natur hätte es längst verkleinert, denn sie hat die Tendenz, nicht gebrauchte Körperteile abzubauen – Höhlentiere im ewigen Dunkel verlieren ihre Sehkraft, ungenutzte Muskeln werden schwächer. Nicht genutzte Nervenzellen würden rasch degenerieren und im Laufe der Evolution verschwinden, weil ihre Träger dadurch Energie sparen würden.

Hinzu kommt: Wären 90 % des Gehirns überflüssig, dürften Schädigungen nur in seltenen Fällen Auswirkungen zeigen. Aber das hat man nie beobachtet. Schon kleinere Schäden gehen mit Ausfällen bei bestimmten Fähigkeiten einher.

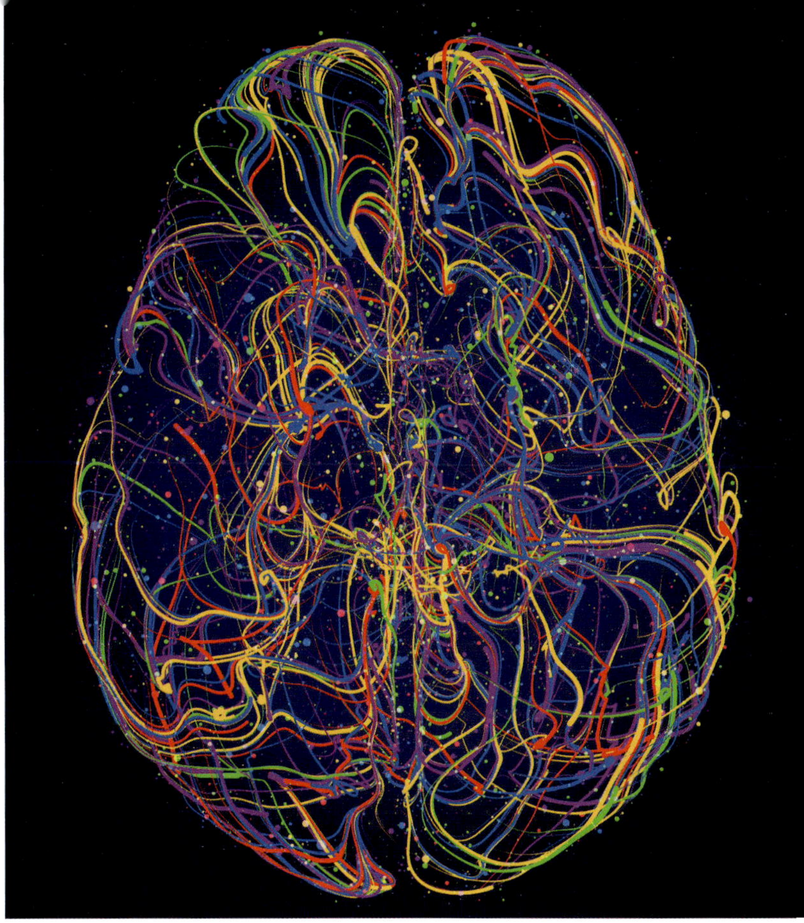

Die grafische Darstellung zeigt die wichtigsten Nervenbahnen im Gehirn.

Hirnaktivitäten im Bild

Heute haben wir natürlich noch andere Möglichkeiten, Behauptungen wie die von den 10 % zu prüfen. Elektroenzephalogramme (EEG) und andere Diagnoseverfahren können das Gehirn bei der Arbeit beobachten. Und die Hirnforschung untersucht mit bildgebenden Verfahren die Aktivitäten der diversen Areale, um ihre jeweiligen Funktionen zu erschließen. Dank moderner Techniken wie der funktionellen Magnetresonanztherapie (fMRT) und der Positronen-Emissions-Tomografie (PET) können wir dem arbeitenden Gehirn zusehen, weil die jeweils aktiven Bereiche besonders auffällig dargestellt werden. Da wäre es längst bemerkt worden, wenn 90 % des Gehirns dunkel bleiben würden. Doch solche funktionslosen Regionen hat die Hirnforschung nie entdeckt.

Heute wissen wir zum Beispiel, dass bestimmte Regionen beim Hören von Sprache oder Musik aktiv werden, dass andere während des Sprechens in Betrieb sind oder die Sehrinde sich mit der Bildverarbeitung beschäftigt. Doch selbst wenn die einzelnen Sinne im Gehirn in getrennten Bereichen repräsentiert sind, gibt es zwischen diesen Bereichen zahlreiche Nervenverbindungen. Setzt man z. B. einer Versuchsperson eine Augenbinde auf, beginnt die Sehrinde bereits nach anderthalb Stunden auf Tasteindrücke zu reagieren. Und Augenprobleme wie Kurzsichtigkeit können das Gehör und die räumliche Orientierung verbessern – ein weiteres Beispiel dafür, dass das Gehirn in seiner Gesamtheit unglaublich flexibel ist.

Würden wir das Gehirn nur zu einem Zehntel nutzen, hätte die Natur es längst verkleinert. Sie hat die Tendenz, nicht gebrauchte Körperteile abzubauen – Höhlentiere im ewigen Dunkel verlieren ihre Sehkraft, ungenutzte Muskeln werden schwächer.

FALSCH

Hypochonder sind nicht wirklich krank

Hypochonder werden oft als eingebildete Kranke bezeichnet. In gewisser Weise sind sie es auch: Sie bilden sich eine Krankheit ein oder haben Angst davor. Doch wenn diese Vorstellung ihr ganzes Leben überschattet, sind sie wirklich krank: Sie haben eine hypochondrische Störung.

Begriffserklärung:
Der Begriff Hypochonder ist abgeleitet vom griechischen *hypo* (unter) und *chondros* (Knorpel). Man glaubte nämlich, dass die unter den Rippenknorpeln liegende Milz für Leiden dieser Art verantwortlich sei.

Das Internet gibt uns Auskunft über eine Fülle von Krankheiten. Das kann als erste Information hilfreich sein, zumal Ärzte und Facharztvereinigungen auf ihren Webseiten zuverlässige Informationen für Patienten veröffentlichen. Doch bei Selbstdiagnosen mithilfe von „Dr. Google" muss man vorsichtig sein: Man redet sich leicht etwas ein. Besonders anfällig dafür ist ein Menschentyp, der von anderen als Hypochonder oder eingebildeter Kranker bezeichnet wird. Da wird dann schon mal ein Bauchgrummeln zu Darmkrebs, und Kopfschmerzen können nur auf einen Gehirntumor deuten.

Hypochonder gehen ihren Mitmenschen meist auf die Nerven. Das sind Leute, die sich selbst intensiv beobachten und meinen, Symptome an sich zu entdecken, obwohl sie nicht körperlich krank sind. Deshalb werden sie oft für Simulanten gehalten – für jemanden, der eine Krankheit nur vortäuscht, um einen Vorteil daraus zu ziehen, etwa um sich vor Arbeit zu drücken.

Natürlich spüren Hypochonder deutlich, dass ihre Umwelt sie nicht ernst nimmt. Sie fühlen sich unverstanden, was ihre Leiden weiter verschlimmert. Denn sie sind vom Bestehen ihrer Krankheit zutiefst überzeugt.

Morbus Mohl und Cyberchondrie

Die Älteren unter uns erinnern sich vermutlich an Hans Mohl, den Moderator der TV-Sendung „Gesundheitsmagazin Praxis". Ärzte machten damals die Beobachtung, dass am Tag nach einer Sendung Patienten mit vermeintlichen Symptomen in die Praxis kamen, die Thema der Vorabendsendung gewesen waren. Das Phänomen ging als Morbus Mohl (Mohl-Krankheit) in die Medizingeschichte ein.

Heute gibt es etwas Vergleichbares. Patienten suchen im Internet Auskünfte über die eigene Erkrankung und kommen, mit diesen Informationen ausgerüstet, in die Arztpraxis. Diese Verhaltensweise bezeichnen Ärzte als Cyberchondrie.

Verlust an Lebensqualität

Doch Ärzte nehmen den Hypochonder ernst, denn es gibt tatsächlich das Krankheitsbild der hypochondrischen Störung, die zu den psychischen Erkrankungen zählt. Die Betroffenen haben eine echte, tiefe Angst vor Krankheiten und vor dem Kranksein. Diese Angst verdüstert ihren gesamten Alltag, sodass ihre Lebensqualität – und die ihrer Partner – massiv eingeschränkt ist.

Die hypochondrische Störung deckt eine Fülle unterschiedlicher Leidensformen ab.

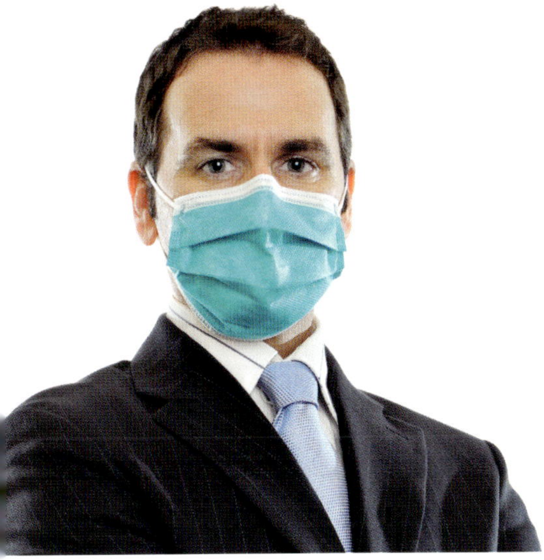

Aus Angst vor Ansteckung nehmen manche Hypochonder in Kauf, dass ihre Umwelt mit Befremden reagiert, wenn sie mit einem Mundschutz in der Öffentlichkeit auftreten.

Manche Hypochonder meiden jede Nähe zu anderen Menschen, um sich nicht anzustecken. Andere versuchen, extrem gesund zu leben. Dies sind die leichteren Formen, die nicht zu den schweren psychischen Störungen zu rechnen sind. Es gibt aber auch extreme Ausprägungen, etwa die Angst, unter der Haut von Würmern befallen zu sein, oder sich mit dem eigenen Stuhl prüfend zu beschäftigen. Solche schweren, wahnhaften Formen treten oft im Rahmen einer psychiatrischen Erkrankung auf, beispielsweise einer Zwangsstörung oder einer Schizophrenie. Man schätzt, dass fünf von 10 000 Menschen in Deutschland unter einer solchen krankhaften Hypochondrie leiden.

Stets beim Arzt – oder gar nicht

Eine leichte Form von Hypochondrie weist jeder Hundertste auf. Aber vermutlich ist die Dunkelziffer viel höher. Es ist nämlich nicht so, dass alle Hypochonder ständig zum Arzt laufen. Manche haben eine ebenfalls irrationale Abneigung gegen Ärzte und misstrauen der wissenschaftlichen Medizin.

Die meisten allerdings treibt die Sorge um ihre Gesundheit angesichts der als real empfundenen Symptome zum Arzt. Findet dieser dann keine organische Störung, zweifelt der Hypochonder nicht an seinem Kranksein, sondern an der Diagnose und der Kompetenz des Mediziners. Die Folge: Er sucht einen anderen Arzt auf, und zwar einen nach dem anderen. Oft sieht er als letzten Ausweg den Weg zu einem Vertreter der sogenannten alternativen Heilkunde.

Unklare Ursache

Vermutlich wird die Störung in manchen Fällen durch negative frühe Erlebnisse ausgelöst, etwa eine schwere Krankheit oder gar den Tod einer nahestehenden Person. Andere Hypochonder ahmen unwillkürlich ihre ebenfalls überängstlichen Eltern nach. Viele von ihnen haben ein geringes Selbstbewusstsein und eine allgemeine Existenzangst.

Die als real empfundenen Symptome treiben den Hypochonder zum Arzt. Findet dieser dann keine organische Störung, zweifelt der Hypochonder an der Kompetenz des Arztes und sucht einen anderen auf.

Es ist recht schwierig, einem Hypochonder zu helfen. Am ehesten schlägt eine psychotherapeutische Behandlung an, zumal wenn der Betroffene davon überzeugt werden kann, dass er nicht „verrückt“ ist, und es gelingt, Ängste abzubauen. Der Erfolg ist aber keineswegs garantiert, vor allem dann nicht, wenn der Betroffene einmal wirklich ernsthaft erkrankt und sich dadurch in seinen Befürchtungen bestätigt sieht.

FALSCH

Antidepressiva können einen Selbstmord auslösen

Medikamente können einem depressiven, selbstmordgefährdeten Menschen aus seiner schweren Lage heraushelfen. Allerdings wurde lange vermutet, die wiedergewonnene Handlungsfähigkeit könne ihn dazu bewegen, nun tatsächlich Selbstmord zu begehen. Doch das ist weitgehend widerlegt.

<u>*Begriffserklärung:*</u>
Das Wort Depression ist abgeleitet vom lateinischen *depressio* (das Niedergedrückte). Der lateinische Begriff *depressio animae* (Niedergedrücktheit des Gemüts) bedeutet dasselbe wie im Deutschen Depression.

Manchmal möchte man an der Welt verzweifeln. Nichts macht mehr richtig Freude, man hat keine Lust, etwas zu tun, alles erscheint düster und sinnlos. Eine solche Gemütslage, die depressive Verstimmung, hat jeder einmal, und sie geht bald vorüber.

Die echte Depression

Anders bei Menschen, die an einer Depression leiden. Das ist eine psychische Krankheit, die das eigene Leben wie auch das der Partner enorm belastet. Wer davon betroffen ist, befindet sich unablässig in einem schweren Stimmungstief. Er hat an nichts Interesse, lehnt aber andererseits jede Ablenkung ab und grübelt stundenlang vor sich hin. Dazu kommen Appetitlosigkeit oder übermäßiger Hunger sowie quälende Schlafstörungen.

Die Depression ist keineswegs eine seltene Krankheit. Nach Angaben der Bundesärztekammer sind davon in Deutschland mehr als fünf Millionen Menschen betroffen.

Die Depression ist keineswegs eine seltene Krankheit. Nach Angaben der Bundesärztekammer sind davon in Deutschland mehr als 5 Mio. Menschen betroffen, mit steigender Tendenz. Die Weltgesundheitsorganisation WHO widmete 2017 den „Welttag der Gesundheit“ der Depression. Diese Erkrankung sei weltweit für die meisten in Krankheit verbrachten Lebensjahre verantwortlich.

Von selbst kommt der an einer Depression Erkrankte nicht aus seiner Lage heraus. Er braucht unbedingt ärztliche Hilfe. Zumal eine Depression oft zu Arbeitsunfähigkeit führt und manchmal sogar zum Suizid.

Mögliche Auslöser

Die Ursachen einer Depression sind oft nicht klar. Es gibt wohl eine erbliche Komponente, auch Verlusterfahrungen oder Störungen des Hormonstoffwechsels können eine Depression auslösen. Immerhin lässt sich heute eine Depression recht gut behandeln. Eine leichte Depression wird zunächst nur ärztlich beobachtet und überwacht. Eine mittelschwere oder gar schwere Depression aber wird sofort therapiert, denn es besteht Suizidgefahr.

In erster Linie kommen – neben Psychotherapie – Medikamente zum Einsatz. Allerdings wirken die diversen Antidepressiva bei jedem Patienten anders und haben unterschiedliche Nebenwirkungen.

Gefährliche Antriebssteigerung?

Antidepressiva zielen normalerweise auf die Botenstoffe im Hirn ab. So erhöhen sie den Spiegel von Serotonin und Noradrenalin, was Ängste löst und die Stimmung hebt. Doch Forscher warnten vor Jahren, die Gruppe der Selektiven Serotonin-Wiederaufnahmehemmer (SSRI) könnte gefährlich werden: Ihre antriebssteigernde Wirkung könne bei Patienten, die zu antriebsschwach waren, um eine erstrebte Selbsttötung in die Tat umzusetzen, zur Folge haben, dass sie sich nun umbringen.

Der heutige Kenntnisstand

Allerdings ergab eine 2016 in der Fachzeitschrift *Psychiatric Clinics of North America* veröffentlichte Studie des Psychiaters Prof. David A. Brent von der Universität Pittsburgh, dass diese früheren Studien erhebliche Mängel aufwiesen und aus diesem Grund hinterfragt werden müssten.

Tatsächlich widersprechen neuere Erkenntnisse den früheren Studien. Den aktuellen Stand der Diskussion fassten Forscher der Universität Montpellier 2017 im Fachblatt *World Psychiatry* zusammen. Danach gebe es gute Gründe, Antidepressiva zur Vorbeugung von Suizidverhalten zu nutzen. Zahlreiche repräsentative Studien zeigen, so die Forscher, eine deutliche schützende Wirkung von Antidepressiva gegen Suizide.

Auch bei Jugendlichen verringern Antidepressiva offenbar das Suizidrisiko. Dennoch empfiehlt die US-amerikanische Gesundheitsbehörde FDA eine Nachuntersuchung eine Woche nach Therapiebeginn mit einem neuen Antidepressivum. Das gelte nicht nur für Suizidpatienten, sondern generell für alle Patienten unter 30 Jahren.

In Deutschland ist die Selbstmordneigung besonders unter jungen Menschen häufig. Zur Behandlung werden verschiedene psychotherapeutische Ansätze empfohlen. Allerdings dürfen diese Methoden nicht eine Therapie mit Arzneimitteln blockieren, denn medikamentös unbehandelte Jugendliche haben ein deutlich höheres Suizidrisiko als solche, die Medikamente nehmen.

Überwachung per App

Bald könnten Smartphone-Apps die Überwachung gefährdeter Patienten verbessern. Lässt bei einem Nutzer mit bekannter Depression die Smartphone-Aktivität nach, antwortet er nicht auf Anrufe oder begibt sich zu einem durch Selbstmorde bekannten Ort, könnte das Gerät bei einer Suizid-Hotline Alarm schlagen.

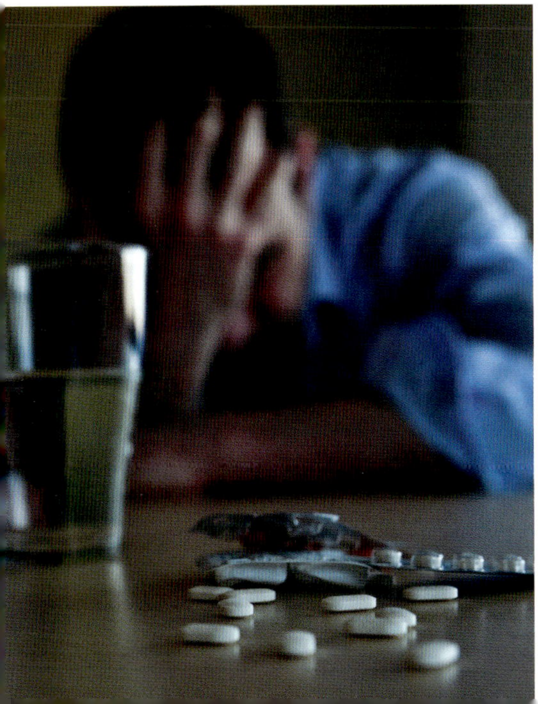

Auch wenn die Lage verzweifelt erscheint: Hoffnung gibt es immer. Eine große Hilfe bieten dabei Medikamente.

FALSCH

Schizophrenie ist bei uns verbreiteter als bei Naturvölkern

Manche Leiden werden als Zivilisationskrankheiten angesehen und kommen in Industrieländern vermehrt vor. Schizophrenie allerdings gehört nicht dazu; sie ist in der Weltbevölkerung gleichmäßig verbreitet, selbst wenn sich die Symptome je nach kultureller Prägung der Betroffenen unterscheiden.

Begriffserklärung:
Der zu Beginn des 20. Jahrhunderts geprägte Begriff Schizophrenie leitet sich ab von griechisch *schizein* (spalten) und *phren* (Seele, Geist).

Schizophrenie ist eine schwere psychische Erkrankung, die zum Formenkreis der Psychosen gehört. Es gibt unterschiedliche Erscheinungsformen. Die paranoide Schizophrenie ist gekennzeichnet durch Wahnvorstellungen wie Verfolgungswahn und Stimmenhören. Insbesondere fühlen sich die Betroffenen oft belauscht oder fremdgesteuert. In Europa ist dies die häufigste Form.

Unterschiedliche Formen

Beim sogenannten schizophrenen Residuum sind die Betroffenen antriebslos und in sich gekehrt. Sie zeigen kaum Gefühle, haben manchmal Gedächtnisstörungen. Extrovertiert hingegen sind an der hebephrenen Schizophrenie Erkrankte. Sie zeigen ihre Gefühle deutlich, allerdings wirkt ihr Verhalten übertrieben und als dem jeweils gegebenen Anlass nicht angemessen.

Die Krankheit Schizophrenie trifft – nach vorliegenden Daten – etwa 1 % aller Männer und Frauen. Meist beginnt sie im Alter zwischen 15 und 35 Jahren und tritt, wenn sie nicht behandelt wird, schubweise auf.

Die Ursachen sind ungeklärt. Es gibt wohl eine genetische Komponente, denn etwa 12 % der Kinder mit einem schizophrenen Elternteil entwickeln das Leiden. Auch eine schwierige, lieblose Kindheit und traumatische Erfahrungen gelten als Risiko.

Früher wurde vermutet, dass die westliche Lebensweise, die mit ihrer Verstädterung und Vereinzelung der Menschen offenbar vermehrt Neurosen hervorbringt, auch häufiger zu Psychosen führt, während „Naturvölker" eher vor solchen schweren psychi-

Schweres Schicksal

Das Schicksal von Schizophrenie-Kranken unterscheidet sich je nach Land deutlich. In Indien z. B. werden sie immer noch stigmatisiert und von der Gesellschaft ausgeschlossen. Medizinische Behandlungen gibt es längst nicht überall. Ein Bulletin der WHO vermerkte 2008, dass in Nigeria nur 20 % der Kranken behandelt wurden, in Chile dagegen 80 %. Gewaltig sind auch die Unterschiede bei den Kosten der Medikamente: In Nigeria etwa war das wichtige Medikament Risperidon 40-mal teurer als in Sri Lanka. Das hat natürlich Auswirkungen auf die Versorgung der Kranken.

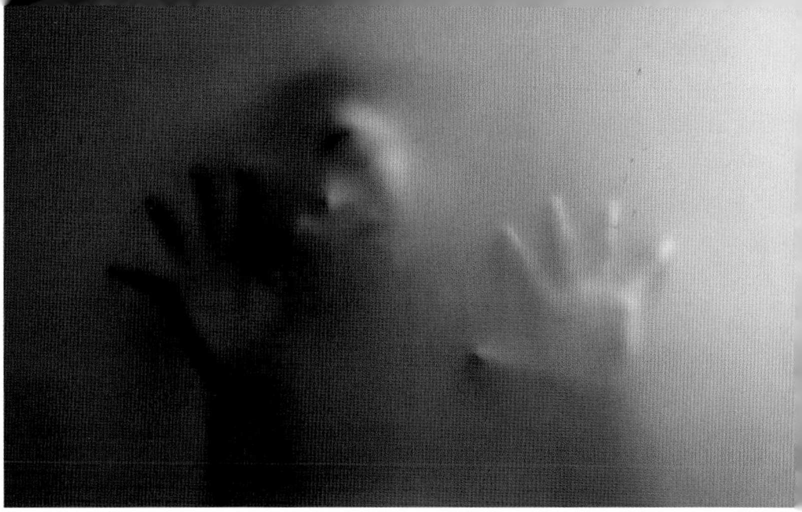

schen Krankheiten gefeit seien. Die Weltgesundheitsorganisation WHO ließ dies ab 1978 untersuchen. Im Rahmen des Spezialgebiets der Ethnopsychiatrie beobachtete man 1379 schizophrene Patienten in zehn Ländern, darunter Industrienationen und weniger entwickelte Länder. Das Ergebnis: Überall lag die Schizophrenierate bei etwa 1 %, unabhängig vom Entwicklungsstand der Gesellschaften. Es gab auch keine Unterschiede im Alter des Auftretens der Erkrankung oder zwischen den Geschlechtern.

Ethnopsychiatrie

Die Anfänge der Ethnopsychiatrie liegen in den 1940er- und 1950er-Jahren, als einige in Entwicklungsländern arbeitende europäische und amerikanische Psychiater die dortigen psychischen Leiden mit dem verglichen, was sie zu Hause kennengelernt hatten. Vielfach hegten sie damals die Vorstellung, Schizophrenie sei in diesen Ländern unbekannt. Man nahm an, die Menschen dort hätten andere Psychokrankheiten entwickelt.

Es zeigte sich aber – bestätigt durch die spätere WHO-Studie –, dass es Schizophrenie, so wie sie die moderne Medizin definiert, überall gibt. Doch unterscheiden sich die Wahnvorstellungen je nach Erlebniswelt des Kranken. Das erschwert die Vergleichbarkeit. Ist ein Europäer z. B. überzeugt, er werde durch Richtmikrofone abgehört, mag der Bewohner eines Entwicklungslandes glauben, ein wildes Tier zu sehen.

Hinzu kommt, dass manche religiös begründete „übersinnliche" Erlebnisse in bestimmten Kulturen verankert sind. „Das Sehen der Jungfrau Maria, das Hören der Stimme Gottes oder das Sehen und Hören von traditionellen Göttern und Ahnengeistern sind mitunter normalpsychologische Phänomene", merken Wielant Machleidt und Andreas Heinz in ihrem Buch *Praxis der interkulturellen Psychiatrie und Psychotherapie* an. Sie dürften deshalb nicht als krankhaft gewertet werden.

Studien stellten fest, dass akustische Halluzinationen, also das Stimmenhören, überall auf der Welt am häufigsten sind. Öfter als in Europa kommen in Afrika, Indien und Südostasien optische Halluzinationen vor, dass also Dinge gesehen werden, die nicht da sind. Das gilt z. B. für Nigeria und Ghana, wie ein Forscherteam 2010 in *Comprehensive Psychiatry* darlegte.

Dabei fehle den Halluzinationen in nicht-westlichen Ländern der bedrohliche Charakter, den sie im Westen haben, stellte das Fachblatt *Schizophrenia Bulletin* 2014 fest. Während in Europa das schizophrene Erleben den Kranken oft in Panik versetzt, z. B. bei einem Verfolgungswahn, berichten Betroffene in Accra (Ghana), dass eine Stimme ihnen sage, dass sie sich nicht vor Dämonen zu fürchten brauchen.

In nicht-westlichen Ländern fehlt den Halluzinationen der bedrohliche Charakter, den sie im Westen haben.

Doch bei allen Unterschieden: Die Erkrankungszahl ist, soweit bekannt, weltweit in allen Ländern die gleiche.

Während eines Schizophrenieschubs leben Betroffene in einer anderen Welt. Von Verfolgungswahn Geplagte sehen in ihrer Panik überall Zeichen, die ihren Wahn zu bestätigen scheinen.

FALSCH

Gehirnjogging senkt das Risiko, an Demenz zu erkranken

Wie alles im Körper altert auch das Gehirn. Das viel beworbene Gehirnjogging soll die allgemeinen Denkfähigkeiten steigern, tut es aber nicht. Und ob diese Methoden das Demenzrisiko senken, ist mehr als fraglich.

Neurobics

Der modernste Ausdruck für Gehirnjogging ist Neurobics, analog zu den Körperfitness-Übungen Aerobic. Es besteht aus zunächst leichten und dann immer kniffligeren Denksportaufgaben, die das alternde Gehirn beschäftigen und auf Trab halten sollen.

Seit Jahren schon steigt die Rate an Demenzerkrankungen an – nicht zuletzt, weil wir immer älter werden. Zu den Ursachen für diese Entwicklung gehören neben Hirnerkrankungen wie Alzheimer, Parkinson und Hirntumoren vor allem Störungen der Hirndurchblutung. Herz-Kreislauf-Erkrankungen und Demenz hängen eng zusammen.

Gleichzeitig sterben im Alter Nervenzellen, Verbindungsstellen zwischen den Nerven (Synapsen) verschwinden, und die Blutgefäße verkalken. Die Folge: Das Gedächtnis lässt nach, die Reaktionen auf Reize werden langsamer, die Konzentrationsfähigkeit schwindet, man lernt nicht mehr so leicht. Dabei ergab die Hirnforschung, dass die „grauen Zellen" eigentlich sehr flexibel sind. Während wir lernen, Erfahrungen und Erinnerungen zu speichern, bauen sich die 100 000 Mrd. Synapsen zwischen den Nerven auf oder verstärken sich, andere hingegen werden schwächer.

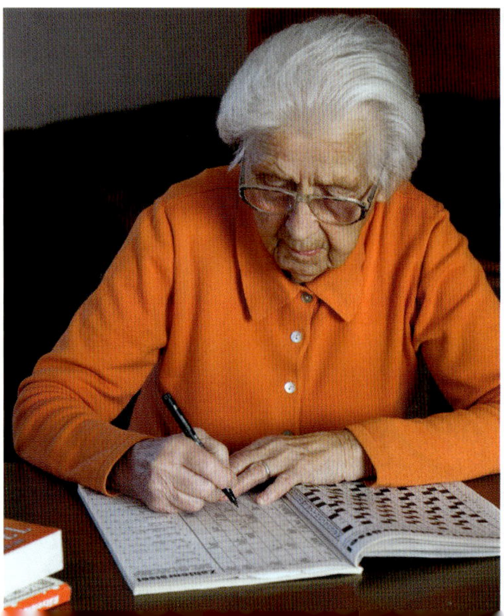

Kreuzworträtsel machen Spaß, doch sie fördern nicht alle Hirnfunktionen, die man braucht, um sein Leben selbstbestimmt zu führen.

Spiele zur Denkschulung

Wenn das Gehirn tatsächlich formbar ist, sollte es sich auch trainieren und damit vor Demenz und anderen Abbauerscheinungen bewahren lassen. Das ist die Idee hinter dem Gehirnjogging. Inzwischen existiert eine Fülle von Büchern und Computerprogrammen für ein solches Training.

So gibt es Memoryspiele, bei denen zusammengehörige Bilder hinter zugedeckten Karten gefunden werden sollen. Oder man muss am Bildschirm durcheinandergewürfelte Zahlen in der richtigen Reihenfolge anklicken. Optisches Denken sollen Spiele schulen, bei denen man Puzzles lösen, Muster erkennen oder in einer komplizierten

Figur die darin versteckten Dreiecke oder Vierecke zählen muss.

Um Tempo geht es, wenn plötzlich auf dem Bildschirm Tiere auftauchen, die man jeweils möglichst rasch anklickt. Das Textdenken wiederum sollen Spiele schulen, bei denen man fehlende Wörter in Sprichwörtern ergänzt oder Wörter in einem Buchstabengewirr entdeckt. Auf diese Weise kann die Verschlechterung der Konzentrationsfähigkeit und Reaktionsgeschwindigkeit in einem gewissen Maß aufgehalten werden.

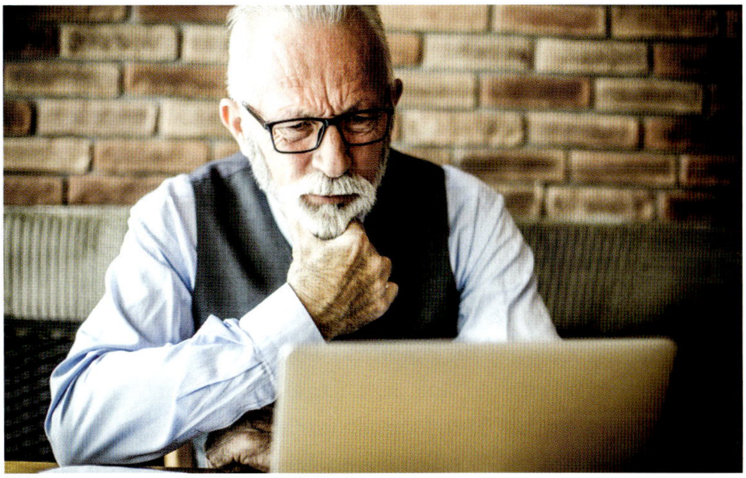

Skepsis bei den Experten

Aber ob solche Gehirnjogging-Programme den Ausbruch einer Demenz verhindern können, ist mehr als fraglich. Experten sind äußerst skeptisch. Sicher lassen sich bestimmte Fähigkeiten damit steigern. Wer z. B. oft Kreuzworträtsel löst, wird darin mit der Zeit besser. Doch worauf es im Alltag ankommt – etwa logisch denken, kreative Lösungen finden, ein gutes Gedächtnis haben –, das verbessern diese Programme nicht. Man könne, erläutert der Psychologe Prof. Neil H. Charness von der Florida State University, zwar das Lösen von Kreuzworträtseln üben, aber das bedeute nicht, dass man sich auch besser merken könne, wohin man die Hausschlüssel gelegt habe.

Ähnlich urteilt auch der Neurowissenschaftler Prof. P. Brugger vom Universitätsspital Zürich über Computerprogramme: „Mit Aufgaben, wie sie typischerweise von Gehirnjogging-Programmen angeboten werden, klappt die Übertragung auf andere Hirnfunktionen kaum oder gar nicht.“ Prof. Brugger rät, rechtzeitig damit zu beginnen, durch intensives Pflegen von Interessen einem frühen geistigen Abbau vorzubeugen. Wer sich mit anspruchsvollen Themen auseinandersetzt, ein Musikinstrument erlernt, sich sozial engagiert oder eine Fremdsprache spricht, könnte möglicherweise besser davor geschützt sein, eine Demenz zu entwickeln, oder er erkrankt erst später als der Durchschnitt der Demenzpatienten. Doch da man die Ursachen der Demenz nicht wirklich aufklären konnte, sind der Vorbeugung Grenzen gesetzt.

Nicht einseitige Gehirnjogging-Übungen, sondern die Neugier, Neues zu lernen, könnte möglicherweise das Demenzrisiko senken.

„Es fehlen qualitativ hochwertige Nachweise, die belegen, dass Gehirntraining das Demenzrisiko in irgendeiner Weise beeinflusst“, sagt Dr. Clare Walton von der britischen Alzheimergesellschaft.

„Jedenfalls fehlen qualitativ hochwertige Nachweise, die belegen, dass Gehirntraining das Demenzrisiko in irgendeiner Weise beeinflusst“, sagt Dr. Clare Walton von der britischen Alzheimergesellschaft. „Auf der Grundlage aktueller Studien können wir nicht empfehlen, Gehirnjogging anzuwenden.“

FALSCH

Burnout ist nur ein modisches Wort für Überarbeitung

Viel zu tun, die Kunden warten, der Chef drängt. Doch während die einen nun zu großer Form auflaufen, droht anderen der Burnout: eine völlige geistige und körperliche Erschöpfung. Ein Burnout ist nicht die Überlastung selbst, sondern die gesundheitsgefährdende Reaktion darauf.

Begriffserklärung:
Der englische Begriff Burnout heißt auf Deutsch ausgebrannt. Von diesem Syndrom Betroffene fühlen sich ständig erschöpft und leer – wie ausgebrannt.

In Kliniken machte der US-amerikanische Psychotherapeut Herbert Freudenberger oft eine besorgniserregende Beobachtung: Ärzte und Pflegekräfte, die anfangs ihren Job mit hohen Idealen und viel Arbeitseifer ausgeführt hatten und sich für andere aufopferten, verloren mit der Zeit ihre Arbeitsfreude. Ihre psychischen Ressourcen waren aufgebraucht. 1974 nannte Freudenberger diese Erscheinung erstmals Burnout-Syndrom.

Inzwischen klagen nicht mehr nur Angehörige helfender Berufe über Burnout: Vom Manager bis zur Hausfrau berichten Menschen, ihre Arbeit habe sie psychisch ausgezehrt und energielos gemacht. In den Medien ist das Burnout-Syndrom mittlerweile sehr präsent, und in Büchern und auf Internet-Seiten wird Hilfe angeboten.

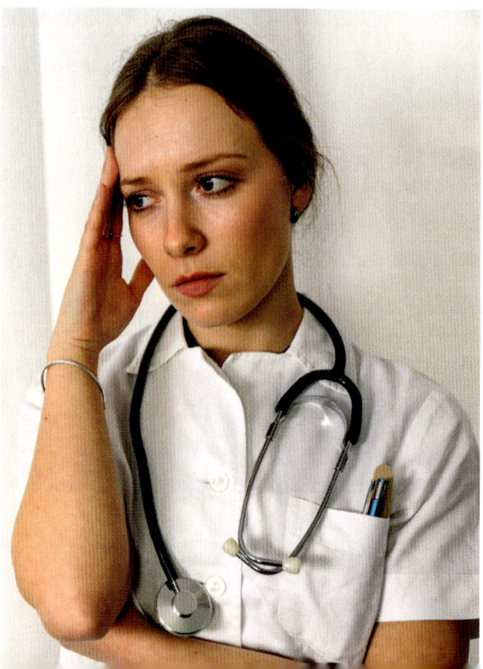

Zuerst beobachtete man das Burnout-Syndrom bei Angehörigen helfender Berufe.

Mögliche Warnsignale

Der Deutsche Bundesverband für Burnout-Prophylaxe und Prävention hat eine Reihe von typischen Anzeichen aufgelistet, die er als Warnsignale versteht. Dazu zählt das Gefühl, unersetzbar zu sein und dafür ständig eigene Bedürfnisse hintanzustellen und sogar Körpersignale zu missachten. Bekanntschaften werden als Belastungen und Zeiträuber gesehen, Kritik als Angriff verstanden und oft als Mobbing interpretiert. Die Ansprüche an sich selbst sind hoch, doch man schafft nicht alles. Man ist oft unkonzentriert, macht häufiger Fehler und ist dementsprechend mit der eigenen Leistung unzufrieden. Es kommt zu Angstanfällen, woraufhin man sich mit Alkohol und/oder Medikamenten zu „helfen“ versucht.

Schließlich verfällt der Betroffene in tiefe Niedergeschlagenheit, ist vor allem geistig total ausgelaugt. Er fragt sich, ob diese Art zu leben überhaupt Sinn macht, und manchmal denkt er sogar an Suizid. Auch der Körper reagiert immer heftiger: Das Immunsystem schwächelt, der Rücken meldet sich, der Kopf schmerzt. Magen und Darm revoltieren, auch Herz und Kreislauf bereiten zunehmend Probleme.

Anerkennung als Krankheit

Doch obwohl zahlreiche Männer und Frauen an solchen Beschwerden leiden, war die Diagnose unter Fachleuten jahrzehntelang umstritten – bis die Debatte Anfang 2019 von der Weltgesundheitsorganisation WHO beendet wurde. Künftig soll Burnout als Krankheit anerkannt sein. Es handele sich um einen Belastungszustand, der als Syndrom aufgrund von „chronischem Stress am Arbeitsplatz, der nicht erfolgreich verarbeitet wird", zu definieren ist.

Wichtig ist laut WHO, dass der Begriff Burnout-Syndrom ausschließlich im beruflichen Zusammenhang und nicht „für Erfahrungen in anderen Lebensbereichen" verwendet werden sollte.

Äußere und innere Faktoren

Die Beschränkung der Definition auf den Arbeitsplatz entspricht den Erfahrungen der weitaus meisten Burnout-Patienten. Äußere Faktoren (Stress am Arbeitsplatz) und innere (nicht in der Lage sein, mit dem Stress angemessen umzugehen) müssen zusammentreffen, um die Beschwerden auszulösen.

Der Grund, warum jemand einer durchgehend hohen Belastung am Arbeitsplatz nicht standhalten kann, mag in einem zu geringen Selbstwertgefühl liegen. Ist der Leistungsdruck zu groß aufgrund verantwortungsvoller Aufgaben, denen man sich nicht gewachsen fühlt, kann der Betroffene nicht Nein sagen, weil er Angst vor dem Verlust an Anerkennung hat. Dem entspricht das Gefühl, man könne weniger als die Kollegen. Der Betroffene bittet daher auch niemanden um Hilfe – das würde er vor sich selbst als Schwäche werten. Sind mehrere dieser Faktoren gegeben, könnte der Weg in den Burnout vorgezeichnet sein.

Die WHO definiert das Burnout-Syndrom als Folge von chronischem Stress am Arbeitsplatz, der nicht erfolgreich verarbeitet wird.

Wer solche Symptome an sich entdeckt, sollte professionelle Hilfe suchen. Ein Arzt kann die Ursache abklären, und damit der Patient nicht in eine Depression abgleitet, ist unter Umständen eine psychotherapeutische Behandlung nötig.

Burnout und Fatigue-Syndrom

Ähnliche Anzeichen wie bei Burnout tauchen bei dem Fatigue- oder chronischen Erschöpfungssyndrom (CFS) auf. Auch dieses besteht aus unklaren Beschwerden, vor allem Erschöpfung und ständiger Müdigkeit, aber auch Schmerzen, Schwindel, Schlafstörungen, Fiebrigkeit und einem grippeähnlichen Krankheitsgefühl.

Rund 300 000 Bundesbürger sollen an dieser andauernden Erschöpfung leiden und zunehmend Probleme haben, den Alltag zu bewältigen. Seit 1969 ist das CFS als neurologische Erkrankung anerkannt, doch die Ursachen sind nach wie vor unbekannt. Seit die WHO das Burnout-Syndrom auf Probleme im Zusammenhang mit dem Arbeitsplatz eingeschränkt hat, ist die Abgrenzung zum Fatigue-Syndrom möglicherweise etwas einfacher geworden.

FALSCH

Krebs hat oft psychische Ursachen

Manche Krebskranke machen ihre psychische Einstellung oder ihren Charakter für ihr Leiden verantwortlich. Auch ihr Umfeld neigt bisweilen zu solchen Erklärungen. Doch das ist widerlegt. Es gibt keinen Hinweis auf psychische Krebsursachen oder gar eine „Krebspersönlichkeit".

Die Diagnose Krebs ist für die Betroffenen ein herber Schlag. Unweigerlich fragen sie sich: „Warum gerade ich? Liegt die Ursache vielleicht in meinem Charakter? Bin ich vielleicht sogar selbst schuld?" Auch Außenstehende sind oft mit einer Erklärung zur Hand, etwa so: Er musste ja Krebs bekommen, so wie er allen Ärger in sich hineingefressen hat und sich nie behaupten konnte.

Ein 2000-jähriger Irrtum

Aber nicht nur Laien vertreten solche Ansichten. Tatsächlich waren manche Mediziner noch bis vor wenigen Jahrzehnten der Meinung, Krebs habe psychische Ursachen.

Heute hat man über Krebsursachen und -entwicklungen ganz andere, viel fundiertere Vorstellungen, die mit genetischen Faktoren, krebserzeugenden Stoffen und dem Immunsystem zu tun haben.

Schon in der Antike behauptete der römische Arzt Galen, ganz im Geiste der Viersäftelehre, schwermütige Frauen hätten zu viel „schwarze Galle" und erkrankten durch deren Einfluss an Brustkrebs. Im 19. Jahrhundert hielt man Nervenzusammenbrüche für die wichtigste Krebsursache.

Der Psychiater Wilhelm Reich sah 1938 eine „Stauung sexueller Erregung" und ähnliche Blockierungen als ursächlich an. Der Medizinsoziologe Ronald Grossarth-Maticek von der Universität Heidelberg meinte sogar noch 1985, mittels einer Fragebogenerhebung nachgewiesen zu haben, dass es „Krebspersönlichkeiten" gebe. Er teilte Menschen in sechs Typen ein. Typ 1 mit der höchsten Krebsrate sei „im Grunde der Versagertyp: depressiv, harmoniebestrebt, unterdrückt seine Gefühle". Das sei als die wesentliche Krebsursache anzusehen.

Inzwischen wurden all diese Konzepte widerlegt. Viele der älteren Studien stellten sich als methodisch unsauber heraus, mithin als wertlos. Heute hat man über Krebsursachen und -entwicklungen ganz andere, viel fundiertere Vorstellungen, die mit genetischen Faktoren, krebserzeugenden Stoffen und dem Immunsystem zu tun haben.

Eine Forschergruppe um Prof. Eveline Bleiker vom Niederländischen Krebsinstitut veröffentlichte im Jahr 2008 im *Journal of the National Cancer Institute* (Oxford) die Resultate einer über 13 Jahre laufenden Studie an 10 000 Holländerinnen. Studienteilnehmerinnen, die sich als ängstlich und depressiv beschrieben oder ihre Gefühle eher unterdrückten, zeigten keine höhere Brustkrebsrate als die optimistischen, extrovertierten Frauen in der Studie.

US-Forscher hatten bereits zuvor keinerlei Zusammenhänge zwischen Psyche und Kopf- sowie Halstumoren gefunden. Und auch eine von 1994 bis 2009 laufende Untersuchung an mehr als 14 000 Mitarbeitern des französischen Gas- und Elektrokonzerns GAZEL fand keine Verbindungen zwischen Depression und Krebs.

Der Mythos in den Medien

Dennoch findet man in den Medien immer wieder Behauptungen über „Krebspersönlichkeiten" und psychotherapeutische Heilmethoden gegen Krebs. Laut einer 2018 veröffentlichten Umfrage des Deutschen Krebsforschungszentrums (DKFZ) nehmen 61 % aller Befragten an, dass psychische Belastungen und Stress Krebs auslösen könnten.

Zwar ist es richtig, dass manche Menschen unter psychischer Belastung und Stress vermehrt rauchen, zu Alkohol greifen und sich falsch ernähren. Das sind tatsächlich Faktoren, die eine Tumorentstehung begünstigen können. Dennoch ist die psychische Belastung nicht die Krebsursache.

Kampf gegen den Krebs

Deshalb funktioniert es auch nicht, durch eine „kämpferische Persönlichkeit" und „positive Gedanken" den Krebs besiegen zu wollen. Trotzdem nahmen dies 2018 in einer Umfrage der Gesellschaft für Konsumforschung (GfK) die meisten Befragten an: 84 % der Gesunden und 90 % der Krebskranken waren dieser Meinung. Das DKFZ sagt dazu, diese Einstellung Krebskranker sei vor allem „der Versuch, selbst eine Erklärung für die Diagnose zu finden (...), verknüpft mit der Hoffnung, den Krankheitsverlauf im positiven Sinn selbst beeinflussen zu können".

Ängstliche, depressive Frauen zeigten keine höhere Brustkrebsrate als optimistische und eher extrovertierte.

Hilfreich: Psychoonkologie

Viele der unter ihrem Schicksal leidenden Krebsopfer sind aber gar nicht in der Lage, negative Gedanken und Ängste auszuschalten. Deshalb ist es wichtig, dass sie eine gute psychologische Betreuung bekommen. Zum Glück hat sich seit geraumer Zeit die Psychoonkologie als spezielle Form der Psychotherapie etabliert. Die Therapeuten können den Betroffenen helfen, mit den psychischen und sozialen Folgen ihrer Erkrankung zurechtzukommen.

Auch wenn die Ursachen von Krebs nicht psychischer Natur sind – die Folgen sind es schon. Ein Psychoonkologe kann helfen, die schwierige Lebenssituation zu bewältigen.

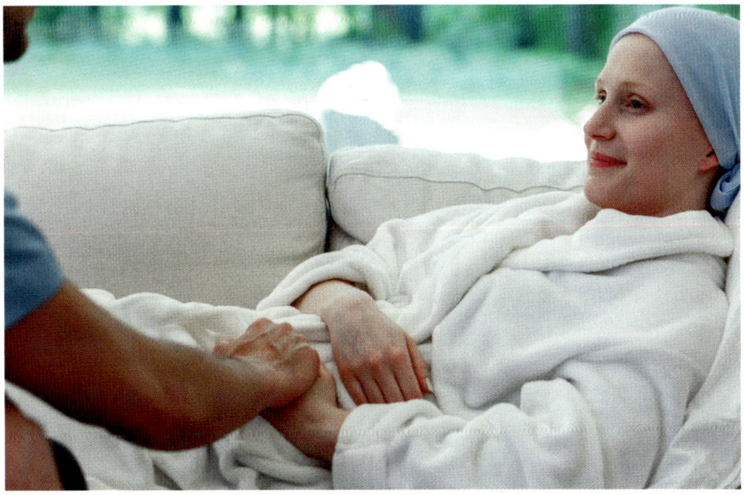

FALSCH

Psychisch bedingte Lähmungen und Erblindungen sind ein Märchen

Körper und Seele sind eine Einheit und vielfältig miteinander verbunden. Das zeigt sich besonders deutlich bei psychosomatischen Krankheiten. In Einzelfällen kann der Leidensdruck so groß werden, dass es zu schwersten Auswirkungen wie Lähmung oder Erblindung kommt.

Begriffserklärung: Der Begriff dissoziative Störung ist abgeleitet vom lateinischen *dissociare* (trennen). Gemeint ist: Der Kranke verlagert das seelische Leiden auf den Körper.

Manchmal liest man seltsame Dinge vom Wirken der Schamanen. Wird ein Stammesmitglied krank und scheint die Ursache darin zu liegen, dass der Betroffene gegen ein Tabu verstoßen hat, so kann der Schamane das Leiden durch Beschwörungen heilen, mit denen er die zornigen Geister besänftigt.

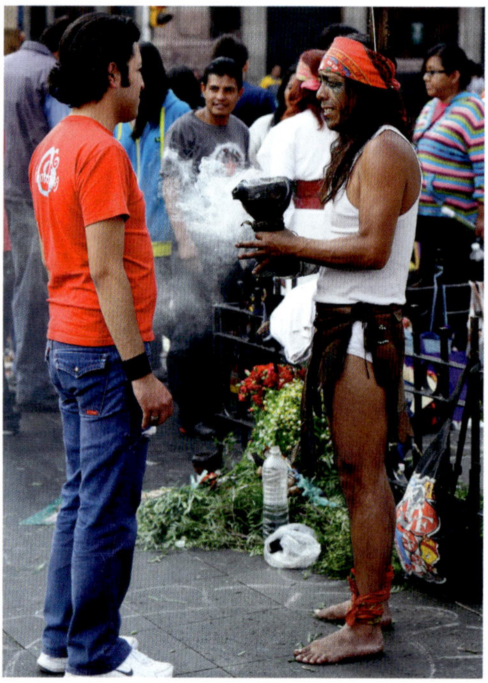

Sei es Schadzauber, sei es Heilzauber – ob er wirkt, entscheidet sich in der Psyche des Betroffenen. Hier sucht ein junger Mann Hilfe bei einem aztekischen Schamanen (Mexiko).

Es kommt aber auch vor, dass ein Schamane jemanden mit einem Fluch belädt und dieser dann tatsächlich erkrankt oder sogar ohne erkennbare Ursache stirbt. Entscheidend dabei ist immer, dass der Betroffene an die Kraft des Schamanen geglaubt hat.

Die Macht der Psyche

Das sind Extremfälle, doch das Beeinflussen mancher körperlicher Leiden durch psychische Mittel zählt zu den ältesten Heilmethoden. Auch wir behandeln bisweilen mit magischen Mitteln: über den Placeboeffekt, also mithilfe einer Arznei ohne Wirkstoff, an die der Patient aber fest glaubt.

Umgekehrt können körperliche Leiden durch psychische Prozesse hervorgerufen werden, und es kommt zu psychosomatischen Störungen. Es gibt eine Fülle solcher Krankheiten. Dazu zählen z. B. Darmprobleme, Kopfschmerzen und Hautleiden.

Dissoziative Störungen

Zu den schwerwiegendsten psychosomatischen Krankheiten gehören die dissoziativen Störungen. Das Krankheitsbild tritt in verschiedenen Formen auf. Immer aber ist es ein Schutzmechanismus, weil ein traumatisches Erlebnis nicht verarbeitet werden kann.

Ein solches Erlebnis kann ein Unfall sein, eine Missbrauchserfahrung, eine Kriegssituation, eine Naturkatastrophe oder eine nicht zu ertragende Lebenslage. Als Reaktion spaltet der Betroffene das Erlebnis sozusagen ab und verlagert die seelische Verletzung auf den Körper. Oder er trennt sich von der Erinnerung, indem er sie „vergisst“: Er erleidet eine Amnesie.

Schon Sigmund Freud wusste, dass manche Patienten ihre unerträglichen psychischen Belastungen körperlich verarbeiten. Dann kann es zu Krampfanfällen, zum Verlust der Stimme – zum Verstummen – oder zu Gehstörungen kommen, bis hin zu Lähmungen. Auch der Sehsinn kann betroffen sein, von einer Sehfeldeinschränkung bis zur „psychogenen Blindheit“.

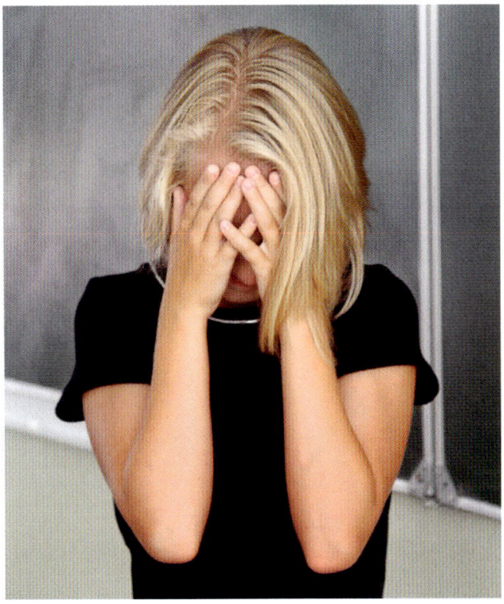

Bei Kindern und Jugendlichen können schwerwiegende Ereignisse, etwa ein Missbrauchserlebnis, eine dissoziative Störung auslösen.

Symbolik der Störung

Die Störung hat oft symbolischen Charakter. Wenn etwa eine Frau in restriktiver Familiensituation, aus der sie sich nicht befreien kann, eine Lähmung ihrer Beine erfährt, so bedeutet dies, dass sie weglaufen möchte, aber nicht kann. Erblindung bedeutet: Der Betroffene will und kann von der Welt nichts mehr sehen.

Auch bei Kindern und Jugendlichen kommen dissoziative Störungen vor. Bei ihnen äußert sich das oft in Hinken oder häufigem Stolpern, dazu Hüftschmerzen oder teilweisen Lähmungen. Etwa 1–2 % der kinder- und jugendpsychiatrischen Patienten sind davon betroffen, meist Kinder zwischen 11 und 13 Jahren. Auslöser sind oft familiäre Konflikte, schulische Belastungen oder Mobbing – etwa Veröffentlichen von Fotos mit verletzenden Inhalten in sozialen Netzen. Es kann natürlich auch noch Schlimmeres dahinterstecken. Vielleicht wurde der junge Patient schon in der frühen Kindheit Opfer von Gewalt oder sexuellem Missbrauch.

In jedem Fall prüft der Arzt natürlich, ob körperliche Krankheiten hinter den Symptomen stecken – z. B. Epilepsie oder ein Hirntumor. Wenn keine körperlichen Schäden vorliegen, wird der Arzt eine psychotherapeutische Behandlung einleiten. Gelingt es dem Psychotherapeuten, die Traumata aufzuarbeiten, können auch die körperlichen Gebrechen verschwinden.

Wenn eine Frau eine Lähmung ihrer Beine erfährt, so bedeutet dies, dass sie weglaufen möchte, aber nicht kann. Eine Erblindung bedeutet: Der Betroffene will und kann von der Welt nichts mehr sehen.

FALSCH

Ein Schicksalsschlag kann Haare über Nacht weiß werden lassen

Berichte über Menschen, deren Haare über Nacht weiß geworden sein sollen, findet man in Literatur, Geschichte und persönlichen Erzählungen. „Über Nacht“ ist nicht möglich – aber im Laufe weniger Monate schon.

Die Mär vom weißen Haar

Königin Marie-Antoinette wurde während der Französischen Revolution zum Tod durch die Guillotine verurteilt. Als das Volk sie dann auf dem Weg zum Schafott sah, hatte sie schlohweiße Haare. Vermutlich nicht durch Kummer, wie die Legende erzählt, sondern weil sie im Gefängnis die Haare nicht färben durfte, wie sie es früher getan hatte.

Unser Kopfschmuck entsteht in der Kopfhaut. Jedes Haar wird in einem Haarbalg gebildet, einer Einstülpung der Haut. Am Grund des Haarbalgs sitzt eine Haarwurzel. Dort teilen sich Hautzellen, die Melanozyten, und bilden den Haarstrang. Da die Melanozyten unterschiedlich pigmentiert sind, ergeben sich unterschiedliche Haarfarben. Der Haarstrang schiebt sich dann nach und nach aus dem Haarbalg hinaus.

Ist ein Haar aus der Wurzel herausgewachsen, ist es ein totes Gebilde aus abgestorbenen Zellen, das sich nicht verändern kann. Somit ist es unmöglich, dass über Nacht der ganze Haarschopf weiß wird.

Allerdings können Faktoren wie etwa ein Schicksalsschlag, Stress, erbliche Veranlagung, Krankheit oder einfach das fortschreitende Altern eine negative Wirkung auf die Haarwurzeln haben. Manchmal fallen die Haare vermehrt aus, ohne dass neue nachwachsen, weil die Wurzeln ihre Produktion eingestellt haben. Und manchmal versiegt die Einlagerung von Pigmenten in den Melanozyten, sodass die Haare weiß werden.

Tücken der Erinnerung

Der Mythos des Weißwerdens über Nacht könnte aber einen wahren Kern haben. Da Haupthaare etwa einen Zentimeter pro Monat wachsen, ist es denkbar, dass der Schopf durch Nachwachsen entfärbter Haare im Laufe mehrerer Monate weiß wird, was sich in Erzählungen oder Erinnerungen – vermischt mit Übertreibungen – zu „über Nacht schlohweiß geworden“ steigern kann.

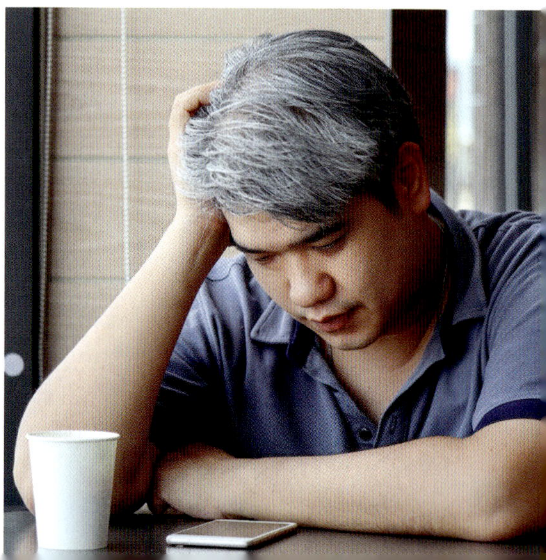

Manche werden früh grau. Aber nicht über Nacht, sondern allmählich.

RICHTIG

Stottern könnte in manchen Fällen genetisch bedingt sein

Die schon länger bekannte Tatsache, dass Stottern manchmal in Familien gehäuft vorkommt, deutet auf eine mögliche genetische Komponente hin. Seit dem Jahr 2010 gibt es Erkenntnisse, die diese Theorie stützen.

Stottern ist keine psychische Störung, sondern eine organische Behinderung. Vermutlich beruht sie auf Störungen in den Nerven und den Hirnteilen, die das Zusammenspiel der beteiligten Organe steuern.

Artikulationsprobleme

Sprechen ist eine äußerst komplexe Tätigkeit, bei der Zunge, Lippen und Atmung in Sekundenbruchteilen zusammenarbeiten. Manchmal klappt das nicht richtig. Betroffene wissen genau, was sie sagen möchten, können sich aber nicht artikulieren. Sie wiederholen Wörter mehrfach oder verlängern bestimmte Laute. Oder es treten Sprechblockaden auf.

Viele Stotterer neigen dann dazu, lieber gar nichts zu sagen, oder versuchen, zumindest schwierige Wörter zu meiden. Wenn sie dann auch noch feststellen müssen, dass die Zuhörer auf ihre Anstrengungen befremdet reagieren oder gar lachen, entsteht Stress. Minderwertigkeitsgefühle und Angst sind die Folge.

Die Ursachen des Stotterns liegen weitgehend im Dunkeln. In seltenen Fällen können traumatische Erlebnisse oder problematische Familienverhältnisse ein Kind zum Stotterer machen, aber es könnte nach heutigem Erkenntnisstand auch eine genetische Veranlagung beteiligt sein. Laut der Bundesvereinigung Stottern & Selbsthilfe e.V. haben Stotterer dreimal häufiger als andere Menschen Verwandte, die stottern. Eine genetische Veranlagung könnte also bei einem Teil der Betroffenen zum Stottern führen.

Diese Theorie wird gestützt durch Forschungsergebnisse einer Gruppe um Dennis Drayna vom US-amerikanischen National Institute on Deafness and Other Communication Disorders. Als die Wissenschaftler im Jahr 2010 das Erbgut von 765 Stotterern und Nichtstotterern aus England, den USA und Pakistan verglichen, entdeckten sie bei einigen der Stotterer drei durch Mutationen veränderte Gene, die sie mit Stottern in Verbindung brachten. Bei schätzungsweise 9 % der Stotterer könnten diese Mutationen Ursache der Störung gewesen sein und auf die Vererbbarkeit des Stotterns hinweisen.

Laut einer Veröffentlichung der Bundesvereinigung Stottern & Selbsthilfe e.V. haben Stotterer dreimal häufiger als andere Menschen Verwandte, die ebenfalls stottern.

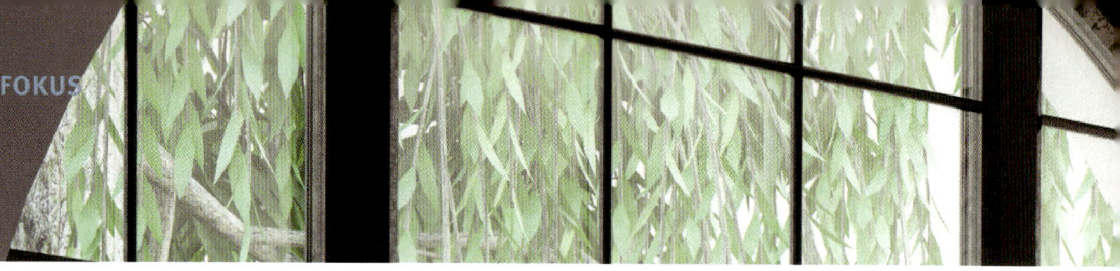

Stören Wasseradern unser Wohlbefinden?

Manche Menschen führen Unwohlsein und Krankheiten auf Erdstrahlen zurück, die durch Wasseradern hervorgerufen werden. „Entstörungsfachleute“ verdienen an diesem Glauben.

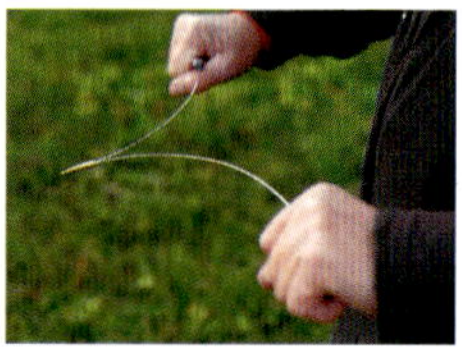

Wo soll das Schlafzimmer im neuen Haus am besten eingeplant werden?

Es sollen vor allem unterirdische Wasseradern sein, die senkrecht nach oben gerichtete Erdstrahlen erzeugen und Mensch und Tier beeinflussen können. Die Wünschelrutengänger (Radiästheten), so heißt es, nutzen seit Jahrhunderten solche Strahlungen, um Wasseradern aufzuspüren, wenn ein Brunnen geschlagen werden soll. Sie sollen allerdings auch unsere Gesundheit und das Schlafverhalten beeinträchtigen.

Bisher haben sich Erdstrahlen allen wissenschaftlich kontrollierten Nachweisen entzogen.

› Laut Radiästheten verlaufen Wasseradern als Wasserläufe in über 1000 m Tiefe im Grundwasser, und zwar verstärkt in der Nähe von Küsten, Seen und Flüssen. Die durch das Fließen erzeugte Reibung soll die Strahlen erzeugen. Geologen allerdings sehen das kritisch. Außer in Karstgebieten gibt es keine unterirdischen Wasserläufe, erklären sie.

› Aber nicht alle sehen die Welt durch die Augen von Geologen. Mitte des 19. Jahrhunderts behauptete der Wiener Neurologe Moritz Benedikt, krankmachende Orte mittels Wünschelrute aufspüren zu können. Der bayerische Landadelige Gustav Freiherr von Pohl postulierte um 1929 Erdstrahlen als Ursache von Krankheitserscheinungen, vor allem von Krebs.

› Und genau davor fürchten sich viele Menschen. Manche haben auch den Eindruck, eine Wasserader unterm Haus störe ihren Schlaf. Da können Geologen noch so oft wiederholen, dass es krankmachende Erdstrahlen nicht geben kann.

Offizielles Forschungsprojekt

Als in den 1980er-Jahren das Thema Erdstrahlen und Gesundheit Schlagzeilen machte, bewilligte der damalige Forschungsminister Heinz Riesenhuber 1986 immerhin 400 000 D-Mark für ein Forschungsprojekt. Doch obwohl mit der Durch-

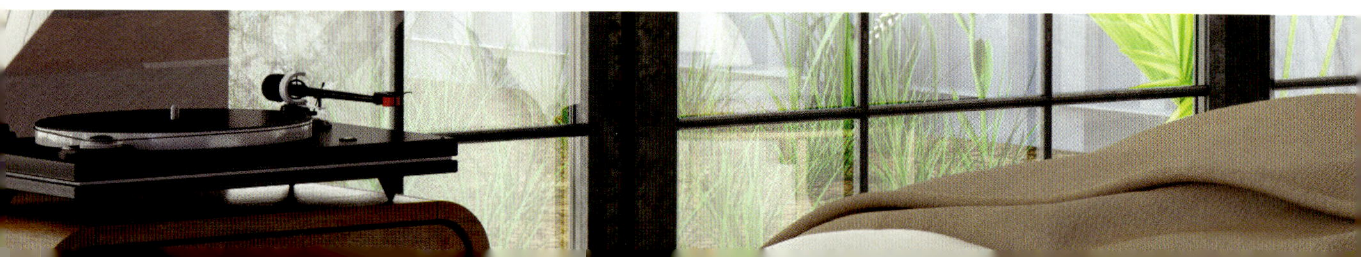

Eine Umfrage in Deutschland zum Thema Wünschelruten

Im Jahr 2012 führte das Statistik-Portal statista eine Umfrage zum Thema Wünschelruten und dem eng damit verwandten Pendeln durch. Es stellte sich heraus, dass 15,5 % der Befragten bereits Erfahrungen mit dem Phänomen Wünschelruten/Pendeln gemacht und 72,8 % zumindest davon gehört hatten; 11,5 % der Befragten hatten noch nie davon gehört. Nur 0,2 % machten keine Angaben.

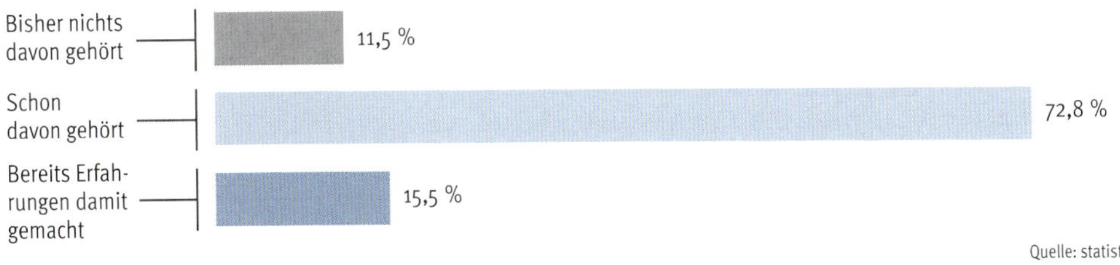

Quelle: statista (2012)

führung Erdstrahlen-Gläubige beauftragt wurden, ergaben die Versuche und auch spätere Nachprüfungen keine Beweise.

› Bisher haben sich Erdstrahlen stets wissenschaftlich kontrollierten Nachweisen entzogen. „Von Rutengängern angegebene Störzonen, Erdstrahlen oder Gitterlinien wurden noch nie mit Messgeräten nachgewiesen“, kommentiert dies der Geophysiker Prof. Erhard Wielandt von der Universität Stuttgart.

Erdstrahlen-Entstörer

Vor „Erdstrahlen-Entstörern“ zum Aufstellen im Eigenheim kann man nur warnen. Wer so ein Gerät öffnet, entdeckt darin meist billigste Gegenstände wie zusammengelötete Widerstände, Drahtspulen, Blechstreifen und Kondensatoren.

› Und doch gibt es durchaus Berichte von Leuten, denen das „Entstören“ geholfen haben soll. Wissenschaftler erklären das mit dem Placeboeffekt, so auch eine 2005 im Fachblatt „Complementary Therapies in Medicine“ veröffentlichte norwegische Studie an der Universität Bergen. Die Forscher wählten 80 Patienten aus, die über chronische Schmerzen in der Skelettmuskulatur klagten. Diese bekamen ein „Entstörungsgerät“, das, wie man ihnen sagte, die Ursache ihrer Schmerzen beseitigen könne. Eine Gruppe erhielt ein Gerät von einem bekannten Anbieter solcher Apparate, das Gerät der anderen war leer. Nach sechs Monaten gaben alle Studienteilnehmer einen Rückgang diverser Beschwerden an – und zwar beide Gruppen in gleicher Weise.

Wünschelrute im Test

Bei einem wissenschaftlich kontrollierten Test ließ man mehrere Rutengänger nacheinander durch dieselbe Landschaft gehen. Dabei stellte man sicher, dass sie einander nicht zuschauen konnten. Das Ergebnis: Die Ruten schlugen an ganz unterschiedlichen Stellen aus.

FALSCH

Auch Männer kommen in die Wechseljahre

Wenn Männer altern, hinterlässt dies nicht wenige Spuren im Körper. Eine relativ rasche Hormonumstellung wie bei Frauen findet bei Männern allerdings nicht statt, obgleich sich dieser Mythos beharrlich hält.

Jeder kennt sie: Männer in fortgeschrittenem Alter, die oft gereizt sind und sich müde und unzufrieden fühlen. Oft wird dann von den Wechseljahren des Mannes gesprochen. Namentlich Pharmafirmen führen das Phänomen gern auf Hormonveränderungen zurück und bieten z. B. Testosteronpräparate als Gegenmittel an.

Pharmafirmen bieten Männern Testosteronpräparate gegen die typischen Alterserscheinungen an.

Bei Frauen setzt irgendwann zwischen 45 und 55 Jahren die Menopause ein. Der Spiegel der weiblichen Sexualhormone fällt relativ rasch ab, sie haben das letzte Mal eine Menstruation, Hitzewallungen und Schlafstörungen nehmen zu, und oftmals auch das Gewicht. Doch einen vergleichbar raschen Übergang gibt es bei Männern nicht. Zwar sinkt im Laufe der Jahre der Testosteronspiegel, aber eben nur langsam, und die typischen Symptome sind vor allem dem zunehmenden Alter anzulasten.

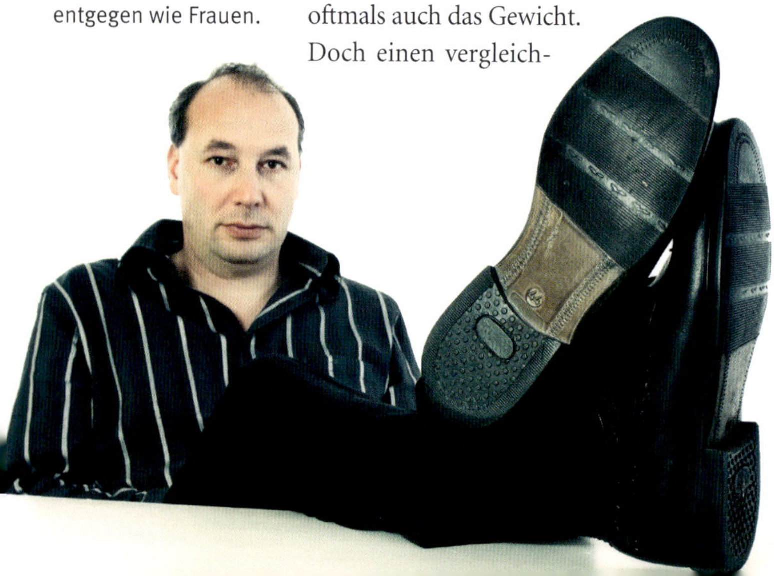

Männer sehen dem Alter in der Regel mit ebenso großer Skepsis entgegen wie Frauen.

Das normale Altern

Dazu zählen die fortschreitende Schwäche der Muskeln, die nachlassende Erektionsfähigkeit, das Anschwellen des Bauchfetts und der zunehmende Haarausfall. Die meisten Männer versuchen dann, diese Alterserscheinungen zu ignorieren und vielleicht auch mit Fitnesstraining, jugendlicher Kleidung und einem Toupet zu überspielen.

Dass die Veränderungen im Organismus des Mannes wenig mit Testosteron zu tun haben, zeigt eine bereits 2010 im *New England Journal of Medicine* veröffentlichte internationale Studie an über 3300 Männern. Lediglich die verringerte Erektionsfähigkeit und mangelnde Lust am Sex korrelierten mit einem niedrigeren Testosteronspiegel.

Man kann den Testosteronmangel mit Hormongaben ausgleichen. Doch eine solche Behandlung muss – wie bei der Hormonersatztherapie der Frau – unter Umständen mit Nebenwirkungen erkauft werden.

RICHTIG

Psychische Belastungen können Darmprobleme auslösen

Der Verdauungstrakt besitzt ein eigenes Nervensystem und gleichzeitig eine Nervenverbindung zum Gehirn. In schwierigen Situationen kann es dann passieren, dass das Gehirn rigoros in die Darmtätigkeit eingreift.

Prüflinge, Schauspieler, Redner – viele von ihnen kennen das Symptom: Man hat Durchfall und hofft inständig, dass er nicht auch noch bis kurz vor dem entscheidenden Auftritt andauert. Warum man in solchen Situationen mit Darmturbulenzen zu kämpfen hat, ist wissenschaftlich nicht geklärt. Doch in den letzten Jahren deckte die Forschung zahlreiche Verbindungen zwischen Darm und Gehirn auf, die zum Verständnis des Phänomens beitragen könnten.

Es zeigte sich nämlich, dass der Darm kein simpler Muskelschlauch ist, sondern etwa 100 Mio. Nervenzellen beherbergt. Das sind ungefähr fünfmal so viele wie im Rückenmark. Dieses sogenannte enterische Nervensystem oder „Bauchhirn" steuert die Verdauung weitgehend selbsttätig.

Stresssituationen

Andererseits ist das enterische Nervensystem auch direkt mit dem Gehirn verbunden, und zwar über den Vagusnerv. In der menschlichen Evolution waren diese Verbindungen sehr wichtig. Wenn etwa ein Raubtier auftauchte, reagierte das Zwischenhirn sehr rasch und alarmierte die Nebenniere, die wiederum das Stresshormon Cortison freisetzte. Das stellte den Körper auf Kampf oder Flucht ein, indem es die Atmung beschleunigte, den Herzschlag erhöhte und die Muskeln kräftiger durchbluten ließ. In dieser kurzfristigen Stresssituation musste das Verdauungssystem pausieren.

Bei längerfristiger psychischer Anspannung jedoch geschieht nicht selten das Gegenteil: Durchfall. Der Grund könnte sein, dass das Gehirn den Darm über das enterische Nervensystem zum raschen Abwerfen von Ballast anregt – ein weiterer Beleg dafür, dass Körper und Psyche eng miteinander verwoben sind.

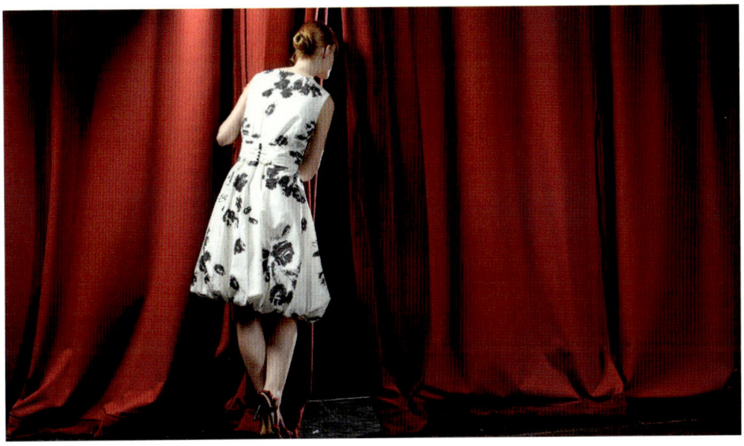

Manche Schauspieler sind auch nach Jahren der Bühnenerfahrung nicht vor Lampenfieber gefeit.

Falsch, aber …

Magengeschwüre sind das Ergebnis von Stress

Jahrzehntelang galten Magengeschwüre als Managerkrankheit, ausgelöst durch Übersäuerung des Magens infolge gnadenloser Überarbeitung und nervenaufreibenden Stresses. Bis man den Hauptverursacher entdeckte.

Der Magen ist ein kräftiger, voluminöser Muskelschlauch. Er nimmt die zerkauten Speisen auf, durchmischt sie und durchtränkt den Brei mit Verdauungssäften und Salzsäure. Danach gibt er ihn schubweise an den Darm weiter.

Jedes Jahr bekommen ungefähr 40 000 Bundesbürger ein Magengeschwür.

Im Innern ist die Magenwand mit einer Schleimhaut ausgekleidet. Deren Zellen produzieren die eiweißspaltenden Verdauungsenzyme und die bakterienhemmende Magensäure – davon drei bis vier Liter pro Tag. Außerdem erzeugen diese Zellen den Schleim, der die Magenwand vor Selbstverdauung schützt.

Gastritis und Magengeschwür

Normalerweise spürt man den Magen nicht, und er macht wenig Probleme. Falls aber eine Magenschleimhautentzündung (Gastritis) vorliegt, sollte man das nicht auf die leichte Schulter nehmen. Unbehandelt könnte sie sich zu einem Magengeschwür entwickeln. Dieses Leiden trifft allein in Deutschland jährlich 40 000 Männer und Frauen.

Ein Magengeschwür macht sich durch Schmerzen im Oberbauch, Völlegefühl, Appetitlosigkeit, Blähungen und Sodbrennen bemerkbar. Noch typischer sind erbrochenes Blut, kaffeesatzartiger Stuhl oder „Teerstuhl". Die schwarze Farbe rührt vom Blut her, das aus dem Geschwür austritt.

Überholte Vermutung

Jahrzehntelang glaubte man, ein Magengeschwür sei eine psychosomatische Krankheit, hervorgerufen durch Stress und Prob-

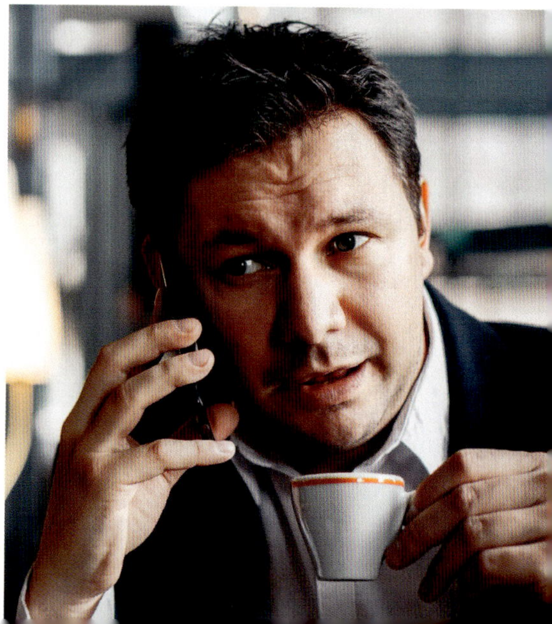

Stress ist eine der Ursachen für ein Magengeschwür. Doch Auslöser ist ein Bakterium.

leme, die „auf den Magen schlagen". Diese Faktoren würden zu einer Übersäuerung des Magens führen, was wiederum die Schleimschicht schädige. Bevor in den 1990er-Jahren Säureblocker (Protonenpumpenhemmer, PPI) auf den Markt kamen, behandelte man leichte Fälle mit säureneutralisierenden Mitteln (Antazida), in schweren wurde operiert. Bakterien als Ursache schieden aus, da man sich nicht vorstellen konnte, dass im stark sauren Magenmilieu Keime leben könnten.

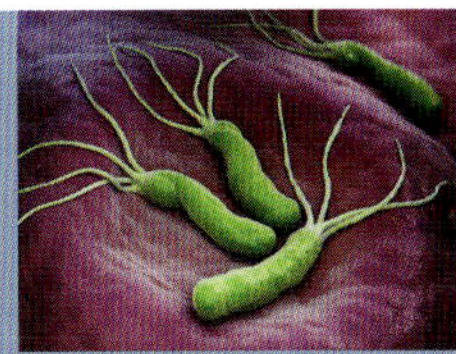

Zu unglaubwürdig

Die Veröffentlichung zu Helicobacter pylori im Fachblatt *Lancet* scheiterte zunächst, weil die Herausgeber das Manuskript als „zu unglaubwürdig" ablehnten. Erst als Barry Marshall einen Selbstversuch unternahm, indem er eine Helicobacter-Brühe trank und prompt eine Gastritis bekam – die er mit Antibiotika heilen konnte –, zeigte sich die Kollegenschaft überzeugt.

Helicobacter pylori

Doch dann kam die große Überraschung. Dem australischen Pathologen Robin Warren fiel 1979 auf, dass in den Geschwüren immer bogenförmige Bakterien vorhanden waren. Zusammen mit dem Mediziner Barry Marshall untersuchte er weitere Proben von Patienten mit Magenschleimhautentzündungen und Magen- sowie Zwölffingerdarmgeschwüren. Es gelang den beiden auch, den zuvor unbekannten Keim zu züchten; er bekam schließlich den Namen Helicobacter pylori.

Helicobacter hat sich optimal im Magen eingerichtet. Es produziert Ammoniak als Schutz gegen die Säure, nistet sich in der Magenwand ein und bezieht Nährstoffe aus deren Zellen. Giftstoffe, die der Keim ausscheidet, können sogar zu Magenkrebs führen.

Bakterien als Ursache eines Magengeschwürs schieden aus, weil man sich nicht vorstellen konnte, dass im stark sauren Magenmilieu Keime leben könnten. Doch dann kam die große Überraschung.

Wann Helicobacter aktiv wird

Aber damit Helicobacter ein Magengeschwür auslösen kann, müssen andere Faktoren hinzukommen. Denn immerhin beherbergen 33 Mio. Bundesbürger den Keim, und längst nicht alle entwickeln ein Magengeschwür. Darüber hinaus wurde in etwa einem Viertel aller Magengeschwür-Patienten kein Helicobacter nachgewiesen.

Welches sind nun die Risikofaktoren, die Helicobacter dazu veranlassen, anzugreifen und ein Magengeschwür zu verursachen? Infrage kommen vor allem entzündungshemmende Medikamente wie ASS, Diclofenac, Ibuprofen, eventuell auch Kortison zusammen mit Ibuprofen (15-faches Risiko). Weitere mögliche Faktoren sind Alkohol, Rauchen, genetische Einflüsse – und eben Stress. Insofern ist die Bezeichnung „Managerkrankheit" nicht ganz falsch.

Da man Helicobacter pylori nun kennt, ist die Behandlung eines Magengeschwürs einfacher geworden: Man wendet Antibiotika und einen Säureblocker an.

Neurodermitis ist eine Nervenkrankheit

FALSCH

Der Name erweckt den Eindruck, dass die Hautkrankheit Neurodermitis durch eine Nervenentzündung verursacht wird, da die Vorsilbe Neuro- auf Nerven hindeutet. Doch dem liegt ein alter Irrtum zugrunde, denn bei der Neurodermitis bekämpft das Immunsystem den eigenen Organismus.

Heute nennt man dieses Hautleiden medizinisch korrekt atopisches Ekzem, aber die meisten Menschen kennen es unter der alten Bezeichnung Neurodermitis. Heilen kann man die Krankheit nicht, lediglich die Symptome lassen sich bekämpfen.

Ursache in früher Kindheit?

Früher glaubte man, die eigentliche Ursache der Krankheit seien psychische Probleme in der Kindheit, etwa mangelnde Zuwendung seitens der Eltern. Dies wurde widerlegt, zum Beispiel 1995 durch J. M. Fegert, der eine diesbezügliche Studie durchgeführt hatte. Zum Zeitpunkt der Geburt von Kindern mit späterem atopischem Ekzem war an den Müttern keine Ablehnung oder Unsicherheit festzustellen; eine belastete Mutter-Kind-Beziehung ging also nicht der Erkrankung voraus und war nicht deren Ursache, sondern trat allenfalls als Folge der Erkrankung des Kindes auf. Denn die stark juckende Hautkrankheit macht aus einem leidenden Kind ein schwieriges Kind.

Was man selbst tun kann

Bei Neurodermitis sollte man Sonnenbäder, alkalische Seifen, Kosmetika und Tabakrauch meiden. Zum Abbau von Stress und psychischen Belastungen können Entspannungsübungen beitragen.

Tatsächlich beginnt das Leiden oft schon in der Kindheit. Als frühe Form gilt der Milchschorf bei Säuglingen. Das sind Hautrötungen auf Kopf und Wangen, bedeckt von gelben, harten Krusten – nicht zu verwechseln mit dem bei vielen Säuglingen auftretenden Grind, der sich mit weichen Schuppen zeigt und bald wieder verschwindet.

Die Haut der Betroffenen ist dünn, trocken, gerötet und entsprechend empfindlich. Manchmal treten auch nässende Ausschläge auf. Als besonders unangenehm beschreiben die Kranken das ständige fürchterliche Jucken, namentlich nachts. Das führt wiederum zu Schlafstörungen. Babys mit Neurodermitis schreien extrem viel.

Die wahren Ursachen

Auffällig oft tritt Neurodermitis gehäuft in manchen Familien auf, hat also zum Teil genetische Ursachen. Das Risiko, an einer atopischen Dermatitis zu erkranken, beläuft sich für Kinder mit einem atopischen Elternteil auf 25–30 %; sind beide Elternteile betroffen, beträgt das Erkrankungsrisiko 60 %.

Nach neueren Untersuchungen scheint die Ursache in einer gestörte Barrierefunk-

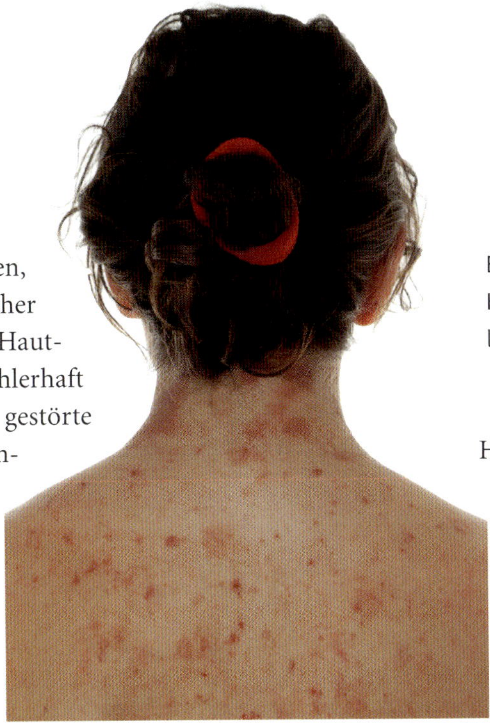

Bei einer Neurodermitis können alle Körperteile betroffen sein. Das quälendste Symptom ist das Jucken.

tion der Haut zu liegen, weil aufgrund genetischer Faktoren bestimmte Hautproteine nicht oder fehlerhaft gebildet werden. Die gestörte Haut ruft das Immunsystem auf den Plan. Ein gewisser Teil der die Haut schützenden obersten Hornschicht geht dabei zugrunde, von körpereigenen Abwehrzellen vernichtet. In dieser Phase kann und sollte man deshalb von einer Autoimmunkrankheit sprechen.

Leicht kommt es nun in der kaum geschützten, reizbaren Haut zu winzigen Wunden, in die Keime eindringen können. Das löst weitere Immunreaktionen aus, und es erscheinen die typischen Entzündungssymptome: Rötung, Schwellung und Schmerzen..

Neurodermitis und Allergien

Die meisten Neurodermitis-Patienten leiden zusätzlich an diversen Allergien. Ihr Immunsystem reagiert intensiv auf harmlose Stoffe, statt sich auf das Bekämpfen von eingedrungenen Keimen und Fremdkörpern zu beschränken. Das verschlimmert das Krankheitsbild und macht die Symptome noch quälender.

Natürlich neigen die Betroffenen dazu, sich zu kratzen, was das Leiden verstärkt, weil nun noch mehr kleine Wunden entstehen, in die Bakterien, Pilze und Allergene gelangen können. Besonders Bakterien der Art Staphylococcus aureus sowie Candida-Hefepilze können in der Folge die Haut besiedeln.

Meist tritt Neurodermitis schubweise auf. Schübe können durch äußere Einflüsse ausgelöst werden – z. B. Sonnenbäder oder andere Reizungen der Haut, etwa durch kratzende Kleidung –, aber auch durch psychische Faktoren wie Stress oder seelische Belastungen. Zwischen den Schüben liegen Zeiten mit wenig oder keinen Beschwerden. Hoffnungen auf ein Ende des Leidens wären aber vergebens: Neurodermitis ist eine chronische Krankheit. Nur bei Kindern verschwindet sie nicht selten mit Erreichen der Pubertät.

Die Behandlung

Der Hautarzt wird eine Symptombehandlung einleiten. Gegen die Ekzeme und das Jucken gibt es entzündungshemmende, kortisonhaltige Salben, die man allerdings nur begrenzte Zeit nutzen sollte. Keime, die sich auf der Haut angesiedelt haben, werden mit Antibiotika bekämpft. Als Basisbehandlung wird der Arzt hautpflegende Salben empfehlen.

Meist tritt Neurodermitis schubweise auf. Schübe können durch äußere Einflüsse ausgelöst werden – etwa Sonnenbäder –, aber auch durch Stress und andere psychische Belastungen.

FALSCH

Hitzewallungen in den Wechseljahren sind psychisch bedingt

Die Wechseljahre bringen für viele Frauen körperliche und psychische Beschwerden mit sich, u. a. Hitzewallungen. Doch zwischen den psychischen Problemen und Hitzewallungen besteht kein Zusammenhang.

Für den weiblichen Körper ist das Altern mit massiven Umstellungen verbunden. Etwa mit 50 Jahren – bei manchen Frauen früher, bei anderen später – stellen die Eierstöcke die Produktion des Hormons Östrogen ein. Eine solche Hormonumstellung bleibt nicht ohne Folgen für den Körper. Daher gelten so manche Beschwerden als typische Begleiterscheinungen der Wechseljahre. Einige sind körperlicher Art, etwa Gewichtszunahme und Steigerung der Osteoporosegefahr. Andere betreffen die psychische Verfassung: Es kann zu Stimmungsschwankungen, Reizbarkeit, Konzentrationsstörungen und Depressionen kommen.

Eines der äußerst lästigen Symptome sind Hitzewallungen. Häufig beginnen sie mit leichten Kopfschmerzen, dann breitet sich Wärme über den ganzen Oberkörper aus. Die Haut rötet sich und fühlt sich wärmer an; oft bricht auch Schweiß aus. Und das Herz klopft fühlbar stärker. Nur wenige Minuten hält dieser Zustand an, dann verschwindet er so rasch, wie er gekommen ist. Meist setzt sogar ein leichtes Frösteln ein, weil der Schweiß verdunstet. Manche Frauen erleiden solche Schübe mehrmals am Tag und auch in der Nacht; dann können sie so stark sein, dass die Bettwäsche durchgeschwitzt wird.

Wenn die Eierstöcke die Produktion des Hormons Östrogen einstellen, bleibt das nicht ohne gesundheitliche Folgen.

Psychische Beschwerden

Die Frage ist nicht allein, ob die Hitzewallungen durch psychische Folgen der Wechseljahre verursacht werden, sondern ob es solche psychischen Folgen überhaupt gibt. Das wird nämlich seit einiger Zeit angezweifelt. Es gibt Studien, die dafür sprechen, dass die Turbulenzen im Seelenleben der betroffenen Frauen nicht durch die Hormonumstellung hervorgerufen werden, sondern durch die allgemeinen Umstellungen zu Beginn dieses neuen Lebensabschnitts – und durch die damit verbundenen Probleme.

Seit etwa 20 Jahren befragen Ärzte ihre Patientinnen gezielt zu etwaigen Wechseljahresbeschwerden. Kerstin Weidner, die in Dresden die Universitätsklinik für Psychotherapie und Psychosomatik leitet, führte eine Studie durch, deren Ergebnisse 2016 im Deutschen Ärzteblatt erschienen.

Die Erhebung per Fragebogen („Menopause Rating Scale“) zeigt eine starke Ab-

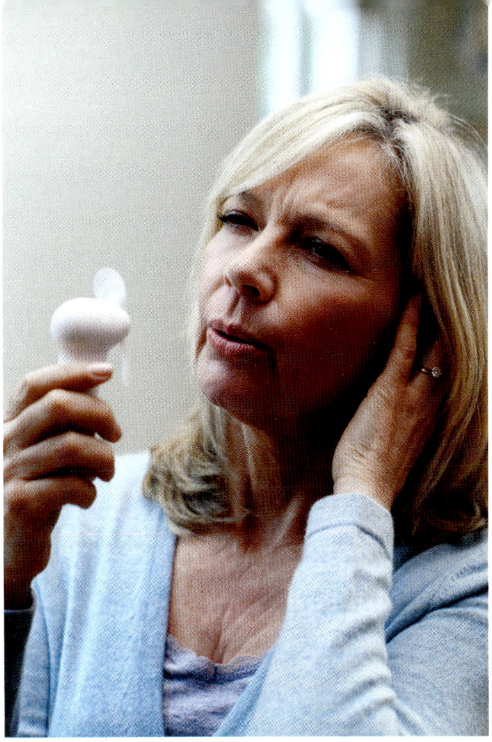

Hitzewallungen sind bei vielen Frauen eine der unangenehmen Begleiterscheinungen der Wechseljahre.

hängigkeit der Beschwerden von demografischen Faktoren, etwa Familienstand, Einkommen und Arbeitssituation. Frauen, die ihre Lebenssituation alles in allem als unbefriedigend empfanden, fühlten sich insgesamt gestresster und erschöpfter, waren depressiver und stärker psychisch belastet. Dazu gehören auch psychosomatische Beschwerden wie beispielsweise Schwindelanfälle. Hingegen könne eine allgemeine Lebenszufriedenheit „immun" machen gegen Beschwerden in dieser Lebensphase.

Hormone als Auslöser

Die Dresdner Studie bestätigt allerdings auch, dass Hitzewallungen und Schweißausbrüche eindeutige Symptome sind, die direkt durch die Hormonumstellung verursacht werden und nicht in den Formenkreis der psychischen Störungen gehören.

Die Erklärung dafür bieten die Temperatur-Regulationsmechanismen des Organismus. Die normale Solltemperatur des Körpers ist im Hypothalamus gespeichert. Doch sie ist nicht unveränderlich. Bei Infektionen beispielsweise kann der Organismus über bestimmte Hormone die Solltemperatur erhöhen, um eingedrungene Keime zu bekämpfen, was wir als Fieber empfinden.

Ähnlich ist es auch in den Wechseljahren. Offenbar interpretiert der Hypothalamus die Hormonveränderungen bei manchen Frauen als Kältereiz und reagiert darauf durch Auslösen eines Hitzeschubs.

Oft verschwinden die Hitzewallungen nach wenigen Jahren, manchmal allerdings dauern sie viele Jahre an. Die US-amerikanische SWAN-Studie (Study of Women's Health Across the Nation), in deren Rahmen 1449 Frauen mit Hitzewallungen 16 Jahre lang beobachtet wurden, kam auf einen Durchschnittswert von 7,4 Jahren. Je eher die Hitzewallungen begannen – teils Jahre vor der letzten Menstruation –, umso länger dauerten sie danach an. Begannen die Hitzewallungen erst zur Zeit der letzten Menstruation, war ihre Dauer danach deutlich kürzer.

Werden die Hitzewallungen und vielleicht auch andere Wechseljahresbeschwerden zu stark, kann der Gynäkologe eine Hormonersatztherapie (HET) vorschlagen. Deren Vor- und Nachteile sowie die verschiedenen Anwendungsarten wird er mit seiner Patientin besprechen.

Tipps zur Selbsthilfe

Wie für alle frauentypischen Beschwerden gibt es auch für Hitzewallungen Hausmittel. Wer möchte, kann ausprobieren, ob eines davon Linderung verschafft. Infrage kommen z. B. Tees aus Traubensilberkerze, Frauenmantel, Rotklee und Salbei. Ausschließlich in der Apotheke kaufen und dort beraten lassen!

RICHTIG

Schlafwandler sollte man nicht wecken

Somnambulismus, wie Schlafwandeln genannt wird, ist ein seltsames Phänomen. Zwar ist es ungefährlich, den Schlafwandler zu wecken, aber man sollte es nicht tun: Man würde ihn unnötig aus dem Tiefschlaf reißen.

Begriffserklärung: Die Bezeichnung Somnambulismus ist abgeleitet vom lateinischen *somnus* (Schlaf) und *ambulare* (umhergehen).

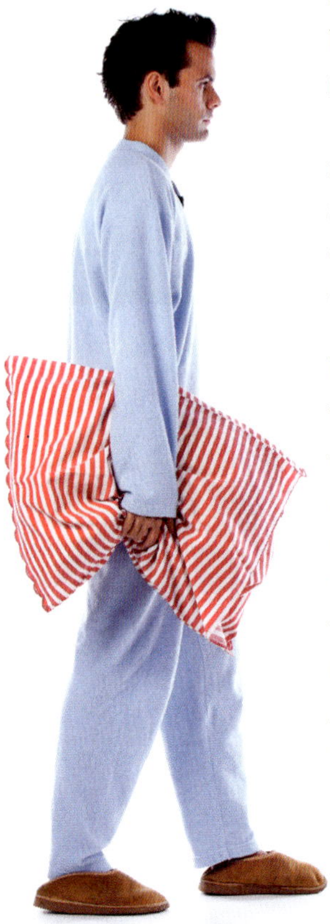

Einst glaubte man, der Vollmond locke den Schlafwandler aus dem Bett, weshalb man das Phänomen auch „Mondsucht“ nannte. Heute ordnet die Medizin den Somnambulismus als Schlafstörung ein. Meistens betrifft es Kinder und verschwindet von selbst wieder. Die Deutsche Gesellschaft für Schlafforschung und Schlafmedizin hat errechnet, dass 15–30 % der Kinder unter zehn Jahren mindestens einmal eine Schlafwandel-Phase haben. Bei jedem Hundertsten bleibt das Phänomen bis ins Erwachsenenalter bestehen.

Tritt dagegen der Somnambulismus erst im Erwachsenenalter auf, kann er ein Vorzeichen für Alzheimer oder Demenz sein oder auf einen Hirntumor hindeuten. Das sollte unbedingt ein Neurologe abklären.

Was ein Schlafwandler tut

Wer einmal einen Schlafwandler erlebt hat, vergisst das nicht so rasch. Meist zu Beginn der Tiefschlafphase richtet sich der Betroffene im Bett auf und wandert dann umher. Manche reden; es sind auch Fälle bekannt, wo der Schlafwandler sich Nahrung zubereitete oder ein Musikinstrument spielte. Die Augen sind offen, der Blick ist starr. Ansprechbar ist er nicht. Meist kehrt er nach relativ kurzer Zeit ins Bett zurück und erinnert sich am folgenden Morgen an nichts.

Vermutete Ursache

Ursache des Phänomens sind vermutlich relativ harmlose Störungen im Gehirn. Es werden Bereiche aktiviert, die z. B. für Bewegungen wie Gehen zuständig sind, im Schlaf aber inaktiv sein müssten. Es ist auch nicht so, dass die Betroffenen im Traum wandeln – in der Tiefschlafphase träumt man nicht.

Das Haus verlässt der Schlafwandler nur selten; das Wandeln auf dem Dachfirst ist eine Erfindung von Karikaturisten. Dennoch ist das Umherwandern nicht ungefährlich – die „nachtwandlerische Sicherheit“ ist ein Mythos. Wenn man sieht, dass der Schlafwandelnde in eine riskante Situation gerät, sollte man ihn nicht zu wecken versuchen. Er könnte sich erschrecken – wie jeder, den man aus dem Tiefschlaf reißt. Besser ist es, ihn zum Bett zurückzugeleiten.

Behandeln kann man Schlafwandeln nicht. Bei Kindern wäre das sowieso unnötig, es gibt sich von selbst. Ein Tipp für besorgte Eltern: eine Lichtschranke in der Kinderzimmertür installieren, die einen Alarm im Elternschlafzimmer auslöst.

RICHTIG

Man kann tatsächlich vor Kummer sterben

Schicksalsschläge, besonders der Tod eines geliebten Menschen oder auch eine Scheidung, bewirken deutliche körperliche Reaktionen. Diese Folgen können so stark sein, dass sie sogar zum Tod führen.

Manchmal bricht der Tod in unseren Alltag ein. Plötzlich ist da eine Leere, wo vor kurzem ein geliebter Partner, ein naher Verwandter, ein guter Freund oder ein vertrautes Haustier war. Oder gar das eigene Kind. Die Hinterbliebenen reagieren auf den Verlust mit Trauer, Verzweiflung, Mutlosigkeit, Angst, Wut oder Depression.

Ähnliche Reaktionen folgen oft auf einschneidende Lebensereignisse wie etwa eine Scheidung oder den Verlust des Arbeitsplatzes. Oder wenn man erfährt, dass man eine gefährliche Krankheit hat.

Körperliche Symptome

Kummer kann auch körperliche Symptome hervorrufen, zum Beispiel Schlafstörungen, Appetitlosigkeit, Kopfschmerzen, Verdauungsprobleme oder extreme Müdigkeit.

Aber Kummer kann durchaus noch weit ernstere, teils lebensbedrohliche Folgen haben. Tatsächlich kennen Mediziner inzwischen das Krankheitsbild Stress-Kardiomyopathie oder auch Broken Heart Syndrome, (Gebrochenes-Herz-Syndrom). Geprägt hat diesen Begriff im Jahr 2005 ein Team der Johns-Hopkins-Universität in Baltimore (US-Bundesstaat Maryland). Der Kardiologe Ilan Shor Wittstein, der herausragende Vertreter des Teams, sagte, es gebe zahlreiche Emotionen, die das Broken Heart Syndrome verursachen können. Sie können das Gehirn veranlassen, ein Signal an die Nebennieren zu senden. Diese setzen Hormone frei, die den Herzmuskel beeinträchtigen. Dieser arbeite dann nicht mehr normal. Zwar trage das Herz in der Regel keinen Schaden davon, doch in schweren Fällen könne auch ein Herzversagen eintreten.

Ein neues Krankheitsbild

Die Entdeckung des Broken Heart Syndrome brachte Ilan Wittstein nicht nur die Anerkennung von Fachkollegen ein, sondern auch die Aufmerksamkeit einer breiten Öffentlichkeit. Das *Time Magazine* bezeichnete die Stress-Kardiomyopathie als eine der bedeutendsten medizinischen Entdeckungen des Jahres 2005.

Krankheit der Frauen

An die 90 % der Patienten mit gebrochenem Herzen seien Frauen über 55 Jahre und nach der Menopause, also mit niedrigem Östrogenspiegel. Da Östrogen die Durchblutung des Herzens verbessert, habe ein Stress-Ereignis im Alter von 25 Jahren – wenn der Östrogenspiegel hoch ist – möglicherweise nicht die gleiche Wirkung auf das Herz wie später im Leben.

„Wenn ich gefragt werde, ob man an einem gebrochenen Herzen sterben kann, sage ich … ja, das kann man“, sagt Dr. Wittstein.

FALSCH

Elektrosmog kann uns alle krank machen

Viele Menschen glauben, dass ihre gesundheitlichen Probleme von elektromagnetischer Strahlung herrühren. Doch es gibt trotz Tausender Studien zu diesem Thema keinen Beleg dafür, dass diese Befürchtung begründet sei.

Wir sind ständig von unsichtbaren Wellen umgeben. Stromkabel, Elektrogeräte, Hochspannungsleitungen, Bahn-Oberleitungen, Radiosender, Fernsehtürme, Funkmasten, Radar und Smartphones strahlen solche Wellen ab. Manchen Menschen macht das Angst. Sie meinen, diese Wellen könnten negative Auswirkungen haben. Für sie sind diese elektrischen, magnetischen und elektromagnetischen Einflüsse „Elektrosmog“: eine unsichtbare Luftverschmutzung.

> *Die Stärke dieser elektrischen bzw. magnetischen Felder ist derart gering, dass die von den Antennen aufgenommenen Signale millionenfach verstärkt werden müssen.*

Was ist ein Feld?

Elektrizität und Magnetismus sind eng verwandt. So ist jedes Kabel, in dem Strom fließt, von einem elektrischen und einem magnetischen Feld umgeben. Ein Feld ist ein Bereich, in dem bestimmte Einflüsse wirken. Wir alle leben z. B. im Schwerkraftfeld der Erde, aber hier sind Felder mit elektrischen und magnetischen Einflüssen gemeint, wobei sich die verschiedenen Quellen stark in der Art ihrer Aussendungen unterscheiden.

Magnetfelder können auch im menschlichen Organismus elektrische Ströme hervorrufen. Allerdings sind sie, wenn sie z. B. von Haushaltsgeräten ausgehen, extrem schwach – weit kleiner als etwa die körpereigenen elektrischen Signale in den Nerven.

In Deutschland existieren Grenzwerte für die Stärke solcher Felder, die in der 26. Verordnung des Bundes-Immissionsschutzgesetzes festgelegt sind (Neufassung von 2013). Darin wurde ein Grenzwert von 20 Millivolt pro Meter (mV/m) festgelegt. Nerven reagieren z. B. erst bei Feldstärken von etwa 5000 mV/m.

Nicht viel anders ist die Lage bei hochfrequenten Feldern, also von Radiowellen. Sicherlich stehen überall in Europa Fernsehtürme, strahlen TV-Satelliten Wellen zur Erde und ein dichtes Netz von Funkstationen sorgt für störungsfreien Handyverkehr. Doch die Stärke dieser Felder ist derart gering, dass die von den Antennen aufgenommenen Signale erst millionenfach verstärkt werden müssen, um sie überhaupt nutzbar machen zu können.

Das hindert manche aber nicht daran, an deren Schädlichkeit zu glauben. Millionen

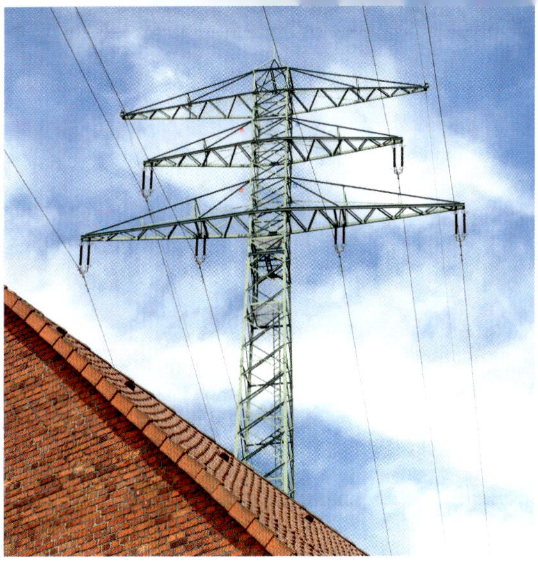

Unter einer Hochspannungsleitung zu wohnen ist nicht jedermanns Sache. Aber Schaden erleidet man dadurch nicht.

Deutsche sehen sich als Opfer von Elektrosmog und führen echte oder eingebildete Beschwerden darauf zurück. Die Weltgesundheitsorganisation WHO dazu: „Einige Bürger haben der Exposition durch schwache elektromagnetische Felder in der Wohnumgebung eine diffuse Aufzählung von Symptomen zugeschrieben. Zu den berichteten Symptomen gehören Kopfschmerzen, Angstzustände, Suizidgedanken und Depressionen, Übelkeit, Müdigkeit und Libidoverlust."

Eventuell andere Faktoren

Zusammenfassend fährt die WHO mit ihrer Stellungnahme fort: „Derzeit gibt es jedoch keine wissenschaftlichen Belege für einen Zusammenhang zwischen diesen Symptomen und der Exposition durch elektromagnetische Felder. Zumindest einige dieser Gesundheitsprobleme könnten durch Lärm oder andere Umweltfaktoren verursacht sein, oder durch Ängste im Zusammenhang mit der Allgegenwart neuer Technologien."

Es wurden Tausende von Untersuchungen vorgenommen, etwa an Menschen, die im Bereich von Großsendern arbeiteten, oder an Handynutzern, die noch intensiveren Funkwellen ausgesetzt sind. Bisher hat es aber keinen wissenschaftlichen Nachweis von Gesundheitsschäden gegeben. Angesichts der millionenfachen Nutzung dieser Geräte seit Jahrzehnten wären solche Folgen auch längst aufgefallen.

Keine Krebsgefahr

Zur Krebsgefahr sagt die WHO: „Allerdings ist sicher, dass – falls elektromagnetische Felder tatsächlich eine krebserregende Wirkung haben sollten – das zusätzliche Risiko jedenfalls extrem klein sein muss." Die meisten Wissenschaftler stimmen laut WHO darin überein, „dass gesundheitliche Effekte schwacher elektromagnetischer Felder (…) wahrscheinlich sehr klein sind, verglichen mit anderen Gesundheitsrisiken, denen die Bevölkerung im Alltagsleben ausgesetzt ist".

Messung von elektromagnetischen Feldern

Die Stärkemessung eines elektromagnetischen Feldes lässt sich an einem Beispiel erklären. Will man die Neigung einer Straße messen, genügt es, den Höhenabfall auf einer kleinen Strecke zu kennen – z. B. 3 cm Höhenabfall auf 1 m Strecke, also 3 % Gefälle.

Ganz ähnlich ist es mit dem elektromagnetischen Feld. Man misst die elektrische Spannung, die es zwischen zwei Messfühlern in beispielsweise 1 m Abstand erzeugt. Die Stärke des Feldes gibt man dann in Millivolt pro Meter (mV/m) an.

L

M

S

Bildnachweis

Alle Abbildungen iStock, außer:

Bundesministerium für Ernährung und Landwirtschaft: **76**

Getty Images: **42** (Eve Livesey), **149** (Callista Images), **248** (BSIP)

Mauritius Images: **50/51** (SZ Photo Creative/Stephan Rumpf), **53** (Science Source/PhillipsDM), **65** (blickwinkel/Harald Richter), **89** (Zoonar/Chi/Alamy), **104/105** (Felix Vogel/imageBROKER), **107** (blickwinkel), **108** (The History Collection/Alamy), **109** (AllOver images/Alamy), **123** (Science Source/Jim Dowdalls), **155** (Science Source/Omikron), **168** (Christopher Pillitz/Alamy Stock Photo), **182** (BSIP SA/Alamy), **185** (Science Source), **186** (Historic Images/Alamy), **215** (Ingo Boelter), **218** (Peter Horree/Alamy), **246** (GL Archive/Alamy), **254** (BY), **265** (Uwe Umstätter/imageBROKER), **268** (Wolfgang Weinhäupl), **280** (Reinhard Eisele)

Picture Alliance: **171** (dpa Themendienst), **190** (akg-images), **194** (akg-images)

Science Photo Library: **213**

Shutterstock.com: **131** (Pasuwan)

Impressum

Producing
AFR text edition, Hamburg
Autor: Dr. Rainer Köthe
Fachberatung: Dr. med. F.-U. Piechotta-Flemming

Reader's Digest
Redaktion: Falko Spiller
Grafik und Prepress: Peter Waitschies
Bildredaktion: Sabine Schlumberger

Redaktionsdirektor: Michael Kallinger
Chefredakteurin Buch: Dr. Renate Mangold
Art Director: Susanne Hauser

Produktion
arvato distribution: Thomas Kurz

Druck und Binden
Mohn Media Mohndruck, Gütersloh

Wichtiger Hinweis
Die in diesem Buch enthaltenen medizinischen Informationen sind kein Ersatz für eine ärztliche Diagnose und Behandlung. Der Verlag empfiehlt allen Patienten mit Krankheits- bzw. Schmerzsymptomen, sich an einen Arzt zu wenden. Das vorliegende Buch ist sorgfältig erarbeitet worden. Dennoch erfolgen alle Angaben ohne Gewähr. Weder Autoren noch Verlag übernehmen eine Haftung für eventuelle Nachteile oder Schäden, die aus den im Buch enthaltenen praktischen Hinweisen resultieren.

GR 2502/G

Printed in Germany

ISBN 978-3-95619-367-5

Besuchen Sie uns im Internet:
readersdigest-verlag.de | readersdigest-verlag.ch | readersdigest-verlag.at